W0013066

Mit freundlicher Empfehlung

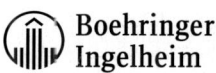

Boehringer Ingelheim

Neugeborenen-Notfälle

Ein praktischer Leitfaden für Erstversorgung, Transport und Intensivtherapie von Früh- und Neugeborenen

Georg Hansmann

Unter Mitarbeit von

Tilman Humpl
Andrea Zimmermann

89 Abbildungen
19 Tabellen

Georg Thieme Verlag
Stuttgart · New York

*Bibliographische Information
der Deutschen Bibliothek*
Die Deutsche Bibliothek verzeichnet diese Publikation in der Deutschen Nationalbibliographie; detaillierte bibliographische Daten sind im Internet über http://dnb.ddb.de abrufbar

Wichtiger Hinweis: Wie jede Wissenschaft ist die Medizin und auch die Neonatologische Notfallmedizin ständigen Entwicklungen unterworfen. Forschung und klinische Erfahrung erweitern unsere Erkenntnisse, insbesondere was Behandlung und medikamentöse Therapie anbelangt. Die insbesondere mit Pfeilsymbolen markierten Therapieempfehlungen müssen immer im Einzelfall in Abhängigkeit vom klinischen Zustand des Patienten und unter Berücksichtigung der mit ihnen verbundenen Nebenwirkungen überprüft und angewendet werden. In einer konkreten Notfallsituation müssen ggf. bestimmte Therapieoptionen weglassen und andere vor- bzw. hinzugezogen werden.

Soweit in diesem Werk eine Dosierung oder eine Applikation erwähnt wird, darf der Leser zwar darauf vertrauen, dass Autoren, Herausgeber und Verlag große Sorgfalt darauf verwandt haben, dass diese Angabe **dem Wissensstand bei Fertigstellung des Werkes** entspricht.Wenn jedoch überzeugende Studiendaten fehlen, beruhen sie nicht selten ausschließlich auf eigenen Erfahrungen. Der Leser muss daher diesen anwendungsbezogenen Leitfaden mit aktueller Studienkenntnis und eigenen Erfahrungen ergänzen.

Für Angaben über Dosierungsanweisungen und Applikationsformen kann vom Verlag, dem Herausgeber und den Autoren jedoch keine Gewähr übernommen werden. **Jeder Benutzer ist angehalten**, durch sorgfältige Prüfung der Beipackzettel der verwendeten Präparate und ggf. nach Konsultation eines Spezialisten festzustellen, ob die dort gegebene Empfehlung für Dosierungen oder die Beachtung von Kontraindikationen gegenüber der Angabe in diesem Buch abweicht. Eine solche Prüfung ist besonders wichtig bei selten verwendeten Präparaten oder solchen, die neu auf den Markt gebracht worden sind. Nicht wenige der hier vorgestellten Medikamente für Früh- und Neugeborene sind noch nicht zugelassen. **Jede Dosierung oder Applikation erfolgt auf eigene Gefahr des Benutzers.** Autoren und Verlag appellieren an jeden Benutzer, ihm etwa auffallende Ungenauigkeiten dem Verlag mitzuteilen.

© 2004 Georg Thieme Verlag
Rüdigerstraße 14
D-70469 Stuttgart
Telefon: +49/0711/8931-0
Unsere Homepage: http://www.thieme.de

Printed in Germany

Zeichnungen: Adrian Cornford, Reinheim-Zeilhard und Heike Hahn, Berlin
Umschlaggestaltung: Thieme Verlagsgruppe
Satz: Hagedorn Kommunikation, Viernheim
Druck: K. Grammlich GmbH, Pliezhausen

ISBN 3-13-135891-2   1 2 3 4 5 6

Geleitwort

Ende des neunzehnten Jahrhunderts gelang es in Deutschland, durch ein weitverzweigtes Netz gut erreichbarer Entbindungskliniken die hohe Müttersterblichkeit deutlich zu senken. Knapp hundert Jahre später erwies sich dies jedoch auch als ein Hemmschuh auf dem Weg zu einer Absenkung der neonatalen Mortalität auf Werte, wie sie die Schweiz oder die Niederlande aufweisen können: Vergleichsweise dezentral organisierte Entbindungen sind mit einem für die kranken Neugeborenen problematischen Transport in entsprechend ausgerüstete Kinderkliniken verbunden. Zudem erfordert der Umgang mit kranken Neugeborenen ein hohes Ausmaß an Übung, was in Anbetracht der drastisch gesunkenen Geburtenzahlen nur durch Zentralisierung der versorgenden Einrichtungen möglich ist.

Über den besten Transportmodus eines bislang ungeborenen Kindes besteht Konsens: Im Bauch der Mutter. Wenn sich die Notwendigkeit einer medizinischen Behandlung unmittelbar nach der Geburt abzeichnet, etwa bei einer drohenden Frühgeburt oder einer operationspflichtigen Fehlbildung, wird der verantwortungsvolle Geburtsmediziner alles daran setzen, die Schwangere ggf. im Rettungswagen mit Sonderrechten in ein entsprechendes Perinatalzentrum zu verlegen. In geburtshilflichen Abteilungen ohne angeschlossene Neonatologie ist die Rate der dennoch mit einem Geburtsgewicht von unter 2000g oder einem Reifealter von weniger als 35 Schwangerschaftswochen dort zur Welt gekommenen Neugeborenen mittlerweile ein inverser Qualitätsparameter.

Präpartale Verlegungen von Risikoschwangeren haben den postnatalen Transport kranker Neugeborener nicht völlig verschwinden lassen, weil eben nicht jeder Notfall vorhersehbar und nicht jede Fehlbildung pränatal diagnostizierbar ist. Daher brauchen wir gut ausgebildete neonatologischen Teams, die mit Transportinkubator und Notfallkoffer ausrücken, um schwer kranken Neugeborenen zu helfen, zwar weniger, aber wir brauchen sie immer noch. Und genau deshalb sind Bücher wie dieses hier wichtig.

In dem Maße, wie absehbare Notfälle seltener vom Neugeborenen-Notarztdienst versorgt werden müssen, weil die intrauterine Verlegung lege artis vonstatten gegangen ist, nimmt der prozentuale Anteil ungewöhnlicher Notfallsituationen zu. Das bedeutet, dass Mitarbeiter des Baby-Notarztdienstes häufiger nicht allein auf ihre Erfahrung bauen können, sondern einen Leitfaden zu Rate ziehen müssen. Und es impliziert zudem, dass bestimmte Szenarien wiederholt Gegenstand praktischer und theoretischer Übungen sein sollten, weil der Trainingseffekt der Einsätze zu gering ist. Für beides – Ratgeber vor Ort und Grundlage von Schulungen – ist dieses Buch bestens zu gebrauchen. Es richtet sich jedoch nicht nur an Neugeborenen-Notärzte, sondern an alle, die mit Erstversorgung, Transport und Intensivtherapie von Früh- und Neugeborenen zu tun haben, d. h. Pädiater, Geburtshelfer, Anästhesisten, Kinderkrankenschwestern, Hebammen, Rettungsassistenten, Kinder- und Erwachsenen-Notärzte. Nach der Erstversorgung zu erfolgende intensivmedizinische Maßnahmen werden hier in die einzelnen Kapitel über klinische Notfallsituationen im Neugeborenenalter eingearbeitet. Dieser praktische Leitfaden gibt also Antworten auf die Fragen: Was ist zu tun im Kreißsaal, auf dem Transport, auf der Intensivstation?

Wer ein Buch wie dieses hier benutzt, möchte ihm vertrauen können, vertrauen darauf, dass es ihm in einer konkreten Situation wirklich nützt, das richtige zu tun, und vertrauen darauf, dass die dort ausgesprochenen Empfehlungen dem Stand der medizinischen Erkenntnis entsprechen. Die Autoren und der Verlag haben ihr möglichstes getan, um den schnellen Zugriff auf Dosierungen und Entscheidungsbäume zu erleichtern. Wer nun aber wie die Autoren die Dicke des Eises misst, auf dem wir den kranken Kindern zu Hilfe eilen, stellt fest, dass die Evidenzlage in der Mehrzahl der Fälle sehr zu wünschen übrig lässt. Selten, dass wirklich eine oder gar mehr als eine prospektive randomisierte Studie ein therapeutisches Vorgehen als gut begründet erscheinen lässt. Wo immer möglich, orientiert sich das Buch deshalb an den aktuellen internationalen Konsensusempfehlungen, und es gebührt ihm Lob dafür, diese damit der deutschsprachigen Leserschaft zugänglich zu machen. Es ist zu hoffen, dass Leserzuschriften zu steten Verbesserungen im Rahmen künftiger Auflagen führen werden, und dass im Laufe der kommenden Jahre die Bemühungen der klinisch-medizinischen Wissenschaft die Basis für die Versorgung kranker Neugeborener stärken werden.

Christoph Bührer

Vorwort zur 1. Auflage

Vor 25 Jahren wurde am Deutschen Herzzentrum München - erstmals in Deutschland - ein Neugeborenen-Notarztdienst für die Region etabliert. Seitdem sind Rettungsassistenten, Kinderkrankenschwestern und Neugeborenen-Notärzte mehr als 20 000 Einsätze im Großraum München gefahren. Im Verlauf der Jahre haben viele junge Ärztinnen und Ärzte, Kinderkrankenschwestern und Rettungsassistenten mit „alten Hasen" aus Rettungsdienst, Neonatologie, Anästhesie und Geburtshilfe Neugeborene erstversorgt. Nicht erst wenn kritisch kranke Zwillinge geboren werden, zeigt sich, wie schnell die in den angrenzenden Gebieten tätigen Kolleginnen und Kollegen in die Erstversorgung mit eingebunden werden. Dies gilt insbesondere für die Geburtskliniken, die über keine integrierte Neonatologische Abteilung verfügen und für die zahlreichen Regionen, in denen Neugeborene von Erwachsenen-Notärzten, Anästhesisten oder Geburtshelfern mitversorgt werden.

Die Erstversorgung kritisch kranker Neugeborener kann man an Plastikpuppen üben, *lernt* es aber nur mit erfahrenen Kollegen an unseren kleinen Patienten. Ziel dieses Buches ist es, mögliche Probleme und entsprechende Lösungen in Notfallsituationen vorzuzeichnen. Nach der gründlichen Beschreibung der organisatorischen und praktischen Grundlagen werden im dritten Teil klinische Szenarien u. a. mit einem Flussdiagramm über das adäquate Neugeborenen-Management vorgestellt. Anschließend werden die notwendigen - meist intensivmedizinischen - Maßnahmen in den ersten 72h nach einer Erstversorgung aufgelistet. Ein separates Kapitel behandelt die Besonderheiten beim Transport von überwachungspflichtigen Früh- und Neugeborenen.

Zahlreiche Abbildungen, Tabellen und Wiederholungsfragen sollen den umfangreichen Stoff greifbarer machen. Auf einer beigefügten Reanimationskarte (Faltumschlag) sind nochmals die Notfall-Medikamente und der Standard-Algorithmus zusammengefasst. Der Leitfaden „Neugeborenen-Notfälle" ist daher sowohl als Kursbuch als auch zur schnellen Orientierung vor der Erstversorgung und Intensivtherapie eines Neugeborenen geeignet. Er soll den "Youngsters" in Neonatologie, Notarztdienst, Geburtshilfe und Anästhesie das Unbehagen vor kritischen Einsätzen nehmen und gleichzeitig die „alten Hasen" motivieren, Ihre Kenntnisse und Erfahrung weiterzugeben: Vom Zuschauen allein ist noch niemand besser geworden!

Da uns nicht nur unser Patient am Herzen liegt, erfährt die Kinderkardiologie in diesem Buch eine besondere Betorung. Ein Lehrbuch der Neonatologie kann und will dieser Leitfaden nicht ersetzen!

Die Neonatologische Notfall- und Intensivmedizin entwickelt sich ständig weiter. Daher soll an dieser Stelle nochmals unterstrichen werden, dass die vorgestellten Therapievorschläge und Medikamenten-Dosierungen nicht kritiklos angewendet werden dürfen: Wenn überzeugende Studiendaten fehlen, beruhen sie nicht selten ausschließlich auf eigenen Erfahrungen. Der Leser sollte daher diesen anwendungsbezogenen Leitfaden mit aktueller Studienkenntnis und eigenen Erfahrungen ergänzen. Im Bewusstsein, dass es insbesondere in der Intensivmedizin keine Dogmen und nicht nur einen richtigen Weg gibt, wurden die vorgestellten Therapievorschläge dennoch so konkret wie möglich abgehandelt. In bestimmten Notfallsituationen müssen jedoch einige Therapieoptionen weggelassen und andere vor- bzw. neu hinzugezogen werden.

Aus Gründen der Lesbarkeit wurde weitgehend auf die zusätzliche Angabe der weiblichen Wortendungen verzichtet.

Die erste Auflage eines solchen Werkes kann nicht perfekt sein. Anregungen und konstruktive Kritik sind daher überaus willkommen und am liebsten per Email zu richten an *georg.hansmanncharite.de*

Georg Hansmann
Berlin, im Juni 2003

Danksagungen

Mein besonderer Dank gebührt dem gesamten Team der Neugeborenen-Intensivstation des Virchow-Klinikums in Berlin.

Herrn PD Dr. Peter Gildein und Herrn Prof. Dr. Klaus Starke danke ich ganz herzlich für ihre kontinuierliche Unterstützung seit unserer gemeinsamen Zeit an der Universität Freiburg.

Für die Mithilfe beim Korrekturlesen möchte ich mich besonders bei Frau Melanie Neuer und Herrn Dr. Martin Tollens (Klinikum rechts der Isar, TU München) bedanken.

Frau Susanne Huiss, Herr Dr. Thorsten Pilgrim, Herr Dr. Christian Urbanowicz und weitere geduldige Mitarbeiter/-innen des Georg Thieme Verlages standen dankenswerterweise jederzeit mit Rat und Tat zur Seite.

Die großzügige Unterstützung durch die Firma Boehringer-Ingelheim machte Umfang und farbliche Gestaltung dieser 1. Auflage erst möglich.

Den Rettungsassistenten der Berufsfeuerwehr München danke ich für die vielen spannenden Ausflüge in „ihrem roten Auto".

Darüber hinaus gilt mein Dank den Lichtblicken der Kinder-Intensivstation des Deutschen Herzzentrums München.

Adressen

Dr. Georg Hansmann
Charité Virchow-Klinikum
Klinik für Neonatologie
Neugeborenen-Intensivstation
Augustenburger Platz 1
13353 Berlin
http://www.charite.de/neonatologie/

Dr. Tilman Humpl
Hospital for Sick Children
Department of Critical Care Medicine
555 University Avenue
Toronto ON M5G 1X8
Canada
http://www.sickkids.on.ca

Dr. Andrea Zimmermann
Kinderklinik und Poliklinik der TU München
Klinikum rechts der Isar
Neugeborenen-Intensivstation
Ismaninger Str. 22
81664 München
http://www.kind.med.tu-muenchen.de

Inhaltsverzeichnis

1 Organisation von Neugeborenen-Notarztdienst und Geburtshilfe

Geschichte, Anspruch und Wirklichkeit des Neugeborenen-Notarztdienstes (NNAD)

G. Hansmann

1978 wurde am Deutschen Herzzentrum München in Zusammenarbeit mit der städtischen Feuerwehr ein Neugeborenen-Notarztdienst (NNAD) für die Region etabliert. Nach Einführung des NNAD in München folgten weitere – rund um die Uhr verfügbare NNAD u. a. in Passau (1978), Nürnberg (1979), Würzburg (1982) und vielen weiteren Städten außerhalb Bayerns. Nicht überall ist der Neugeborenen-Notarztdienst wie in München (6) organisiert: In Berlin z. B. wird die medizinische Versorgung zum einen durch einen Geburtshilfewagen (GHW: seit 1982 bzw. 1995) – besetzt mit Hebamme und Rettungsassistent – und zum anderen durch einen NNAD-RTW (ca. seit 1980) gewährleistet. Letzterer wird von der entsprechenden Kinderklinik angefordert, um Arzt und Kinderkrankenschwester aufzunehmen und anschließend zum primären Einsatzort zu fahren oder einen Intensivtransport durchzuführen. In vielen Regionen Deutschlands erfolgt die Erstversorgung von Risikoneugeborenen jedoch durch Erwachsenen-Notärzte (meist „Rendezvous-System"), Anästhesisten und Geburtshelfer. Sie sind dort die Notärzte der Neugeborenen (NG) (2, 8).

Tendenziell ist die jährliche Anzahl der Primäreinsätze im NNAD rückläufig, was auf die niedrigere Geburtenrate, die frühzeitige Verlegung von „Risikoschwangeren" und den Aufbau von (kleinen) neonatologischen Stationen in den Geburtskliniken zurückzuführen ist. Optimal wäre eine generelle Erstversorgung von (Risiko-)NG durch Kinderärzte mit Anbindung an eine hausinterne, leistungsfähige Neugeborenen-Intensivpflegestation (NIPS).

> **!** Der postnatale Transport von Früh- und reifen Neugeborenen sollte heute nicht mehr Standard sein, ist aber immer noch Realität!

Überlebensrate und Outcome von Neugeborenen sind in den letzten 25 Jahren – u. a. durch den NNAD – erheblich verbessert worden: Bereits 3 Jahre nach Einführung des NNAD halbierte sich die perinatale Mortalität in dessen Münchener Einzugsgebiet (5). Diese Qualität in der Versorgung Neugeborener ist – auch bei sinkenden Einsatzzahlen – nur mit einem ärztlichen 24-Stunden-Bereitschaftsdienst sowie einer adäquaten Ausbildung von Hebammen, Kinderkrankenschwestern, Rettungsassistenten und Ärzten (Pädiater, Notärzte, Geburtshelfer, Anästhesisten) zu gewährleisten.

Der Anspruch des NNAD kann nicht der einer neonatologischen Intensivstation sein, denn „im NNAD laufen Organisation, technische Ausstattung und Durchführung einer Intensivbehandlung sozusagen ‚ambulant' ab" (4). Sowohl die NNAD- und Geburtshilfe-Teams als auch die Ausstattung vor Ort und die

Transportstrecken variieren zum Teil erheblich in Quantität und Qualität. Dennoch sollte es immer Ziel des NNAD sein, die kleinen Patienten möglichst optimal ventiliert, perfundiert und temperiert in die nächstliegende, aufnahmebereite neonatologische Abteilung zu bringen.

> Blutgase, Blutzucker, rektale Temperatur und Einsatzdauer stehen auf der Visitenkarte des NNAD!

Zusammenarbeit von Rettungsassistenten und Neugeborenen-Notärzten

G. Hansmann

Rettungsassistenten (RA) und Neugeborenen-Notärzte (NNA) arbeiten im NNAD Hand in Hand zusammen. Dies setzt voraus, dass sowohl RA als auch NNA Ausbildungsstand und NNAD-Erfahrung des anderen kennen oder zumindest einschätzen können. In München fährt üblicherweise ein im NNAD erfahrener RA und 1(–2) noch in der Ausbildung befindliche Rettungsassistenten auf dem NNAD-RTW mit. Der NNA ist – insbesondere am Anfang seiner Tätigkeit – gut beraten, einige Tipps und Tricks – v. a. hinsichtlich der Logistik – von erfahrenen RA anzunehmen. Auf der anderen Seite gibt der NNA die Linie während der Erstversorgung und des anschließenden Transports vor. Es hängt u. a. von der Erfahrung des leitenden RA ab, ob man bestimmte Einsätze mit 1 NNA und 2 RA fahren kann oder doch besser – wie es in Berlin Standard ist – eine in der Erstversorgung versierte Kinderkrankenschwester (KS) von der Intensivstation mitnimmt. Dies gilt insbesondere für Sectio-Entbindungen von unreifen Zwillingen, bei denen die Frühgeborenen (v. a. FG der 32 + 0 SSW bis 35 + 0 SSW) zeitgleich erstversorgt werden müssen (Tab. 1.**1**).

> **!** Gemeinsames Ziel sollte es sein, dass bei jeder unproblematischen Erstversorgung die weniger erfahrenen RA, KS oder Ärzte unter Anleitung selbst aktiv werden, damit z. B. auch eine Zwillingssectio gut gehandhabt werden kann.
> Nur vom Zuschauen ist noch niemand besser geworden! Es gibt auch kein Lernen durch Osmose!

Kommt es z. B. nach einer Zwillingssectio vor Ort zu Problemen, so kann der NNA entweder den Anästhesisten dazubitten oder – wenn vorhanden – den Kinder-Notarztdienst (Kinder-NEF) nachfordern.

Tabelle 1.1 Vorschlag zur Koordinierung eines Einsatzes unmittelbar nach Eingang der Notfallmeldung

SSW/ Geburts- gewicht	Notfall- mäßige Ver- legung der Schwangeren	Arzt/KS/RA im Kreißsaal/OP erforderlich	Von Intensivsta- tion sicherheits- halber zusätzlich mitnehmen	Aufneh- mende Klinik
< **28 + 0 bzw.** < **1000 g**	ja, falls möglich	1(–2) Pädiater (ggf. Kinder-NEF nachfordern) + 2 erfahrene RA (alternativ: 1 RA + 1 KS)	1 Ampulle Surfactant Spatel 00 Tubus 2,0 FG-EKG- Elektroden	NIPS
< **28+0 bzw.** < **1000 g** **und Gemini**	ja, falls möglich	2(–4) Pädiater (Kinder-NEF nachfordern !) + 2 erfahrene RA (alternativ: 1 RA + 1 KS)	2 Ampullen Surfactant 2 Spatel 00 Tuben 2,0 FG-EKG- Elektroden	NIPS
28+0 bis **32+0 bzw.** **1000–1500 g**	ja, falls möglich	2 Pädiater (alternativ: 1 Pädiater und 1 KS) + 1 erfahrener RA (alternativ: 1 KS)	1 Ampulle Surfactant Spatel 00 Tubus 2,0 FG-EKG- Elektroden	NIPS
28+0 bis **32+0 bzw.** **1000–1500 g** **und Gemini**	ja, falls möglich	2(–4) Pädiater (ggf. Kinder-NEF nachfordern) + 1 erfahrener RA + 1 RA (alternativ: 1 RA + 1 KS)	2 Ampullen Surfactant Spatel 00 Tuben 2,0 FG-EKG- Elektroden	NIPS
32+0 bis **35+0 bzw.** **1500–2500 g**	ggf.	1 Pädiater + 1 RA (alternativ: 1 KS)	FG -EKG-Elektroden	siehe S. 145–146
32+0 bis **35+0 bzw.** **1500–2500 g** **und Gemini**	ggf.	1(–2) Pädiater + 1 erfahrener RA + 1 RA (alternativ: 1 Pädia- ter + 1 KS + 1 RA; optimal: 2 Pädiater + 2 RA/KS)	FG -EKG-Elektroden	siehe S. 145–146

Tabelle 1.1 Fortsetzung

SSW/ Geburts-gewicht	Notfall-mäßige Ver-legung der Schwangeren	Arzt/KS/RA im Kreißsaal/OP erforderlich	Von Intensivsta-tion sicherheits-halber zusätzlich mitnehmen	Aufneh-mende Klinik
> 35+0 bzw. > 2500g	i. d. R. nein	bei Indikation (S. 145–146): 1 Pädiater + 1 RA (alternativ: 1 KS)	(Standard-ausrüstung)	siehe S. 145–146
> 35+0 bzw. > 2500 g und Gemini	i. d. R. nein	1(–2) Pädiater, 2 erfahrene RA (alternativ: 1 Pädia-ter + 1 KS + 1 RA; optimal: 2 Pädiater + 2 RA/KS)	(Standard-ausrüstung)	siehe S. 145–146
Verdacht auf Vitium cordis	ja (elektiv)	1 Pädiater + 2 RA (alternativ: 1 RA + 1 KS)	1 Ampulle Prostaglandin E	kinder-kardiolo-gische Abteilung
Verdacht auf Blutung/ Asphyxie	i. d. R. nein	1 Pädiater und 1 erfahrener RA + 1 RA (alternativ: 1 Pädiater und 1 KS; optimal: 2 Pädiater + 1 RA/KS)	ggf. 0 Rh nega-tive Blutkonserve 50 ml Biseko oder Humanalbumin 5 % aufgezogen mit Leitung in Inkubator (37°C)	NIPS

In Tabelle 1.1 wurde berücksichtigt, dass das geschätzte Geburtsgewicht bzw. die errechnete SSW zuweilen ganz erheblich von der Realität abweichen und der NNAD-Koffer unvollständig sein kann (z. B. Surfactant, Tuben 2,0, gerader Spatel 00, FG-EKG-Elektroden, Folie). Die Geburtsgewichte liegen zwischen der 10. und 50. Perzentile der entsprechenden SSW. Bei Einlingen der 28.–32. SSW sind 2 Pädiater im Kreißsaal zwar wünschenswert, bei einem NNAD-Einsatz jedoch eher selten vor Ort. Mit einer versierten Kinderkrankenschwester oder einem erfah-renem Rettungsassistenten sind jedoch auch solche Erstversorgungen von Früh-oder Mangelgeborenen i. d. R. gut machbar. Abhängig von Krankheitsbild und Risikofaktoren kann in jeder „Gewichtsklasse" – auch wenn keine Mehrlings-schwangerschaft vorliegt – die Anwesenheit eines 2. Pädiaters indiziert sein.

Zusammenarbeit von Geburtshelfern, Hebammen, Kinderkrankenschwestern und NNAD

G. Hansmann

Mit steigender Einsatzzahl lernt das NNAD-Team die Geburtshelfer, Hebammen und Kinderkrankenschwestern im Versorgungsgebiet kennen. Die Personalfluktuation ist jedoch groß, sodass man sich immer wieder individuell auf Arbeitsstil, Berufserfahrung und Belastbarkeit einstellen muss. Die klinische Einschätzung des Feten bzw. Neugeborenen in Kreißsaal oder Kinderzimmer liegt in der Hand des verantwortlichen Arztes vor Ort. Hebamme und Kinderkrankenschwester machen den Geburtshelfer auf eine klinische Verschlechterung aufmerksam und informieren – nach Absprache – den NNAD.

> **Grundsätzlich gilt:**
> - Lieber 2-mal zu früh als 1-mal zu spät den NNAD rufen!
> - Die rechtzeitige Notfallmeldung an den NNAD und die bis zu seinem Eintreffen u. U. erforderliche, unverzügliche Erstversorgung/Reanimation durch Geburtshelfer, Hebamme oder Anästhesisten sind das A & O eines guten Neugeborenen-Outcome. Bis zur Ankunft des verlegenden Arztes trägt der Geburtshelfer oder Anästhesist die primäre Verantwortung.
> - „Die Geburt und Versorgung eines unreifen Kindes sollte wie ein operativer Eingriff vorausgeplant und vorbereitet sein und nicht wie ein Verkehrsunfall erfolgen (7)", d. h. antepartaler Transport der Schwangeren in ein Perinatalzentrum (10). Falls dieser nicht mehr möglich ist: Rechtzeitige Meldung an den Pädiater/NNAD.

Leider sind interdisziplinäre Fortbildungsveranstaltungen – neben dem so genannten „Neugeborenen-Notarztseminar" (http://www.gnpi.de) – eine Seltenheit. Dieser Leitfaden bezieht die angrenzenden Disziplinen mit ein, um eine Zusammenarbeit vor Ort möglichst reibungslos ablaufen zu lassen und in der Zeit vor Eintreffen des NNAD eine möglichst optimale Versorgung der Neugeborenen zu gewährleisten (S. 65 ff., 123 ff.).

Das Notfalltelefon klingelt – was der NNAD von Geburtshelfern und Hebammen wissen möchte

G. Hansmann

Wichtige Informationen für den NNAD:
- Name und Funktion des Anrufers, Entbindungsklinik.
- Indikation für den Einsatz, z. B.:
  - Not-Sectio wegen pathologischem CTG.
  - Verlegung wegen zunehmendem Nasenflügeln und grauem Hautkolorit u. a.
- Zeitpunkt und Ort der Geburt, z. B.:
  - „Geplante operative Entbindung in 1 Stunde im OP Nr. 3, 2. OG".
  - „Not-Sectio im Kreißsaal, 1. OG".
  - „Neugeborenes stöhnend im Kinderzimmer, 1.OG".
- Schwangerschaftswoche? Lungenreifung durchgeführt (z. B. Celestan ja/nein, wann/wie oft)?
- Geburtsgewicht (pränatal geschätzt oder postnatal bekannt), Mangelgeborenes (SGA)?
- Wann war Blasensprung ($\geq$18 h vor Geburt)? Infektionszeichen bei der Mutter (BB, CRP, Fieber)? Abstriche/Blutkultur entnommen? Antibiotikum wann, wie oft gegeben? Farbe/Geruch des abgegangenen Fruchtwassers?
- Risikoschwangerschaft (S. 109 ff.), z. B. bei drohender Frühgeburt:
  - Ist die Schwangere noch in eine Geburtsklinik mit neonatologischer Intensivstation verlegbar?
  - Arterielle Hypertonie/Präeklampsie/HELLP-Syndrom?
  - Diabetes mellitus?
  - Vaginale Blutung/Plazentaanomalie?
  - Pathologisches CTG?
  - Fetus small for gestational Age (SGA)?
  - Frühere Fehl- oder Frühgeburten?
  - Pränatale Diagnostik?
- Falls Geburt bereits stattgefunden hat:
  - Stöhnen, Einziehungen, Nasenflügeln?
  - Hautkolorit?
  - SaO_2 am Pulsoxymeter?
  - Sauerstoffbedarf?
  - Blutgasanalyse?
  - Blutzucker?
  - Rektale Temperatur?
  - Fehlbildungen?

- Bei vitaler Bedrohung:
  - Wer versorgt aktuell das Neugeborene?
  - Kann ein Pädiater oder Anästhesist (schnell) vor Ort sein?
- Behandlungsplatz auf Neugeborenen-(Intensiv-)Station einer Kinderklinik bereits organisiert?

> **!** Sind zum Zeitpunkt des Anrufes (noch) nicht alle Informationen verfügbar, sollte der NNAD/Pädiater spätestens bei seinem Eintreffen mit diesen versorgt werden. Hat die Hebamme z. B. wegen einer anstehenden Not-Sectio zu wenig Zeit, sollte seitens der geburtshilflichen Abteilung Hilfe aus dem Kinderzimmer geholt werden, um die wichtigsten Informationen zusammenzustellen und – falls (versehentlich) nicht schon routinemäßig geschehen – die Reanimationseinheit in unmittelbare Einsatzfähigkeit zu versetzen (u. a. laufender Sauger und Sauerstoff, Wärmestrahler angestellt; s. Checkliste S. 110 ff.).

Koordinierung des Einsatzes unmittelbar nach Eingang der Notfallmeldung

G. Hansmann

Nach Eingang und Dokumentation der o. g. Notfallmeldung gilt es für den Neugeborenen-Notarzt folgende Fragen zu klären (Tab. 1.1):
- **Vitale Gefährdung des Neugeborenen?**
  - Ja/Nein/Wahrscheinlich/Möglich.
- **Reicht 1 Arzt zur Versorgung des/der Früh- oder Neugeborenen vor Ort aus?**
  Diese Entscheidung ist sicherlich abhängig von:
  - Ausbildungstand und Erfahrung des Neugeborenen-Notarztes,
  - möglicher Anwesenheit eines weiteren Pädiaters vor Ort,
  - Zusammensetzung des NNAD-Teams,
  - vorliegendem Krankheitsbild (Unreife, Mehrlinge, bereits laufende Reanimation?).

  Bei Frühgeborenen < 1000 g bzw. $< 28.$ SSW sowie bei Zwillingen < 1500 g bzw. $<$ vollendeter 32. SSW sollten prinzipiell 2 Neugeborenen-Notärzte mit der größtmöglichen neonatologischen Erfahrung im Kreißsaal/OP anwesend sein. Außerhalb der Kernarbeitszeiten (nachts, an Wochenenden und Feiertagen) ist jedoch in der Regel so schnell kein 2. Pädiater/ Neugeborenen-Notarzt zu organisieren. In diesem Fall sollte der Arzt beim Verständigen der Leitstelle den Kinder-Notarzt bzw. einen 2. NNA und ggf. einen 2. Rettungswagen (RTW) mit Inkubator direkt zur Geburtsklinik beordern lassen. Nichtbeatmete Zwillinge können prinzipiell in einem Inkubator transportiert werden. Bei Zwillingsgeburten mit einem (geschätzten) Geburtsgewicht zwischen 1500 und 2500 g bzw. zwischen der vollendeten 32. und 35. SSW kann der Neugeborenen-Notarzt erwägen – abhängig von der neonatologischen Erfahrung der an diesem Tag fahrenden Rettungsassistenten – zusätzlich eine in der Erstversorgung versierte Kinderkrankenschwester von der Intensivstation im RTW mitzunehmen. Abhängig von Krankheitsbild und Risikofaktoren kann auch in dieser „Gewichtsklasse" – und auch wenn keine Mehrlingsschwangerschaft vorliegt – die Anwesenheit eines 2. Pädiaters indiziert sein.
- **Weitergabe der Notfallmeldung an die Leitstelle:**
  - Name des Anrufers (i. d. R. NNA), dann z. B. „...brauchen NNAD mit/ohne Sondersignal (Blaulicht) zunächst zur Aufnahme des Neugeborenen-Notarztes in Klinik A", „anschließend Fahrt zur Geburtsklinik B in XY", ggf. weiter mit „Intensivplatz auf der neonatologischen Station C in YY ist bereits organisiert".
  - Bei Indikation (s. oben): Kinder-NEF bzw. 2. NNA und 2. RTW mit Inkubator zur Geburtsklinik beordern.

– Bei Anfahrtszeiten über 30 min und möglicher vitaler Bedrohung: Hubschraubertransport (S. 398 f., 409 f.; RTH mit oder ohne Inkubator) mit oder ohne RA/KS erwägen. Ist der mit Inkubator bestückte RTW (NNAD-RTW) bei Eingang der Notfallmeldung in Wartung, anderweitig verhindert oder einfach nicht in maximal 15 min an der Klinik des Neugeborenen-Notarztes, um diesen aufzunehmen, so besteht ferner die Möglichkeit, den Arzt per Standard-RTW (ohne Inkubator) oder Hubschrauber (auch ohne Inkubator: z. B. Polizeihubschrauber) und den NNAD-RTW separat zur Klinik zu bringen („Rendevous-System").

Was der NNAD im Kreißsaal vorfinden möchte

G. Hansmann

> **!** Die 4 S der einsatzbereiten Reanimationseinheit: **S**augung, **S**auerstoff, **S**olltemperatur und **S**icherheit!

Der NNAD wünscht sich nichts mehr als eine übersichtliche, aufgeräumte, gerichtete und funktionierende Reanimationseinheit (S. 31 u. 123), d. h.:

- Laufender Sauger (– 0,2 bar; i. d. R. Ch 10; bei FG Ch 8 oder Ch 6).
- Laufender Sauerstoff:
  - Flow 5 l/min,
  - falls O_2-Mischer vorhanden: Beginn mit 50 % = FiO_2 0,5 (sonst 100 % = FiO_2 1,0).
- Angeschlossener und getesteter Laerdal-Beatmungsbeutel mit geschlossenem Reservoir, PEEP- und Überdruckventil sowie runder Silikonmaske (z. B. Fa. Laerdal; Größe 00 oder 01, bei FG/SGA 00).
- Auf „maximal" eingestellter oberer Heizstrahler und 8 vorgewärmte Windeln (2 auf dem Versorgungsplatz, 4 griffbereit im Wärmeschrank). Reanimationseinheiten stehen oft in Räumen, die zum rapiden Wärmeverlust geradezu prädestinieren (Zugluft durch häufiges Türöffnen, Kacheln und Fenster, Raumtemperatur nicht mehr als 25° C) Warme Baumwollwindeln (Molton) sind – insbesondere bei Frühgeborenen – gegenüber den härteren Frottee-handtüchern zu bevorzugen.
- Sicherheit durch eine fest fixierte, somit standfeste, beleuchtete Reanimationseinheit mit Seitenbegrenzung, ausreichend Druckluft und Sauerstoff (Wandanschluss oder O_2-Flasche), funktionierendes, d. h. dichtes, Beutel-Masken-System sowie ausreichende Anzahl an Absaugkathetern in o. g. Größen.
- Rasch verfügbare 0-Rhesus-negative, lysinfreie Blutkonserve (EK) sowie 1 Ampulle Surfactant (Alveofact bei Raumtemperatur, Curosurf im Kühlschrank zu lagern).
- Gute Dokumentation durch die Hebammen der Geburtsklinik: (NNAD-)Verlegungsprotokoll mit:
  - Namen der Mutter,
  - richtigem Familiennamen des Kindes,
  - Krankenkasse,
  - Gestationsalter,
  - Schätzgewicht,
  - kindlicher Lage,

- Diagnosen der Mutter,
- weiteren Risikofaktoren (z. B. Drogenabusus),
- mütterlicher Blutgruppe und Hepatitis-B-Serologie (ggf. weitere: HIV, CMV etc.),
- Indikation zur Entbindung.

> Eine geburtshilfliche Abteilung ohne rasch verfügbare Notfallkonserve (EK, 0 Rhesus negativ) und ohne Surfactant ist wie eine Fußballmannschaft ohne Einwechselspieler! Das kann nicht die ganze Saison gut gehen!

Was der NNAD im Kreißsaal nicht vorfinden möchte

G. Hansmann

- Eine defekte Reanimationseinheit.
- Einen Geburtshelfer, der nach gut gelaufener Entbindung und Erstversorgung um 3 Uhr nachts mit dem NNAD um den „1-min-Apgar" feilscht. Auch das Suchen nach einem funktionierenden BZ-Messgerät im Kinderzimmer kann um diese Zeit – selbst für einen Pädiater – ermüdend sein.
- Unterkühlte Neugeborene ohne Sauerstoffvorlage, denen das Fruchtwasser „bald zu den Ohren herauskommt" (cave: 4 S).
- Neugeborene nach dick grünem Fruchtwasserabgang und Verdacht auf Mekoniumaspiration, die nicht *vor* dem ersten Atemzug (Am Damm! Spätestens unmittelbar post partum ohne Verzögerung auf der Reanimationseinheit!) mit einem großlumigen Katheter abgesaugt worden sind (starrer Jankauer-Absaugkatheter; alternativ: flexibler Katheter Ch 18) (cave: 4 S).
- Ein seit Stunden stöhnendes, blass-graues, evtl. sogar exsikkiertes Neugeborenes mit Sauerstoffvorlage aber ohne SaO_2-Pulsoxymeter-Monitoring, Blutzuckerbestimmung (Dextrostix) und Blutgasanalyse (BGA).

> ▮ Blutgase, Blutzucker, rektale Temperatur und Einsatzdauer stehen auf der Visitenkarte des NNAD, …aber nicht immer trägt sie seine eigene Handschrift!

Definitionen und Abkürzungen in Neonatologie, NNAD und Geburtshilfe (Tab. 1.2)

G. Hansmann

Tabelle 1.2 Definitionen und Abkürzungen in Neonatologie, NNAD und Geburtshilfe

Neonatologie	
Asphyxie	griechisch: asphyxia, Pulslosigkeit; Diagnose: • Klinik: extrem schwere Anpassungsstörung mit Herzstillstand oder schwerer Bradykardie, Apnoe, Zyanose oder Blässe und Bewusstlosigkeit (5-min-Apgar: 0–3) + • schwere NA-Azidose: pH-Wert $< 7{,}00$ + • Organschäden mit möglichen Spätfolgen: Nierenversagen, Krämpfe, hypoxisch-ischämische Enzephalopathie
Neugeborenenperiode	erste 28 Lebenstage
Perinatalperiode	28+0 SSW (diverse Definitionen) bis zum vollendeten 7. Lebenstag
Lebendgeburt (life-birth)	Vorhandensein von Zeichen des Lebens: Eigenatmung oder Herzaktion oder Pulsation der Nabelschnur (unabhängig vom Gestationsalter)
Totgeburt (still-birth)	Fetus mit einem Mindestgewicht von 500 g ohne Zeichen des Lebens
Perinatale Mortalität	Totgeborene und in den ersten 7 Tagen Verstorbene bezogen auf 1000 Lebendgeborene
Gestationsalter (gestational age)	Dauer der Schwangerschaft berechnet vom 1. Tag der letzten Menstruation in abgeschlossenen SSW + Tagen

Tabelle 1.2 Fortsetzung

Neonatologie	
Reifes Neugeborenes (NG)	Gestationsalter 37−0 SSW bis 41+6 SSW (syn.: term baby)
Frühgeborenes (FG)	Gestationsalter $< 37+0$ SSW (syn.: preterm baby)
Übertragenes Neugeborenes	Gestationsalter $\geq 42+0$ SSW (syn.: postterm baby)
Übergewichtiges Neugeborenes	Geburtsgewicht $> 90.$ Perzentile (syn.: large for gestational age = LGA, hypertrophes Neugeborenes)
Normalgewichtiges Neugeborenes	Geburtsgewicht zwischen 10. und 90. Perzentile (syn.: appropriate for gestational age = AGA, eutrophes Neugeborenes)
Untergewichtiges Neugeborenes	Geburtsgewicht $< 10.$ Perzentile (syn.: small for gestational age = SGA, Mangelgeborenes, hypotrophes Neugeborenes)
Neugeborenes mit niedrigem Geburtsgewicht	Geburtsgewicht < 2500 g (syn.: low birthweight infant = LBW)
Neugeborenes mit sehr niedrigem Geburtsgewicht	Geburtsgewicht < 1500 g (syn.: very low birthweight = VLBW)
Neugeborenes mit extrem niedrigem Geburtsgewicht	Geburtsgewicht < 1000 g (syn.: extremely low birthweight = ELBW)
aEEG	amplitudenintegrierte Elektroenzephalographie (soc. cerebral function monitoring)
BD	Blutdruck
BGA	Blutgasanalyse
BPD	bronchopulmonale Dysplasie
DIC	disseminierte intravasale Koagulopathie (syn.: DIG; Verbrauchskoagulopathie)
DTI	Dauertropfinfusion, d. h. Perfusor (20-ml-, 50-ml-Spritze)
ED	Einzeldosis

Tabelle 1.2 Fortsetzung

Neonatologie	
EK	Erythrozytenkonzentrat
FFTS	fetofetales Transfusionssyndrom
FIRS	Fetal inflammatory Response Syndrome
Hf	Herzfrequenz
HIE	hypoxisch-ischämische Enzephalopathie
HWI	Harnwegsinfekt
PVL	periventrikuläre Leukomalazie
ICH	intrakranielle Hämorrhagie: Germinal-Matrix-Blutung (GMH, sog. IVH Grad I) oder intraventrikuläre Hämorrhagie (IVH), sub- oder epidurales Hämatom
IPS	Intensivpflegestation
IVH	intraventrikuläre Hämorrhagie (Blutung)
LP	Lumbalpunktion
MAD	mittlerer arterieller Druck
NAK	Nabelarterienkatheter
NEC	nekrotisierende Enterokolitis (necrotising enterocolitis)
NIPS	neonatologische Intensivpflegestation
NVK	Nabelvenenkatheter
NW	Nebenwirkungen von Pharmaka
OI	Oxygenierungsindex (OI): • $OI = (FiO_2 \times MAP \times 100) : paO_2$ (MAP steht hier für den mittleren Atemwegsdruck). • Bei einem $OI > 40$ über 2 h ist das Mortalitätsrisiko $> 80\%$ und die Indikation zur ECMO gegeben!
FiO₂	Sauerstoffanteil des inspiratorischen Gasgemischs

Tabelle 1.2 Fortsetzung

Neonatologie	
PEEP	Positive endexspiratory Pressure
PIP	Positve inspiratory Pressure; Beatmungsspitzendruck
CPAP, R-CPAP (R-CPAP)	Continous positive Airway Pressure; Rachen-CPAP (nasaler CPAP)
RDS	Pespiratory Distress Syndrome (primär oder sekundär); Atemnotsyndrom
RG	Rasselgeräusche (Lungenauskultation)
Rö.-Thorax	Röntgen-Aufnahme des Thorax (a.-p.)
RoP	Retinopathy of Prematurity; Retinopathie des FG
SIRS	Septic inflammatory Response Syndrome; systemische Entzündungsreaktion
SG	Säugling (2.–12. Lebensmonat)
WW	Wechselwirkungen von Pharmaka
ZVD	Zentraler Venendruck
Neonatologie/ Kinderkardiologie	
AI	Aorteninsuffizienz
ALCAPA-Syndrom	Anomalous origin of left coronary Artery from pulmonary Artery Anastomosis (syn.: Bland-White-Garland-Syndrom)
AoVS	valvuläre Aortenstenose
AS	Aortenstenose (valvulär, sub- und supravalvulär)
ASD	Vorhofseptumdefekt
BAS	Ballonatrioseptostomie (sog. Rashkind-Manöver): interventionelle Vergrößerung der Vorhoflücke

Tabelle 1.2 Fortsetzung

Neonatologie	
CAVSD	kompletter AV-Septumdefekt (syn.: kompletter AV-Kanal)
CoA	Koarktation der Aorta; Aortenisthmusstenose
DORV	Double Outlet right Ventricle
ECHO	echokardiographische Untersuchung
HF	Herzfehler
HLH	Hypoplastic left Heart; hypoplastisches Linksherz
HMV	Herzminutenvolumen (l/min), siehe HZV
HZV	Herzzeitvolumen (l/min), siehe HMV
IAA	Interrupted aortic Arch, unterbrochener Aortenbogen
KKA	kinderkardiologische Abteilung mit Herzkatheterlabor und angeschlossener herzchirurgischer Abteilung zur interventionellen/operativen Versorgung NG mit angeborenen Herzfehlern
LA	linker Vorhof (left atrium)
LAH	linksatriale Hypertrophie
LV	linker Ventrikel (left ventricle)
LVH	linksventrikuläre Hypertrophie
LVOTO	Left ventricular Outflow Tract Obstruction
MI	Mitralinsuffizienz
MS	Mitralstenose
PaVA	Pulmonary Valve Atresia; Pulmonalatresie (auch PA abgekürzt)
PaVS	valvuläre Pulmonalstensoe
PAP	pulmonalarterieller Druck (PA-Druck)

Tabelle 1.2 Fortsetzung

Neonatologie	
PCPC	partielle cavopulmonale Anastomose (connection) (syn.: bidirektionale Glenn-Operation)
PDA	persistierender Ductus arteriosus
PFO	persistierendes Foramen ovale
PI	Pulmonalinsuffizienz
PPHN	persistierende pulmonale Hypertension des Neugeborenen (syn.: persistierende fetale Circulation = PFC)
PS	Pulmonalstenose (valvulär, sub- und supravalvulär)
RA	rechter Vorhof (right atrium)
RAH	rechtsatriale Hypertrophie
RV	rechter Ventrikel (right ventricle)
RVH	rechtsventrikuläre Hypertrophie
Rs	systemarterieller Gefäßwiderstand; syn.: TPR, SVR
Rp	pulmonalarterieller Gefäßwiderstand; syn.: PVR
RVOTO	Right ventricular Outflow Tract Obstruction
SVT	supraventrikuläre Tachykardie
TA	Tricuspid Atresia, Trikuspidalatresie (= TrA)
TAC	Truncus arteriosus communis
TAPVC	Total anomalous pulmonary venous Connection; totale Lungenvenenfehlmündung
TCPC	totale cavopulmonale Anastomose (connection) (syn.: modifzierte Fontan-Operation)
TGA	Transposition der großen Arterien

Tabelle 1.2 Fortsetzung

Neonatologie	
TI	Trikuspidalinsuffizienz
ToF	Tetralogy of Fallot, Fallot-Tetralogie
TS	Trikuspidalstenose
VSD	Ventrikelseptumdefekt
Weitere Abkürzungen	
Syn.	Synonym(e)
Def.	Definition
Vo.	Vorkommen
Ät.	Ätiologie = Krankheitsursache
PPh.	Pathophysiologie
KI	Kurzinfusion
Kl.	Klinik (v. a. Leitsymptome)
DD	Differenzialdiagnosen
Di. (pränat.)	Diagnostik (pränatale)
Th.	Therapie
Proz.	Prozedere
HWZ	Halbwertszeit; Wirk- oder Plasma-HWZ eines Pharmakons
NW	(unerwünschte) Nebenwirkungen
WW	Wechselwirkungen (mit anderen Pharmaka)
Neugeborenen-Notarztdienst	
DTI	Dauertropfinfusion, d. h. Perfusor (20-ml-, 50-ml-Spritze)
ED	Einzeldosis
HDM	Herz-Druck-Massage
ITH	Intensivtransporthubschrauber

Tabelle 1.2 Fortsetzung

Kinder-NEF	Kinder-Notarzt-Einsatzfahrzeug (i. d. R. PKW)
NNA	Neugeborenen-Notarzt
NNAD	Neugeborenen-Notarztdienst
NNAD-RTW	NNAD-Rettungswagen mit Inkubator (syn.: Baby-NAW)
OP	Operation
RA	Rettungsassistent
RTH	Rettungshubschrauber
RTW	Rettungswagen
KS	Kinderkrankenschwester
Geburtshilfe	
„Normale Spontangeburt"	Vorzeichen: • Abgang von blut gem Schleim („Zeichnen") • regelmäßige (schmerzhafte) Wehentätigkeit alle 15–20 min • Blasensprung mit Fruchtwasserabgang
Eröffnungsperiode	Beginnt mit dem Einsetzen regelmäßiger zervixwirksamer Wehen (alle 3–6 min) und endet zum Zeitpunkt der vollständigen Eröffnung des Muttermunds. Es besteht noch kein Pressdrang. • Dauer: bei Nulliparen 12 ± 4 h, bei Multiparen 7 ± 4 h. • Wenn selbst unter Wehenstimulation (Oxytozin-DTI) kein adäquater Geburtsfortschritt (Aktivitätsphase mit Zervixdilatation von 1,5 cm/h) erzielt werden kann, sollte die Indikation zur Sectio frühzeitig gestellt werden.

Tabelle 1.2 Fortsetzung

Neonatologie	
Austreibungsperiode	Beginnt mit vollständiger Eröffnung des Muttermunds (ca. 10 cm) und endet mit Geburt des Kindes. Es treten alle 2–3 min Presswehen mit einer Dauer von ca. 1 min auf. Aktives wehensynchrones Mitpressen der Kreißenden wirkt unterstützend. • Dauer: bei Nulliparen 30–60 min, bei Multiparen (5–)20–30 min. • Bei Periduralanästhesie ist die Austreibungsphase häufig verlängert. • Eine Dauer > 60 min (max. 120 min bei Nulliparen) erfordert die Überprüfung der geburtshilflichen Situation und ggf. eine operative Entbindung. • Für das Kind stellt die Austreibungsperiode die Zeit der größten hypoxischen Gefährdung dar.
Nachgeburtsperiode	Beginnt nach Geburt des Kindes und endet mit der Ausstoßung der Plazenta. Die Ablösung der Plazenta erfolgt durch die Kontraktion des entleerten Uterus und die Nachgeburtswehen. • Physiologischer Blutverlust: 200–400 ml. • Dauer: 10–30 min, ggf. manuelle Unterstützung (z. B. Credé-Hangriff) und ggf. vorsichtiger Nabelschnurzug durch erfahrene Geburtshelfer zur Expression der Plazenta. • Oxytozin-DTI zur Blutungsprophylaxe bei „Risikoschwangeren". • Prostaglandine oder Methylergometrin zur Therapie der Uterusatonie/-blutung.
CTG	Kardiotokogramm
Silentes CTG	fehlende Oszillation der fetalen Herzfrequenz • Alarmzeichen!
Dip 1	*Frühdezelerationen* im CTG: • kurz dauernde wehensynchrone fetale Herzfrequenzabfälle • nicht pathognomonisch für eine fetale Gefährdung

Tabelle 1.2 Fortsetzung

Neonatologie	
Dip 2	*Spätdezelerationen* m CTG: • fetale Herzfrequenzabfälle, die erst nach Wehenbeginn einsetzen und ihren tiefsten Punkt nach der Wehenakme (= Wehenmaximum) erreichen • Verdacht auf uteroplazentare Durchblutungsstörung • Alarmzeichen!
Variable Dezelerationen	Kombination von Dip 1 und Dip 2 im CTG • Verdacht auf Nabelschnurkomplikation • Alarmzeichen!
Prolongierte Dezelerationen	über Minuten anhaltende wannenförmige Dezelerationen z. B. bei maternalem Blutdruckabfall, Dauerkontraktionen u. a.
FBA	Fetalblutanalyse (pH-Wert und BGA aus Mikroblutproben, die aus dem vorangehenden Kindsteil gewonnen werden) • pathologisch: pH-Wert $< 7,20$ (je nach Literatur auch $< 7,25$)
MBU	Mikroblutuntersuchung (i. d. R. Kopfschwarte) • pathologisch: pH-Wert $< 7,20$ (je nach Literatur auch $< 7,25$), siehe FBA
MM	Muttermund
NS-pH	Nabelschnur-pH-Wert: • gewonnen aus der Nabelschnurarterie (falls NS-Vene, dann pH-Wert falsch zu hoch!) • pathologischer pH-Wert $< 7,15$ (je nach Literatur auch $< 7,20$)
NA-pH	Nabelarterien-pH-Wert: • pathologisch, wenn $< 7,15$ (je nach Literatur auch $< 7,20$)
SSW	Schwangerschaftswoche
U/S	Ultraschall

Tabelle 1.2 Fortsetzung

Neonatologie	
GA	Gestationsalter in SSW nach 1. Tag der letzten Menstruation
GG	Geburtsgewicht
IUGR	Intrauterine Growth Retardation (Schätzgewicht laut U/S $<$ 10. Perzentile)
SGA	Small for gestational Age Geburtsgewicht $<$ 10. Perzentile
LGA	Large for gestational Age Geburtsgewicht $>$ 90. Perzentile
LBW	Low Birthweight Infant: Geburtsgewicht $<$ 2500 g
VLBW	Very low Birthweight: Geburtsgewicht $<$ 1500 g
ELBW	Extremely low Birthweight: Geburtsgewicht $<$ 1000 g
NG	Neugeborenes (hier: reifes NG, 37+0 bis 42+0 SSW)
FG	Frühgeborenes $<$ 37+0 SSW (syn.: preterm baby)
AIS	Amnioninfektionssyndrom
BS	Blasensprung

Tabelle 1.2 Fortsetzung

Neonatologie	
VBS	vorzeitiger Blasensprung • klassische Definition: Blasensprung bei fehlender Wehentätigkeit (syn.: premature rupture of membranes = PROM) • im englischen Sprachraum darüber hinaus Unterscheidung zwischen Prolonged Rupture of Membranes > 18 h und > 24 h vor Geburt • bei Blasensprung > 18 h präpartal, steigendes Risiko für eine (GBS-)Sepsis. Neonatologen beziehen den Begriff VBS auf o. g. Zeitinterval. Der Begriff frühzeitiger Blasensprung meint einen Blasensprung unter Wehen vor Erreichen einer Zervixweite von 10 cm, d. h. vor vollständiger MM-Eröffnung (weitere Definition: BS vor Erreichen einer Zervixweite von 6 cm).
FW	Fruchtwasser
GBS	Gruppe-B-Streptokokken
HB$_S$Ag	Hepatitis-B-Antigen (präpartale Bestimmung bei Schwangeren)
HELLP-Syndrom	Syndrom bei Präeklampsie mit Hämolyse, erhöhter Leberenzymen, niedriger Thrombozytenzahl; zudem arterielle Hypertonie (90 %), Proteinurie, ggf. Niereninsuffizienz und DIC
VE	Vakuumextraktion
Forzeps-Entbindung	Zangenentbindung
Sectio	Sectio caesarea, Kaiserschnitt
VHHL	vordere Hinterhauptslage (sog. regelrechte HHL)
HHHL	hintere Hinterhauptslage
BEL	Beckenendlage (ca. 3 % aller Geburten)

Zusammengestellt aus (1, 3, 9, 11, 12)

Literatur

1. Bartmann P, Roos R (2002) Erkrankungen in der Neugeborenenperiode. In: Sitzmann FC (Hrsg.) Pädiatrie. 2. Aufl. Duale Reihe/Georg Thieme Verlag, Stuttgart, S. 71–126

2. Deutsche Gesellschaft für Gynäkologie und Geburtshilfe, Deutsche Gesellschaft für Anästhesiologie und Intensivmedizin, Deutsche Gesellschaft für Perinatale Medizin, Gesellschaft für Neonatologie und Pädiatrische Intensivmedizin (2003) Leitlinie (024/004): Erstversorgung von Neugeborenen: http://www.uni-duesseldorf.de/WWW/AWMF

3. Kliegman RM (2002) Fetal and neonatal medicine. In: Behrmann RE, Kliegman RM (eds.) Nelson Essentials of Pediatrics. 4th edition W. B. Saunders Company, Philadelphia, pp 179–249

4. Lemburg P (1999) Forensisches, Verantwortlichkeiten und Dokumentation. Empfehlungen für den Neugeborenen-Notarzt. In: Schöber JG, Lemburg P (Hrsg.) Erstversorgung von Risikoneugeborenen im Kreißsaal und auf dem Transport. 3. Aufl. Alete Wissenschaftlicher Dienst, S. 70–75

5. Lorenz HP (1993) Erstversorgung und Transport. In: Wagner K (Hrsg.) Kindernotfälle im Rettungsdienst. Referateband des 5. Allgäuer Notfallsymposiums, Hofmann, Augsburg, S.59–71

6. Lorenz HP (1995) Der Neugeborenen-Notarztdienst. In: Madler C, Jauch KW, Werdau K (Hrsg.) Das NAW-Buch. Urban & Schwarzenberg, München Wien Baltimore, S. 672–685

7. Obladen M (2002) Neugeborenenintensivpflege. 6. Aufl. Springer-Verlag, Berlin Heidelberg New York

8. Pohlandt F, Grauel J, Dudenhausen JW, Feige A mit der Deutschen Gesellschaft für Perinatale Medizin, Gesellschaft für Pränatal- und Geburtsmedizin, Deutschen Gesellschaft für Gynäkologie und Geburtshilfe, Gesellschaft für Neonatologie und Pädiatrische Intensivmedizin, Deutschen Gesellschaft für Kinderheilkunde Leitlinie (024/003): (2003) Leitlinie und Jugendmedizin: Aufgaben des Neugeborenen-Notarztdienstes: http://www.uni-duesseldorf.de/WWW/AWMF

9. Rennie JM, Roberton NRC (1999) Textbook of Neonatology. 3rd edition Churchill Livingstone, Edinburgh

10. Ritzerfeld S, Singer D, Speer CP, Schiffmann H, Harms H (1997) Notfalltransporte von Früh- und Neugeborenen: Vorausschauende Versorgung schützt vor Komplikationen. Der Notarzt 13: 1–7

11. Schneider H, Husslein P, Schneider KTM (1999) Geburtshilfe. Springer-Verlag, Berlin Heidelberg

12. Steger HE (1994) Gynäkologie und Geburtshilfe. 5. Aufl. Enke Verlag, Stuttgart

2 Basics für die Erstversorgung Neugeborener

Grundausstattung für die Neugeborenen-Erstversorgung

G. Hansmann

Reanimationseinheit

Abb. 2.1–2.3 zeigen u. a. eine einsatzbereite Reanimationseinheit mit den 4 S (Saugung, Sauerstoff, Solltemperatur und Sicherheit).

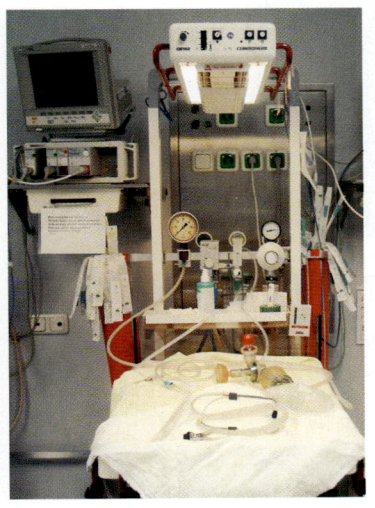

Abb. 2.1 Reanimationseinheit: Reanimationstisch mit Seitenbegrenzung (hier heruntergeklappt), bedeckt mit weichen Baumwolltüchern, Wärmestrahler (hier Stand-by-Einstellung), Stethoskop, Beutel-Masken-System (hier Fa. Laerdal, Modell „Säugling") mit PEEF-Ventil, Druckmanometer, Sauerstoffmischer, Absaugung mit Soganzeige in mbar, Absaugkatheter unterschiedlicher Größe, Apgar-Uhr, Thermometer, sterile Tupfer, Desinfektionsmittel, Monitor (u. a. SaO_2, Af, Hf, BD-NIBP oder -arteriell, ZVD), Wandanschlüsse für Sauerstoff- und Druckluft.

Nicht sichtbar: Wärmematte, Schubladen mit: Mekonium-Aspirator (Tubusadapter), Intubationsbesteck (Laryngoskop, Spatel, Magill-Zange), Endotrachealtuben, Nabelgefäßkathetern, Venenverweilkanülen, Notfallmedikamenten, Utensilien für die Abnahme von BGA, BZ, Labor, Blutkultur und Abstrichen.

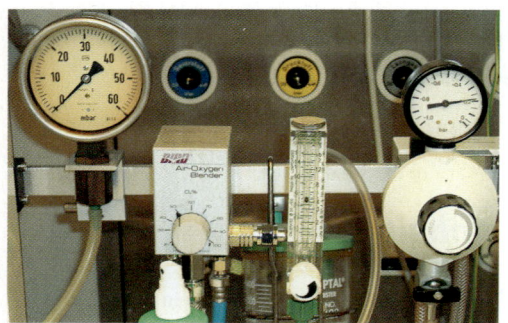

Abb. 2.2 Von links nach rechts: Druckmanometer, Luft-Sauerstoff-Mischer (hier FiO_2 0.5 = 50 % O_2), Flowmeter (hier 5 l Sauerstoffgemisch/min), Absaugpumpe (hier Sog -0.2 bar). Im Hintergrund: Zusätzliche Wandanschlüsse für Sauerstoff und Druckluft.

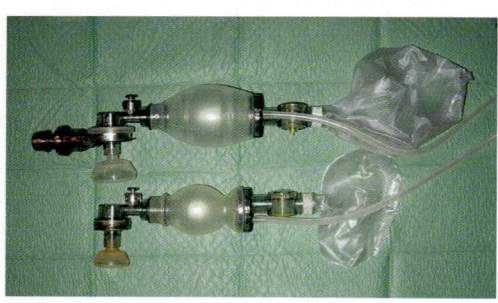

Abb. 2.3 2 Laerdal-Beutel-Masken-Systeme: Modell „Kind" (mit PEEP-Ventil) und Modell „Säugling" (hier ausnahmsweise ohne PEEP-Ventil).

Ausrüstung von Kreißsaal und NNAD-RTW

Empfohlene Ausstattung eines Kreißsaals zur Erstversorgung und Reanimation Neugeborener
(Abb. 2.**1**–2.**7**)

Hierzu gehören:
- *(Apgar-)Uhr.*
- *Stethoskop.*
- *Reanimationseinheit* (S. 31).
- *Wärme*:
  - 4–8 vorgewärmte, trockene, saugfähige Tücher (Baumwollwindeln besser als Frottee-Handtücher),
  - Wärmestrahler (gehört zur Reanimationseinheit im Kreißsaal), ggf. Wärmematte (37° C),
  - bei FG: Folie (z. B. durchsichtige Frischhaltefolie) oder Plastiktüte.
- *Absauger* (S. 65–67):
  - 1 funktionsfähiger druckluftbetriebener Absauger mit Sekretfalle,
  - 1 mobiler Absauger zum Absaugen am Damm, nur notfalls Mundabsauger verwenden.

- *Absaugkatheter:*
  - 1 starrer Absaugkatheter (Jankauer) bei V. a. Mekonium im Respirations-trakt,
  - alternativ: Mekoniumaspirator (Mekonium Aspirator™ = Tubusadapter, Fa. Neotech, Fa. VBM Medizintechnik; vgl. auch Vital Signs Meconium Suction Device™),
  - Ch 18: bei V. a. Mekoniumaspiration (alternativ zu starrem Jankauer),
  - Ch 10: Standard für reife NG,
  - Ch 8: ggf. für nasales Absaugen bei FG/SGA, passt durch Tubus 3,0;
  - Ch 6: ggf. für nasales Absaugen bei FG/SGA, passt durch Tubus 2,5;
  - Ch 5: passt durch Tubus 2,0.

Werden Absaugkatheter der Fa. Mallinckrodt (beige = Ch 10) verwendet, kann auch unter ständig laufendem Sog abgesaugt werden.

- *Atmungsunterstützung und Beatmung* (Abb. 2.**4a–d**, 2.**5** u. 2.**6**, S. 68 ff., 77 ff.):
  - An Sauerstoffflowmeter (5 l/min) angeschlossener, zusammengesteckter, getesteter Beatmungsbeutel (z. B. Laerdal Säugling = 250 ml oder Laerdal Kind = 450–500 ml; Abb. 2.**4a–d**) mit:
    - PEEP-Ventil (Fa. Ambu, Fa. Plazotta oder Fa. Laerdal; eingestellt auf +3 bis +4 mbar),
    - Überdruckventil,
    - Reservoirbeutel (zieht man diesen ab, beträgt der FiO$_2$ ca. 0,4),
    - dichtem, ungeknickten Sauerstoffzuleitungsschlauch.
  - Falls vorhanden, Sauerstoffanschluss mit O$_2$-Mischer verwenden (initial auf 50 % O$_2$ und 5 l/min Flow einstellen).
  - Optimal: zusätzlich Druckmanometer (PIP-Messung) am Beutel-Masken-System.
  - Optional: maschineller Respirator an der Reanimationseinheit (Abb. 2.**5**) oder „Blubber" = CPAP mit Wasserschloss (Abb. 2.**6**).
  - Bezüglich einer Analyse von Kinder- und Säuglingsbeatmungsbeuteln siehe S. 70 und weiterführende Literatur (17 24).

Abb. 2.**4a–d** Beutel-Masken-System mit Sauerstoffzuleitung, Überdruck- und ▷
PEEP-Ventil. Das exspiratorische Gasgemisch des Patienten gelangt in die Atmosphäre (a, c).
a Beutel-Reexpansion: O$_2$ fließt von der O$_2$-Quelle und dem Reservoir in den Beutel (ca. 100 % O$_2$).
b Beutel-Kompression: Bei angeschlossenem Reservoir gelangt nahezu 100 % O$_2$ zum Patienten.
c Reexpansion des Beutels ohne angeschlossenes Reservoir: Bei 5 l O$_2$/min ca. 40–50 % O$_2$ im Beutel.
d Kompression des Beutels ohne angeschlossenes Reservoir: Bei 5 l O$_2$/min erreichen ca. 40 % O$_2$ den Patienten.
Modifiziert nach (24): Hazinski MF, Zaritsky AL, Nadkarni VM et al. (2002) PALS Provider Manual. American Heart Association and American Academy of Pediatrics.

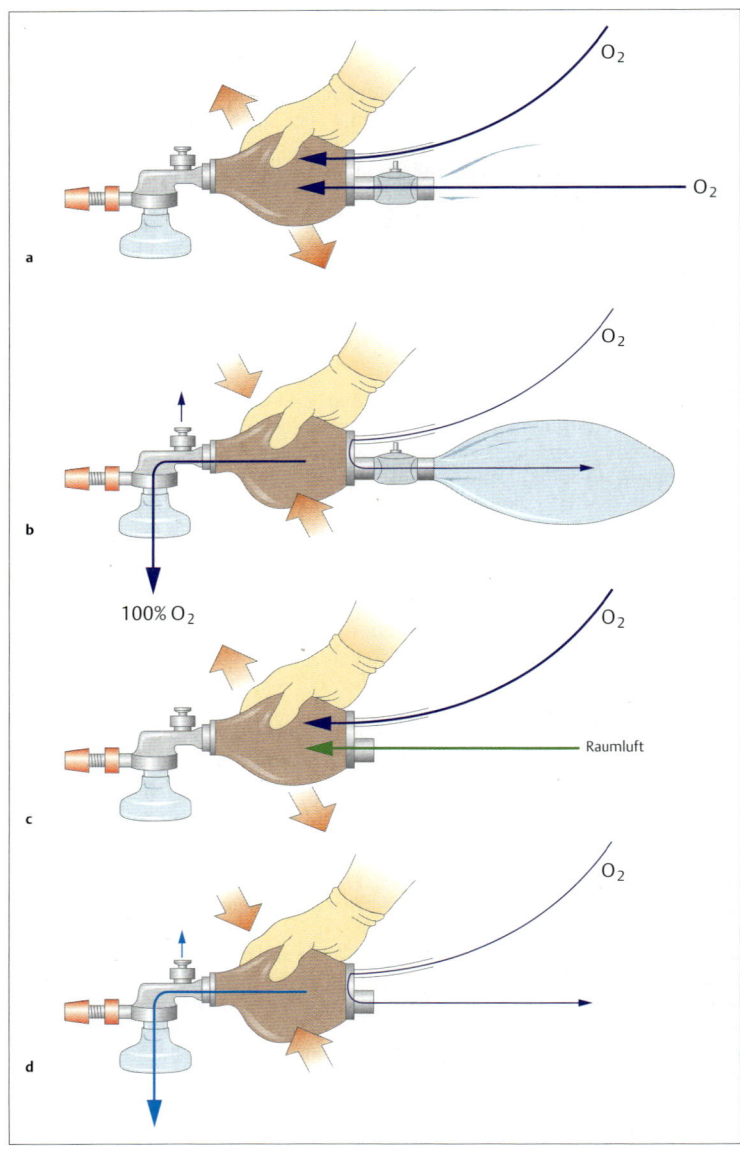

a

b

100% O$_2$

c

Raumluft

d

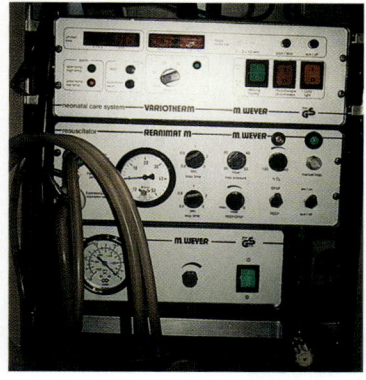

Abb. 2.5 Respirator an der Reanimationseinheit (maschinelles Beatmungsgerät). Initiale Einstellung: PIP 20–25–30 mbar, PEEP +3 bis +5 mbar; FiO_2 0,5 (50 %), Frequenz 45–50/min ($T_I : T_E = 0.40$ s : 0,85 s), anschließend im IPPV-Modus und dichtgehaltener Maske einige Zyklen Probe laufen lassen. Danach Umstellen auf „manuell" und Test im manuellen Modus. Bei der Erstversorgung müssen diese Parameter dem Patienten angepasst werden (v. a. PIP wenn möglich reduzieren)! Ggf. Blähen für 5–10 s (Modus „manuell", Knopf entsprechend lange herunterdrücken).

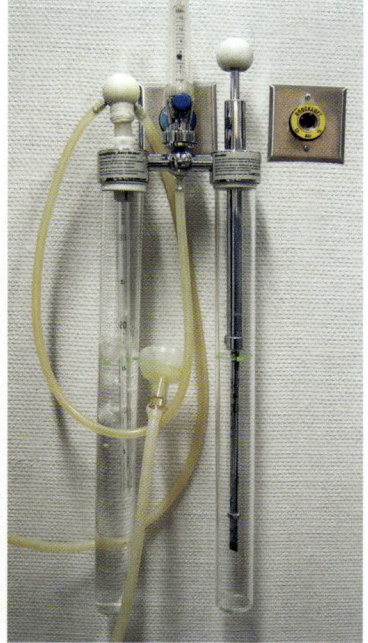

Abb. 2.6 „Blubber" = CPAP mit Wasserschloss. Alternative zu maschineller Beatmungseinheit. Ein O_2-Flow von 5 l/min erzeugt bei dichtgehaltener Maske einen Druck von ca. 20 cmH_2O (= 20 mbar).

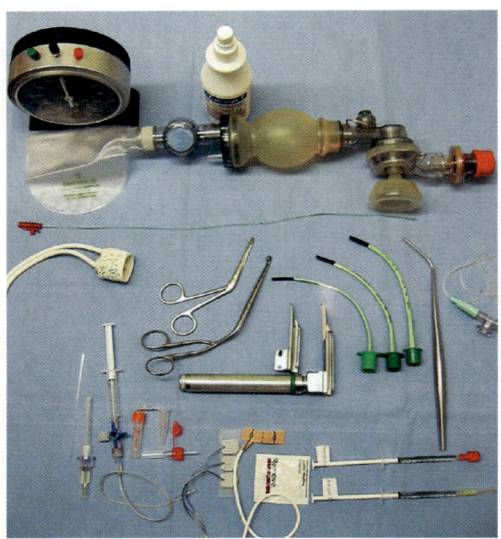

Abb. 2.7 Griffbereite Ausrüstung für die Erstversorgung und Reanimation Neugeborener: Stoppuhr, Absaugkatheter, starrer Absauger = Jankauer (alternativ: Mekonium-Aspirator = Tubusadapter, Abb. 2.**16**), Beutel-Masken-System mit geschlossenem Reservoir und PEEP-Ventil (Fa. Laerdal bzw. Fa. Ambu), Intubationsbesteck bestehend aus Laryngoskop, geraden Spateln in 2 Größen, Endotrachealtuben (hier Fa. Vygon) und Magill-Zange (hier 2 Größen), 2 1-ml-Spritzen mit Adrenalin 1 : 10.000 (0.1 ml = 0.01 mg), Magensonde, Utensilien für die Abnahme von BGA, BZ und Labor (optional: Blutkulturen, Abstriche), Blutdruckmanschette, EKG-Elektroden (hier FG-Elektroden).

– Gesichtsmasken mit weichem Rand, Größe: 00 und 01.
– Funktionierendes Laryngoskop mit geraden, schlanken Spateln (Fa. Miller, Fa. Foregger oder Fa. Negus, Größen: 0 und 1), Ersatzbatterien.
– Endotrachealtuben (Tab. 2.2, Fa. Vygon = grün, Fa. Portex = hellblau, Fa. Mallinckrodt = transparent; Größen: 2,0; 2,5; 3,0; 3,5 ID mit eingefärbter schwarzer Spitze). Bei FG < 35. SSW ggf. Tuben mit seitlichem Applikationskanal verwenden.
– Kleine und große Magill-Zange.
– Vorgeformter Führungsstab zur Tubusverstärkung für orale Intubation (sicher kürzer als Tubus!).
• *Pleura-Drainage-Set:*
– Pleura-Drainage (S. 333 ff., z. B. von Fa. intra special catheters, Fa. Vygon, Fa. Argyle),

- 3-Wege-Hahn,
- 2-ml- und 20-ml-Spritze,
- Kanüle und Lidocain 1 % für Lokalanästhesie,
- spitzes Skalpell,
- steriles Abdecktuch,
- auf der NIPS: Wasserfalle z. B. von Fa. Tyco Healthcare Kendall argyle.
- *Abnabeln* (S. 100 ff.):
  - Nabelklemmen (Kunststoff),
  - Nabelschere,
  - Kompressen (steril verpackt).
- *Monitoring* (S. 107 ff., Abb. 2.**8**):
  - Pulsoxymeter,
  - oszillometrisches Blutdruckmessgerät,
  - Blutdruckmanschetten ($<$ 1000 g: Größe 1, 1000–3000 g: Größe 2, $>$ 3000 g: Größe 3),
  - Monitor mit Darstellung von Herzfrequenz, Atmung, Blutdruck und SaO_2 (z. B. Fa. Propaque),
  - ggf. Formblatt zur Dokumentation der Vitalparameter und der durchgeführten Maßnahmen.
- *Hygiene* (S. 108 f.):
  - Handschuhe (nicht steril),
  - Händedesinfektionsmittel,
  - ggf. Mundschutz,
  - ggf. Kittel (nicht steril),
  - alkoholische Desinfektionsmittel (z. B. Kodan) und Schleimhautdesinfektionsmittel (Octenidin, hautschonender) für Gefäßpunktion und Katheteranlage.
- *Gefäßzugang und Blutentnahme* (Abb. 2.**25**, 2.**26a–c** u. 2.**27**, S. 92 ff.):
  - Blutzuckermessgerät (z. B. Glucometer, Fa. Bayer) mit Teststreifen (luftgeschützt; Verfallsdatum beachten! Falsch zu hohe Werte sind im unteren Messbereich keine Seltenheit!),
  - Kapillaren und Einmalkanülen zur Blutentnahme für Blutgase und Hämatokritwert,
  - Blutabnahmeröhrchen (EDTA, Serum/Plasma), vorgewärmte Blutkulturflasche (aerob),
  - Venenverweilkanülen der Größe 24 G und 26 G, Verbindungsleitung, 3-Wege-Hahn, Perfusorspritzen, Perfusorleitung, Perfusor (Abb. 2.**8**),
  - Nabelkatheter (Größe Ch 3,5–5 für reife NG, Größe Ch 2,5–3,5 für FG), je 2 große und 2 kleine sterile anatomische Pinzetten, steriles Skalpell, sterile Nabelbändchen, sterile puderfreie Handschuhe, Pflaster oder Nahtmaterial (Abb. 2.**26a–c**),
  - komplettes Set für intraossären Zugang (Abb. 2.**27**).
- *Medikamente* (Tab. 2.**1**, S. 45 ff.):
  - Adrenalin (Ampulle Suprarenin 1 : 1000 oder Fertigampullen 1 : 10.000): Bei Risikogeburt Adrenalin 1 : 10.000 gebrauchsfertig aufziehen (d. h. 1 ml

Suprarenin 1 : 1000 + 9 ml NaCl 0,9 %, Mischung in 2 1-ml-Spritzen aufziehen und beschriften),
- Natriumbicarbonat (aufziehen 1 : 1 mit Aqua destillata in 20-ml- oder 50-ml-Perfusorspritze als DTI),
- Aqua destillata,
- Naloxon (Narcanti R; Naloxon Curamed 0,4 mg; 1 ml = 0,4 mg): 0,1 mg/kg = 0,25 ml/kg e. t. oder i. v.
- *Infusion* (S. 139 ff.):
  - Glucose 10 % (für Bolus und DTI).
  - Glucose 5 % (für Transport von NG mit hoch normalem oder erhöhtem BZ, z. B. nach Reanimation/Adrenalingabe).
  - NaCl 0,9 % oder Ringer-Lactat-Lösung (für Bolus und DTI; bei zu erwartender Hypovolämie ggf. vorher aufziehen).
  - Humanalbumin 5 % oder Serumproteinlösung (z. B. Biseko) für Bolus und DTI (bei zu erwartender Hypovolämie ggf. vorher aufziehen). In den AAP-/AHA-/ILCOR-Guidelines werden Kolloide allerdings nicht mehr empfohlen!
  - Natriumbicarbonat 8,4 % (1 ml = 1 mmol, Aufziehen: 1 : 1 mit Aqua destillata in 20-ml- oder 50-ml-Spritze, immer DTI).
  - Aqua destillata.
  - 2 am Transportinkubator fixierte, abnehmbare Perfusoren.
- *Sonstiges:*
  - Magensonde Größe 8 F,
  - 1-ml-, 2-ml-, 10-ml- und 20-ml-Spritzen sowie Perfusorspritzen (20 ml und 50 ml) mit Leitung,
  - im Kühlschrank: mindestens 1 Ampulle Surfactant,
  - in Blutbank: 1 rasch verfügbare Notfallkonserve (EK: Blutgruppe 0 Rhesus negativ).

> **!** Die Geräte müssen täglich auf ihre Funktionsfähigkeit kontrolliert werden, um im Ernstfall einsatzbereit zu sein!

Inkubatoren mit Beatmungseinheit

Transportinkubator (Abb. 2.**10**)

Bedienungsvorgang am Transportinkubator:
- Sauerstoff und Druckluft anschließen,
- Heizung einschalten, Inkubatortemperatur zunächst auf 37 °C einstellen (Abb. 2.**8**, 2.**9a u. b**),
- Beatmungssystem an Transportbeatmungsmaschine anbringen,
- Voreinstellung der Beatmung, Probelauf:
  - Einstellung: 21–100 % Sauerstoff (FiO_2 0,21–1,0),
  - Beatmungsfrequenz abhängig vom Zustand des Kindes (20–60/min),

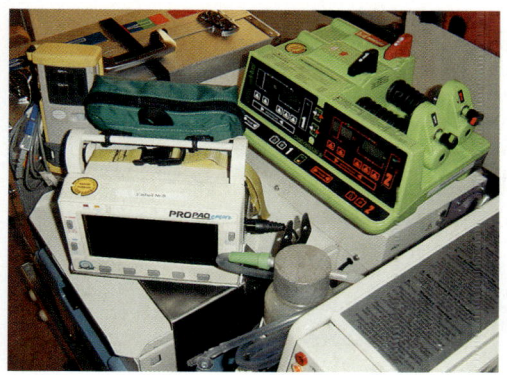

Abb. 2.8 Am Transportinkubator fixierte NNAD-Ausrüstung: Monitor mit Darstellung von pulsoxymetrischer SaO$_2$ und Herzfrequenz, EKG, Atmung und Blutdruck (Standard: oszillometrisch; arterielle BD-Messung z. B. bei Intensivtransport möglich), 2 Perfusoren zur intravenösen Infusion, Absaugvorrichtung, Notfallkoffer. Monitor, Pulsoxymeter und Perfusoren sind einfach und schnell abzumontieren.

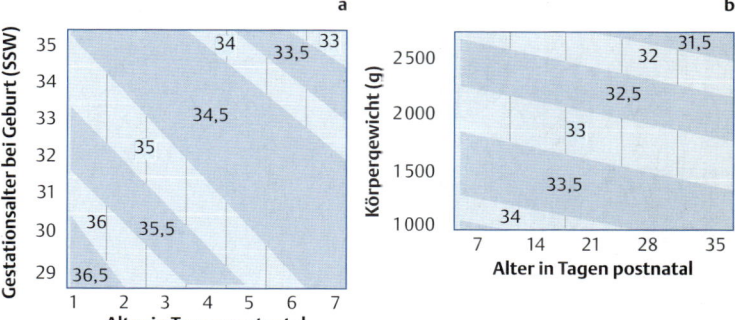

Thermoneutrale Umgebung während der ersten Lebenswoche (berechnete Werte) in Grad Celsius

Thermoneutrale Umgebung während der ersten 5 Lebenswochen in Grad Celsius

Abb. 2.9a **u.** b Thermoneutrale Umgebung für Früh- und Neugeborene. Angegeben ist die einzustellende Inkubatorinnentemperatur (Soll) entsprechend dem Gestationsalter (a) bzw. dem Körpergewicht (b). Insbesondere bei Transportinkubatoren muss die eingestellte mit der tatsächlichen Inkubatortemperatur abgeglichen und – in Abhängigkeit von der Außentemperatur – zunächst entsprechend höher eingestellt werden, bis der Patient umgelagert ist. Aus: Roos R, Proquitté H, Genzel-Boroviczény O (2000) Neonatologie – Das Neo-ABC. Checkliste. Georg Thieme Verlag, Stuttgart New York.

- PEEP 3–4 mm Hg,
- Spitzendruck (PIP) abhängig vom Zustand des Kindes 16–20(–25–30) mbar,
- auch bei intubierten und maschinell beatmeten NG stets Beatmungsbeutel (zusätzlich) anschließen,
- Druckluft und O_2-Flaschen erst kurz vor Entkopplung des O_2- und Druckluft-anschlusses aus der Wand aufdrehen.

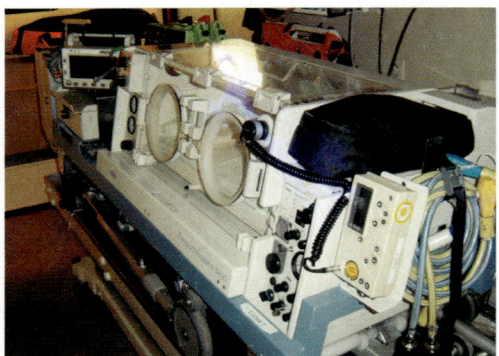

Abb. 2.10 Inkubator 5400, Fa. Dräger. Gewicht inkl. Fahr-gestell, Monitor-abstellplatte, Schubla-de, Katheterschale, Gasflaschen, Babylog 2000 und Sauerstoff-analysegerät (Oxydig, rechts): 90–130 kg. Aufwärmzeit: ca. 30 min.

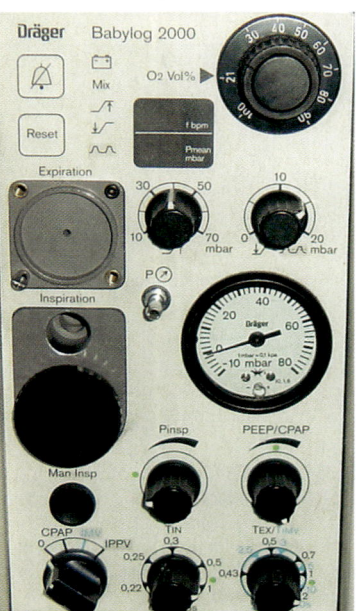

Abb. 2.11 Babylog 2000, Fa. Dräger.

Abb. 2.**12a–d** Bedienkonzept Babylog 2000, Fa. Dräger, Teil 1–4. ▷
a Bedienkonzept Babylog 2000 (Teil 1).
b Bedienkonzept Babylog 2000 (Teil 2).
c Bedienkonzept Babylog 2000 (Teil 3).
d Bedienkonzept Babylog 2000 (Teil 4).

Bedienungskonzept der Beatmungseinheit am Beispiel des Babylog 2000
(Fa. Dräger)

Abb. 2.**11** sowie 2.**12a–d** zeigen den Babylog 2000 mit zugehörigem Bedienkonzept.

Neuheiten

- In Abb. 2.**13** ist der Inkubator NITE (Neonatal International Transport Equipment, Fa. Mediprema, F-Tours Cedex) abgebildet.
- **Charakteristika:**
- 36,5 kg (laut Hersteller),
- mikroprozessorgesteuerte Heizung,
- Sauerstoffanalysegerät,
- LED-Anzeige für Parameter und Anweisungen in 4 Sprachen.
  (http://perso.wanadoo.fr/mediprema/anglais/transport.htm).

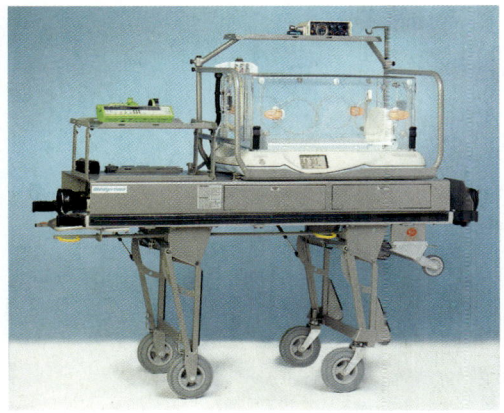

Abb. 2.**13** Inkubator NITE (Neonatal International Transport Equipment, Fa. Mediprema, F-Tours Cedex). Gewicht des Inkubators lt. Katalog 36,5 kg, mikroprozessorgesteuerte Heizung, Beatmungseinheit mit Sauerstoffanalysegerät, LED-Anzeige für Parameter und Anweisungen in 4 Sprachen.

Frontplatte

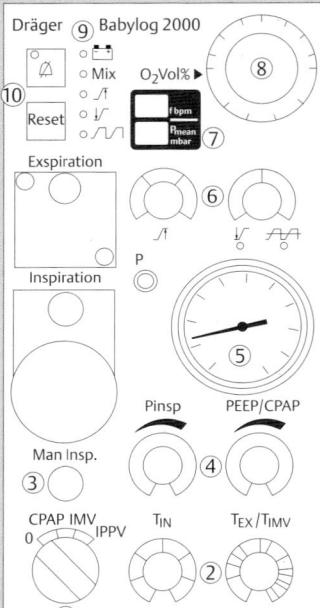

(1) Drehschalter zum Einstellen der Betriebsart CPAP/IMV/IPPV
0 = AUS

(2) 2 Drehknöpfe für die Zeiteinstellungen T_{IN} und T_{EX} /T_{IMV}

(3) Taste für manuelle Inspiration

(4) Drehknöpfe zur Einstellung von P_{insp} und PEEP/CPAP

(5) Analoger mechanischer Druckmesser zur kontinuierlichen Anzeige des inspiratorischen und exspiratorischen Atemwegsdrucks

(6) 2 Drehknöpfe zum Einstellen der Alarmgrenzen des Atemwegsdrucks:
links – obere Alarmgrenze
rechts – untere Alarmgrenze

(7) Anzeigen für Beatmungsfrequenz f und mittleren Druck P_{mean}.
Bei CPAP: Frequenzanzeige = "– – ".

(8) Drehknopf zum Einstellen der inspiratorischen O_2-Konzentration von 21 – 100%

(9) LED
🔋 Spannungsversorgung
Grün = Betrieb,
Rot = Betriebsspannung-Low-Alarm
Mix Versorgungsdruck
Rot = Gasmangel-Alarm
↗ Atemwegsdruck - obere Alarmgrenze
↘ Atemwegsdruck - untere Alarmgrenze
∿ Fail-to-Cycle-Alarm
Grün = erkannte Inspirationsphase bei IMV/IPPV
Rot = nicht erkannte Inspirationsphase bei IMV/IPPV (Fail-to-Cycle-Alarm)

(10) Mit der Taste ⌀ kann der Alarmton für 2 min ausgeschaltet werden

Taste Reset zum Rücksetzen des Alarms nach Beseitigung der Alarmursache

Versorgung:
Gasversorgung mit O_2 und Luft aus der zentralen Gasversorgung oder aus Flaschen mit Druckminderer
Elektrische Versorgung mit elektrischer Versorgungsbox 1 (mit Akku) oder elektrischer Versorgungsbox 2 (mit Akku und Netzteil), ggf. mit externer Spannungsversorgung

a

IPPV (Kontrollierte Beatmung)

$$\text{Beatmungsfrequenz (f)} = \frac{60}{T_{IN} + T_{EX}} = \frac{\text{Beatmungshübe}}{\text{min}} = \text{bpm}$$

(1) Erforderliche Sauerstoffkonzentration einstellen
● Mit Oxydig überwachen! Zugehörige
  Gebrauchsanweisung beachten!

Kontrollierte Beatmung (IPPV)

(2) Drehschalter auf Betriebsart IPPV stellen

(3) Gelbe LED ⌐⌐ leuchtet

(4) Drehknöpfe auf „grüne Punkte" einstellen,
  das Gerät arbeitet nun mit den Parametern:
  T_{IN} = 0,8 s (für NG zu lang!)
  T_{EX} = 1,2 s
  f   = 30 bpm
  I : E = 1 : 1,5
  PEEP = 2 mbar
  P_{insp} = 20 mbar

oder immer besser:

● Beatmungsparameter patientenspezifisch einstellen:
  Richtwerte: T_{IN} =0,4s, T_{EX}= 0,8 – 1,4, f = 35 – 50,
        PEEP = +3 bis +5 mbar, PIP = P_{insp} = 20 = 4 mbar
● Patienten konnektieren
● Alarmgrenzen für die Drucküberwachung einstellen

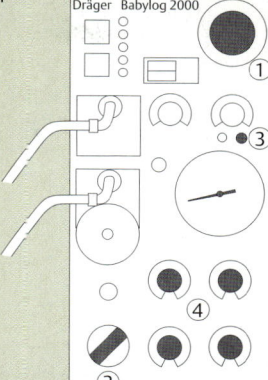

Beatmung mit Plateau:

Drucklimitierung:

(5) Drehknopf P_{insp} nach Anzeige am Druckmesser
  einstellen, beginnend mit kleinen Werten, bis das
  gewünschte inspiratorische Druckplateau entsteht

(6) Drehknopf PEEP/CPAP einstellen

Beim Beatmungsmuster mit Plateau verhindert
die Einstellung P_{insp} schädigende Drücke,
z.B. wenn die Compliance kleiner wird

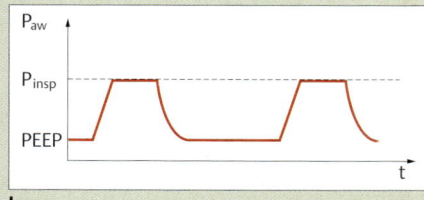

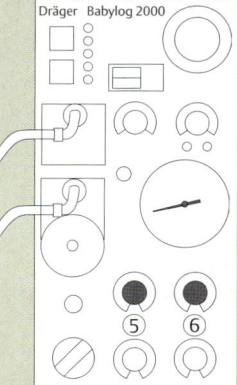

b

Alarmgrenzen für IPPV

Untere Alarmgrenze

(1) Drehknopf ca. 5 mbar über den endexspiratorischen Druck einstellen

(2) Grüne LED ⎍ blinkt zu Beginn jeder Inspiration = richtige Einstellung der Alarmgrenze

Obere Alarmgrenze

(3) Drehknopf ca. 10 mbar über das Druckmaximum P_{max} einstellen

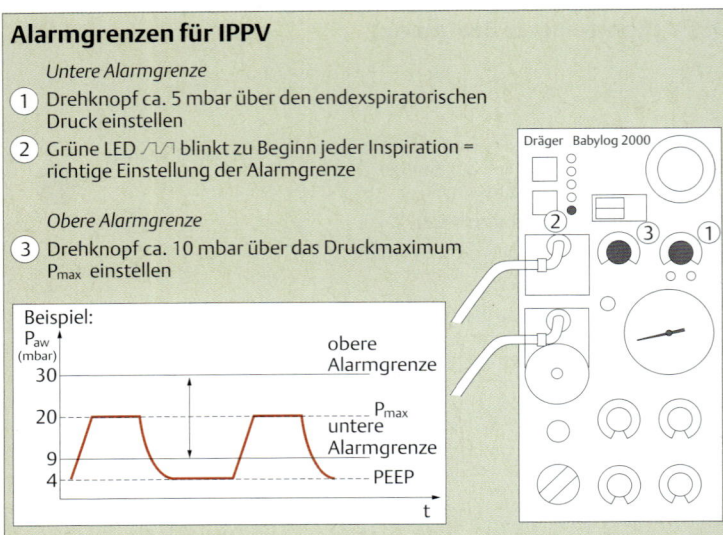

c

Spontanatmung unter positivem Atemwegsdruck (CPAP)

Das Gerät appliziert einen kontinuierlichen Flow von 8,5 l/min.
Mit dem Exspirationsventil wird ein einstellbarer endexspiratorischer Druck erzeugt

Alarmgrenzen

(1) Drehschalter auf CPAP schalten

(2) Gelbe LED ⎍ leuchtet auf

(3) Mit dem Drehknopf PEEP/CPAP den positiven Atemwegsdruck einstellen

● Untere Alarmgrenze einstellen (Abb. 2.**12c**)

(4) Der angezeigte Druck P_{mean} soll mit dem eingestellten PEEP/CPAP übereinstimmen

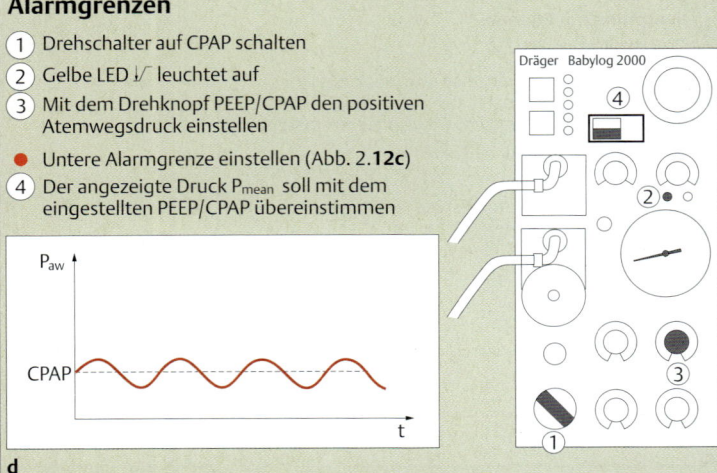

d

Notfallmedikamente zur Versorgung Neugeborener

G. Hansmann

Notfallmedikamente zur Versorgung Neugeborener sind in Tab. 2.**1** zusammengestellt.

Tabelle 2.1 Notfallmedikamente zur Versorgung Neugeborener (3, 7, 34, 36, 37, 39, 41, 49)

Medikament Gruppe	Aufziehen	Applikation/Dosierung				Indikation
		GG	1. ED	2. ED	3. ED	
Adenosin[*] (Adrekar) 2 ml = 6 mg 1 ml = 3 mg 0,1ml = 0,3 mg *Antiarrhythmikum* *(→ kurzfristiger AV-Block III. Grades)*	5-ml-Spritze 3-mal 1-ml-Spritzen 20-ml-Spritze mit NaCl 0,9%. 1 ml Adrekar + 4 ml NaCl 0,9% *dann:* 1 ml = 0,6 mg 0,1 ml = 0,06 mg *anschließend:* ● ED in 1-ml-Spritze aufziehen (1:5) ● ab 0,15 mg/kg (siehe 2. ED in Tab.) Adenosin-ED pur in 1-ml-Spritze aufziehen	1,5– 2,5kg	0,2 mg ≈ 0,3 ml (1:5)	0,3 mg ≈ 0,1 ml *pur*	0,4 mg ≈ 0,13 ml *pur*	● SV-(Reentry)-Tachykardie ● Demaskierung atrialer Tachykardien *KI:* bei AV-Block II. und III. Grades, Sick-Sinus-Syndrom ohne liegenden Schrittmacher, bekanntem WPW-Syndrom. *NW:* Bronchospasmus, BD-Abfall, Flush u.a. *Antidot:* Theophyllin (Adenosinrezeptorantagonist, v.a. bei Bronchospasmus), im Schock Adrenalin i.v.
		2,5– 3,5 kg	0,3 mg ≈ 0,5 ml (1:5)	0,45 mg ≈ 0,15 ml *pur*	0,6 mg ≈ 0,2 ml *pur*	
		ml-Angaben für Adrekar in 1:5-Verdünnung oder pur				
		i.v. *(rechter Arm)/ZVK:* 0,1–0,2 (–maximal 0,3) mg/kg als rascher i.v. Bolus, immer 5–8 ml NaCl 0,9% rasch nachspritzen *(HWZ < 2 s)* ggf. ED nach 2 min wiederholen und dabei um je 0,05 mg/kg steigern (s. oben) → *Applikation immer unter laufender EKG-Kontrolle/-Dokumentation*				

Adrenalin 1:10 000 (Suprarenin 1:10 000, 1 ml = 0,1 mg) *Inochronotropikum (u. a.); Mittel der 1. Wahl bei Reanimation*	zunächst 10-ml-Spritze: 1 ml Suprarenin 1:1000 plus 9 ml NaCl 0,9 % (mischen), davon je 1 ml in zwei 1-ml-Spritzen (dann 0,1 ml = 0,01 mg) *alternativ:* Fertigspritzen Adrenalin 1:10 000	e. t.: 0,02(–0,1) mg/kg = 0,2(–1,0) ml/kg i. v./NVK: 0,01(–0,02–0,03) mg/kg ED = 0,1(–0,2–0,3) ml/kg → *Dosierung und Dosiswiederholung (nach 3–5 min) je nach Wirkung!* *Höhere ED wohl ohne Nutzen!* *Immer 5–8 ml NaCl 0,9 % (Volumen) nachgeben!*	Asystolie Bradykardie kardiopulmonale Reanimation maximale ED während Reanimation: 0,1 mg/kg = 1 ml/kg i. v./e. t. (Nutzen von ED > 0,03 mg/kg i. v. umstritten)
Adrenalin 1:1000* (Suprarenin 1:1000 ohne weitere Verdünnung 1 ml = 1 mg) *Inochronotropikum, hochdosiert → Vasokonstriktivum, Bronchodilatator*	1- und 50-ml-Spritze für DTI: 0,2 ml/kg auf 30 ml Glucose 10 % (dann 1 ml ≙ 6,6 µg/kg) *inhalativ:* pur oder verdünnen in 2–4 ml NaCl 0,9 %	<table><tr><td>0,07</td><td>0,17</td><td>0,33</td><td>≙ µg/kg/min</td></tr><tr><td>0,6</td><td>1,5</td><td>3,0</td><td>≙ ml/h</td></tr></table>DTI über NVK/ZVKI DTI-Start: (0,07–)0,17 µg/kg/min, anschließend nach Wirkung (max. 1–2 µg/kg/min) e. t. Bolus: maximale ED (Nutzen?) während Reanimation = 0,1 mg/kg = 0,1 ml/kg (s. Adrenalin 1:10 000) *inhalativ bei Stridor:* 0,5 mg/kg/ED = 0,5 ml/kg/ED (nach Wirkung dosieren, maximal 6 mg/ED = 6 ml/ED), ED ggf. mit 2–4 ml NaCl 0,9 % verdünnen	*niedrig dosiert:* Anstieg von HMV, Hf, systolischem BD MAD bleibt konstant. Senkung von Rs. *hoch dosiert:* auch diastolischer BD, MAD und Rs steigen an. *Indikation für DTI:* arterielle Hypotonie bei Low Output nach ausreichender Volumengabe *Indikation für Inhalation:* Stridor

Tabelle 2.1 Fortsetzung

Medikament Gruppe	Aufziehen	Applikation/Dosierung	Indikation
Ampicillin 0,5 g[*] (Ampicillin-ratiopharm-, Binotal-Trockensubstanz) *Beta-Lactam-Antibiotikum*	5-ml-Spritze, Trockensubstanz auflösen in 5 ml NaCl 0,9 %, dann 1 ml = 100 mg	*i. v.:* 50 mg/kg/ED = 0,5 ml/kg/ED über 5 min (Initialdosis) Gesamtdosis: 150 mg/kg/d in 3 ED • GG < 2000 g an Tag 1–7 p. n.: 100 mg/kg/d in 2 ED • bei schweren Infektionen (z. B. Meningitis) 200–400 mg/kg/d in 4–6 ED → *Vor Anwendung: Keimsuche (u. a. Blutkultur abnehmen, ggf. LP)!* → *Selten bereits im Kreißsaal indiziert! Cave: Erhaltungsdosis und Dosisintervall an Nierenfunktion anpassen!* → *Immer frisch zubereitete Lösung verwenden! (0,3 mmol Natrium/100 mg)*	• Verdacht auf NG-Sepsis *wirksam gegen:* Listerien, Enterokokken, B-Streptokokken (dann immer Kombination mit Aminoglykosid), D-Streptokokken, Escherichia coli, Hämophilus influenzae *unwirksam u. a. gegen:* Staphylococcus aureus (Beta-Lactamase +)! *NW:* u. a. Diarrhöe, selten pseudomembranöse Kolitis
Atropin[*] (Atropinsulfat Braun) 1 ml = 0,5 mg 0,1 ml = 0,05 mg *Parasympatholytikum, Chronodromotropikum*	0,5 ml Atropin + 4,5 ml NaCl 0,9 % (1 : 10-Lösung, dann 0,1 ml = 0,005 mg)	*i. v., e. t.:* 0,02 mg/kg = 0,4 ml/kg bei Bradykardie: mindestens 0,1 mg = 2 ml	• AV-Block II. und III. Grades • Bradykardie mit arterieller Hypotension nach Adrenalin- und Volumengabe • Vor Intubation zusammen mit Analgosedierung bei noch stabilem Kind (0,01–0,02 mg/kg i. v.). → *Nicht Mittel der 1. Wahl bei einer NG-Reanimation!*

| **Calciumgluconat 10 %**[*] $1 \text{ ml} = 0,22 \text{ mmol}$ | 5-ml-Spritze 1:1 in Glucose 5–10 % | *i. v./besser NVK/ZVK:* 0,5–1 ml/kg über 5(–10) min i. v. und sicher intravasal geben! Maximal 4 ml/kg Gesamtdosis. Immer NaCl 0,9 % langsam i. v. nachgeben. *→ Kein Mittel der Wahl während einer NG-Reanimation. Kein Evidence-based Drug!* | • Hyperkaliämie • elektromechanische Entkoppelung (selten) • arterielle Hypotonie bei Herzsuffizienz (→ u. a. kurzfristiger Blutdruckanstieg) • Hypokalzämie (+ Krampfanfall) NW: Arrhythmien/AV-Block, Myokardnekrosen, Hautnekrosen, falls paravasal appliziert Nicht bei digitalisierten Patienten i. v. geben! |
| **Cefotaxim 0,5 g**[*] (Claforan) 5 ml = 500 mg 1 ml = 100 mg *Cephalosporin der 3. Generation, Beta-Lactam-Antibiotikum, breites Spektrum. Im Vergleich zur 1. Generation und Ampicillin weniger aktiv gegen grampositive Kokken.* | Trockensubstanz auflösen mit 5 ml NaCl 0,9 %, dann ED aufziehen in 1-ml- oder 2-ml-Spritze, dann 1 ml = 100 mg | *i. v.:* 50 mg/kg/ED = 0,5 ml/kg/ED über 5 min i. v. (Initialdosis) Gesamtdosis: (100–)150 mg/kg/d in 3 ED • GG < 2000 in Tag 1–7 p. n.: 100 mg/kg/d in 2 ED • bei schweren Infektionen (z. B. Meningitis) 200–300 mg/kg/d in 3–4 ED *→ Vor Anwendung: Keimsuche (u. a. Blutkultur abnehmen, ggf. LP)! Cave:* Erhaltungsdosis und Dosisintervall an Nierenfunktion anpassen! *→ Lösung bei Raumtemperatur nur 24 h stabil. (0,22 mmol Natrium/100 mg)* | • Verdacht auf NG-Sepsis. *wirksam v. a. gegen:* gramnegative Keime und sensiblen Staphylococcus aureus *unwirksam gegen:* MRSA, Enterokokken, Listerien, Pseudomonas aeruginosa u. a. |

Tabelle 2.1 Fortsetzung

Medikament Gruppe	Aufziehen	Applikation/Dosierung	Indikation
Cefotiam 2 g[*] (Spizef) 2 g in 20 ml, dann 1 ml = 100 mg *Cephalosporin der 2. Generation, Beta-Lactam-Antibiotikum, breites Spektrum. Im Vergleich zur 1. Generation und Ampicillin weniger aktiv gegen gram-positive Kokken.*	Trockensubstanz auflösen mit 20 ml NaCl 0,9 %, dann ED aufziehen in 1-ml- oder 2-ml-Spritze, dann 1 ml = 100 mg	i. v.: 50 mg/kg/ED = 0,5 ml/kg/ED über 5 min i. v. (Initialdosis) Gesamtdosis: 100 mg/kg/d in 3 ED → *Vor Anwendung: Keimsuche (u. a. Blukultur abnehmen)!* → *Keine ausreichende Liquorkonzentration!* Cave: Erhaltungsdosis und Dosisintervall an Nierenfunktion anpassen! → *Lösung bei Raumtemperatur nur 24 h stabil.*	● Verdacht auf NG-Sepsis. *wirksam v. a. gegen:* gramnegative Keime und sensiblen Staphylococcus aureus *unwirksam gegen:* MRSA, Enterokokken, Listerien, Pseudomonas aeruginosa u. a.
Diazepam[*] (Diazepam, Stesolid) 1 ml = 5 mg (Ampulle) 0,1 ml = 0,5 mg *Benzodiazepin: Sedativum, Antiepileptikum*	1-ml-Spritze: pur	i. v.: (0,25)–0,5(–1) mg/kg = (0,05)–0,1(–0,2) ml/kg rektal: 0,5 mg/kg/ED Rektiolen à 5 und 10 mg verfügbar.	● Sedierung ● NG-Krampfanfall (3. Wahl) NW: u. a. BD-Abfall, Apnoe

Dobutamin* (Dobutrex)
10 ml = 250 mg
1 ml = 25 mg
Inochronotropikum

Cave: Auch andere Ampullen-Dosierungen im Handel!

2-ml- oder 5-ml-Spritze
50 ml Spritze für DTI:
0,8 ml/kg Dobutamin auf 30 ml Glucose 10 %
(dann 1 ml = 0,66 mg/kg)

3	5	11	$\approx$ μg/kg/min
0,3	0,5	1,0	$\approx$ ml/h

i. v., NVK o. ZVK: initial: 5–10(–20) μg/kg/min, anschließend nach Wirkung *Wirkeintritt nach 1–10 min, HWZ ca. 2 min, Toleranz ab ca. 72 h*
Cave: Inkompatibilitäten u. a. mit Furosemid, Heparin, Kalium, Calcium!

• kardiogener Schock
Steigerung des HMV ohne Erhöhung des peripheren Widerstands (Rs).
Nicht bei: Füllungsbehinderung (signifikanter Perikarderguss), LVOTO, Hypovolämie, Sepsis.
NW: Tachyarrhythmien, diastolischer BD-Abfall

Dopamin (Solvay 50C)
5 ml = 50 mg
1 ml = 10 mg
Inochronotropikum

Cave: Auch andere Ampullen-Dosierungen im Handel!

5-ml- oder 10-ml-Spritze
50 ml Spritze für DTI:
2 ml/kg Dopamin auf 30 ml Glucose 10 %
(dann 1 ml = 0,66 mg/kg)

3	5	11	$\approx$ μg/kg/min
0,3	0,5	1,0	$\approx$ ml/h

NVK oder ZVK (im Notfall auch peripher-venös): initial: (2–)5–10(–20) μg/kg/min, anschließend nach Wirkung

→ *Wirkeintritt nach 5 min (evtl. erst nach 20 min), HWZ ca. 2 min*

• Herz- und Niereninsuffizienz
Steigerung des HMV, der mesenterialen und renalen Perfusion. Ab ca. 5 μg/kg/min Erhöhung des peripheren (Rs) und pulmonalen Widerstands (Rp).
Nicht bei Hypovolämie!
NW: u. a. pulmonale Rechts-links-Shunts, Arrhythmien seltener als bei Dobutamin!

Tabelle 2.1 Fortsetzung

Medikament Gruppe	Aufziehen	Applikation/Dosierung	Indikation
Fentanyl (Fentanyl Curamed) 1 ml = 50 µg 0,1 ml = 5 µg *Opioid, Analgetikum* Nicht im NNAD-RTW!	1-ml-Spritze: pur	*i. v.:* 2–5 µg/kg = 0,04–0,1 ml/kg in 1 min → *Wirkeintritt* in 30 s, *Wirkmaximum* nach 1 min, *Plasma-HWZ ca.* 4–5 h, *Wirkdauer* der 1. ED ca. 20–30 min (bei NG?), *Wirk-HWZ* bei 1. ED ca. 10 min (bei NG?), ab 2. ED 2–4 h (bei NG?) *Cave:* ED (und Dosisintervall) an Nierenfunktion anpassen!	• Analgesie (z. B. vor „elektiver" Intubation) *NW:* Atemdepression, BD-Abfall, Bradykardie, Thoraxrigidität möglich, Supression der Darmmotilität
Furosemid* (Lasix) 1 ml = 10 mg *Schleifendiuretikum*	1-ml-Spritze: pur *DTI:* 50 mg auf 50 ml NaCl 0,9 % (alternativ: Glucose 5 %)	*i. v.:* 0,5(–1–maximal 2) mg/kg i. v. = 0,05(–0,1–0,2) ml/kg über 5 min oder als KI i. v. *DTI (separat peripher-venös):* 5–10 mg/kg/d *Cave:* alkalische Lösung, pH-Wert = 8–9,3!	• Hydrops • Herzinsuffizienz mit Lungenödem *NW:* u. a. Hypokaliämie, kann PGE-Synthese steigern (*cave:* bei FG mit PDA)

Gentamicin[*] (Refobacin) 2 ml = 10 mg 1 ml = 5 mg *Alternativ:* Tobramycin (Gernebcin), Netilmicin (Certomycin) *Aminoglykosid; additiver Effekt mit Beta-Lactam-Antibiotika (v. a. Cephalosporine)*	1-ml-Spritze: pur	*i. v.:* 4–5 mg/kg/ED = 0,8–1 ml/kg/ED über 10 min i. v. oder besser als KI über 30 min (loading dose) i. v. 12 h später dann als Kurzinfusion über 30 min: < 30+0 SSW: 3,5 mg/kg alle 24 h 30 bis 37+0 SSW: 3,5 mg/kg alle 18 h > 37+0 SSW: 2,5(–3,5) mg/kg alle 12 h Talspiegel unmittelbar (bzw. 1 h) vor der 3. Gabe: 1–2 µg/ml (mg/l). Spitzenspiegel 30–60 min nach Infusionsende der 2. (FG) oder 3. Gabe (reife NG): 4–9 µg/ml (mg/l) Cave: Bei FG oder Niereninsuffizienz Spiegel um dle 2. Gabe bestimmen, ggf. Dosisreduktion und Intervallverlängerung erforderlich! → *Vor Anwendung: Keimsuche* (u. a. Blukultur abnehmen, ggf. LP)! → *Tobramycin hat die geringsten nephrotoxischen, Netilmicin die geringsten ototoxischen NW!*	*wirksam v. a. gegen:* gramnegative Keime (nicht Neisseria gonorrhoeae, Salmonellen u. a.) sowie grampositive Keime (teils gegen Staphylococcus aureus jedoch nicht gegen Pneumokokken). Immer Aminoglykosid additiv zu Beta-Lactam-Antibiotikum bei Verdacht auf B-Streptokokken (GBS) NW: oto- und nephrotoxisch, daher nicht zeitgleich mit Cephalosporinen oder Furosemid geben • Verdacht auf NG-Sepsis

Tabelle 2.1 Fortsetzung

Medikament Gruppe	Aufziehen	Applikation/Dosierung	Indikation
Lidocain[*] (Xylocain 1 %) 1 ml = 10 mg *Lokalanästhetikum, Antiarrhythmikum Ib*	1-ml-, 2-ml- oder 20-ml-Spritze: pur	*i. v.:* initial 1 mg/kg = 0,1 ml/kg, dann *DTI:* 1–1,5 mg/kg/h = 0,1–0,15 ml/kg/h *Wirkt nicht bei Hypokaliämie!* *lokal:* Während Vorpunktion (Pleuradrainage) ca. 0,5 ml/kg Lidocain 1 % infiltrieren! *Cave:* Keine intravasale Applikation!	• ventrikuläre Tachykardie • Kammerflattern (Indikation sehr selten und umstritten!) • Lokalanästhesie (Drainageanlage bei nichtdeprimierten NG) *NW:* Sinus-Arrest, AV-Block, evtl. Krämpfe, Atemstörung
Morphin (Morphin Merck) 1 ml = 10 mg 0,1 ml = 1 mg *Opioid, Analgetikum nicht im NNAD-RTW!*	1-ml-Spritze: 0,9 ml NaCl 0,9 % + 0,1 ml Morphin, dann 0,1 ml = 0,1 mg	*i. v.:* 0,05–0,1 mg/kg = 0,05–0,1 ml/kg *DTI:* 0,02–0,05 mg/kg/h → *Wirkeintritt* nach 1 min, *Wirkmaximum* erst nach ca. 30 min, *Plasma-HWZ ca.* 3–5 h, *Wirk-HWZ* bei 1. ED ca. 4 h, ab 2. ED > 4 h	• Analgosedierung • Senkung des pulmonalen Widerstands (Rp) *NW:* Atemdepression, BD-Abfall, Supression der Darmmotilität

| **Naloxon**[*] (Narcanti R, Naloxon Curamed 0,4 mg) 1 ml = 0,4 mg 0,1 ml = 0,04 mg | 1-ml-Spritze: pur | *e. t.:* 0,1 mg/kg/ED = 0,25 ml/kg/ED *i. v.:* 0,1 mg/kg/ED = 0,25 ml/kg/ED, bei Effekt meist Wiederholung der Naloxon-ED nach 10–30–60 min erforderlich | • Opioidüberhang • ggf. indiziert bei Opioidgabe (z. B. Tramadol = Tramal, Pethidin = Dolantin) an die Schwangere in den letzten 4 h vor Geburt. |
| *Cave:* Nicht verwechseln mit Narcanti neonatal! *Opioid-Antagonist* | | → *Wirkeintritt:* Sekunden bis 2 min, *Wirkmaximum* nach 2–3 min, *Wirk-HWZ* deutlich kürzer als die der Opioide, *Plasma-HWZ* für NG 1–3 h, *Wirkdauer* der 1. ED 10–30–60 min, daher ggf. Bolus-ED alle 10–30–60 min wiederholen, ggf. auf NIPS DTI beginnen | KI.: heroin- oder methadonabhängige Mütter und Verdacht auf kürzlichen Drogenabusus (→ abruptes Entzugssyndrom!) |

Tabelle 2.1 Fortsetzung

Medikament Gruppe	Aufziehen	Applikation/Dosierung	Indikation
Natriumbicarbonat 8,4 %* 1 ml = 1 mmol *Puffer zum Ausgleich einer metabolischen Azidose* *Seltene Indikationen:* • Hyperkaliämie • Hypermagnesiämie • symptomatische Intoxikation mit trizyklischen Antidepressiva	20-ml- oder 50-ml-Perfusorspritze mit Leitung immer 1:1 verdünnt in Aqua destillata (oder Glucose 5%); z. B. 10 ml Natriumbicarbonat 8,4 % + 10 ml Aqua destillata	Nach IPPV, Volumengabe und BGA bei metabolischer Azidose sicher i. v. geben! *erforderliches Natriumbicarbonat in mmol = (negativer BE × kg KG) : 3;* Natriumbicarbonat 1:1 in Aqua destillata verdünnen und per DTI über (15–)30–60(–120) min i. v. geben! *maximale DTI-Geschwindigkeit:* 0,1 mmol/kg/min = 6 mmol/kg/h (= 12 ml der 1:1-Mischung/kg/h); Immer BGA-Kontrolle vor und während einer Puffertherapie! → *Vermeide Bolus:* Nur notfalls „blind" (bei defektem BGA-Gerät oder Hausgeburt) nach 10 min ineffektiver Reanimation 2(–4) ml/kg der 1:1-Mischung über 10 min i. v. → *Restriktive Indikation zur Pufferung, insbesondere bei FG und bei FG/NG ohne vitale Indikation!*	• metabolische Azidose (pH < 7,15; BE unter –10 und pCO$_2$ < 60 mmHg) trotz Volumengabe *nicht bei:* • überwiegend respiratorischer Azidose (pCO$_2$ > 60 mmHg und BE bis –9 • metabolische Azidose plus Hypoventilation (v. a. bei insuffizienter Spontanatmung) • nur kurz dauernder kardiopulmonaler Reanimation (< 10 min) • Reanimation und (noch) inadäquater Ventilation und Zirkulation • Hypernatriämie (dann TRIS-Puffer) • unsicherem Venenzugang

Noradrenalin (Arterenol) 1 ml = 1 mg *Vasokonstriktivum, Inochronotropikum, nicht im NNAD-RTW!*	1-ml- und 50-ml- Spritze für DTI: 0,2 ml/kg auf 30 ml Glucose 10 % (dann 1 ml ≙ 6,6 µg/kg)					• arterielle Hypotonie nach Volumengabe (z. B. TGA mit schlechter SaO_2 vor Rashkind-Manöver, septischer Schock) Erhöht Rs (auch Rp), systolischen und diastolischen BD, erhöht v. a. bei PDA die pulmonale Perfusion. *Cave: vagusinduzierte Bradykardie möglich*
	Über NVK/ZVK! DTI-Start: 0,07–0,17 µg/kg/min, anschließend nach Wirkung (maximal 1–2 µg/kg/min)	0,07	0,17	0,33	≙ µg/kg/min	
		0,6	1,5	3,0	≙ ml/h	
Phenobarbital * (Luminal) 1 ml = 200 mg *Barbiturat, Antiepileptikum*	1 ml Phenobarbital + 9 ml NaCl 0,9 % (dann 1 ml = 20 mg)	*i. v.:* initial 10(–20) mg/kg = 0,5(–1) ml/kg der 1 : 10-Lösung (langsam!) i. v. *Aufsättigungsdosis:* ca. 20 mg/kg in 2–4 ED i. v. *Erhaltungsdosis:* ca. 5 mg/kg/d → *Nicht schneller als 1 mg/kg/min i. v.* (d. h. ED über 10-20 min geben)! HWZ 37 h bis >150 h! Spiegel!				• NG-Krampfanfälle (1. Wahl) *nicht:* zur Krampfprophylaxe ohne initiale Symptomatik *nicht:* primär zur Sedierung! *Cave: WW, BD-Abfall, Spiegel u. a.*
Phenytoin (Phenhydan-Injektionslösung)) 5 ml = 250 mg 1 ml = 50 mg *Antiepileptikum, Antiarrhythmikum Ib*	2-mal 1-ml-Spritze, pur	*i. v.:* initial 20 mg/kg = 0,4 ml/kg in 2 ED über je 15 min → *Gabe nur unter EKG-Kontrolle!* → *Immer unverdünnt und separat i. v. geben, da Phenhydan-Injektionslösung sonst auskristallisiert! pH-Wert stark alkalisch!*				• 2. Wahl bei therapieresistenten Krampfanfällen *nicht:* bei Sinusbradykardie, AV-Block *Cave: WW, Arrhythmien, BD-Abfall, Spiegel*

Tabelle 2.1 Fortsetzung

Medikament Gruppe	Aufziehen	Applikation/Dosierung				Indikation
Prostaglandin E1* (Minprog) 1 ml (Ampulle) = 500 µg *Vasodilatator, nicht im NNAD-RTW, von NIPS mitnehmen! Alternativ: PGE2*	*Stammlösung:* 1 ml PGE1 + 9 ml NaCl 0,9% (dann 1 ml = 50 µg) davon 1 ml/kg auf 50 ml Glucose 5–10% (dann 1 ml = 1 µg/kg)	10 / 0,6 / 0,6	50 / 3,0 / 3,0	100 / 6,0 / 6,0	≙ ng/kg/min / ≙ µg/kg/h / ≙ ml/h	• Verdacht auf duktusabhängigen Herzfehler *NW:* Apnoen, BD-Abfall, Krämpfe, pulmonale Hypersekretion, Fieber, Berührungsempfindlichkeit; Steal Effect via PDA (ZNS, Abdomen!)
		DTI-Start: 50–(maximal 100) ng/kg/min *DTI-Erhalt:* nach Wirkung, niedrige Dosis anstreben, minimal ≙ 10 ng/kg/min				
Prostaglandin E2* (Minprostin) 0,75 ml (Ampulle) = 750 µg *Vasodilatator, nicht im NNAD-RTW, von NIPS mitnehmen! Alternativ: PGE1*	*Stammlösung:* 0,75 ml PGE2 + 14,25 ml NaCl 0,9% (dann 1 ml = 50 µg); davon 1 ml/kg auf 50 ml Glucose 5–10% (dann 1 ml = 1 µg/kg)	10 / 0,6 / 0,6	50 / 3,0 / 3,0	100 / 6,0 / 6,0	≙ ng/kg/min / ≙ µg/kg/h / ≙ ml/h	• Verdacht auf duktusabhängigen Herzfehler *NW:* Apnoen, BD-Abfall, Krämpfe, pulmonale Hypersekretion, Fieber, Berührungsempfindlichkeit; Steal Effect via PDA (ZNS, Abdomen!)
		DTI-Start: 50–(maximal 100) ng/kg/min *DTI-Erhalt:* nach Wirkung, niedrige Dosis anstreben, minimal ≙ 10 ng/kg/min				

Rocuronium[*] (Esmeron) 5 ml = 50 mg 0,1 ml = 1 mg *nichtdepolarisieren-des Muskelrelaxans*	*i. v.:* 0,6(–1,2) mg/kg = 0,06(–0,12) ml/kg, ggf. ED wiederholen Immer 5 ml NaCl 0,9% nachgeben! *DTI:* 5–10(–15) µg/kg/min = 0,3–0,6(–0,9) mg/kg/h	• bei schwieriger Intubation nach Anal-gosedierung • bei schlechter Lungencompliance unter IPPV zur Verhinderung eines Barotraumas (PIP nachregulieren!) *NW:* Histaminfreisetzung → selten Anaphylaxie, weitere NW siehe Beipackzettel
Alternativ: cis-Atracurium (Nimbex) 0,1–0,2 mg/kg/ED i. v.	→ *Wirkeintritt nach* (30–)60 s (Intubation), *Wirkdauer:* 30-60 min, länger bei Leber- und Niereninsuffizienz sowie Gallengangserkrankungen. → *Ungekühlt 3 Monate haltbar!*	

Tabelle 2.1 Fortsetzung

Medikament Gruppe	Aufziehen	Applikation/Dosierung	Indikation
Surfactant[*] Alveofact, vom Rind 1,2 ml = 50 mg Ggf. 2. und 3. Ampulle von ITS mitnehmen!	Fertigspritze: pur Die Gesamt-ED ist ggf. aus mehreren Ampullen in einer 5-ml-Spritze aufzuziehen.	*Ggf. „Frühtherapeutische" Initialdosis e. t.:* z. B. Alveofact ca. 50–100 mg/kg = 1,2–2,4 ml/kg in 1–2 ED e. t. (1–2 Ampullen = 1,2–2,4 ml) oder Curosurf ca. 100 mg/kg = 1,3 ml/kg in 1–2 ED e. t. *Bedenke, dass die anschließend erforderliche Reduktion der Beatmungsparameter an mobilen Respiratoren (Transportinkubator, z. B. mit Babylog 2 oder Babylog 2000) nur mäßig gut steuerbar ist!* Cave: Kontrolle der Tubuslage vor, FiO_2-/ Frequenz-/PIP-Reduktion nach Surfactant-applikation).	• prophylaktische Surfactantgabe an Risiko-FG < 28 + 0 (bis 32 + 0) SSW im Kreißsaal • frühtherapeutische Surfactantgabe an FG < 28 + 0 SSW mit schwerem RDS/hohem O_2-Bedarf bereits im Kreißsaal • spätere, selektiv-therapeutische Surfactantgabe an FG mit RDS und FiO_2 > ca. 0,4 auf der NIPS • RDS nach Mekoniumaspiration
Alternativ: • Curosurf (Poractant, vom Schwein) 111 mg/1,5 ml • Survanta (Beractant, vom Rind) 200 mg/8 ml) • Exosurf (Colfosceril palmi-tat 108 mg/10 ml		e. t. auf NIPS nach Tubuskontrolle: • Alveofact: 100 mg/kg = 2,4 ml/kg als 1. ED, 2. ED 50 mg/kg 2–12 h nach letzter Gabe, ggf. 3. ED (20–)50 mg/kg 12 h nach letzter Gabe • Curosurf: ca. 100–200 mg/kg = 1,3–2,7 ml/kg in 1–3 ED e. t., ggf. in 12-h-Intervall 1–2 Folgedosen zu je 100 mg/kg = 1,3 ml/kg → *Curosurf ist nur für beatmete FG > 700 g zugelassen.*	*Surfactantgabe ohne vorherigen Röntgen-Thorax (Tubuskontrolle) im NNAD nur, wenn NG/FG nicht oder nur mit sehr hohem PIP verlegbar!* Verbessert sich FRC und Compliance nach Surfactantgabe, so sind zunächst FiO_2, T_I (↓) und T_E (↑) zu verändern, anschließend PIP und ggf. PEEP anpassen.

Alveofact ist bei Raumtemperatur haltbar, Curosurf muss kühl gelagert werden.	→ Surfactantapplikation über großlumige Braunüle (z. B. 17G/45 mm), da länger als Fertigaufsatz aber sicher kürzer als Tubus! Surfactantapplikation auch über abgeschnittenen Absaugkatheter oder gekürzte Magensonde möglich. ED ggf. fraktioniert jeweils in Links- und Rechtslage.	
Vitamin K* (Konakion MM 10 mg) 0,2 ml = 2 mg	p.o.: 2 mg (3 Dosen: 1. Tag, bei U2 und U3) i.m.: 1 mg i.v.: 0,2 mg/kg bzw. 1 mg absolut (1 ED) (*cave*: Zulassung, WW, NW)	• Prophylaxe gegen Vitamin-K-Mangelblutungen NW: Anaphylaxie und arterielle Hypotonie nach i. v. Gabe

Die mit * bezeichneten Medikamente sollten sich in jedem Baby-Notfallkoffer befinden (nur 1 Muskelrelaxans, nur 1 Prostaglandinpräparat, 2 Antibiotika, mindestens 1 Ampulle Surfactant: cave nur Alveofact ist ungekühlt haltbar).

Postnatale kardiopulmonale Adaptation

G. Hansmann

Eine ausführliche Beschreibung der *perinatalen physiologischen Umstellungsprozesse* sprengt den Rahmen dieses Leitfadens. Im Folgenden seien jedoch einige Kernpunkte zum besseren Verständnis aufgelistet (1, 29, 37, 39, 40, 42, 47, 51):

- Die Alveolen des Feten sind flüssigkeitsgefüllt, die Lungengefäße kontrahiert, der Lungengefäßwiderstand (Rp) ist hoch. Mit den ersten Atemzügen werden die Alveolen mit Luft gefüllt und somit funktionelle Residualkapazität (FRC) und adäquater Gasaustausch etabliert. Dabei werden initial unter Spontanatmung inspiratorische Drücke bis zu -80 mbar aufgewandt. Bei Atmungsunterstützung wird die FRC mehr vom positiven endexspiratorischen Druck (PEEP) als von Inspirationszeit (T_I) oder Spitzendruck (PIP) bestimmt.
- Surfactant verbessert die alveoläre Stabilität und damit die Lungencompliance. Die endogene Surfactantproduktion ist – bei fehlenden Risikofaktoren – etwa ab der 35. SSW ausreichend. Bei ungenügender postnataler Lungenentfaltung kann nur wenig endogenes Surfactant produziert werden. Nicht selten kommt ein Surfactantmangel wegen Unreife oder wegen eines Auswascheffekts durch reichlich intraalveoläres Fruchtwasser hinzu (z. B. nach Sectio, bei der die Lungen nicht vor dem ersten Atemzug im kleinen Becken komprimiert werden und Fruchtwasser verzögert resorbiert wird).
- Hauptatemantrieb mit 40 SSW ist der pCO_2. Die pO_2-Antwort fällt relativ gering aus.
- Die O_2-Abgabe an das Gewebe ist durch den hohen Hämotokritwert und die Linksverschiebung der Sauerstoffdissoziationskurve (hoher HbF-Anteil, bei Unreife, Hypothermie, Alkalose, Hypokapnie, Erniedrigung von 2,3-Diphosphoglycerat) zunächst erschwert.
- Fetal bestehen Rechts-links-Shunts über den Ductus arteriosus (PA → Aorta), das Foramen ovale (V. cava superior und V. cava inferior → rechter Vorhof (RA) → linker Vorhof (LA) → linker Ventrikel (LV) → Aorta) und intrapulmonale Shunts (Abb. 2.**14**). Lungenfluss, paO_2 und systemarterielle SaO_2 sind entsprechend niedrig (25–35 mmHg bzw. 60%), der pulmonalarterielle Druck (PAP) dagegen hoch (40–60 mm Hg).
- Der Tonus der Lungengefäße (v. a. -arteriolen) wird in vielerlei Hinsicht anders reguliert als der Tonus der Systemarterien: Postnatal führen Anhebung des paO_2 bzw. der SaO_2 (Oxygenierung), Abfall des $paCO_2$ (Ventilation) und Anstieg des pH-Werts zum Abfall des pulmonalen Gefäßwiderstands (Rp) und damit zu einem deutlich stärkeren Lungenfluss. Letzterer verbessert wiederum den Gasaustausch – eine normale kardiovaskuläre Anatomie und Funktion vorausgesetzt.

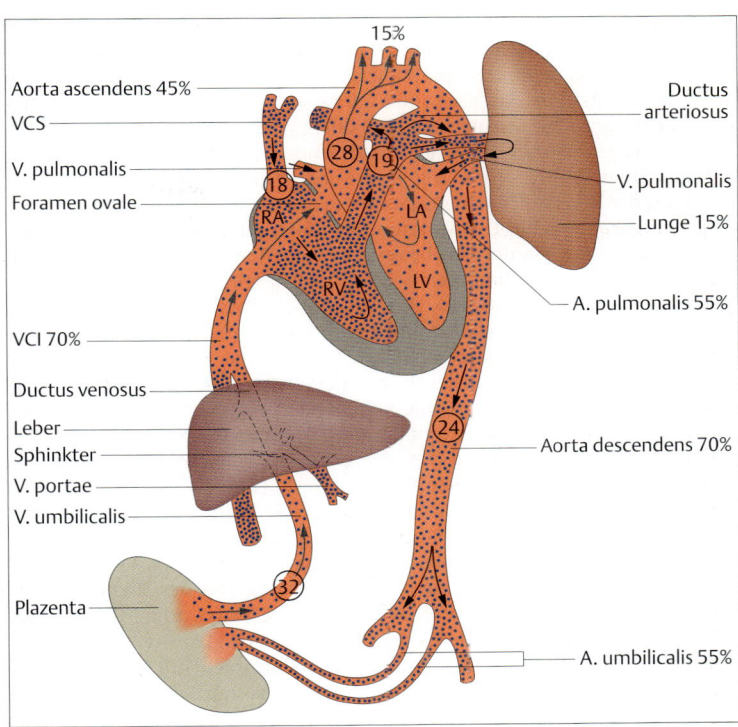

Abb. **2.14** Fetaler Kreislauf mit den 4 Shunts: Plazenta, Ductus venosus, Foramen ovale, Ductus arterious. Der Grad der Schraffierung ist umgekehrt proportional zur Sauerstoff-Sättigung: Je heller, desto höher jeweils der Sauerstoffpartialdruck (pO_2). Die Zahlen in den Herzhöhlen und Gefäßen entsprechen dem jeweiligen pO_2 in mmHg (Kreise). Die Prozentangaben außerhalb der kardiovaskulären Strukturen stehen für den relativen Fluss in den wichtigsten Zu- und Abflüssen der beiden Ventrikel. Der Auswurf (output) beider Ventrikel zusammen entspricht 100 %. VCI = V. cava inferior, LA = linkes Atrium (Vorhof), LV = linker Ventrikel (Kammer), RA = rechtes Atrium (Vorhof), RV = rechter Ventrikel (Kammer), VCS = V. cava superior. Aus: Guntheroth WG et al. (1983) Physiology of the circulation: fetus, neonate and child. In: Kelley VC (ed.) Practice of Pediatrics, Harper & Row, Philadelphia, vol. 8 (22).

- Durch den postnatalen Abfall von Rp und den Anstieg des systemarteriellen Widerstands (Rs) nach Abklemmen der Nabelschnur verschließt sich das Foramen ovale funktionell (LA-Druck > RA-Druck), sodass innerhalb von 6 h der Rechts-links-Shunt von 90 % auf ca. 20 % absinkt. Der Ductus arteriosus bleibt noch für Stunden bis Tage offen, jedoch besteht über ihn nun – durch die geänderten Widerstandsverhältnisse – ein überwiegender Links-rechts-Shunt (Aorta → PA; sog. transitorische perinatale Zirkulation). Mit Anstieg der Sauerstoffspannung kommt es zur Vasokonstriktion und funktionellem Verschluss des Ductus arteriosus. Duktusabhängige Herzfehler werden daher (i. d. R.) in der 1. Lebenswoche, eine Aortenisthmusstenose (CoA) evtl. erst später symptomatisch (S. 303 ff.). Nicht selten haben nach forcierter Volumengabe im Kreißsaal (> 10 ml/kg) Duktusfluss und -geräusch auf der NIPS deutlich zugenommen. Bei niedrigem Systemdruck (z. B. fortbestehende Hypovolämie, Low Output, septischer Schock) und hohem Rp (z. B. nach Mekoniumaspiration) kann der Duktus dann rechts-links shunten (PA → Aorta), sodass die Sauerstoffsättigung abfällt und häufig eine SaO_2-Differenz zwischen oberer und unterer Extremität besteht (cave: PPHN!, S. 320 ff.).
- Der Lungengefäßwiderstand (Rp) des gesunden Neugeborenen fällt in den ersten 7 Wochen auf normale Säuglingswerte (1–3 E × m² bzw. 1/5 von Rs) ab, sodass der pulmonalarterielle Druck (PAP) sinkt. Große intra- oder extrakardiale Links-rechts-Shunts (z. B. großer VSD, CAVSD, weit offener PDA, TAC, komplexe Herzfehler ohne Obstruktion zwischen Ventrikel und Pulmonalarterie) werden in dieser Zeit durch Zunahme des Shuntvolumens (→ PA → LA → LV) symptomatisch (ca. 4.–6. Lebenswoche). Gleiches gilt für FG, bei denen mit Verbesserung des RDS/der BPD pH-Wert und paO_2 ansteigen und folglich Rp und PAP abfallen. Prinzipiell fällt Rp bei FG (v. a. bei FG < 1000 g aufgrund der Unreife der Gefäßmuskulatur) früher und schneller als bei reifen NG. Abhängig von der Schwere der Lungenerkrankung mit entsprechender Rp-Erhöhung, kann es bei FG entweder bereits in der 1. Lebenswoche (z. B. verbessertes RDS) oder nach wochenlanger Beatmung (BPD) zum signifikanten Rp-Abfall kommen. Ist der Fluss in die Lunge ungehindert (d. h. keine RVOTO/keine Pulmonalstenosen), kommt es dann zur Zunahme des Links-rechts-Shunts (z. B. VSD, großes PFO, PDA) und damit zur Herzinsuffizienz durch Volumenüberladung. Bei ELBW und VLBW kommt nicht selten eine myokardiale Insuffizienz hinzu, die zusammen mit dem duktalen Steal-Phänomen (Aorta → PA, ≈ funktionelle Aorteninsuffizienz) die Systemperfusion weiter verschlechtert.
- Perinatale Schockzustände (Geburtsasphyxie: intrauterin, intrapartal, postpartal; z. B. Mekoniumaspirationssyndrom) erhöhen Rp, sodass Shuntumkehr im Ductus arteriosus und funktioneller Verschluss des Foramen ovale ausbleiben („persistierende pulmonale Hypertension des Neugeborenen" mit weiter bestehenden Rechts-links-Shunts auf Duktus- und Vorhofebene; S. 320 ff.). NG mit PPHN zeigen zunächst oft nur Zeichen einer protrahierten Anpassungsstörung (Tachypnoe, Blässe), im weiteren Verlauf entwickelt sich jedoch eine zunehmende Zyanose (S. 103 ff.).

Arbeitstechniken

Absaugen

G. Hansmann

> ❗ Ein vitales Neugeborenes, das innerhalb der ersten 5–10 s zu schreien beginnt und dessen Fruchtwasser klar ist, muss nicht abgesaugt werden.

Unnötiges Absaugen ist für das Kind unangenehm, kann zu Schleimhautläsionen führen und gelegentlich reflektorische Bradykardien und Apnoen verursachen (14, 50).

Indikationen zum Absaugen des oberen Respirationstrakts:
- oropharyngeal reichlich vorhandenes Fruchtwasser (z. B. nach Sectio-Entbindung),
- grünes, blutiges oder übel riechendes Fruchtwasser,
- Frühgeburtlichkeit (Absaugen in der Regel nötig),
- Anpassungsstörung oder Apnoe,
- Polyhydramnion.

> ❗ Bei deprimierten NG/FG mit insuffizienter Spontanatmung bzw. Bradykardie steht das **A** der ABCD-Regel immer für **A**irways → **A**bsaugen.

Faustregeln für das Absaugen eines Neugeborenen (Abb. 2.**15** u. 2.**16**):
- *Grundsätzlich Mund/Rachen vor Nase absaugen*:
  Nasales Absaugen ist stark atemstimulierend und begünstigt so die Aspiration des im Rachen stehenden Fruchtwassers.
- *Kein tiefes (d. h. hypopharyngeales oder ösophagogastrales) Absaugen in den ersten 5 min postnatal*:
  Vagusinduzierte Bradykardie und Laryngospasmus möglich! Indikation zum tiefen Absaugen überprüfen (s. oben)!
- *Rosige, vital-aktive, gesund erscheinende NG kommen warm verpackt zur Mutter.* Sondieren von Ösophagus und Magen erst 10–30 min postnatal (vor der 1. Fütterung).
- *Absaugtechnik*:
  Bei dick-grünem Fruchtwasser orales, oropharyngeales/hypopharyngeales Absaugen mit starrem Jankauer oder großlumigem Absaugkatheter. Laryngoskopie und ggf. endotracheales Absaugen entweder mit Jankauer oder durch orale Intubation und Tubuskonnektion an einem Mekoniumaspirator (= Adapter für Verbindung Tubus-Absaugschlauch, dann Sog erhöhen; Abb. 2.**16**).
- Prinzipiell sollten *grün-gelblich verfärbtes bzw. blutiges Fruchtwasser, Blut oder Sekret möglichst früh,* d. h. nach der Geburt des Kopfes und *vor dem 1. Atemzug* mit einem großlumigen Katheter (1. durch den Geburtshelfer, 2. durch das

erstversorgende Team) *oropharyngeal/hypopharyngeal abgesaugt* werden, da jegliche Aspiration zu einem schweren sekundären Atemnotsyndrom (RDS) führen kann. Nach Entbindung eines solchen Kindes:
- NG auf den Reanimationstisch legen,
- Larynx einstellen,
- hypopharyngeal, ggf. tracheal (s. unten) und ebenfalls möglichst frühzeitig auch ösophagostral und nasal absaugen!
- *Nicht jedes „dick-grüne Fruchtwasser" bedeutet Mekoniumaspiration oder gar Mekoniumaspirationssyndrom:*
  - Ist das NG vital-aktiv („vigorous baby"; d. h. deutliche Atemexkursionen/ Eupnoe um 40–50/min, Herzfrequenz > 100/min, adäquater Muskeltonus; 28) und sind bei der o. g. Larynxinspektion die oberen Luftwege frei von Mekonium, besteht keine Indikation für Intubation/IPPV, endotracheales Absaugen oder Lavage (23, 37, 54). Laut den AAP-/AHA-/ILCOR-Guidelines (36) kann bei zwar mekoniumhaltigem Fruchtwasser aber vital-aktiven NG (s. oben) sogar ganz auf die Larynxinspektion verzichtet werden. Es empfiehlt sich jedoch, bei jedem NG mit Mekonium auf der Haut oder im Fruchtwasser eine Larynxinspektion durchzuführen. Bei ca. ⅓ der intrapartal supraglottisch abgesaugten, mekoniumgefärbten NG findet sich bei der Laryngoskopie Mekonium in der Trachea (54).
- *Bei ordentlich adaptierten, vital-aktiven NG mit Mekonium auf der Haut oder im Fruchtwasser:*
  - Larynx einstellen (falls nicht schon geschehen),
  - hypopharyngeal und – wenn tatsächlich endotracheal vorhanden – auch tracheal absaugen (bei vital-aktiven NG extrem selten),
  - Magen sondieren und absaugen,
  - Standarddiagnostik (BGA, BZ, rektale Temperatur) vorziehen (in ersten 20 min p. n.),
  - bei stabilem AZ: Kind mit Pulsoxymeter zur Mutter,
  - 2. BGA und BZ ca. 30 min postnatal.
- *Bei dick-grünem Fruchtwasser und Verdacht auf Mekoniumaspiration (S. 216 ff., Abb. 3.6) zügiges Arbeiten erforderlich:*
  - bereits nach Durchtritt des Kopfes (am Damm) bzw. im OP (bei Sectio) oropharyngeales/hypopharyngeales Absaugen zähen Fruchtwassers mit großlumigem Absaugkatheter (Ch 10-18 oder Jankauer),
  - sofortiges Abnabeln,
  - NG auf vorgewärmten Reanimationstisch legen,
  - 1. Atemzug verhindern (ggf. dezente Thoraxkompression durch Helfer),
  - keine Atemstimulation,
  - keine Maskenbeatmung,
  - Stimmritze mit Laryngoskop einstellen, *dann entweder*
    a) oropharyngeales/hypopharyngeales und – wenn NG deprimiert oder Mekonium laryngotracheal sichtbar – auch endotracheales Absaugen mit Jankauer (cave: Stimmbänder!), ggf. wiederholen, *oder*
    b) wenn NG deprimiert oder Mekonium laryngotracheal sichtbar, sofortige orale Intubation (i. d. R. mit Führungsstab), endotracheales Absaugen

(3–5 s) mittels Tubusadapter (optimal: z B. mit Mekoniumaspirator, dann Sog erhöhen; Abb. 2.**16**) oder Absaugkatheter (nur 2. Wahl: Ch 8 passt durch 3,0-ID-Tubus, Ch 6 passt durch 2,5-ID-Tubus). Ggf. Absaugen wiederholen.

- *Bei großen Mengen erbsbreiartigen Mekoniums in den Luftwegen:*
  - Endotracheale (Surfactant-)Lavage und bei schlechter respiratorischer Situation ggf. Surfactantsubstitution bereits im Kreißsaal erwägen (cave: Tubus zu tief? PIP nachregulieren!).
  - Wenn Mekonium entfernt und insuffiziente Spontanatmung: Maschinelle Beatmung mit möglichst niedrigem PIP, besser hoher FiO_2 und hohe Frequenz. Exspirationszeit (T_E) bei reifen oder übertragenen NG > 0,5 s wählen. Wenn möglich: Absaugtubus $\neq$ Beatmungstubus (Reintubation). Sedieren, ggf. relaxieren. Immer Magensonde legen und offen lassen!
- *Bei deprimierten, mekoniumgefärbten NG:*
  - Herzfrequenz und SaO_2 beim Absaugen im Auge behalten!
  - Bei instabilem Kind: Absaugkatheter/Jankauer entfernen und schnellstmögliche Intubation (z.B. oral mit Führungsstab), falls nicht schon geschehen!

> **!** Bei V. a. Mekoniumaspiration keine initiale Maskenbeatmung, maschinelle Beatmung möglichst vermeiden!

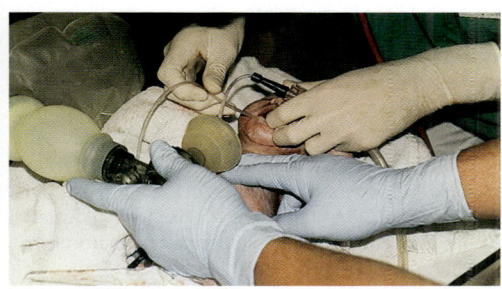

Abb. 2.15 Oropharyngeales Absaugen von Fruchtwasser (hier mit gleichzeitiger Sauerstoffvorlage).

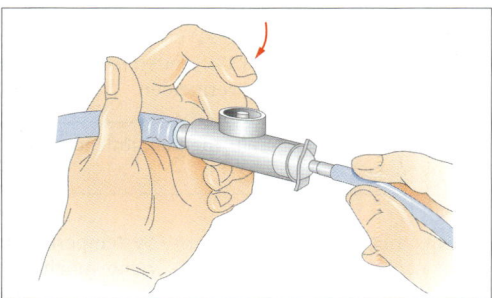

Abb. 2.16 Adapter zum trachealen Absaugen von Mekonium. Aus: Baumann T (2002) Atlas der Entwicklungsdiagnostik, Thieme.

Stimulation, Sauerstoffvorlage, Maskenbeatmung und Rachen-CPAP/ Rachentubusbeatmung

G. Hansmann

Soforteinschätzung:
Unmittelbar nach Geburt erfolgt die Soforteinschätzung anhand von Atmung, Herzfrequenz und Hautfarbe (S. 115 ff.). Hierzu gehören:
- Initialer Griff zur Nabelschnur bzw. Herzauskultation: Hf > 100/min?
- Mekonium?
- Atemexkursionen/Schreien/Spontanatmung?
- Wird das NG bereits rosig?
- Ggf. Absaugen (S. 65 ff.).
- Immer Abtrocknen/Warmhalten.
- Falls noch Blässe/Zyanose/unzureichende Atmung:
  – Stimulation (mit 4 Fingern am Rücken zeitgleich mit Abtrocknen, an Fußsohlen oder Sternum),
  – O_2-Vorlage (FiO$_2$ 0,5–1,0, Flow 5 l/min).

Sauerstoffvorlage

Sauerstoff – unmittelbar postnatal appliziert (Vorlage, Maske, R-CPAP, Intubation/ IPPV) – ist ein fantastisches Medikament (u. a. Abfall von Rp, Duktuskonstriktion).

> ❗ Verbessert sich die SaO$_2$ während der Erstversorgung rasch oder sind bereits 90 % Sättigung erreicht, muss die Sauerstoffzufuhr jedoch zügig reduziert werden, da ein zu hoher paO$_2$ die Gehirnperfusion für Stunden reduziert und insbesondere bei FG das Entstehen einer Retinopathia praematurorum (RoP) und einer bronchopulmonalen Dysplasie (BPD) begünstigt.

Darüber hinaus kann es v. a. bei (noch) erhöhten paCO$_2$-Werten (> 80 mmHg) durch übermäßige O$_2$-Zufuhr zu Apnoen kommen (37). Andererseits ist eine Hyperventilation (cave: Hirnblutung!) unbedingt zu vermeiden.

> ❗ Die Ziel-SaO$_2$ am Pulsoxymeter beträgt bei reifen, spontan atmenden NG (ohne Vitium cordis!) mit O$_2$-Vorlage 90–96 %.

Bei angeborenen Herzfehlern mit duktusabhängiger Systemperfusion (LVOTO, IAA, CoA, HLH) sollte nach der Erstversorgung – wenn möglich – ganz auf Sauerstoff verzichtet werden, da dieser zwar den Lungenfluss erhöht, den ohnehin eingeschränkten Systemfluss jedoch weiter reduziert. Ferner kann ein hoher paO_2 den Duktusverschluss postnatal induzieren bzw. beschleunigen (cave bei d-TGA). Die reflexhafte Applikation von Sauerstoff kann dafür bei diesen Herzfehlern ein schwerer Fehler sein!

Erneute Evaluation nach 30 s:
- Atemexkursionen/Schreien?
- Hf > 100/min?
- Hautkolorit rosig?
- Falls protrahierte Blässe, Zyanose, unzureichende Atmung und/oder Hf < 100/min: Maskenbeatmung (falls keine Kontraindikation) oder Sofortintubation und IPPV.

Maskenbeatmung

Indikation

Siehe S. 130 f.

Maskenbeatmung mit 21 %, 50 % oder 100 % Sauerstoff?

Die AAP-/AHA-/ILCOR-Guidelines empfehlen zur NG-Reanimation nach wie vor die Applikation von 100 % Sauerstoff mit einem Flow von mindestens 5 l/min (36).

In einer prospektiven Multi-Center-Studie in Entwicklungsländern konnte jedoch gezeigt werden, dass asphyktische NG (GG > 1000 g, keine initiale Asystolie, kein Hydrops, kein zyanotischer Herzfehler) ebenso gut mit Raumluft reanimiert werden können. In der Gruppe der mit Raumluft Reanimierten hatten sogar weniger NG niedrige 1- und 5-min-Apgar- Scores (< 4 bzw. < 7) und die Zeit bis zum 1. Atemzug/1. Schrei war signifikant kürzer (43).

Dies sollte allerdings nicht schon Anlass geben, die derzeitigen Reanimationsrichtlinien zu ändern (36), da noch nicht klar ist, ob der nach IPPV mit 100 % Sauerstoff erhöhte oxidative Stress tatsächlich mit einem schlechteren (v. a. neurologischen) Outcome assoziiert ist (44, 45, 53).

Es empfiehlt sich daher – falls ein O_2-Mischer vorhanden ist – die Maskenbeatmung mit 50 % Sauerstoff zu beginnen. Bleiben unter diesen Maßnahmen Bradykardie und/oder zentrale Zyanose/Blässe 90 s postnatal bestehen, wird der Sauerstoffanteil auf 100 % (FiO_2 1,0) und ggf. auch der Flow erhöht.

Womit O_2-Vorlage und Atmungsunterstützung?

Es gibt 3 Optionen:
- Beutel-Masken-System,
- Beatmungsgerät an der Reanimationseinheit,
- CPAP mit Wasserschloss ("Blubber").

▤ *Beutel-Masken-System (Abb. 2.3, 2.4a–d)*
- Z. B. Laerdal, Modell „Säugling" (250 ml) oder „Kind" (450–500 ml) mit geschlossenem Reservoir, Überdruckventil, optimal mit Druckmanometer, PEEP-Ventil +3 bis +5 mbar,
- O_2-Flow 5l/min,
- O_2-Mischer – falls vorhanden – auf 50%,
- Test von Maske, Dichtungsring und Schlauchsystem (s. unten):
  Faustregel für 250-ml-Beutel: Daumen plus je 1 Finger pro kg KG für adäquaten PIP, initial oft hoher PIP erforderlich,
- Frequenz: 40–60/min.

Untersuchungen aus den 80er Jahren zeigen, dass Neugeborenen-Beatmungsbeutel (z. B. Laerdal, Modell „Säugling", 250 ml) bei großen, reifen NG und Säuglingen nicht geeignet sind, ausreichende Tidalvolumen und Inspirationszeiten zu erzielen und deshalb bei diesen Patienten auf größere Beatmungsbeutel (Laerdal, Modell „Kind", 450–500 ml) zurückgegriffen werden sollte (24). Wir sind allerdings bisher mit den kleineren Beatmungsbeuteln bei der NG-Erstversorgung gut zurechtgekommen und sehen erst ab einem Geburtsgewicht von 3500 g in den größeren Beuteln eine Alternative. Benützt man die größeren Beatmungsbeutel (450–500 ml), sind PIP und Tidalvolumen entsprechend den Thoraxexkursionen anzupassen. Die Fingerregel (1 Finger/kg KG am Beutel) gilt dann nicht!

Offene „Gänsegurgeln" erlauben – im Gegensatz zu einem geschlossenen Reservoir – keine Maskenbeatmung mit nahezu 100% Sauerstoff (...und haben zudem die Tendenz, im denkbar ungünstigsten Augenblick abzufallen). Will man bewusst nur etwa 40% O_2 anbieten, so kann man das Reservoir des Laerdal-Beutels einfach abziehen.

> ❗ Bei mangelhafter Lungenentfaltung und initial notwendiger Maskenbeatmung muss ggf. das Überdruckventil am Laerdal-Beutel heruntergedrückt werden, um einen deutlich über 20 mbar liegenden PIP zu erreichen (ca. 25–40 mbar).

Leider gehört eine Druckmessung am Laerdal-Beutel-Masken-System nicht zur Standardausrüstung (dann keine visuelle PIP-Kontrolle!).

▤ *Beatmungsgerät an der Reanimationseinheit (Abb. 2.5)*
Vorbereitung:
- Initial:
  - PIP 25–30–40 mbar,
  - PEEP +3 bis +5 mbar,
  - FiO_2 0,5 (50%),
  - Frequenz 45–50/min (Ti : Te = 0,40 s/0,9 s),
  - im IPPV-Modus und dichtgehaltener Maske einige Zyklen Probelaufen lassen,
  - Umstellen auf „manuell" und Test im manuellen Modus.

- Bei Erstversorgung Parameter dem Patienten anpassen (v.a. PIP wenn möglich auf 18–25 mbar reduzieren)! Ggf. Blähen für 5–10 s.

Lässt sich beim Testen des Beatmungssystems (Laerdal-Beutel, Beatmungsgerät) per Beutel oder maschinell kein Druck zwischen Maske und der eigenen Handfläche aufbauen, ist häufig entweder der Dichtungsring oberhalb der Maske umgeschlagen oder das Schlauchsystem dekonnektiert, blockiert oder defekt (Leck).
Lässt sich mit einem Beatmungsgerät kein Druck aufbauen, kann auch das Exspirationsventil blockiert sein (v.a. beim alten Babylog 2, Fa. Dräger). Durch mehrmaligen kurzen Druckaufbau (Modus „manuell") kann das Ventil wieder mobilisiert werden.
Bei mangelhafter Lungenentfaltung und initial notwendiger maschineller Lungenblähung muss am Beatmungsgerät (Modus „manuell") zunächst ein deutlich über 20 mbar liegender PIP eingestellt werden (ca. 25–40 mbar).

„Blubber" = CPAP mit Wasserschloss (Abb. 2.6)
Ein O_2-Flow von 5 l/min erzeugt bei dichtgehaltener Maske einen Druck von ca. 20 cmH_2O (= 20 mbar).

Der Blubber hat den Vorteil, dass man mit 1 Hand die Maske dichthalten und die Lunge blähen kann (Loch mit Finger zuhalten), die andere aber noch zum Stimulieren oder Auskultieren frei hat. Man bekommt jedoch keinen manuellen Eindruck vom Atemwegswiderstand und muss sich mit der Beobachtung von Thoraxexkursion und Hautkolorit begnügen.

Technik der Maskenbeatmung (Masken-IPPV)

Vorgehen:
- *Beatmungssystem überprüft (s. oben):*
  - Flow 5 l/min.
  - Initialer FiO_2 0,5 (50%).
  - Monitoring angeschlossen.
- Verwendet werden meist *runde Silikonmasken mit Ringkissen* (Fa. Laerdal). Die Wahl der Maskengröße hängt vom Geburtsgewicht ab:
  - FG < 1000 g: Größe 00.
  - NG/FG bis 2500 g, Größen 00–01.
  - NG/FG > 2500 g, Größe 01.
- *Kopf in Schnüffelposition* (Abb. 2.**17**; minimale Reklination!):
  - 1 dünne Windel (o.Ä.) unter die Schulterblätter.
  - Selten „klassischer Esmarch-Handgriff" nötig, d.h. Vorschieben von Unterkiefer/Mundboden mit Medialseite der Zeigefinger (ohne Kompression des Unterkieferbodens, somit auch kein iatrogenes Nachhinterschieben der Zunge).

- *Beatmung:*
  - Maske und PEEP-Ventil sind an Beutel-System konnektiert:
  - Linker Daumen und Zeigefinger umgreifen im C-Griff (Abb. 2.**18**) die Maske und setzen diese vorsichtig, aber dicht über Mund und Nase auf.
  - Linker Mittel- und Ringfinger setzen an Kinn und knöcherner Mandibula (nicht in den Weichteilen) an und ziehen diese nach vorn/oben (quasi „kleiner Esmarch-Handgriff"; nur mäßige Kopfreklination!).
  - Linker Kleinfinger frei, rechte Hand an den Beutel (250 ml).
  - Zusätzlich zum Daumen 1 Finger/kg GG zum „Beuteln" verwenden (Abb. 2.**19**).
  - Initial oft PIP von 25–40 mbar (cmH$_2$O) nötig, dann drückt rechter Daumen das Überdruckventil herunter (s. unten).
  - Frequenz 40–60/min.
  - Bei Reanimation mit HDM: 30 Atemhübe/min, HDM: IPPV = 3 : 1.
- *Immer Erfolgskontrolle:*
  - Thoraxexkursionen ausreichend und seitengleich?
  - Lungen beidseits gut belüftet?
  - Hautkolorit rosiger?
  - Hf- und SaO$_2$-Anstieg (Abb. 2.**31**)?
- *Erneute Evaluation nach (15–)30 s IPPV:*
  - Falls NG weiter deprimiert ggf. FiO$_2$ und Flow erhöhen, Intubation überdenken, Indikation für Naloxon? Ggf. HDM und Adrenalingabe.
  - Falls Eigenatmung einsetzt, kann Maskenbeatmung langsam in Frequenz und PIP reduziert und an die Spontanatmung angepasst werden.
- *Erneute Evaluation nach (15–)30 s:*
  - S. oben usw.
  - Magen sehr gebläht?
  - Ca. nach 2 min. Maskenbeatmung oder nach Intubation immer Magensonde legen, ggf. Luft abziehen!
- *Ausbleibende klinische Verbesserung:*
  - Kopfposition und Maske neu justieren.
  - Mund leicht öffnen.
  - Ggf. erneut absaugen.
  - Ggf. Guedel-Tubus oral einlegen (Größe 00 oder 000; Länge = Abstand zwischen Zahnleiste und Kieferwinkel).
  - O$_2$-Zufuhr überprüfen (Steht jemand auf dem Schlauch?).
  - Falls Maskenbeatmung weiter ineffektiv → Rachentubusbeatmung erwägen oder Intubation/IPPV.
- *Unzureichend entfaltete Lunge oder Reanimation:*
  - Initial 2–4 Atemhübe mit verlängerter Inspirationszeit (3–5 bis maximal 10 s) und erhöhtem PIP (ca. 25–40 mbar) mit dicht anliegender Maske und PEEP (+3 bis +5 mbar). Eine lange Inspirationszeit („Blähen" für 3–5–maximal 10 s) ist mit einem Beutel-Masken-System schwer zu erreichen (hier liegen bei NG > 3500 g hinsichtlich Inspirationszeit und Tidalvolumen evtl. Vorteile bei großen Beuteln: „Laerdal Modell Kind", 450–500 ml vs. „Laerdal Modell Säugling", 250 ml; 24).

Eine Alternative ist die hochfrequente Maskenbeatmung mit Beutel-Masken-System, ggf. heruntergedrücktem Sicherheitsventil (mit rechtem Daumen), geschlossenem Reservoir und PEEP-Ventil (→ nahezu kontinuierlicher Flow/Blähen, Druck allerdings unkontrolliert!).

Alternativ Respirator (Modus „manuell") oder „Blubber" (CPAP mit Wasserschloss) mit kontrolliertem PIP und PEEP verwenden. Durch die lange Inspirationszeit (ca. 5 s) und PEEP werden funktionelle Residualkapazität (FRC) und adäquater Gasaustausch etabliert und so Lungentrauma (sog. „Atelecttrauma", s. unten) und PPHN (S. 320 ff.) vorgebeugt. Dies gelingt natürlich bei intubiertem NG am besten (40), kann aber auch durch maschinelles Blähen bzw. durch ein angeschlossenes „Blubber"-System und eng anliegender Maske annähernd erreicht werden.

- Die Frühintubation von FG hat jedoch gegenüber CPAP (tierexperimentell) u. a. eine stärkere pulmonale Entzündungsreaktionen sowie eine höhere BPD-Inzidenz zur Folge (26, 27, 32), somit also auch Nachteile. Wenn man sich gegen eine frühzeitige Surfactantgabe bei FG entscheidet und die BGA akzeptabel ist, sollte eine Intubation möglichst vermieden werden.
- IPPV mit inadäquat niedrigem PEEP (< 3 mbar) oder hohen Tidalvolumen begünstig ein „Atelecttrauma" bzw. „Volutrauma". Wird die FRC über Blähen etabliert und u. a. durch einen ausreichenden PEEP aufrechterhalten, verringert sich das Risiko eines Volutraumas unter maschineller IPPV (12).
- Nach Sectio-Entbindungen müssen die Lungen häufiger gebläht werden (z. B. maschineller CPAP mit Maske, „Blubber"), da sich reichlich Fruchtwasser in Alveolen und Interstitium angesammelt hat und Surfactant ausgewaschen wurde. Auch protrahiert stöhnende, spontangeborene NG profitieren häufig von 2- bis 3-maligem Blähen. Zu bedenken ist jedoch, dass die Lungenblähung (mit regionaler alveolärer Überblähung) im Tiermodell bei FG zu einem schlechteren Outcome hinsichtlich der Entwicklung einer bronchopulmonalen Dysplasie führt (4, 8, 9, 26, 27). Von einer lang anhaltenden Lungenblähung (> 10 s) ist daher eher abzuraten!

> ❗ Wenn Blähen, dann (möglichst früh) 2–4 Atemhübe mit dicht anliegender Maske, ausreichendem PIP (ca. 25–40 mbar) und PEEP (+3 bis +5 mbar) über (3–)5–(maximal)10 s. Nach Blähen und Lungenentfaltung wird der PIP – wenn möglich – auf 20 ± 4 mbar reduziert. Bei FG PIP 16–18 mbar, um ein Barotrauma (Überblähung, Pneumothorax) zu vermeiden. Evtl. ist jedoch auch weiterhin ein hoher PIP notwendig. Die Beatmungsfrequenz ist auf die Spontanatmung des NG anzupassen!

> ❗ Hyperventilation und übermäßige O_2-Zufuhr sind unbedingt zu vermeiden, da ein niedriger $paCO_2$ und ein hoher paO_2 die Hirnperfusion für Stunden reduziert und insbesondere bei FG das Auftreten von intrakraniellen Blutungen (ICH), RoP und BPD begünstigt!

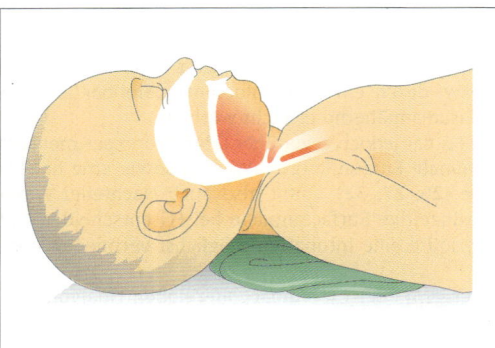

Abb. 2.17 Sogenannte „Schnüffelposition" des Kopfes für Maskenbeatmung, Rachentubusbeatmung und Intubation. Modifiziert nach: Hazinski MF, Zaritsky AL, Nadkarni VM et al. (2002) PALS Provider Manual. American Heart Association and American Academy of Pediatrics.

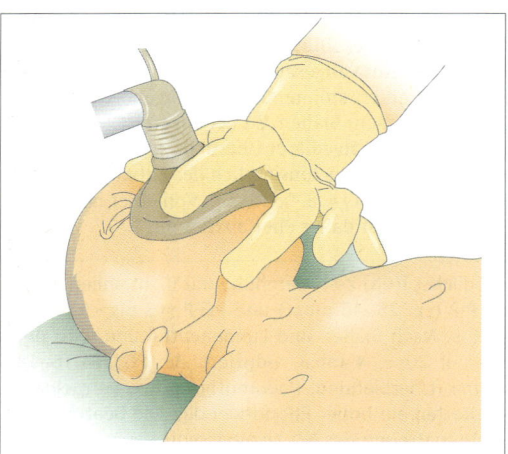

Abb. 2.18 C-Griff: Linker Daumen und Zeigefinger umgreifen im C-Griff die Maske und setzen diese vorsichtig aber dicht über Mund und Nase auf, linker Mittel- und Ringfinger setzen an Kinn und knöcherner Mandibula (nicht in den Weichteilen) an und ziehen diese nach vorne/oben (nur mäßige Kopfreklination!). Modifiziert nach: Dorsch A (1991) Pädiatrische Notfallsituationen. MMV Verlag München.

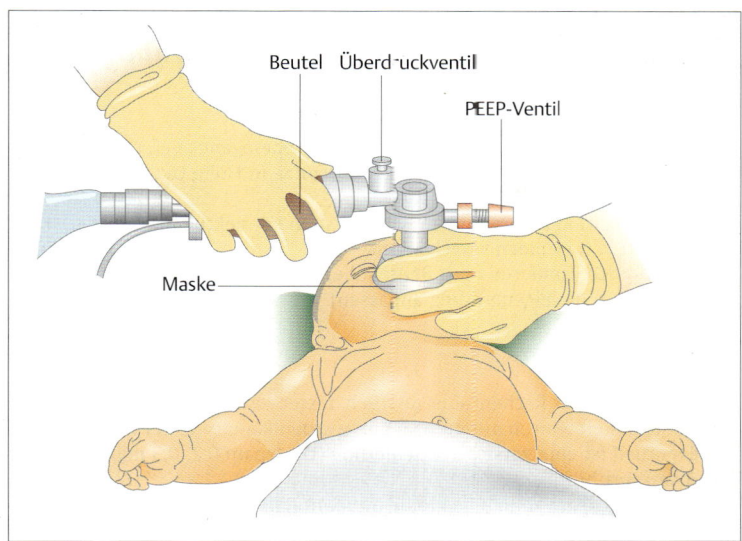

Beutel   Überdruckventil

PEEP-Ventil

Maske

Abb. 2.19 Maskenbeatmung eines Neugeborenen. Kopf zu dem Helfer gerichtet, der Masken-IPPV durchführen wird. In der rechten Hand z. B. Laerdal-Beutel (250 ml) mit PEEP-Ventil, angeschlossenem Reservoir und Sauerstoffzuleitung. Zusätzlich zum Daumen 1 Finger/kg Körpergewicht zum „Beuteln" verwenden. Linke Hand mit C-Griff. Initial oft PIP von 25–40 mbar nötig (dann drückt rechter Daumen ggf. das Überdruckventil herunter), Frequenz 40–60/min. Bei Reanimation mit Herz-Druck-Massage: 30 Atemhübe/min; HDM : IPPV = 3 : 1-Rhythmus.
Modifiziert nach: Hazinski MF, Zaritsky AL, Nadkarni VM et al. (2002) PALS Provider Manual. American Heart Association and American Academy of Pediatrics.

> ❗ Ist die Maskenbeatmung ineffektiv, überprüft man kurz das eigene Handling und geht dann – je nach Übung und klinischem Zustand des Kindes – zu Rachentubusbeatmung (R-IPPV) oder Intubation über.

Rachentubusbeatmung (Rachen-CPAP mit assistierten Beatmungshüben, Rachen-IPPV)

Technik

- Tubus anfeuchten und am Unterrand des Naseneingangs ggf. mit drehender Bewegung ca. 4–6cm einführen bis Tubusspitze in Höhe Uvula – d. h. hinter dem weichen Gaumen – liegt,
- Tubus in Position halten und an Beutelsystem konnektieren,
- Mund und 2. Nasenloch verschließen,
- Ventilation/Oxygenierung mit Beutel über Tubus,
- Atemhübe an die Eigenatmung anpassen!

Bemerkungen

Manche NG sind per Rachentubus deutlich besser assistiert zu beatmen als mit Maske, sodass eine Intubation umgangen werden kann (v. a. bei FG anstreben; 37). Eventuell ist eine vorsichtige Sedierung (Diazepam 0,2–0,3 mg/kg i. v.) auf dem Transport hilfreich.

Ein geübtes Team kann eine nasale Intubation fließend der Rachen-IPPV folgen lassen, dabei R-IPPV sogar (durch einen rechts vom Intubierenden stehenden Helfer) fortsetzen, um eine Oxygenierung unter der Intubation zu erreichen und bei verschlossener Stimmritze diese durch Anblasen der Stimmbänder via Tubus zu öffnen (Abb. 2.**34**).

Benötigt das NG/FG *mittelfristig eine Form der Atemunterstützung*, so wird beim R-CPAP (= R-CPAP) das Tubusende etwa in Höhe der Uvula (d. h. hinter dem weichen Gaumen) positioniert, der Tubus fixiert und gekürzt (Atemwegswiderstand/Totraum somit reduziert! Schnitt bei reifen NG z.B. bei Marke 13–14). Abhängig von der Spontanatmung kann die (unterstützende) Beatmungsfrequenz zwischen 0 (R-CPAP) und 50/min (R-IPPV) eingestellt werden. Der PEEP sollte bei R-CPAP nicht über 5 mbar, der PIP bei R-IPPV nicht über 12–15 mbar (ca. „Ösophagusverschlussdruck" bei reifen NG) liegen. Immer Magensonde legen und Lage kontrollieren. R-IPPV ist nur zur Überbrückung einer transienten Atemstörung geeignet (cave: gastrointestinale Überblähung!).

> ❗ Ab einer assistierten Beatmung (Maskenbeatmung oder Rachen-CPAP/-IPPV) von ca. 2 min Dauer muss immer eine Magensonde gelegt und anschließend klinisch und radiologisch deren Lage kontrolliert werden (S. 77 ff.).

Die Entscheidung darüber, ob z.B. ein dyspnoisch stöhnendes NG aus dem Kreißsaal oder Kinderzimmer mit suboptimalen Sättigungen (SaO_2 = 75–85 %) und grenzwertiger BGA intubiert, mit Rachen-CPAP/-IPPV oder lediglich mit O_2-Vorlage transportiert werden sollte, gehört zu den schwierigsten im NNAD (Silverman-Schema, Tab. 2.**6**, S. 119) und hängt nicht zuletzt von der Transportdauer ab: Liegt diese über 30 min wird i. d. R. eine „elektive" bzw. „semielektive" Intubation durchgeführt (s. u.). Im NNAD wird die Indikation zur Intubation sicherlich schneller gestellt als in einem Perinatalzentrum.

> Tipp: Im Transportinkubator ist die O_2-Vorlage mit angeschlossenem Beutel-Masken-System schneller und effektiver als das Fluten des Inkubators mit Sauerstoff, da bei jedem Inkubatoröffnen die Sauerstoffkonzentration fällt. Daher bei jeglicher Form der Atemunterstützung zusätzlich Beutel-Masken-System an die Sauerstoffleitung anschließen!

Kontraindikationen für R-CPAP und R-IPPV

Entsprechen denen zur Maskenbeatmung (S. 130 f.).

Endotracheale Intubation und Legen einer Magensonde

G. Hansmann

Beide Maßnahmen werden hier zusammen besprochen, da nach Intubation immer eine Magensonde gelegt werden muss, um Luft (vorherige Maskenbeatmung!) und Flüssigkeit aus dem Magen abzuleiten, somit eine bessere Zwerchfellbeweglichkeit zu ermöglichen und eine Ösophagusatresie klinisch weitgehend auszuschließen.

Indikation

Siehe S. 131 f.

Unterscheidung nach klinischem Zustand des NG:
- elektive Intubation,
- semielektive Intubation,
- Notfallintubation.

Elektive und semielektive Intubation

Elektive Intubation:
- Klinik: stabiles, spontanatmendes NG mit adäquater SaO_2 und BGA,
- Prämedikation s. unten,
- i. d. R. nasale Intubation,
- Indikation: z. B. bei spontan atmendem NG unter PGE vor länger dauerndem Transport (z. B. TGA, HLH).

Semielektive Intubation:
- Klinik: hämodynamisch stabiles NG mit akzeptabler SaO_2 und Hf unter Maskenbeatmung oder R-CPAP,
- Prämedikation s. unten,
- i.d.R. nasale Intubation,
- Indikation: z.B. bei NG mit pulmonaler Adaptationsstörung/RDS mit CO_2-Retention vor respiratorischer Erschöpfung.

■ *Prämedikation*

Prämedikation bei elektiver und semielektiver Intubation:
- Atropin: 0,01–0,02 mg/kg i.v. = 0,2–0,4 ml/kg der 1:10-Lösung i.v. (bei Vagusreaktion 2 ml = 0,1 mg i.v.)
- Diazepam: 0,5 mg/kg i.v. = 0,1 ml/kg i.v.; ggf. wiederholen (cave: Blutdruck!)
- Fentanyl: 2 µg/kg i.v. = 0,04 ml/kg i.v.; alternativ: Morphin 0,05 mg/kg i.v. = 0,05 ml/kg der 1:10-Lösung i.v.
- ggf. Rocuronium (Esmeron) 0,6 mg/kg i.v. = 0,06 ml/kg i.v.; ggf. ED wiederholen (cave: Blutdruck!)

Ein Muskelrelaxans ist bei permanent verschlossener Stimmritze indiziert, darf aber nur gegeben werden, wenn sicher intubiert werden kann.

Jeweils 2–5 ml NaCl 0,9 % nachgeben. Opioide sind nicht im NNAD-Notfallkoffer vorhanden, sollten jedoch zur Analgesie gegeben werden. Bei Blutdruckabfall nach Prämedikation → Volumen geben (5–10 ml/kg i.v.)!

Alternativen:
- Ketamin (Ketanest): 1(–2) mg/kg i.v. und (ggf. zeitversetzt) Diazepam 0,5 mg/kg i.v. oder
- Etomidat (Hypnomidate): 0,3 mg/kg i.v. (rascher Wirkeintritt, Wirkdauer ca. 2 min, nicht analgetisch wirksam), kombiniert mit Fentanyl 2 µg/kg i.v.

Etomidat und Ketamin (cave: Kontraindikationen: u.a. erhöhter Hirndruck, arterielle Hypertonie) verursachen praktisch keine Kreislaufdepression, sind jedoch für NG nicht zugelassen! Nebenwirkungen und Kontraindikationen siehe Beipackzettel!

Notfallintubation

- Klinik: hämodynamisch oder respiratorisch instabiles NG.
- Bewusstloses NG bzw. Apgar < 4: i. d. R. Sofortintubation (1. Minute) *ohne* Prämedikation.
- Bei Intubationsproblemen oder deprimiertem NG mit Verdacht auf Mekoniumaspiration: i. d. R. orale Intubation, sonst nasale Intubation meist ohne Prämedikation (z. B. sekundäre Apnoe unterschiedlicher Ätiologie, extreme Unreife, Reanimation, etc.).

Prämedikation

Prämedikation – falls bereits i. v. Zugang geschaffen und NG nicht bewusstlos:
- Atropin: 0,02 mg/kg i. v. = 0,4 ml/kg der 1 : 10 Lösung i. v. (mindestens 1 ml [1 : 10] = 0,05 mg i. v., bei Vagusreaktion 2 ml [1 : 10] = 0,1 mg i. v.)
- Diazepam: 0,5(–1) mg/kg i. v. = 0,1(–0,2) ml/kg i. v.; ggf. 1/2 ED wiederholen (cave: Blutdruck!)
- Fentanyl: 2 µg/kg i. v. = 0,04 ml/kg i. v. (optional, je nach BD; Morphin hat deutlich späteren Wirkeintritt)
- ggf. Rocuronium (Esmeron): 0,6 mg/kg i. v. = 0,06 ml/kg i. v.; ggf. ED wiederholen (cave: Blutdruck!)

Ein Muskelrelaxans ist bei permanent verschlossener Stimmritze indiziert, darf aber nur gegeben werden, wenn sicher intubiert werden kann. Jeweils 2–5 ml NaCl 0,9 % nachgeben.

Bei fortbestehender Bradykardie nach Intubation und 30 s IPPV $\rightarrow$ HDM und Adrenalin e. t./i. v. Bei Blutdruckabfall nach Prämedikation $\rightarrow$ Volumen geben (5–10 ml/kg i. v.), ggf. erstmalig Atropin i. v.

Alternativen:
- Ketamin (Ketanest): 1(–2) mg/kg i. v. und (häufig zeitversetzt) Diazepam 0,5 mg/kg i. v. oder
- Etomidat (Hypnomidate): 0,3 mg/kg i. v., kombiniert mit Fentanyl 2 µg/kg i. v.

Etomidat und Ketamin verursachen praktisch keine Kreislaufdepression, sind jedoch für NG nicht zugelassen! Nebenwirkungen und Kontraindikationen siehe Beipackzettel!

Bemerkungen

- Einige Neonatologen ziehen Atropin nur für den Fall einer vagalen Reaktion (Bradykardie, Laryngospasmus) auf, geben es aber nicht als Prämedikation.
- Beim bewusstlosen bzw. stark deprimierten NG/FG ist eine Prämedikation *nicht* erforderlich (und meist auch noch kein i. v. Zugang geschaffen).
- Bei elektiver Intubation eines vital-aktiven NG ist eine Analgosedierung jedoch indiziert, da die Stimmbänder stark innerviert sind und bei enger Stimmritze das Risiko für ein Intubationstrauma steigt! Die Tubusspitze kann vor Intubation mit sterilem Lidocaingel (1 %) bestrichen oder der Larynxeingang mit einem Lokalanästhetikum besprüht werden.
- Ein Muskelrelaxans ist nur selten, z. B. bei permanent verschlossener Stimmritze, indiziert.

Ausrüstung

(Tab. 2.2, Abb. 2.7, S. 36)

Tabelle 2.2 Endotrachealtuben der Fa. Vygon (grün)

Gewicht (g)	Innendurch-messer (mm)	Einführlänge bei nasaler Intubation (cm ab Naseneingang)	Einführlänge bei oraler Intubation (cm ab Oberlippe)
< 750	2,0 (2,5)	6,5–7,5	6,0–7,0
750–1500	2,5	7,0–9,0	6,5–7,5
1500–2000	3,0 (2,5)	8,5–10,0	7,5–8,0
2000–3000	3,0	9,5–11,0	8,0–9,0
3000–3500	3,0 (3,5)	10,5–12,0	9,0–11,0
> 3500	3,5	11,0–12,5	9,0–11,0

Wahl der passenden Tubusgröße und dessen Positionierung. Die Angaben beziehen sich auf Trachealtuben der Fa. Vygon (grün). Tuben der Fa. Portex (hellblau) haben einen größeren Innen- aber einen kleineren Außendurchmesser, sodass bei ihrer Verwendung die Tubusgröße (Innendurchmesser) ggf. 0,5 mm größer gewählt werden sollte. Zudem sind Portex-Tuben weniger flexibel, was der eine als Vorteil, der andere als Nachteil empfindet. Die visuelle Lagekontrolle (schwarze Markierung gerade noch sichtbar?) des Tubus ist immer verlässlicher als die Einführlängen aus dieser Tabelle. Nach Intubation ist die röntgenologische Lagekontrolle des Endotrachealtubus obligat.

Zur Ausrüstung gehören:
- Laryngoskop mit geradem, schmalen Spatel (NG: Größe 0/1; FG: Größe 0, selten 00; z. B. Fa. Miller), Lichtkontrolle!
- Säuglings-Magill-Zange (verschiedene Größen; für VLBW/ELBW auch „Ohrtamponadezange"),
- Endotrachealtuben (Tab. 2.**2**) – wenn möglich mit griffbereitem Absaugadapter,
- vorgebogener Führungsstab für orale Intubation,
- griffbereiter Absaugkatheter (Ch 8 geht durch Tubus 3,0), Saugung auf -0,2 bar eingestellt,
- Laerdal-Beutel-Masken-System mit O_2-Flow von mindestens 5 l/min (Maskengrößen 00 und 01),
- Stethoskop,
- 3 doppelt und schräg angeschnittene Pflasterstreifen (ca. 4–5 cm),
- ggf. Sicherheitsnadel.

Anatomische Besonderheiten bei Neugeborenen

Der Larynx steht höher als bei Erwachsenen (insbesondere bei FG ist man bei der Laryngoskopie immer wieder überrascht, wie weit vorn/oben der Larynxeingang zu finden ist). Die oberen Atemwege sind noch instabil. Dies gilt v. a. für FG mit noch unzureichendem Stützgewebe. Die Epiglottis ist schmal und weich. Überstrecken (Reklination) des Kopfes verengt die Trachea und hebt Glottis und das (reichlich vorhandene) prävertebrale Weichteilgewebe derart an, dass die Sicht auf den Larynxeingang beeinträchtigt oder sogar verhindert wird. Durch Beugung des Kopfes Richtung Thorax blickt man bei der Laryngoskopie lediglich auf die hintere Pharynxwand und ist nicht in der Lage, die Stimmritze einzustellen. Die ideale Kopfposition für Maskenbeatmung und Intubation ist daher die so genannte „Schnüffelposition" mit geringer Reklination des Kopfes (Abb. 2.**17**).

Die Intubation eines Neugeborenen ist nicht trivial – aber auch kein Hexenwerk! Fehlintubationen sind jedoch keine Seltenheit.

> **!** Wird der Neugeborenen-Notarzt zu einem bereits intubierten NG gerufen, ist es nicht nur statthaft sondern unabdingbar, zunächst laryngoskopisch und auskultatorisch die korrekte Tubuslage zu bestätigen (falls kein Röntgen-Thorax vorliegt).

Liegt der Tubus korrekt ist z. B. ein linksseitig abgeschwächtes Atemgeräusch anders zu bewerten, als wenn diese Information fehlt.

Nasotracheale Intubation (Abb. 2.**20a–c**)

Technik

- Kopf in Mittelstellung und *Schnüffelposition* (geringe Reklination!), ggf. hält 1 Helfer den Kopf in Position, Präoxygenierung, Tubus anfeuchten und am Unterrand des Naseneingangs ggf. mit drehender Bewegung bis Marke 5–6 (cm) vorschieben.

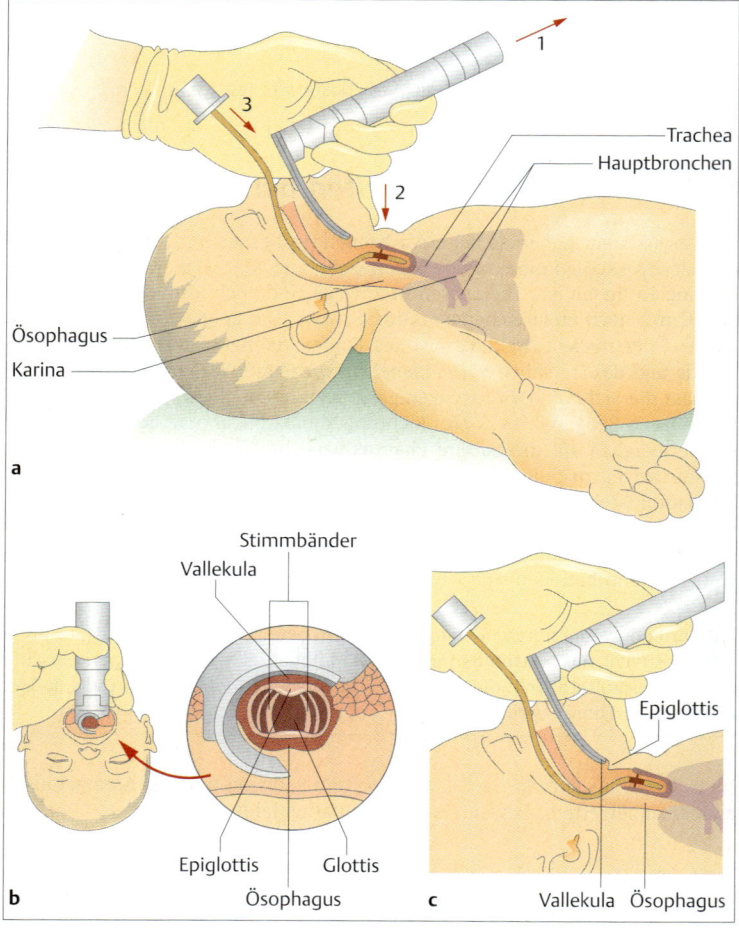

- Laryngoskop mit Daumen, Zeige- und Mittelfinger der linken Hand umgreifen, mit dem 4. und 5. Finger das knöcherne Kinn (nicht Weichteile!) umfassen und so den Kieferwinkel leicht anheben. Ggf. mit rechtem Zeigefinger Mund öffnen. *Laryngoskop über den rechten Mundwinkel einführen*, dabei Zunge leicht nach links Richtung Mundboden abdrängen (cave: Zahnleiste, Lippe!). Spatel vorschieben bis Epiglottis ins Gesichtsfeld tritt. Ggf. absaugen. Spatelspitze in die Vallecula (Tasche zwischen Zungengrund und Epiglottis) einführen (i. d. R. wird die Epiglottis nicht aufgeladen!). Durch leichten Zug (in Richtung Laryngoskopgriff $\cong$ linke obere Ecke des Raumes) Epiglottis auf- und die *Stimmritze einstellen* (Abb. 2.20 u. 2.22). Alternativ Spatel bis in den Hypopharynx einführen und beim Zurückziehen die Epiglottis dar- und aufstellen. Hebelbewegungen und übermäßige Kopfreklination vermeiden!
- Ist nur die hintere Kommissur der Stimmritze sichtbar, übt der linke Kleinfinger oder ein Helfer von außen *vorsichtig Druck auf den Larynx* aus. Die Tubusspitze wird nun mit der Magill-Zange gefasst und in den Tracheaeingang eingeführt (cave: Uvula, Stimmbänder!). Meist muss der *Tubus* dann noch einige Millimeter manuell (selbst oder durch einen Helfer) *vorgeschoben* werden (evtl. Tubusrotation), bis die schwarze Markierung gerade noch (ca. 2 mm) zwischen den Stimmbändern sichtbar ist. Beim Vorschieben ist sehr wichtig, dass man die Tubusspitze zwischen den Stimmbändern verschwinden sieht. Spürt man dabei mit dem linken Kleinfinger den Tubus in die Trachea gleiten, so liegt der Tubus ziemlich sicher endotracheal. Die *optische Kontrolle der Tubuslage* ist immer wichtiger als die in Tab. 2.**2** aufgeführten Angaben über die Einführlänge. Besonders Geübte können u. U. auf die Magill-Zange verzichten.

◁ **Abb. 2.20a–c** Technik der nasotrachealen Intubation von Neugeborenen.
a Kopf in „Schnüffelposition", Tubus nasal bis Marke 5 (cm) vorschieben, Laryngoskop mit linker Hand greifen und über den rechten Mundwinkel einführen. Spatel vorschieben bis Epiglottis ins Gesichtsfeld tritt, ggf. absaugen. Spatelspitze in die Vallecula positionieren.
Durch leichten Zug (in Richtung Laryngoskopgriff) (1) wird die Epiglottis auf- und die Stimmritze eingestellt (keine Hebelbewegung!). Ggf. Larynxdruck zur Einstellung durch linken Kleinfinger oder Helfer (2). Anschließend Tubus mit Magill-Zange so positionieren, dass schwarze Markierung zwischen den Stimmbändern gerade noch sichtbar ist (3).
b Optimal eingestellte Stimmritze: Vordere und hintere Kommissur sichtbar, Stimmbänder etwa parallel. Anschließend Tubus mit Magill-Zange positionieren.
c Korrekt positionierter Endotrachealtubus: Schwarze Markierung zwischen den Stimmbändern gerade noch sichtbar.
Modifiziert nach: Kattwinkel J (2000) Neonatal Resucitation. 4th edition American Academy of Pediatrics and American Heart Association.

- Anschließend *Tubus* mit dem rechten Zeigefinger am Oberkiefer *fest halten, Laryngoskop vorsichtig herauszuziehen. IPPV mit Beutel. Erfolgskontrolle*: Thoraxexkursionen und Atemgeräusch seitengleich, kein lautes inspiratorisches Geräusch über der Magengegend, NG wird rosig, SaO_2 und Hf steigen.
- Tubusmarke registrieren und anschließend *Tubus fixieren*.
- *Röntgen-Thorax* auf der NIPS.

Vorteile der nasotrachealen Intubation sind sichere Fixierung und gute oropharyngeale Hygiene.

Trouble Shooting während der nasotrachealen Intubation

(Abb. 2.**22**)

Tubus lässt sich bereits nasal nicht vorschieben.
   Lösungen:
- Nasal absaugen (falls noch nicht geschehen).
- Tubus erneut anfeuchten und mit drehender Bewegung einführen, ggf. Kopfposition verändern (Tubus immer am Unterrand des Nasengangs eher Richtung Pharynx/Mundboden als in Richtung Siebbeinplatte vorschieben!).
- Wechsel des Nasenlochs.
- Xylocaingel (Lidocain 1 %) auf unteres Tubusdrittel geben.
- bei GG < 1000 g Tubus ggf. über einen vorher in jeden Tubus eingefädelten 6-Charr-Absaugkatheter nasal einführen.
- Kleinere Tubusgröße wählen:
   – wenn irgend möglich bei reifen NG nicht < 3,0; bei FG nicht < 2,5;
- Spätestens jetzt Abbruch, erneute Oxygenierung und orale Intubation.

Epiglottis bzw. Stimmritze lassen sich nicht einstellen.
   Lösungen:
- Spatel möglicherweise zu weit eingeführt, man blickt auf Ösophaguseingang → langsamer Rückzug des Spatels unter leichtem Zug in Richtung Laryngoskopgriff, Druck von außen auf den Larynx, Aryknorpel und Stimmbänder werden sichtbar.
- Spatel möglicherweise nicht weit genug eingeführt → entsprechend vorschieben!
- Nur Teile der Glottis sind einsehbar, da Spatel nicht in Mittellinie positioniert → Spatel vorsichtig wieder in Mittellinie bringen, Larynxdruck bis Stimmbänder komplett sichtbar.
- Kopf ist depositioniert und muss wieder in Mittelstellung gebracht werden.

Stimmritze ist eingestellt. Tubus liegt am Larynxeingang, lässt sich aber nicht weiter vorschieben.
   Lösungen:
- Drehung von außen um bis zu 180° und vorsichtiges Vorschieben.

- Sind Stimmbänder eng gestellt, hilft entweder Anblasen der Stimmbänder über Beutel-Tubus-Konnektion durch Helfer 2 (Übung erforderlich, da Tubus schnell aus optimaler Position wandert!) oder (erneute) Sedierung und ggf. Relaxierung, Präoxygenierung und dann erneuter Versuch.

Intubation dauert zu lange.

> ❗ Ein bislang erfolgloser Intubationsversuch sollte nach 20–30 s bzw. bei Bradykardie sofort abgebrochen werden.

Anschließend Kopfposition überprüfen, IPPV über Maske oder R-CPAP, ggf. Medikation und erneuter Versuch, ggf. orale Intubation.

Orotracheale Intubation (Abb. 2.21a–d)

Indikation

Insbesondere bei deprimiertem NG mit V. a. Mekoniumaspiration oder nach erfolglosem nasalen Intubationsversuch ist die orotracheale Intubation indiziert.

Technik

- Kopf in Mittelstellung und *Schnüffelposition* (geringe Reklination!), *Präoxygenierung, Führungsstab in Tubus einfädeln und vorbiegen* (rechter Winkel am Tubuseingang; Stab muss sicher kürzer als der Tubus sein, sonst kann es zu schweren Intubationstraumen kommen!).
- *Einstellung der Stimmritze und Larynxdruck* wie oben beschrieben. *Manuelles Vorschieben des Tubus* (evtl. Tubusrotation) bis schwarze Markierung gerade noch (ca. 2 mm) zwischen den Stimmbändern sichtbar ist.
- *Optische Kontrolle der Tubuslage* ist immer wichtiger als die in Tab. 2.**2** aufgeführten Angaben über die Einführlänge.
- Tubus mit rechtem Zeigefinger am Oberkiefer *fest halten, vorsichtig Laryngoskop und anschließend Führungsstab aus dem Tubus herausziehen.*
- *IPPV mit Beutel. Erfolgskontrolle:* Thoraxexkursionen und Atemgeräusch seitengleich, kein lautes inspiratorisches Geräusch über der Magengegend, NG wird rosig, SaO_2 und Hf steigen.
- Tubusmarke registrieren und anschließend *Tubus fixieren.*
- *Röntgen-Thorax* auf der NIPS.

> ❗ Vorteil der orotrachealen Intubation: Schneller als nasale Intubation (wichtig v. a. bei Mekoniumaspiration und Indikation zum möglichst frühzeitigen endotrachealen Absaugen).

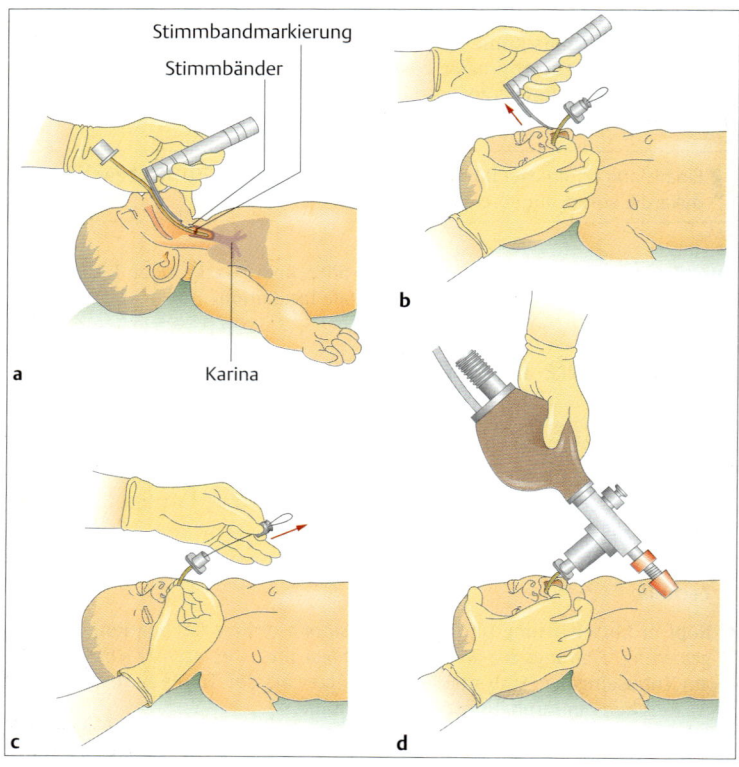

Abb. 2.**21a–d** Technik der orotrachealen Intubation von Neugeborenen.
a Kopf in „Schnüffelposition", Laryngoskop mit linker Hand greifen und über den rechten Mundwinkel einführen, Spatel vorschieben bis Epiglottis ins Gesichtsfeld tritt, ggf. absaugen. Spatelspitze in die Vallecula positionieren. Durch leichten Zug (in Richtung Laryngoskopgriff) wird die Epiglottis auf- und die Stimmritze eingestellt (keine Hebelbewegung!). Ggf. Larynxdruck zur Einstellung durch linken Kleinfinger oder Helfer. Endotrachealtubus so zwischen den Stimmbändern positionieren, dass schwarze Markierung gerade noch sichtbar.
b Tubus mit rechtem Zeigefinger fixieren, anschließend Laryngoskop entfernen.
c Tubus mit rechtem Zeigefinger weiter fixieren und – falls verwendet – Führungsdraht entfernen.
d IPPV über den (noch nicht fixierten) Endotrachealtubus. Immer Erfolgskontrolle durchführen (Thoraxexkursionen ausreichend und seitengleich? Lungen beidseits gut belüftet? Hautkolorit rosiger? Hf- und SaO_2-Anstieg?), anschließend Tubus mit Klebestreifen festkleben.
Modifiziert nach: Kattwinkel J (2000) Neonatal Resucitation. 4th edition American Academy of Pediatrics and American Heart Association.

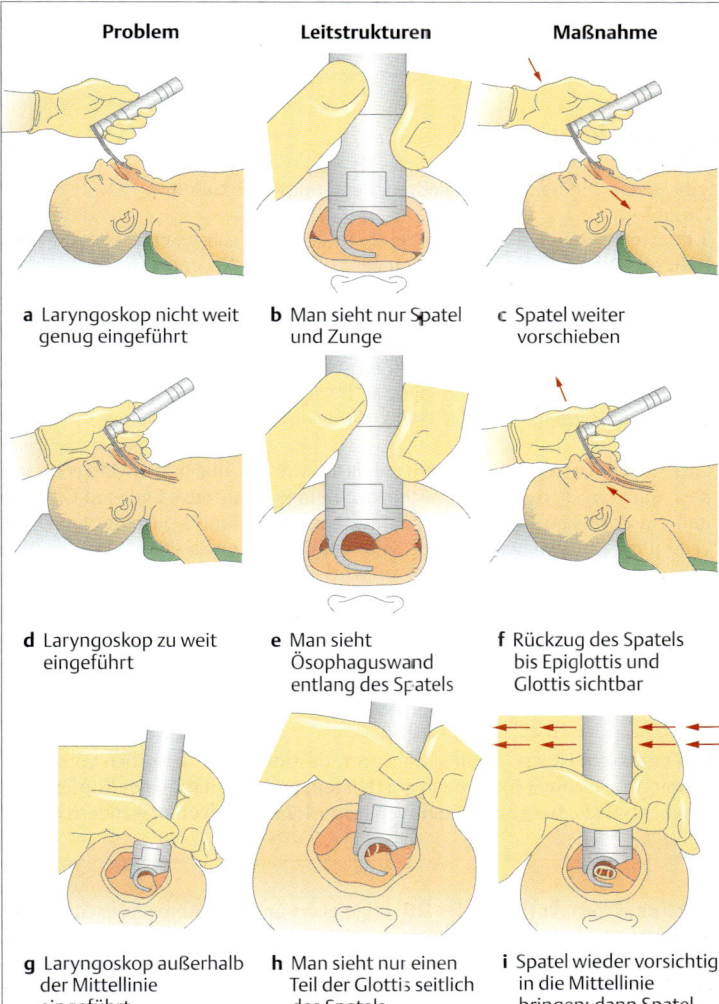

Problem	Leitstrukturen	Maßnahme

a Laryngoskop nicht weit genug eingeführt

b Man sieht nur Spatel und Zunge

c Spatel weiter vorschieben

d Laryngoskop zu weit eingeführt

e Man sieht Ösophaguswand entlang des Spatels

f Rückzug des Spatels bis Epiglottis und Glottis sichtbar

g Laryngoskop außerhalb der Mittellinie eingeführt

h Man sieht nur einen Teil der Glottis seitlich des Spatels

i Spatel wieder vorsichtig in die Mittellinie bringen; dann Spatel ggf. in Vallekula vorschieben oder zurückziehen; dezenten Zug ausüben, ggf. Larynxdruck bis Stimmritze eingestellt

Abb. 2.22 Trouble Shooting während der endotrachealen Intubation eines Neugeborenen. Modifiziert nach: Kattwinkel J (2000) Neonatal Resuscitation.
4th edition American Academy of Pediatrics and American Heart Association.

❗ Faustregel: Inspirationszeit (T_I) in S = abgeschlossene SSW : 100

Tubusfixierung

Es gibt 3 verschiedene Möglichkeiten, den Tubus zu fixieren:
- *Variante 1:*
  3 Pflasterstreifen (je ca. 5 cm) bei 2 cm beidseits schräg einschneiden, ggf. Haut mit Wundbenzin reinigen, längere Hälfte von Nasenrücken bis Glabella kleben, kürzere um den Tubus. 2. und 3. Streifen von der Seite her zum einen um den Tubus zum anderen auf die Wange kleben.
- *Variante 2:*
  3 dünne Pflasterstreifen vorschneiden: 1 kurzer Streifen (ca. 3–4 cm) auf die Oberlippe („Schnurrbart") kleben, je 1 längerer (ca. 7–8 cm) Streifen von jeweils einer Wange um den Tubus auf die andere Wange kleben.
- *Variante 3:*
  Ca. 8–10 cm langer, ca. 2 cm breiter Pflasterstreifen, in der Mitte längs bis auf Rest von etwa 3 cm eingeschnitten. Nichteingeschnittenes Ende auf Glabella und Nasenrücken kleben, eingeschnittene lange Enden jeweils von einer Seite um Tubus wickeln und zur Seite auf die Wange kleben.

In einigen neonatologischen Kliniken wird der Tubus (ab ID 2,5 cm) gegen unbeabsichtigtes Tiefertreten durch eine seitlich durch den Tubus gesteckte, horizontal fixierte Sicherheitsnadel 5 mm vor dem Naseneingang fixiert (37).

Nach der Fixierung wird der Tubus (im Kreißsaal vor längerem Transport, sonst auf NIPS) entsprechend gekürzt (bei reifen NG z. B. Marke 13–15, bei FG entsprechend kürzer), um Atemwegswiderstand und Totraum zu reduzieren.

❗ Zu bedenken ist v. a. für den Transport, dass der Tubus zwischen vollständiger Anteversion (Tubus dann am tiefsten) und Reklination des Kopfes um mehr als 2 cm, bei Kopfdrehung um bis zu 1,2 cm nach oben wandern kann (37).

Ist der Tubus korrekt fixiert, das NG umgelagert und das Atemgeräusch nun im Transportinkubator links deutlich leiser als rechts, liegt der Tubus wahrscheinlich im rechten Hauptbronchus. Es ist dann zunächst die Kopfposition entsprechend zu ändern (Reklination, Seitwärtsdrehung). Führt dies zu keiner Verbesserung, empfiehlt sich folgendes Prozedere (16, 28, 35, 37, 54):
- Überprüfung der Einführtiefe am Larynxeingang,
- Laryngoskopie:
  - Falls schwarze Markierung nicht sichtbar, Tubus entsprechend zurückziehen.
  - Falls Tubuslage in Mittelstellung korrekt, an Pneumothorax denken und entsprechend handeln (Thoraxdrainage)!

Legen einer Magensonde

Ausrüstung

Siehe Abb. 2.7: Magensonde Ch 5 oder 8, Führungsstab i. d. R. nicht erforderlich, 4 cm langes Pflaster zum Fixieren; ggf. Urinbeutel zum Auffangen von Flüssigkeit.

Indikation

- Nach jeder Intubation,
- ca. nach 2 min Maskenbeatmung,
- bei V. a. Ileus oder Ösophagusatresie (dann erhöhter Oberkörper in Linksseitenlage und fortlaufender Sog),
- bei Omphalozele,
- bei Gastroschisis,
- vor 1. Fütterung (Magensondierung mit Absaugkatheter oder Sonde zum klinischen Ausschluss einer Ösophagusatresie).

Technik

- Abmessen der erforderlichen Einführlänge: Von der Nasenspitze um das Ohr bis zum Magen.
- Einführen und Vorschieben durch das (freie) Nasenloch am unteren Nasengang blind Richtung Mundboden. Wickelt sich die Magensonde im Rachen auf, hilft es häufig, die Halsweichteile dezent nach vorne zu ziehen.
- Lagekontrolle durch Einspritzen von 2 ml Luft oder Absaugen des Magens und zeitgleiche Auskultation unter dem linken Rippenbogen/Xiphoid. Luft wird anschließend wieder abgezogen, ggf. ist Magensekret absaugbar (evtl. Lackmuspapier verwenden: pH-Wert < 7).
- Anschließend Fixierung mit Pflaster.
- Röntgenologische Lagekontrolle auf der NIPS.

Herz-Druck-Massage

G. Hansmann

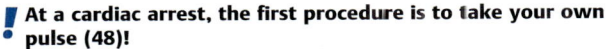

At a cardiac arrest, the first procedure is to take your own pulse (48)!

Indikation

Herzfrequenz < 60/min (36) bzw. 60–80/min ohne ansteigende Tendenz nach 30 s effektiver IPPV mit 50–100 % O_2 (FiO$_2$ 0,5–1,0; Maskenbeatmung oder Sofortintubation/IPPV).

Ziel

Kompression des Herzmuskels gegen die Wirbelsäule, Erhöhung des intrathorakalen Drucks, Perfusion der vitalen Organe (v. a. ZNS, Koronararterien, Lunge).

Technik

Es gibt 2 verschiedene Techniken:
- Zangengriff (Daumentechnik),
- 2-Finger-Technik.

Zangengriff
(Daumentechnik, Abb. 2.23a)
Druckpunkt im mittleren Sternumdrittel (ca. 1 cm unterhalb der Intermamillarlinie) mit beiden Daumen aufsuchen, während die Hände den Thorax umgreifen. Die Daumenendglieder liegen aneinander, entweder annähernd parallel längs zum Sternum oder senkrecht zum Sternum. Diese HDM-Technik ist die Methode der Wahl (evtl. Vorteile durch höheren systolischen Spitzen- und Koronarperfusionsdruck).

Methode der Wahl bei kleinen FG (< 1000 g): Evtl. Daumen übereinander legen oder auf 2-Finger-Technik umstellen.

2-Finger-Technik
(Abb. 2.23b)
Aufsuchen des Druckpunkts s. oben. Aufsetzen des 2. und 3. bzw. 3. und 4. Fingers längs des Sternums ca. 1 cm unterhalb der Intermamillarlinie im rechten Winkel zum Thorax. Methode der 2. Wahl: Vorteile bei sehr kleinen FG (< 1000 g) und während der Anlage eines Nabelvenenkatheters.

Kompressionen
Drucktiefe ca. 1/3 des Thoraxdurchmessers (d. h. 1,5–2 cm) und ausreichend, um einen palpablen Auswurf zu erreichen (Kontrolle an der A. femoralis). Keine ruckartigen Kompressionen. Kompressions-Relaxations-Verhältnis ca. 1 : 1 mit einer gering kürzeren Kompressionsphase. Während der Relaxationsphase bleiben Daumen bzw. Finger auf dem Sternum.

HDM und IPPV

Die von AAP/AHA/ILCOR empfohlene Ratio von Kompression zu Ventilation beträgt 3 : 1. Ein Zyklus aus 3 Kompressionen und 1 Beatmungshub dauert 2 s, sodass man auf 90 Kompressionen und 30 Beatmungshübe pro min kommt (Abb. 2.**24**: „1-und-2-und-3-und BEU-TELN-...." mitzählen). Wichtig ist, dass HDM und IPPV koordiniert und nahezu durchgehend ablaufen. In der Kompressionspause sieht man, ob sich der Thorax adäquat hebt. Zudem beeinträchtigen die Thoraxkompressionen eine effektive

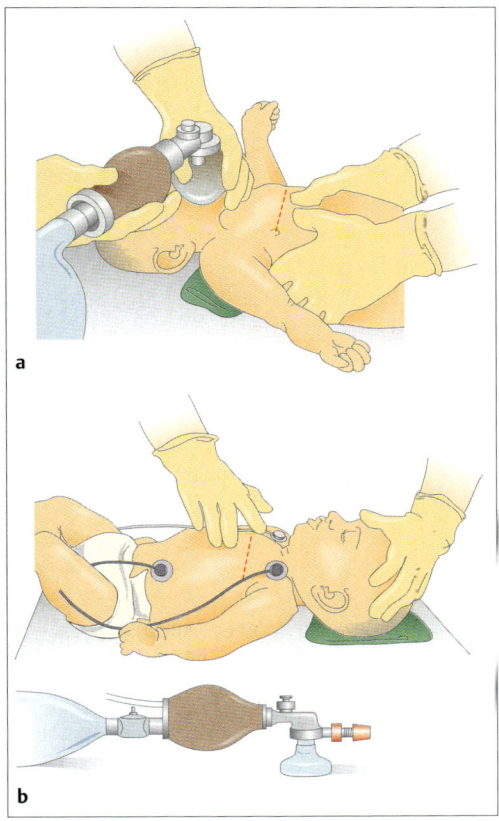

Abb. 2.**23a u. b** Herz-Druck-Massage (HDM).
a Zangengriff (Daumentechnik). Diese HDM-Technik ist die Methode der Wahl (evtl. Vorteile durch höheren systolischen Spitzen- und Koronarperfusionsdruck). Bei kleinen FG ($<$ 1000 g) evtl. Daumen übereinander legen oder auf die 2-Finger-Technik umstellen.
b 2-Finger-Technik. Methode der 2. Wahl: Vorteile bei sehr kleinen FG ($<$ 1000 g) und während der Anlage eines Nabelvenenkatheters. Modifiziert nach: Hazinski MF, Zaritsky AL, Nadkarni VM et al. (2002) PALS Provider Manual. American Heart Association and American Academy of Pediatrics.

Ventilation/Lungenentfaltung, weshalb sie nicht vor einer effektiven IPPV-Phase von mindestens 30 s und sicher nicht bei einer Herzfrequenz $>$ 60/min (mit ansteigender Tendenz) und objektivierbarem Auswurf durchgeführt werden sollte.

> **!** Ob HDM und IPPV nun im 3 : 1- (36) oder 4 : 1-Rhythmus (37) erfolgen, ist nicht so entscheidend wie Frequenz (HDM ca. 90/min, IPPV ca. 30/min), Kompressionstiefe und Koordination mit der IPFV (man sieht in der HDM-Pause, ob sich der Thorax adäquat hebt)!

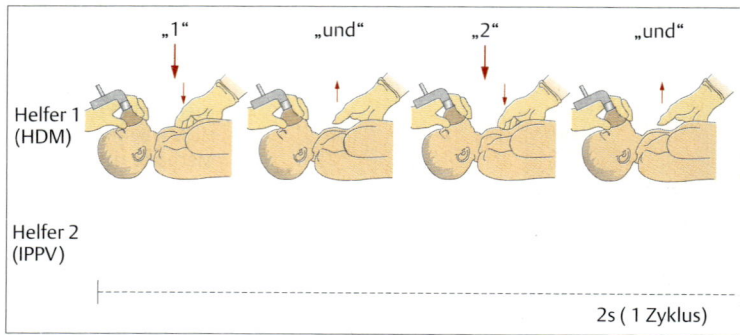

Abb. 2.24 Koordination von Herz-Druck-Massage (HDM) und Maskenbeatmung (Masken-IPPV) bei einem Neugeborenen. Helfer 1 (HDM), Helfer 2 (IPPV). Ein Zyklus im 3 : 1-Rhythmus dauert ca. 2 s. Inspirationshub jeweils in der HDM-Pause (mitzählen: „1-und-2-und-3-und-BEU-TELN-...").
Modifiziert nach: Kattwinkel J (2000) Neonatal Resucitation. 4th edition American Academy of Pediatrics and American Heart Association.

Nach 30 s HDM und IPPV:

Evaluation von Herzfrequenz = Puls in 3 s × 20 ($\rightarrow$ Check ABCD):
- Falls Hf < 60/min oder 60–80/min ohne ansteigende Tendenz:
  - Intubation (falls nicht schon erfolgt),
  - Adrenalingabe: 0,02 mg/kg e.t. oder 0,01 mg/kg i.v. (= Suprarenin 1 : 10.000: 0,2 ml/kg e.t. oder 0,1 ml/kg i.v.) nach mindestens 30 s HDM und effektiver IPPV.
- Falls Hf > 60/min (mit ansteigender Tendenz):
  - HDM beenden und IPPV mit 40–60 Hüben pro min (also schneller!) fortsetzen.
- Wenn Hf > 100/min:
  - IPPV- Frequenz (und ggf. PIP) langsam reduzieren bis ausreichende Spontanatmung einsetzt. Dann weiter O_2-Vorlage bis SaO_2 konstant > 90%.

Peripher-venöser Zugang

G. Hansmann

▬ *Indikation*

- Falls Medikamente, Volumenersatz oder Glucose erforderlich.
- Vor jedem Transport.

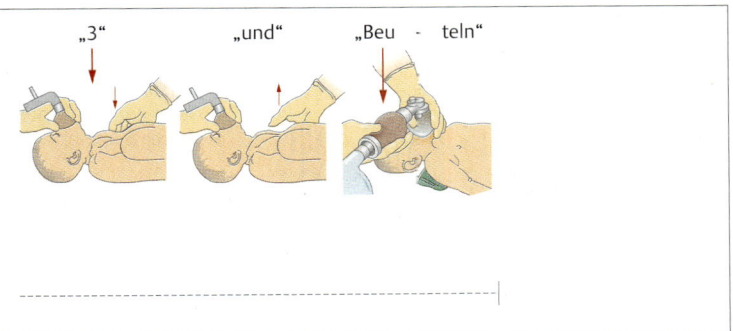

„3" „und" „Beu - teln"

Vorbereitung

- Venenverweilkanüle (24 G, 26 G; z. B. Fa. Becton Dickinson, Fa. Jelco),
- Tupfer – besprüht mit Hautdesinfektionslösung,
- 2-ml-Sprize gefüllt mit 2–3 ml NaCl 0,9 %,
- 3-Wege-Hahn und kurze flexible Leitung anschließen und durchspülen,
- 3 Pflasterstreifen (2-mal 3–4 cm, 1-mal 6–8 cm),
- BGA-Röhrchen (BGA),
- BZ-Gerät/-Streifen.

Technik

Mögliche Punktionsstellen:
Siehe Abb. 2.**25**.

Punktiontechnik einer Handrückenvene:
NG-Handgelenk beugen, Desinfektion, Haut mit linkem Daumen und Zeigefinger spannen, kutane Punktion vor der sichtbaren Vene im 30°-Winkel (optimal: Venenverzweigung), anschließend Kanüle millimeterweise flach (ca. 10°) vorschieben bis Blut im Konus. Der entscheidende Moment ist nun das Zurückziehen der Metallkanüle ohne Dislokation oder Perforation der Vene: Mit rechtem Zeigefinger Plastikanteil minimal nach vorne schieben und gleichzeitig den Metalldrain entfernen. Falls Blut zurück fließt → Zugang langsam (und nicht gegen Widerstand) vorschieben und anschließend mit kurzem, quer anzusetzendem Pflasterstreifen sichern. BGA, BZ und ggf. weiteres Blut für Diagnostik abnehmen (dies ist bei den kleinen 26-G-Kanülen manchmal nicht möglich, obwohl sie intravasal liegen). Leitung anschließen, mit 1–3 ml NaCl 0,9 % durchspülen, längeren Pflasterstreifen mit Klebeseite nach oben an den Zugang kleben, beidseits umschlagen und über Kreuz auf den Handrücken kleben („Zügel"), Leitung in Schlaufe legen und mit kurzem Pflasterstreifen fixieren. DTI anschließen und laufen lassen (meist Glucose 10 % 3 ml/kg/h i. v.).

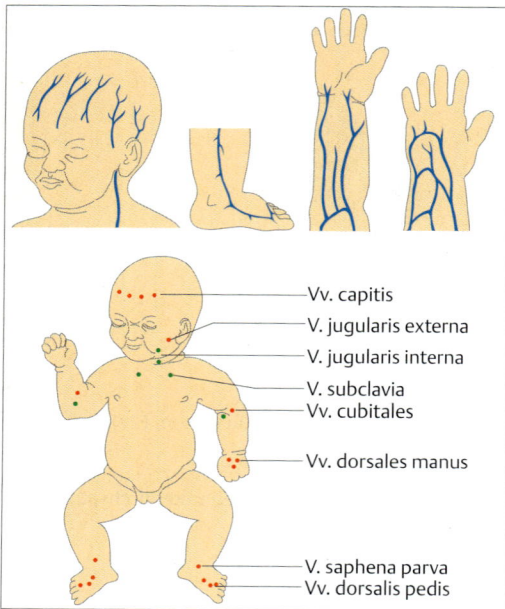

Abb. 2.25 Mögliche Venenzugänge im Neugeborenen- und Säuglingsalter. ● zentraler Zugang, ● peripherer Zugang.

Vv. capitis
V. jugularis externa
V. jugularis interna
V. subclavia
Vv. cubitales
Vv. dorsales manus
V. saphena parva
Vv. dorsalis pedis

> **!** Die 26-G-Zugänge halten großen Volumenboli oft nicht stand. Bestimmte Medikamente (PGE, Dobutamin u. Ä., auch Natriumbicarbonat) sollten nicht am sog. „Zuspritz"-Tropf laufen, da die NG bei zusätzlich erforderlichen Bolusgaben (insbesondere Volumenersatz) vermeidbare Medikamentenboli („Schüsse") erhalten. In einer Reanimationssituation sollte also zügig ein 2. und ggf. 3. peripher-venöser Zugang geschaffen (und beschriftet) werden.

Ein „schneller" peripher-venöser Zugang ist besser als ein unter „pseudo-sterilen" Bedingungen gelegter Nabelvenenkatheter (NVK). Sind jedoch hoch dosierte Katecholamin- oder Volumengaben erforderlich, muss ein NVK (oder ZVK) bereits im Kreißsaal gelegt werden. Dazu ist ein eingespieltes Team erforderlich. Anhand einer (zusätzlichen) ZVD-Messung via NVK oder ZVK lässt sich die Volumentherapie besser steuern als allein nach dem oszillometrisch gemessenen arteriellen Blutdruck.

Nabelgefäßkatheter (Abb. 2.26a–c)

A. Zimmermann

Indikation

Nabelvenenkatheter (NVK):
- unter Reanimationsbedingungen kein peripherer Zugang möglich,
- kontinuierliche Gabe von Katecholaminen notwendig.

Nabelarterienkatheter (NAK):
- sichere blutige Blutdruckmessung notwendig,
- arterielle Blutgasentnahme,
- schonende Blutentnahme beim FG (minimal handling).

> **!** Im NNAD ist das Legen eines NAK eine Ausnahme! Mit einem eingespielten NNAD-Team ist die NVK-Anlage im Kreißsaal zu erwägen!

Vorbereitung

- 2-mal 2-ml-Spritzen,
- pro Katheter ein 3-Wege-Hahn,
- NaCl 0,9 % zum Vorfüllen der Katheter, sterile Kanüle zum Aufziehen von NaCl 0,9 %,
- DTI mit physiologischer Kochsalzlösung (NaCl 0,9 %) plus Heparin 1 IE/ml Infusionslösung,
- Katheter:
  - 2,5 bzw. 3,5 (FG) oder 3,5 bzw. 5 Ch (reife NG),
  - 1-lumig (Fa. Sherwood), doppel- oder 3-lumig (Fa. Medex Medical) für Nabelvene,
  - 1-lumig für Nabelarterie,
- Skalpell, Nabelbändchen,
- Nahtmaterial oder Pflaster zum Befestigen,
- 1 anatomische Pinzette, 1 chirurgische Pinzette, 2–3 feine, spitze, anatomische Pinzetten,
- feine Knopfsonde,
- sterile Kompresse,
- steriles Lochtuch, sterile Abdecktücher,
- steriler Kittel und Handschuhe, Mundschutz, Haube (Ausnahme: Wenn Kind im Inkubator liegt, sind nur sterile Handschuhe erforderlich),
- auf Wärme und ausreichende Lichtverhältnisse achten,
- Kind auf dem Rücken lagern,
- Hautdesinfektion (sterile Kugeltupfer mit Octenisept getränkt).

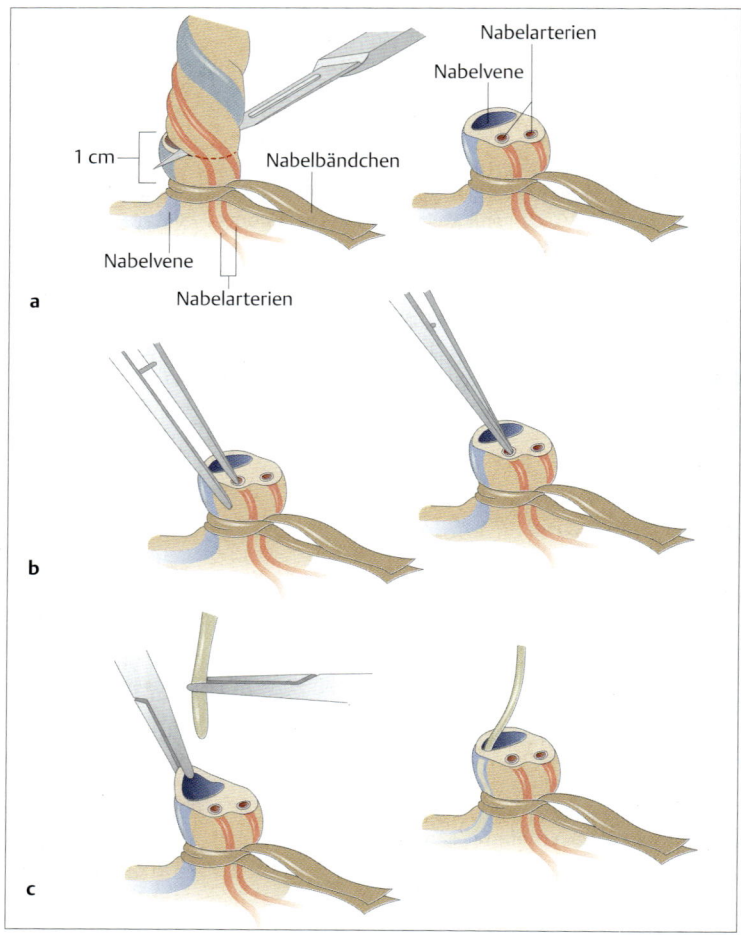

Abb. 2.**26a–c** Nabelgefäßkatheteranlage.
a Vorbereitung.
b NAK-Anlage: Ein Helfer bougiert mit einer anatomischen Pinzette eine Nabelarterie. Anschließend Einführen eines NAK gemäß Tab. 2.**3**.
c NVK-Anlage: Helfer (oder Katheteriseur) stellt das Lumen der (initial kollabierten) Nabelvene dar. Anschließend wird der NVK gemäß Tab. 2.**3** eingeführt. Unter Reanimationsbedingungen ohne Möglichkeit der Röntgenkontrolle NVK nur 3–5 cm vorschieben bis gerade Blut zu aspirieren ist.
Aus: Roos R, Proquitté H, Genzel-Boroviczény O (2000) Neonatologie – Das Neo-ABC. Checkliste. Georg Thieme Verlag, Stuttgart New York.

Tipp: Bei der empfindlichen Haut von Früh- und Neugeborenen kann durch Hautdesinfektionsmittel wie z. B. Neo-Kodan oder Cutasept F eine toxische Dermatitis mit Hautnekrosen hervorgerufen werden. Eine Alternative ist *Octenisept*, das als Schleimhaut- und Wundantiseptikum jedoch zur Hautdesinfektion nicht zugelassen ist. Bei der Anwendung muss eine ausreichend lange *Einwirkdauer von 2 min* beachtet werden. Nach Desinfektion muss die umgebende Haut mit sterilen Tupfern getrocknet werden. Es ist zu vermeiden, dass Desinfektionsmittel auf den Rücken des Patienten läuft und eine toxische Dermatitis erzeugt.

Technik

- Nabelschnur und umgebende Haut schonend desinfizieren und mit Lochtuch und Abdecktüchern abdecken.
- Nabelbändchen um Nabelstumpf schlingen und von Helfer zuziehen lassen, Nabelstumpf mit Skalpell 0,5–1 cm oberhalb des Nabelbändchens durchtrennen.

Einige Neonatologen trennen die Nabelschnur nicht ganz durch, sodass man den distalen, nach vorne klappenden (also nahezu abgeschnittenen) Anteil mit einer Pinzette greifen (linke Hand) und durch leichten Zug die gesamte Nabelschnur stabilisieren kann. 1 Helfer kann dann das entsprechende Gefäß mit Pinzetten darstellen (ggf. vorsichtig spreizen). Mit der rechten Hand und einer 2. anatomischen Pinzette kann der Katheter dann meist mühelos eingeführt werden.

- Auf dem Nabelquerschnitt werden normalerweise 3 Gefäße sichtbar: 2 Arterien, die klein, weiß und fest aussehen und 1 Vene, mit größerem, etwa quer ovalem Lumen und dünnerer Wand.
- Wenn es beim Durchtrennen der Nabelschnur blutet, Bändchen zuziehen und Nabelstumpf sehr vorsichtig abtupfen, da sich die Arterien auf solche Reize kontrahieren.

Nabelvenenkatheter (NVK)
- Einführen des Katheters in die Nabelvene ist in der Regel einfacher als in die Arterie. Das quer ovale und leicht klaffende Lumen kann durch 1 oder 2 feine Pinzetten in gleicher Weise wie beim NAK (s. unten) vom Helfer eröffnet und der mit NaCl 0,9 % vorgefüllte Nabelvenenkatheter eingeführt werden. Sobald das Hautniveau passiert ist, wird der Katheter in Richtung Hals vorgeschoben. Einige Neonatologen sondieren mit einer Knopfsonde die Nabelvene (nicht die Arterie!) vor.
- Nach Erreichen der ermittelten Einführlänge (Tab. 2.**3**): Blutaspiration zur Überprüfung der intravasalen Lage.

Tabelle 2.3 Einführtiefe von NVK und NAK

Geburtsgewicht	NVK-Einführtiefe ab Nabelring (supradiaphragmal, ca. BWK 6)	NAK-Einführtiefe ab Nabelring (supradiaphragmal, ca. BWK 6)
bis 1000 g	ca. 6–7 cm	ca. 12 cm
1000–1500 g	ca. 7–8 cm	ca. 13 cm
1500–2000 g	ca. 8–9 cm	ca. 14 cm
2000–3000 g	ca. 9–10 cm	ca. 15–17 cm
3000–4000 g	ca. 11–12 cm	ca. 17–19 cm

- Röntgenologische Kontrolle der NVK-Lage auf der NIPS: Katheterspitze 1 cm supradiaphragmal.
- Unter Reanimationsbedingungen, d. h. ohne Möglichkeit der Röntgenkontrolle: nur 3–5 cm ab Nabelring vorschieben bis gerade Blut zu aspirieren ist. Begründung: Ist der Katheter in die Leberpforte abgewichen, werden ggf. hyperosmolare Lösungen in die Leber injiziert.

> ! Tritt *beim Vorschieben des NVK ein unüberwindbarer Widerstand* auf, entweder erneut versuchen oder 2. NVK (bei zunächst belassenem 1. NVK) in dasselbe Gefäß legen, um so die untere Hohlvene über den Ductus venosus zu erreichen.

Nabelarterienkatheter (NAK)
- Mit spitzer Pinzette die Arterienwand fassen und mit einer Pinzettenbranche oder einer feinen Sonde das Lumen vorsichtig weiten (ca. 1 min).
- Ist 1 Helfer zur Stelle, von diesem mit 2 kleinen spitzen anatomischen Pinzetten die Wand der Arterie fassen und eröffnen lassen.
- Den – mit steriler Kochsalzlösung vorgefüllten – Nabelarterienkatheter mit einer anatomischen Pinzette kurz fassen und in das Lumen einführen. Der Nabelstumpf kann dabei vorsichtig nach kranial gezogen werden.
- Zur Überprüfung der intravasalen Lage Blut aspirieren. Vorschieben (Tab. 2.**3**).
- Nach Legen eines NAK die Glutealregion und Beine auf Blässe oder Zyanose inspizieren sowie sorgfältig die Fußpulse überprüfen.
- Nach Aufheben der Sterilität darf der Katheter nur zurückgezogen und nicht mehr vorgeschoben werden.
- Röntgenologische Kontrolle der NAK-Lage auf der NIPS: Die hohe Katheterposition 1 cm supradiaphragmal (ca. BWK 6) ist gegenüber der tiefen zwischen LWK 3 und LWK 4 wegen des größeren Abstands zu den Nierenarterien zu bevorzugen.
- Infusionsgeschwindigkeit minimal 0,5 ml/h (Volumenbelastung).

Beim Vorschieben des NAK können Widerstände auftreten, insbesondere bei der Einmündung in die A. iliaca interna nach etwa 5 cm. Gelingt das Vorschieben nicht, kann dies durch einen Gefäßspasmus verursacht sein.

> **!** Lässt sich der *Widerstand nicht* durch vorsichtigen Druck *überwinden*, sollte der Katheter entfernt und die andere Nabelarterie katheterisiert werden. Ist der *NAK nicht rückläufig*, kann der Katheter nicht weit genug vorgeschoben sein oder eine Fehllage mit Abweichung ins Bein vorliegen. Ein nicht rückläufiger NAK ist sinnlos und muss entfernt werden!

Fixieren
Entweder durch Annähen oder mittels Pflaster:
- *Annähen:*
  - am Nabelstumpf Tabaksbeutelnaht anbringen,
  - Luftknoten (z. B. sterilen Pinzettenstumpf zwischen Haut und Knoten bringen),
  - Knoten um Katheter.
- *Pflasterbefestigung:*
  - rechts und links des Nabels 2 senkrechte Pflasterstreifen anbringen und den Katheter knapp über der Eintrittsstelle zwischen 2 kurze querverlaufende Zügel kleben,
  - zur Hautschonung kann unter die abdominalen Pflaster 1 Streifen Hautschutzpflaster angebracht werden.

Verweildauer der Nabelkatheter
NVK: Wegen Gefahr von Infektion und Thrombosierung nicht länger als 24 h.
NAK: Bis zu 7 Tagen.

> **!** Die Indikation zum Legen und Belassen von Nabelgefäßkathetern ist streng zu stellen und täglich zu überprüfen (37, 40, 41)!

Intraossärer Zugang (Abb. 2.27)

A. Zimmermann

Indikation

Reanimationssituation, bei der ein venöser Zugang zur Verabreichung von Medikamenten, Infusionslösungen, Blut und Blutprodukten nicht gelingt.

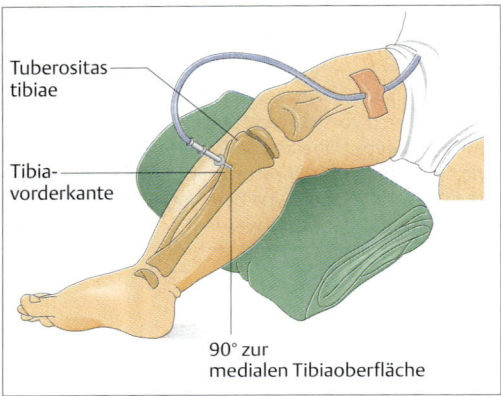

Tuberositas tibiae

Tibia-vorderkante

90° zur medialen Tibiaoberfläche

Abb. 2.27 Intraossäre Punktionstechnik (Punktionsort ca. 1–2 cm unterhalb der Tuberositas tibiae in der Mitte der anteromedialen Schienbeinoberfläche). Kissen unter die Kniekehle, linke Hand umgreift mit Daumen und Zeige-/Mittelfinger den distalen Unterschenkel (bzw. halten lassen). Steril arbeiten. Punktionsort aufsuchen und Nadel im 90°-Winkel zur Haut unter drehender Bewegung einführen bis Druck nachlässt (falls Nadel mit Gewinde: Drehen im Uhrzeigersinn!). Modifiziert nach: Hazinski MF, Zaritsky AL, Nadkarni VM et al. (2002) PALS Provider Manual. American Heart Association and American Academy of Pediatrics.

Vorbereitung

- Intraossäre Nadel, z. B. Fa. Cook G 16 oder G 18,
- Hautdesinfektion,
- Lochtuch.

Technik

- Punktion der proximalen Tibia 1 Patientenhandbreit unterhalb des medialen Kniegelenkspalts (ca. 1–2 cm unterhalb der Tuberositas tibiae in der Mitte der anteromedialen Schienbeinoberfläche).
- Bein strecken, unterpolstern und halten lassen.
- Nadel senkrecht aufsetzen und mit einer drehenden Bewegung und leichtem Druck einführen.
- Ist das Knochenmark erreicht, lässt der Druck plötzlich nach.
- Trokar entfernen.
- Bei Indikation: Material entnehmen (Blutkultur).
- Medikamente injizieren.
- Nadel fixieren.
- Infusion anschließen.
- Liegedauer: möglichst kurz, maximal 2 Tage.

Abnabeln

G. Hansmann

Die gebräuchlichste Methode des Abnabelns ist eine provisorische Unterbindung mit breiten Péan-Klemmen (Nabelschnurlänge: 10–15 cm) und die anschließende definitive Versorgung mit einer Plastikklemme ca. 3(–6) cm vom Nabel entfernt. Durchtrennung mit steriler Schere: Dabei ist an die Möglichkeit eines steril abzunehmenden Nabelschnurabstrichs (S. 107) und ggf. an die Notwendigkeit eines Nabelvenenkatheters (dann mindestens 6 cm Stumpf) zu denken.

Bei tiefer Lagerung eines Kindes (unter Plazentaniveau) mit noch erhaltener Nabelschnurzirkulation werden 40–60 ml, durch zusätzliches Ausstreichen der Nabelschnur noch einmal etwa 20 ml Blut transfundiert. Bei reifen NG entspricht dies insgesamt 1/4 bis 1/3 des intravasalen Volumens! Durch Spätabnabelung kann der Hämoglobingehalt von 16 g/dl (intrauterin) auf bis zu 24 g/dl ansteigen (cave: Polyglobulie) und zu einer Volumenbelastung des kindlichen Kreislaufs führen (11).

> **!** Beim Abnabeln wird sowohl eine plazentoneonatale Übertransfusion als auch ein neonatoplazentarer Blutverlust weitgehend vermieden, wenn bestimmte Grundsätze beachtet werden (30, 51).

Grundsätze:

- Das vaginal geborene, reife, vital-aktive Neugeborene (keine Hypoxie, NA-pH-Wert und MBU-pH-Wert > 7,20) sollte der Mutter auf den Bauch gelegt, abgetrocknet und etwa mit Ende der Nabelschnurpulsationen nach ca. 1 min abgenabelt werden (30), ohne dass die Nabelschnur zusätzlich ausgestrichen wird. Hat die Geburt in sitzender oder hockender Stellung stattgefunden, kann auch schneller abgenabelt werden.
- Bei Sectio eines nichthypoxischen Kindes wird das Neugeborene *nach* Ausstreichen der Nabelschnur zum Kind hin abgenabelt (Ausnahmen s. unten). Viele Geburtshelfer in Deutschland verzichten jedoch in diesen Fällen auf das Ausstreichen der Nabelschnur.
- Bei chronischer Plazentainsuffizienz, deutlicher Übertragung oder diabetischer Fetopathie ist der Hämatokritwert des Kindes bei Geburt bereits deutlich erhöht, sodass ein rasches Abnabeln *ohne* Ausstreichen der Nabelschnur auch bei einer Sectio zu empfehlen ist.
- Bei fetaler Nabelschnurumschlingung oder einem Nabelschnurknoten sollte, wenn möglich, sofort versucht werden, die Nabelschnur zu lockern und durch Ausstreichen der Nabelschnur den in der Regel bestehenden Blutverlust dem Kind zu retransfundieren.
- Kann eine Hypovolämie des Kindes angenommen werden (z.B. vorzeitige Plazentalösung/Blutung, fetofetales Transfusionssyndrom) und wird das

Kind (wie üblich) per Sectio entbunden, sollte der Geburtshelfer die Nabelschnur zum Kind hin ausstreichen und anschließend sofort abnabeln. Es besteht praktisch immer ein postnataler Volumenmangel (S. 247).

- Jedes bekannt azidotische (fetaler MBU-pH-Wert $< 7{,}2$)/hypoxische Kind (pathologisches CTG) sollte postnatal sofort abgenabelt und zur weiteren Versorgung auf den Behandlungs-/Reanimationstisch gelegt werden. Jedoch haben diese NG – auch wenn keine Blutung vorlag – aufgrund eines vasokonstriktorisch bedingten Volumenshifts zur Plazenta hin einen Volumenmangel (S. 253).

Die Empfehlungen für das Abnabeln werden immer noch sehr kontrovers diskutiert (Wann? Auf welchem Niveau? Nach Ausstreichen?): In der US-Literatur findet sich z. B. folgende Empfehlung: NG postnatal ca. 30 s 20–40 cm unter Plazentaniveau halten, dann abklemmen (6).

Erstversorgung von Risikoneugeborenen im Kreißsaal

Diagnostik im Kreißsaal

G. Hansmann

Die *Pulsoxymetersonde* (SaO_2- und Hf-Messung) wird nach Absaugen und Abtrocknen von Helfer 2 oder 3 präferenziell an der rechten Hand des NG mit einem elastischem Klebeband angebracht. Sie dient auch dem Monitoring während Erstversorgung und Transport (S. 107 ff.). SaO_2- und *BD-Messung* an rechtem Arm und Bein geben ggf. Aufschluss über Rechts-links-Shunts und Ausflusstraktobstruktionen (u. a. CoA, IAA). Ca. 30 min postnatal sollte bei allen initial deprimierten, metabolisch azidotischen (NA-pH-Wert $< 7,15$) und/oder untergewichtigen FG/NG standardmäßig eine kapillare bzw. venöse Blutgasanalyse und ein Dextrostix (BZ-Schnelltest mittels Teststreifen) durchgeführt werden. Im NNAD gilt dies aus forensischen Gründen auch für reife, gut adaptierte NG mit normalem NA-pH-Wert. Bei schlechtem klinischen Zustand des NG erfolgt die BGA-Abnahme früher und wiederholt.

> **!** Bei ausgeprägter Akrozyanose (Minderperfusion der Ferse) sind sowohl kapillare BGA als auch Pulsoxymetrie unzuverlässig. Man muss sich dann an einer venös (oder ggf. arteriell) abgenommenen BGA orientieren.

Differenzialdiagnose: Pulmonale Adaptationsstörung versus zyanotischer Herzfehler

Bedarf ein NG/FG auch noch 30 min postnatal Sauerstoffvorlage, um die pulsoxymetrisch gemessene $SaO_2 \geq 90\%$ zu halten, handelt es sich am ehesten um eine sog. „pulmonale Adaptationsstörung" unterschiedlicher Ätiologie (DD: u. a. wet lung, Infektion, primärer Surfactantmangel bei Unreife/RDS). Häufig zeigt sich dann eine (Tachy-)Dyspnoe (Nasenflügeln, inter- und subkostale Einziehungen). Liegt die SaO_2 unter Raumluft ca. 30 min postnatal pulsoxymetrisch verlässlich $< 85\%$ und steigt diese mit Sauerstoffvorlage nicht deutlich (d. h. um 5–10 Prozentpunkte) an, ist ein zyanotischer Herzfehler (obwohl viel seltener) eine wichtige Differenzialdiagnose.

> **!** Ein Herzgeräusch ist bei einem Vitium cordis keinesfalls obligat!

Ggf. arteriellen pO_2 an der rechten oberen Körperhälfte, d. h. präduktal, bestimmen! Richtwert für reife NG: paO_2 30 min postnatal ≥ 60 mmHg, sonst ist eine zentrale Zyanose (Ät.: zentralnervös, pulmonal, kardial) anzunehmen. Periphere Zyanose (Ät.: Akrozyanose, Kälte, Schock) bedeutet bläuliches Hautkolorit mit normalem arteriellen pO_2 (≥ 60 mmHg) bzw. normaler arterieller SaO_2 ($\cong SaO_2$ am Pulsoxymeter $> 92\%$).

Eine Zyanose wird dann sichtbar (*zentrale Zyanose* erkennbar an oraler Schleimhaut, z. B. Zungenspitze), wenn 3–5 g/dl deoxygeniertes Hämoglobin vorliegen. Dies wiederum bedeutet, dass bei NG, die i. d. R. eher polyglobul (Hb-Wert ≥ 19 g/dl) und peripher zunächst nur mäßig perfundiert sind, eine Zyanose sogar bei einer (pulsoxymetrischen oder blutig-arteriellen) SaO_2 von 90% sichtbar werden kann. Auf der anderen Seite können anämische NG (z. B. vorzeitige Plazentalösung/Blutung) oder Säuglinge in der Trimenonreduktion (Hb-Wert ca. 11 g/dl) eher blass als blau sein (deoxygeniertes Hb < 3 g/dl), obwohl ein zyanotischer Herzfehler (mit niedrigem paO_2) vorliegt.

Von „*differential cyanosis*" spricht man, wenn aufgrund eines erheblichen Rechts-links-Shunts auf Duktusebene (PA $\rightarrow$ Aorta descendens) die obere Körperhälfte rosig, die untere zyanotisch erscheint. Dies kann bei persistierender pulmonaler Hypertension des NG (PPHN) mit Überwiegen des duktalen Rechts-links-Shunts sowie bei hochgradigen Linksobstruktionen (AoVS, CoA, IAA) und signifikantem duktalen Rechts-links-Shunt der Fall sein. Auch wenn die „differential cyanosis" fehlt, ist eine paO_2-Differenz von 10–15 mmHg zwischen oben (z. B. A. radialis dextra) und unten (z. B. NAK) als signifikant anzusehen (39).

> **!** Eine SaO_2 von 90% schließt einen zyanotischen Herzfehler nicht völlig aus, da aufgrund der Linksverschiebung der Sauerstoff-Hämoglobin-Dissoziationskurve Neugeborener eine SaO_2 von 90% bereits bei einem paO_2 von 45–50 mmHg (eine SaO_2 von 50% bei einem paO_2 von 22 mmHg) erreicht wird.

Hyperoxietest (39)

Hat eine 10-minütige Gabe von Sauerstoff (100%, Flow 5–10 l/min) einen deutlichen Anstieg des arteriellen paO_2 (um 10–30 mmHg auf Werte > 100 mmHg) zur Folge, handelt es sich am ehesten um eine respiratorisch (oder zentralnervös) bedingte Zyanose (Ausnahmen s. unten). Ist die Oxygenierung unter Raumluft pathologisch (ca. 30 min postnatal: pulsoxymetrische $SaO_2 < 85\%$; kapillärer $pO_2 < 40$ mmHg, arterieller $pO_2 < 50$ mmHg bei reifen NG) und hat eine maximale Sauerstoffvorlage (100%, Flow 10–15 l/min) über 10 min keine deutliche Verbesserung der Oxygenierung zur Folge (Pulsoxymeter an rechter Hand $\rightarrow SaO_2$-Anstieg < 8 Prozentpunkten; besser: Anstieg des arteriellen pO_2 in der rechten A. temporalis, A. radialis oder A. brachialis um weniger als 10–30 mmHg), besteht der Verdacht auf ein zyanotisches Vitium cordis, v. a. wenn der arterielle pO_2 während bzw. kurz nach Hyperoxie unter 35 mmHg liegt. Bis zum genauen Echokardiographiebefund sollte dann im Kreißsaal und auf dem Transport Prostaglandin E (PGE) als DTI appliziert werden. Befindet sich die NIPS im Hause und sind Echokardiographie sowie Röntgen-Thorax schnell durchführbar, sollte auf den Hyperoxietest (Risiken s. unten) verzichtet und bei stabilem Kind u. U. mit der PGE-DTI noch gewartet werden.

Unzuverlässigkeit des Hyperoxietests:
Bei peripherer Minderperfusion (betrifft pulsoxymetrische SaO_2, kapillare BGA) und bei Abnahme der arteriellen BGA an der linken, oberen (selten postduktal) oder unteren Körperhälfte (falls Rechts-links-Shunt über PDA $\rightarrow$ paO_2 dann postduktal niedrig).

> ❗ Bei zyanotischen Herzfehlern mit erhöhtem Lungenfluss (z. B. TAC, TAPVC) liegt der paO_2 u. U. bereits bei Raumluft über 60 mmHg und steigt durch Hyperoxie möglicherweise über 100 mmHg an. Auf der anderen Seite führt der Hyperoxietest bei zugrunde liegender Lungenerkrankung mit großen intrapulmonalen Rechts-links-Shunts und normaler Herzanatomie nicht zu einem paO_2-Anstieg über 100 mmHg (39).

Risiken des Hyperoxietests:
Mögliche Kontraktion des Ductus arteriosus (cave: bei duktusabhängigen Vitien), Erhöhung der Lungen- und Verminderung der Systemperfusion (cave: v. a. bei duktusabhängiger Systemperfusion, z. B. HLH), Senkung von Rp und damit Zunahme eines Links-rechts-Shunts (z. B. über VSD) mit möglichem Auftreten einer Herzinsuffizienz bei dauerhafter O_2-Vorlage (S. 62 ff.). Zu den Risiken einer unreflektierten O_2-Zufuhr bei FG/NG siehe auch S. 68 f.

▪ *Weitere diagnostische Kriterien*

Der *Hämatokritwert* liefert insbesondere bei Verdacht auf vorzeitige Plazentalösung/Blutung oder Zustand nach Vakuum-/Forzepsextraktion mit ausgedehntem Kephalhämatom eine wichtige Information über das intravasale Blutvolumen (Hkt-Wert vor Volumengabe bestimmen! Cave: Eine akute Blutung ist initial evtl. noch nicht Hkt-wirksam!).

Die *rektale Temperatur* vor Verlassen des Kreißsaals ist ein wichtiges Kriterium für die Qualität der Erstversorgung und das Outcome des NG. Nach ihr richtet sich auch die Einstellung der Inkubatorheizung (Abb. 2.**9**). Muss der Inkubator häufig geöffnet werden, ist die Temperatur entsprechend höher einzustellen.

> ❗ If you don't take a temperature, you can't find a fever (48).

Richtwerte für gesunde, reife Neugeborene im Kreißsaal und Vorgehen bei Auffälligkeiten

- *Rektale Temperatur*: 36,5–37,5 °C,
- *Herzfrequenz:* 110–170/min,
- *kapillare BGA etwa 30 min postnatal*:
  - pCO_2: 35–45 ($\pm$ 5) mmHg,
  - pO_2: $\geq$ 40 mmHg,
  - pH-Wert: > 7,30,
- *SaO_2 am Pulsoxymeter*: 90–96 %,
- *Blutdruck*: MAD (mmHg) $\geq$ SSW (Abb. 5.**3**),
- *Hämatokritwert:* 45–60 % ($\pm$ 10 %).

> ❗ Ab einem Hämatokritwert von 70 % besteht die Indikation zur Verlegung und Hämodilution.

- *Hämoglobinwert*: 14–20 g/dl,
- *Blutzucker*:
  - 0–24 h p. n. > 40 mg/dl,
  - ab 24 h p. n. > 45 mg/dl.

Der Dextrostix (z. B. Glucometer, Fa. Bayer) ist bei NG per se und bei Werten unter 45 mg/dl ungenau. Zudem zeigt das Glucometer um bis zu 15 mg/dl höhere Werte an als andere einfache BZ- oder kombinierte Blutgas-BZ-Messgeräte.

BZ < 45 mg/dl:

Im NNAD hat sich bei zu verlegenden NG/FG mit BZ-Werten < 45 mg/dl folgendes Vorgehen bewährt:

- 2–5 ml Glucose 10 %/kg i. v. (ggf. auch 15 %ige Glucoselösung i. v.),
- BZ erneut kontrollieren und während des Transports das Doppelte des üblichen Erhaltungsbedarfs substituieren (d. h. hier: 6 ml Glucose 10 %/kg/h i. v.).
- Letzteres gilt auch für makrosome NG mit Verdacht auf unerkannten Diabetes mellitus der Mutter!

BZ 40–50 mg/dl:

Im unteren Normbereich (BZ 40–50 mg/dl) muss der Glucometer-BZ mit dem BZ-Gerät des Kinderzimmers abgeglichen werden, damit das NG ohne Bedenken in der Geburtsklinik verbleiben kann.

Bei niedrig-normalen BZ-Werten:

- Frühfütterung mit Maltodextrin 12,5 % oder 25 % bzw. Glucose 10 %,
- kapilläre BZ-Kontrollen nach 1, 3, 6, 12 und 24 h anordnen,
- NG bei der Mutter in der Geburtsklinik lassen (S. 209 ff.),
- baldige Vorstellung beim Pädiater (vor der U2-Untersuchung).

> ❗ **Blutgase, Blutzucker, rektale Temperatur und Einsatzdauer stehen auf der Visitenkarte des NNAD!**

Infektionsverdacht:

Bei (möglicherweise) vorzeitigem Blasensprung ($\geq$ 18 h vor Geburt), grün-gelblichem, stinkendem oder gar mekoniumhaltigem Fruchtwasser, Infektionszeichen bei der Mutter (CRP > 2 mg/dl, Lc > 17.000/µl, Temperatur > 38,0° C), positivem B-Streptokokken-Abstrich, fetaler Tachykardie (> 160/min), GG < 10. Perzentile oder klinischen Infektionszeichen des NG (blass-grau-marmoriertes Hautkolorit, Tachydyspnoe, Exanthem/Petechien) werden – falls das NG stabil ist – *unter sterilen Bedingungen Abstriche* von Rachen, Ohr und Nase sowie optional unmittelbar nach Abnabeln auch von der Nabelschnurinnenfläche gemacht. Eine aerobe *Blutkultur* gewinnt man am besten, indem man nach Legen einer DTI als erstes Blut in eine mit einem sterilem Verschluss versehene 2-ml-Spritze (ohne Kolben) tropfen lässt und anschließend per Kanüle in die (möglichst vorgewärmte) Blutkulturflasche spritzt (Sog, kein Kolben erforderlich).

> **!** Lieber keine als eine iatrogen verunreinigte Blutkultur abnehmen!

Anschließend folgt die Bestimmung von *BGA* und *BZ* sowie ggf. die *Abnahme des Aufnahmelabors:* Füllen von *Serum-* (CRP, IL-6/-8, ggf. HIV- und Hepatitis-Serologie, Elektrolyte 6 h p. n., etc.) und 1–2 *EDTA-Röhrchen* (Blutbild, Blutgruppe). Ist der peripher-venöse Zugang nicht oder nur schlecht rückläufig, wird im NNAD auf die Blutabnahme, nicht aber auf BGA und BZ verzichtet.

Monitoring im Kreißsaal und auf dem Transport

G. Hansmann

> **!** Die Pulsoxymetrie (SaO_2, Hf) gehört zum Standardmonitoring im Kreißsaal und auf dem Transport.

Herzfrequenz- und SaO_2-Ableitung sind nicht selten an den Händen besser ableitbar als an den (evtl. schlechter perfundierten) Füßen. Hat das NG bereits frühzeitig (d. h. ca. 5–15 min postnatal) keine Dyspnoezeichen (Nasenflügeln, Einziehungen) und keinen O_2-Bedarf mehr, sollte es zügig, ggf. mit Pulsoxymetersonde, warm verpackt der Mutter auf die Brust gelegt werden. Später werden der 10-min-Apgar-Score und ca. 30 min postnatal BZ und Blutgase bestimmt.

Bei hämodynamischer Depression (capillary refill > 2 s, blass-graues Hautkolorit, schwache oder keine Pulse, Volumengabe erforderlich) oder Unreife/

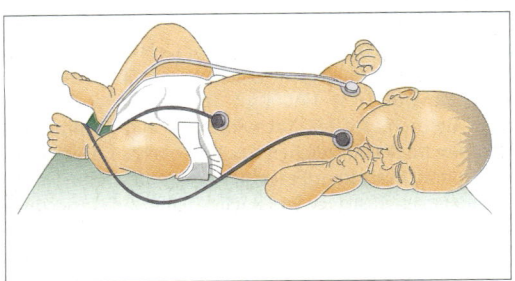

Abb. 2.**28** Anbringen der Elektroden für das EKG-Monitoring.

Dystrophie wird der *Blutdruck* in regelmäßigen Abständen mit der adäquaten Manschette (Größe 2–3) gemessen. Zusammen mit EKG (3 Elektroden), Pulsoxymetrie und Pulsstatus lässt sich so der klinischer Zustand und ggf. die Effizienz der Reanimationsbemühungen beurteilen und über nötige Medikamenten-/Volumengaben entscheiden.

Liegt eine Pulsdifferenz zwischen oberer und unterer Extremität (z. B. CoA/IAA) vor, sollte diese mit einer vergleichenden Blutdruckmessung quantifiziert werden (rechter Arm/Bein; besser: alle 4 Extremitäten).

Insbesondere bei deutlich untergewichtigen FG (< 1500 g) sollte man wegen der vulnerablen Haut zum *EKG-Monitoring* (Abb. 2.**28**) spezielle Frühgeborenen-EKG-Elektroden verwenden. Bei bereits pränatal bekannten Herzfehlern, Herzrhythmusstörungen, Gabe von kardial wirksamen Medikamenten (Adenosin, Adrenalin, Atropin, Calcium u. a.) oder Zustand nach Reanimation ist eine kontinuierliche EKG-Ableitung immer indiziert.

Hygiene im Kreißsaal und auf dem Transport

A. Zimmermann

Erstversorgung Neugeborener

- Handschuhe (nichtsteril) zum eigenen Schutz anziehen.
- Händedesinfektion, falls NG ohne Handschuhe angefasst werden, z. B. zum Umlagern.
- Mundschutz bei Erkältung oder Herpes-simplex-Läsion des Behandelnden (sonst nicht erforderlich).
- Da Kontamination der Arbeitskleidung möglich, ist das Tragen eines Kittels bei der Erstversorgung sinnvoll. Sterile Kittel sind nicht erforderlich,
- Vor dem Legen von Kathetern und Nadeln ist die Haut ausreichend lange mit einem geeigneten Desinfektionsmittel zu desinfizieren.

- Bei der unreifen Haut kleiner FG kann durch alkoholische Desinfektionsmittel eine toxische Dermatitis entstehen, daher ist es sinnvoll, hier das für diesen Zweck nicht zugelassene Schleimhautdesinfektionsmittel Octenidin zu verwenden. Einwirkungszeit von 2 min beachten!
- Beim Anschließen der Infusionslösung und beim Spritzen von Medikamenten muss auch in Notfällen auf Sterilität geachtet werden.

Reinigung/ Desinfektion

- Patientennahe Flächen, Kabel, Leitungen und Stethoskop sowie der Transportinkubator werden im Anschluss an Erstversorgung und Transport mit Reinigungslösung abgewischt.
- Die Anwendung von Flächendesinfektionsmitteln ist nur bei Infektion des Patienten notwendig.
- Bedieneroberflächen der Geräte am Transportinkubator werden 1-mal täglich mit Reinigungslösung abgewischt.
- Beatmungsbeutel und Maske werden nach jeder Benutzung thermisch desinfiziert.
- Spatel werden nach Gebrauch sterilisiert oder thermisch desinfiziert.

Jede Klinik sollte ein eigenes Hygieneprotokoll erstellen!

Wann gehört ein Pädiater in den Kreißsaal?

G. Hansmann

(modifiziert nach 20, 41)

Fetale Notsituationen:
- (Dick)-grünes Fruchtwasser.
- Im CTG:
  - persistierende Spätdezeleration (Dip 2),
  - schwere variable Dezeleration,
  - persistierende Tachykardie.
- In fetaler MBU pH-Wert $< 7{,}20$.
- Nabelschnurvorfall.
- Verdacht auf Plazentalösung/Blutung.

Operative Entbindungen:
- Sectio.
- Vakuumextraktion.

- Forzepsentbindung.
- Ggf. vaginale BEL-Entbindung.

Frühgeburten ($<$ 36 + 6 SSW):
- Falls $<$ 31 + 0 SSW: 1–2 Pädiater.

Mehrlingsgeburten.

SGA/IUGR ($<$ 10er-Perzentile im Ultraschall) bzw. Schätzgewicht $<$ 2500 g.

Schwerwiegende Erkrankung des Feten, z. B.:
- Chromosomenanomalie lt. Amniozentese.
- Hydrops.
- Bestimmte Herzfehler.

Mütterliche Erkrankungen und Risikofaktoren:
- Infektionszeichen bei der Mutter:
  - Temperatur $> 38,0°C$,
  - Leukozytose $> 17.000/\mu l$,
  - CRP-Erhöhung > 2 mg/dl.
- Intervall Blasensprung bis Geburt > 18 h mit erhöhtem Risiko für Amnioninfektionssyndrom.
- Schwerwiegende Allgemeinerkrankung der Mutter, z. B.:
  - systemischer Lupus erythematodes mütterlicherseits: in 1–5 % kongenitaler AV-Block III. Grades, in 50 % Schrittmachernotwendigkeit und in 15 % letaler Verlauf in der Neonatalperiode (39); Wiederholungsrisiko eines AV-Block III. Grades für weitere Schwangerschaften: 10–15 %,
  - insulinabhängiger Diabetes mellitus der Mutter ($\rightarrow$ Fetopathia diabetica).
- Gestationsdiabetes (umstritten).
- Präeklampsie/arterieller Hochdruck/HELLP-Syndrom.
- Medikamenten- oder Drogeneinnahme der Mutter:
  - v. a. Alkohol, Heroin/Methadon, Ketamin, „Schlafmittel" einschließlich Benzodiazepine, Antiepileptika, Betablocker, Cumarine, Iod, Thyreostatika, Sulfonamide, Tetrazykline, Psychopharmaka, Tokolytika, Zytostatika.
- Medikamentenapplikation an die Mutter:
  - Morphinderivate (z. B. Pethidin = Dolantin, Tramadol = Tramal) in den letzten 4 h vor Geburt.
- Plazentainsuffizienz, Plazenta praevia, vorzeitige Plazentalösung.
- Rhesus-Inkompatibilität: Isoimmunisierung, positiver Coombs-Test.

Wenn Geburtshelfer/Pädiater es wünschen.

Checkliste zur Vorbereitung einer Erstversorgung

G. Hansmann

Risikofaktoren (S. 109 f.):
- *kindlicherseits:* geschätztes GG, Gestationsalter/SGA, intrauteriner Zustand des Kindes, pränatale Diagnostik?

- *mütterlicherseits:* Infektion, Medikamente, Diabetes, Hepatitis-B-(Antigen-)Status, Indikation zur operativen Entbindung (VE, Forzeps, Sectio)?

Hygiene:
- Handschuhe (immer),
- Mundschutz bei Erkältung oder Herpes-simplex-Läsion des Behandelnden.

Säuglingsstethoskop.

Monitor mit:
- Pulsoxymetersonde,
- EKG-Elektroden (bei FG < 34 SSW: FG-EKG-Elektroden),
- Blutdruckmessgerät mit passenden Manschetten:
  - Größe 1 passend für Kinder < 1000 g,
  - sonst Größe 2(–3) verwenden,
- evtl. Temperatursonde (FG < 27 SSW).

Absaugkatheter am Sauger:
- bei reifen NG Ch 10,
- bei FG/SGA Ch 8 oder Ch 6,
- bei Fa. Unoplast entspricht schwarz = Ch 10, blau = Ch 8, grün = Ch 6,
- funktionierender Sauger (-0,2 bar = 200 mbar),
- griffbereiter starrer Absaugkatheter („Jankauer") oder Mekoniumaspirator (Tubusadapter).

> Absaugkatheter nicht direkt unter die Wärmelampe legen, sondern angeschlossen am Rand der Reanimationseinheit befestigen (wird sonst weich!).

O_2-Vorlage und Atmungsunterstützung:
- *Beutel-Masken-System (z. B. Laerdal) mit geschlossenem Reservoir* (Abb. 2.**4a–d**):
  - PEEP-Ventil +3 mbar,
  - O_2-Flow 5 l/min,
  - O_2-Mischer – falls vorhanden – auf 50 %,
  - Test von Maske, Dichtungsring und Schlauchsystem (s. unten),
  - Daumen plus je 1 Finger pro kg KG für adäquaten PIP,
  - Frequenz 40–60/min.
- *Beatmungsgerät an der Reanimationseinheit* (Abb. 2.**5**):
  - initial PIP (20–)25–40mbar, PEEP +3 mbar, FiO_2 50 %, Frequenz 45–50/min ($T_I : T_E$ = 0,40 s/0,9 s),
  - anschließend mit IPPV-Modus und dichtgehaltener Maske ein paar Zyklen Probelaufen lassen,
  - danach umstellen auf „manuell" und Test im manuellen Modus,
  - später Parameter dem Patienten anpassen!
- *„Blubber"* (CPAP mit Wasserschloss; Abb. 2.**6**): Ein O_2-Flow von 5 l/min erzeugt bei dicht-gehaltener Maske einen Druck von ca. 20 mbar (cmH_2O).
- *Richtige Maskengröße* (Laerdal):
  - Größe 00 bei FG < 1000 g,

- Größen 00–0/1 bis 2500 g,
- ab 2500 g Größe 0/1.

Komplettes und gerichtetes Intubationsbesteck:
- *Laryngoskop mit geradem Spatel:*
  - Spatel in den Größen (00–)0–1,
  - Lampe brennt(?),
- richtige Tubusgröße (evtl. mit Absaugadapter),
- ggf. Führungsstab für orale Intubation,
- passende (kleine oder große) Magill-Zange,
- 3 geschnittene Pflasterstreifen für Tubusfixation.

Wärmestrahler:
- initial immer auf maximal einstellen,
- bei optimalen Kreißsaalbedingungen *Strahler an Gestationsalter und rektale Temperatur anpassen*:
  - > 30 SSW $\rightarrow 38{,}5\,°C$ (bzw. Stufe 70),
  - < 30 SSW $\rightarrow 39{,}5\,°C$ (bzw. Stufe 100),
- 6–8 gewärmte Baumwollwindeln/Tücher,
- ggf. Mütze für NG-Kopf,
- Folie/Plastiktüte für FG < 1500 g.

Stoppuhr:
Ggf. Apgar-Uhr an der Reanimationseinheit vorhanden.

Blutentnahme:
BGA-Kapillare, BZ-Messgerät (z. B. Glucometer) mit passendem (noch nicht eingestecktem) Teststreifen (Verfallsdatum?). Bei Indikation aus Koffer EDTA- und Serumröhrchen (BB, CRP) sowie aerobe Blutkulturflasche (möglichst vorgewärmt, anschließend in Inkubator legen).

Ggf. periphere DTI vorbereiten:
- Venenverweilkanüle (24 G oder 26 G; z. B. Fa. Becton Dickinson oder Jelco Abocath),
- 3 Pflasterstreifen,
- 30–50 ml Glucose 10 % in 50-ml-Perfusorspritze mit Leitung; bei zu erwartender Hypovolämie des NG $\rightarrow$ 50 ml Volumen mit Leitung bei 37 °C [z. B. in Inkubator] bereithalten.
- 70%iger Alkohol bzw. Schleimhautdesinfektionsmittel und Tupfer zur Desinfektion.

Transportinkubator:
- adäquate Temperatur (zunächst auf 37 °C einstellen und mit Thermometer vergleichen s. Abb. 2.**9**),
- ausreichend O_2- und Druckluft,
- sterilisiertes und auf Leck geprüftes Beatmungsschlauchsystem,
- geeichter Oxydig.

Nabelkatheterbesteck:
- Nabelkatheter (3,5–5 Ch),
- sterile anatomische Pinzetten und Abdecktücher.

❗ Katheter-Set muss immer komplett sein, aber nur bei zu erwartender Nutzung vorbereitet werden: Füllen mit NaCl 0,9 % (später ggf. Heparinzusatz).

Medikamente:
- Verfallsdatum (?),
- ggf. Adrenalin 1 : 10.000 (Suprarenin 1 : 1000, dies nochmals 1 : 10 in NaCl 0,9 % verdünnen) in 2 1-ml-Spritzen aufziehen,
- ggf. Naloxon (Narcanti R, Naloxon Curamed 0,4 mg: 0,25 ml/kg = 0,1 mg/kg) in 1-ml-Spritze bereitlegen,
- ggf. Surfactantampulle.

Neonatologische (Intensiv-)Station mit/ohne Inkubatorplatz bereits informiert?

Lieber die Erstversorgung großzügig vorbereiten und die Ausrüstung später wieder einräumen, als im Notfall unter Zeitdruck das Notwendige suchen und aufziehen zu müssen!

Aufgabenverteilung

G. Hansmann

Während die Reanimationseinheit – falls nicht schon geschehen – gerichtet wird, sprechen sich Notarzt (Pädiater, Anästhesist oder Geburtshelfer), RA oder KS und ggf. ein weiterer Arzt ab, wer welche Aufgaben in welcher Reihenfolge übernimmt.

Helfer 1 (meist Notarzt, Pädiater oder Anästhesist bzw. Geburtshelfer)

- Kopfposition, Einsatzleitung.
  Helfer 1 steht direkt vor der Reanimationseinheit, das NG wird so auf die Reanimationseinheit gelegt, dass die Stirn zu Helfer 1 zeigt.
- Verantwortlich für:
  - klinische Beurteilung des NG,
  - Absaugen (nach Absprache auch durch Helfer 2 möglich),
  - Ventilation (Maskenbeatmung, R-CPAP, Intubation).
- Es hat sich als praktisch erwiesen, unmittelbar vor dem Absaugen mit einem Tuch (in der rechten Hand) das feuchte Gesicht des NG kurz abzuwischen und gleichzeitig mit der linken Hand den Nabelschnurpuls zu tasten (Herzaktionen/min = NS-Puls in 3 s × 20). Diese Maßnahmen dauern nicht länger als 5 s,

trocknen das Gesicht des NG, erleichtern eine u. U. später nötige Maskenbeatmung und geben mit Pulsfrequenz und -amplitude wichtige Informationen über die initiale Vitalität des NG.
- Anschließend fährt Helfer 1 mit dem Absaugen fort: Mund(-Rachen) vor Nase, tiefes Absaugen in den ersten 5 min nur bei Indikation, da Vagusreiz!

Helfer 2 (meist RA, Hebamme oder KS)

- Steht rechts von der Kopfposition am Fußende.
- Verantwortlich für:
  - Starten der Apgar-Uhr,
  - Absaugen (in Absprache mit Helfer 1)
  - Abtrocknen (Rumpf, Extremitäten, Atmungsstimulation (Rücken, Fußsohlen),
  - Reduktion des Wärmeverlusts (z.B. Tuch/Windelwechsel bei stabilem Kind nach 1. Absaugen, „Tür im Reanimationsraum bleibt geschlossen", bei VLBW-FG Folie anlegen),
  - O_2-Vorlage und weitere Stimulation,
  - Anbringen von Pulsoxymeter und EKG-Elektroden,
  - später ggf. Abnahme von kapillarer BGA und BZ,
  - u. U. Medikamentengabe,
  - Anreichen des Intubationsbestecks,
  - ggf. Herz-Druck-Massage.

Helfer 3 (meist RA, Hebamme oder KS)

- „Springerfunktion".
- Verantwortlich für:
  - Anreichen von Instrumentarium: Venenverweilkanüle, Pflasterstreifen; gespülte, kurze, flexible Leitung mit 3-Wege-Hahn; kleinere Maske o. Ä., ggf. Tubus/Intubationsbesteck (am besten von rechts durch Helfer 2),
  - Aufziehen und Anreichen von Medikamenten.

Bei VLBW- oder ELBW-FG und 2 Ärzten vor Ort, steht der 2. Arzt entweder am Fußende oder seitlich von Helfer 1 und legt rasch (d. h. während Absaugen oder Maskenbeatmung) einen peripheren Zugang, ggf. auch einen Nabelvenenkatheter. Der 2. Arzt wechselt u. U. auf die Position von Helfer 2 und führt ggf. eine Herz-Druck-Massage durch.

Klinische Beurteilung des Neugeborenen

G. Hansmann

> ! Die Evaluation des NG basiert primär auf 3 Zeichen: *Atmung, Herzfrequenz und Hautfarbe!*
> Jede Evaluation bringt nichts, solange sie keine Konsequenzen nach sich zieht:
> *Evaluation → Decision → Action !!!*
> Wer auf den Nabelarterien-pH-Wert wartet, verpasst den Zug!

Atmung

Nach initialen Atemexkursionen unmittelbar postnatal sollte das NG in den nächsten Sekunden spontan atmen, zunehmend rosig werden (erst Stamm, dann Extremitäten) und eine Herzfrequenz $> 100/\text{min}$ aufrechterhalten.

Schnappatmung, Apnoe oder Bradykardie (Hf $< 100/\text{min}$) zeigen die Indikation zur Maskenbeatmung/IPPV an (s. unten). Eine prolongierte, schwere Hypoxie führt zu anaerober Glykolyse, Hypoglykämie, Laktatazidose, peripherer Vasokonstriktion/Schock, Kardiodepression und schließlich Zelluntergang (ZNS, Myokard u. a.).

Herzfrequenz

Bestimmung durch sofortigen Griff an die Basis der Nabelschnur (alternativ: Auskultation). Eine Hf $> 100/\text{min}$ und eine respiratorische Sinusarrhythmie sind normal.

Falls Hf $< 100/\text{min}$ trotz IS-30 s Stimulation → kurz (erneut) oropharyngeal absaugen, dann Masken-IPPV und weiter nach Algorithmus (Abb. 2.**31**).

Hautkolorit

Ein völlig unbeeinträchtigtes NG hat rosige Schleimhäute ohne Sauerstoffvorlage. Eine *Akrozyanose* (Extremitäten bläulich, Stamm rosig) ist für NG i. d. R. normal, kann aber auch eine zu niedrige Umgebungstemperatur anzeigen (periphere Vasokonstriktion).

Eine *zentrale Zyanose* erkennt man an Gesicht, Stamm und Schleimhäuten. Eine *ausgeprägte Blässe* kann Anzeichen für ein reduziertes Herzminutenvolumen, eine schwere Anämie (dann sieht man auch keine Zyanose!), Infektion, Volumenmangel, Azidose oder Hypothermie sein.

Apgar-Score (Tab. 2.4)

Der Apgar-Score (Dr. Virginia Apgar, † 1974, obstetricial anesthesiologist, New York; http://www.neonatology.org/classics/apgar.html) ist eine akzeptierte Methode, um den klinischen Zustand des reifen NG als Ganzes zu quantifizieren und sein Ansprechen auf die Reanimationsbemühungen einzuschätzen.

> **!** Reanimationsmaßnahmen müssen jedoch bei Indikation nach ca. 30 s – also bereits vor Bestimmung des „1-min-Apgar" – beginnen.

Insofern wird der Apgar-Score nicht für die Entscheidung benützt, ob eine Reanimation begonnen und wann welche Reanimationsmaßnahmen ergriffen werden müssen (28). Die Entscheidung zur Reanimation beruht primär auf den Parametern Atmung, Herzfrequenz und Hautfarbe (s. oben) und richtet sich ferner – bei schwerer Unreife oder Fehlbildung – nach ethischen Gesichtspunkten (S. 138, 183 ff.).

Tabelle 2.4 Apgar-Score

	Punktzahl		
	0	1	2
Atmung	keine	langsam, unregelmäßig oder Schnappatmung	regelmäßig, ca. 40/min, Schreien
Herzfrequenz	keine	$< 100/min$	$> 100/min$
Hautkolorit	blau oder weiß	Stamm rosig, Akrozyanose	allseits rosig, keine Akrozyanose
Muskeltonus	kaum Tonus, „schlaff"	hypoton, träge Flexionsbewegungen	guter Tonus, aktive Bewegungen
Reflexirritabilität (auf Absaugen oder taktile Stimulation)	keine Reaktionen	Grimassieren	Husten/Niesen, Schreien

Der Apgar-Score dient dazu, den klinischen Zustand des reifen Neugeborenen als Ganzes zu quantifizieren und sein Ansprechen auf die Reanimationsbemühungen einzuschätzen. Er wird 1, 5 und 10 min postnatal bestimmt. Ist der „5-min-Apgar" < 7, so ist der Zustand des NG kritisch und es werden bis 20 min postnatal alle 5 Minuten weitere Apgar-Werte bestimmt und protokolliert.

> ❗ Der „5-min-Apgar" korreliert besser als der „1-min-Apgar" mit der Überlebensrate, ist aber hinsichtlich der Feststellung einer Geburtsasphyxie (Def. S. 253) und der Vorhersage des neurologischen Outcome limitiert.

Unreife (Reflexirritabilität, Muskeltonus, Atemantrieb-/exkursionen vermindert), kongenitale Fehlbildungen und applizierte Medikamente beeinflussen den „5-min-Apgar" negativ. Ein NG mit einem 5-min-Apgar-Score von 0–3 hat das höchste neonatale Mortalitätsrisiko. Für reife NG mit diesen schlechten Apgar-Werten (0–3 nach 5 min) ist die neonatale Letalität 8-mal größer als die reifer NG mit einem Nabelarterien-pH-Wert $< 7,00$ (10, 38).

> ❗ *Für reife Neugeborene gilt:*
> - Ein 1-min-Apgar-Score von 0–3 bedeutet „schwere", ein Score von 4–6 „mäßige Depression des NG".
> - Ein 1-min-Apgar-Score von 7–8 bedeutet „guter", ein Score > 8 „exzellenter Zustand des NG".
> - Der 5-min-Apgar-Score ist prognostisch hinsichtlich der Überlebensrate.
> - Ein 5-min-Apgar-Score von 10 bedeutet „fehlende Akrozyanose" – und wird daher selten erreicht.
> - Virginia Apgar schuf *ein* „scoring system" für Pädiater, Geburtshelfer, Hebammen und Anästhesisten!

CRIB-Score

Bei Risikoneugeborenen bzw. NG/FG mit einem Geburtsgewicht < 1500 g kann später auf der NIPS der CRIB-Score (Clinical Risk Index for Babys, 13) zur Abschätzung der risikoadjustierten Überlebensrate bestimmt und dokumentiert werden. Der CRIB-Score bezieht Geburtsgewicht, Gestationsalter, negativen BE, FiO_2 und angeborene Fehlbildungen mit ein (Tab. 2.**5**).

Silverman-Schema

Das Silverman-Schema (Tab. 2.**6**) dient der klinischen Einschätzung von NG/FG mit einer pulmonalen (Adaptations-)Störung in den ersten Stunden postnatal. Bei 6 oder mehr Punkten besteht die Indikation zur Intubation. Bei der Einschätzung werden darüber hinaus Atemfrequenz und -muster, Hautkolorit (Blässe, Zyanose?) und BGA hinzugezogen.
Typische Situation: Stöhnendes NG im Kinderzimmer oder noch im Kreißsaal → Intubation vor Transport?

Tabelle 2.5 CRIB-Score (Clinical Risk Index for Babys)

Musterbogen
Kind:...
geb. am:...
Gewicht:..........................SSW:........................Apgar:..
Diagnosen:...
CRIB-Score erhoben im Alter von:......................(i. d. R. 12 h p. n.)..............................
durch:...

Faktor	Score
Geburtsgewicht (g):	
> 1350 g	0
851–1350 g	1
701–850 g	4
≤ 700 g	7
Gestationsalter in Wochen:	
> 24	0
≤ 24	1
Angeborene Fehlbildungen (ausgeschlossen sind zwangsläufig letale Malformationen):	
keine	0
nicht akut lebensbedrohlich	1
akut lebensbedrohlich*	3
Maximaler BE in den ersten 12 h (mmol/l):	
positiv bis -6,9	0
-7,0 bis -9,9	1
-10,0 bis -14,9	2
-15 oder negativer	3
Minimaler FiO_2 in den ersten 12 Lebensstunden (paO_2 50–80 mmHg, SaO_2 88–95 %):	
≤ 0,40	0
0,41–0,6	2
0,61–0,90	3
0,91—1,0	4
Maximaler FiO_2 in den ersten 12 Lebensstunden (paO_2 50–80 mmHg, SaO_2 88–95 %):	
< 0,4	0
0,41–0,80	1
0,81–0,90	3
0,90—1,00	5
Summe (maximal 23)	

◁ (Forts. der Tab. 2.5) Der CRIB-Score wird bei Risikoneugeborenen bzw. NG/FG mit einem Geburtsgewicht < 1500 g (VLBW) zur Abschätzung der risikoadjustierten Überlebensrate auf der NIPS bestimmt und dokumentiert. Bei einem CRIB-Score > 10 steigt die stationäre Mortalität von $< 40\%$ auf $> 70\%$. Zur Bestimmung des CRIB-Score dürfen keine letaler Fehlbildungen wie z. B. bilaterale Nierenagenesie, Trisomie 13 oder 18, Potter-Sequenz, Anenzephalus vorliegen.
 * steht für: CoA, CHARGE, Harnstoffzyklusdefekte, Hydrops, Lungenhypoplasie, Omphalozele, polyzystische Nierendegeneration, Osteogenesis imperfecta, Prune-belly-Syndrom, Siamesische Zwillinge, ToF, VACTERL-Assoziation (13).

Tabelle 2.6 Silverman-Schema

	Punktzahl		
	0	**1**	**2**
Bewegungen des oberen Thorax	synchron zum Abdomen	verzögert	gegensinnig
Interkostale Einziehungen	keine	geringe (intermittierende)	starke
Nasenflügeln	keines	geringes (intermittierendes)	starkes
Sternale Einziehungen	keine	geringe (intermittierende)	starke
Exspiratorisches Stöhnen	keines	geringes (nur mit Stetnoskop hörbar)	starkes

Das Silverman-Schema dient der klinischen Einschätzung von NG/FG mit einer pulmonalen (Adaptations-) Störung in den ersten Stunden postnatal. 0 Punkte zeigen einen exzellenten Zustand an. Bei 6 oder mehr Punkten besteht die Indikation zur Intubation des NG. Bei der Einschätzung werden darüber hinaus Atemfrequenz und -muster, Hautkolorit (Blässe, Zyanose?) und BGA hinzugezogen.

Nabelarterien-pH-Wert

Neben der Erfassung der Vitalparameter ist der NA-pH-Wert ein weiteres Kriterium für die Beurteilung des NG. Dabei korrelieren NA-pH-Wert und Apgar-Score nur schwach miteinander (Tab. 2.7).

Tabelle 2.7 Veränderungen der arteriellen Blutgase beim gesunden reifen Neugeborenen (aus: 37)

	Bei Geburt (NA)	Nach 10 min	Nach 60 min
pH-Wert	7,24	7,21	7,33
paO_2 (mmHg)	19	50	63
$paCO_2$ (mmHg)	49	46	36
BE (mmol/l)	−7	−10	−7
Standardbicarbonat (mmol/l)	20	17	19

> ! Eine isolierte Nabelarterienazidose ohne begleitende Symptomatik oder ein isoliert niedriger 1-min-Apgar-Score von 0–3 (mit Anstieg 5 min postnatal) zeigen jeweils keine gesicherte Korrelation mit neurologischen Spätfolgen (33).

Ein NA-pH-Wert > 7,15 (7,20) gilt als physiologisch, während Werte zwischen 7,10 und 7,15 (7,20) eine leichte, zwischen 7,00 und 7,10 eine mittelgradige und unter 7,00 eine schwere Azidose anzeigen.

> ! Jeder NA-pH-Wert < 7,15 sollte innerhalb von 30 min kontrolliert werden.

Im NNAD erfolgt aus forensischen Gründen immer eine standardmäßige BGA ca. 30 min postnatal unabhängig vom Nabelarterien-pH-Wert (S. 103 ff.).

Unterschied: Primäre versus sekundäre („terminale") Apnoe
Abb. 2.**29a u. b**

Sauerstoffmangelzustände können intrauterin oder während der Geburt aus unterschiedlichen Gründen entstehen. Dabei ist die Atmung (Frequenz, Amplitude, Muster) der 1. Vitalparameter, der pathologisch wird.
Primäre Apnoe-Situation: Nach einer initialen Phase schneller Atembemühungen gelangt das NG in eine Phase mit unregelmäßiger oder fehlender Atmung, in der Absaugen, Atemstimulation (Rücken, Fußsohlen) und Sauerstoffvorlage

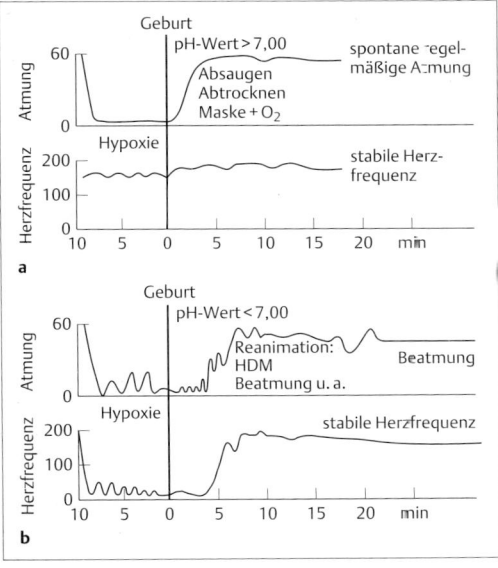

Abb. 2.29a u. b
Unterschied zwischen primärer und sekundärer („terminaler") Apnoe.
a Primäre Apnoe-Situation.
b Sekundäre („terminale") Apnoe.
Modifiziert nach Lemburg P (1999) Neonatale Hypoxie (Asphyxie), Reanimation und Folgen. In: Schöber JG, Lemburg P (Hrsg.) Erstversorgung von Risikoneugeborenen im Kreißsaal und auf dem Transport. 3. Aufl. Alete Wissenschaftlicher Dienst. (46)

meistens ausreichen, um eine suffiziente Eigenatmung wieder herzustellen (28). Außerdem:
- Hf > 80/min (meist > 100/min), 1-min-Apgar-Score 4–6, NA-pH-Wert > 7,00.
- Zerebrale Schäden sind nach rascher Erholung des NG praktisch nicht zu erwarten.

Sekundäre („terminale") Apnoe: Die Zeit zwischen letztem schnappenden Atemzug und Herzstillstand wird als Phase der sekundären bzw. „terminalen" Apnoe bezeichnet.

Ein NG kann über *2 Wege* in eine sekundäre Apnoe-Situation gelangen: *Entweder* der Sauerstoffmangel war bereits intrauterin/intrapartal so schwerwiegend, dass es mit Bradykardie/Asystolie und Apnoe geboren wird, *oder* die Hypoxie besteht nach primärer Apnoe fort und das NG gelangt nach unregelmäßigen Atembemühungen/Schnappatmung in eine sekundäre Apnoe-Situation.

Diese NG bedürfen rasch der Atemunterstützung mittels Beutel-Masken-System (vorher kurz oropharyngeal absaugen), Rachentubus und/oder (Sofort-)Intubation/IPPV. Die Entscheidung hierzu muss innerhalb der ersten 30 s fallen – also noch vor Bestimmung des 1-min-Apgar-Score. Außerdem:
- Hf < 100/min (meist < 80/min), 1-min-Apgar-Score meist 0–3, NA-pH-Wert häufig < 7,00.
- Mit Hirnödem und zerebralen Schäden muss gerechnet werden.

> Ein Neugeborenes, das unmittelbar postnatal nicht schreit oder nicht mit Atemzügen beginnt, ist höchstwahrscheinlich in einer *sekundären Apnoe-Situation* und bedarf der unverzüglichen Ventilation via Beutel-Masken-System, Rachentubus oder Intubation/IPPV. Manuelle Atemstimulation und Sauerstoffvorlage werden in dieser Situation nicht helfen (28)!

Alle Neugeborenen müssen unmittelbar postnatal anhand folgender Kriterien beurteilt werden:
- Sind Fruchtwasser und Haut des Neugeborenen frei von Mekonium?
- Wie ist die initiale Herzfrequenz?
- Atmet oder schreit das Neugeborene?
- Ist das Neugeborene überwiegend rosig?
- Hat das Neugeborene einen guten Muskeltonus/Spontanbewegungen?
- Handelt es sich um ein reifes Neugeborenes (Tab. 2.**8**)?

Tabelle 2.8 Petrussa-Index zur vereinfachten Bestimmung des Gestationsalters nach somatischen Reifezeichen. SSW = 30 + erzielte Punktzahl. Anwendbar bei Gestationsalter > 30 SSW

	Punktzahl (+ 30 = SSW)		
Reifezeichen	0	1	2
Haut	hellrot, verletzlich, dünn und transparent	rosig, fester, zunehmende Fältelung	fest, deutliche Falten, Haut-abschilferungen
Mamillen	kaum Drüsengewebe	Drüsengewebe tastbar, Mamillenhof erkennbar	Drüsenkörper und -hof palpabel, Brustdrüsen über Hautniveau
Ohr	kaum Profil, weich, kaum Knorpel	zunehmendes Profil, Knorpel in Tragus und Antitragus	ausgebildeter Helixknorpel, spontanes Rückstellphäno-men
Fußsohle	glatt, Fältelung nur im vorderen Drittel	Fältelung im vorderen und mittleren Drittel	Fältelung über die gesamte Fußsohle
Genitale	Testes noch inguinal, Labia majora < Labia minora	Testes evtl. noch inguinal, Labia majora in Höhe Labia minora	Testes im Scrotum, Labia majora > Labia minora

Erstversorgung und kardiopulmonale Reanimation des Neugeborenen (Abb. 2.30 u. 2.31)

G. Hansmann

ABCD-Regel der Notfallmedizin

A Airways? Fruchtwasser? Mekonium? Blut? $\rightarrow$ Absaugen, Esmarch-Handgriff.

B Breathing? Atemexkursionen ausreichend und seitengleich? Atemfrequenz- und -muster? $\rightarrow$ O_2-Vorlage, ggf. Maskenbeatmung, R-CPAP/-IPPV, Intubation/IPPV.

C Circulation? Check! Herzfrequenz (Nabelschnurpuls oder Herztöne)? $\rightarrow$ ggf. HDM (3 : 1).
NS-, Femoralis- oder Tibialis-posterior-Pulse? $\rightarrow$ anschließend Check ABC!

D Drugs Medikamente sind selten erforderlich (s. unten, S. 45).

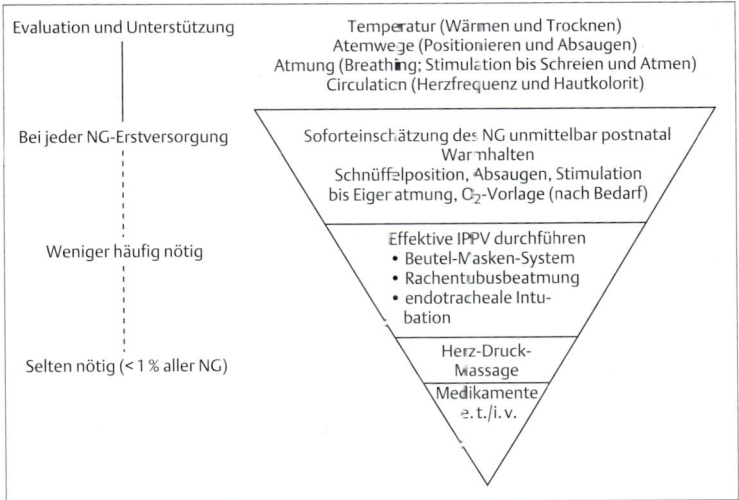

Abb. 2.30 Umgekehrte Pyramide spiegelt die Häufigkeit von ABCD-Maßnahmen während der Erstversorgung eines Neugeborenen wieder, bei dem Mekonium weder auf der Haut noch im Fruchtwasser sichtbar ist. Modifiziert nach: Kattwinkel J (2000) Neonatal Resuscitation. 4th edition American Academy of Pediatrics and American Heart Association (28).

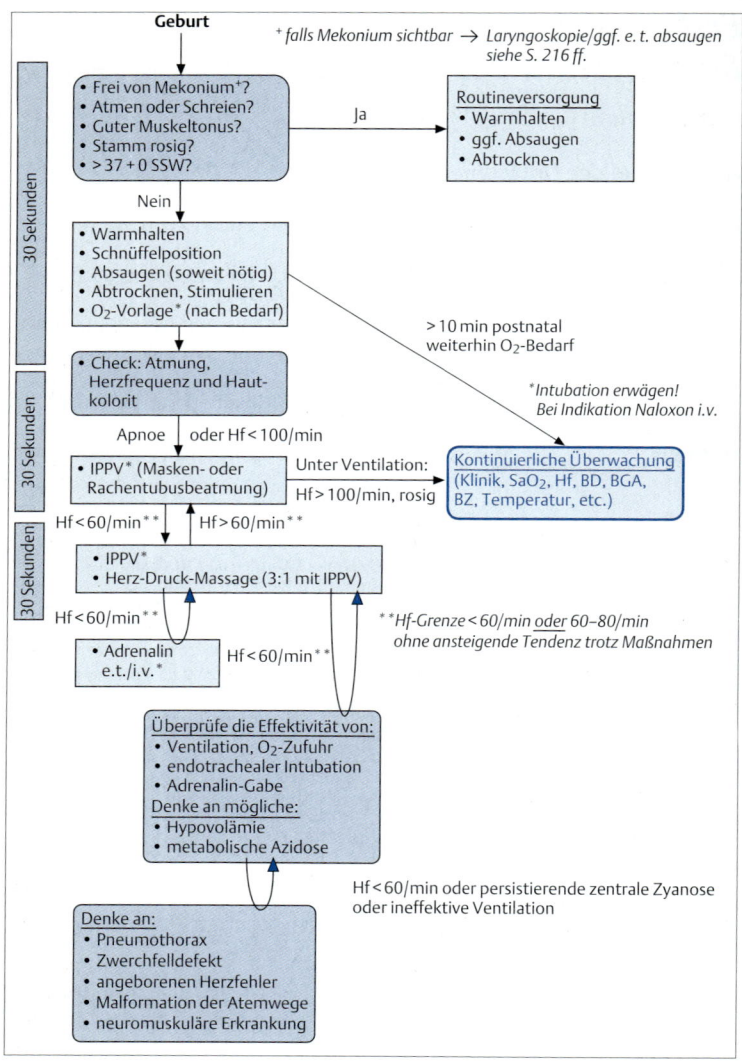

Abb. 2.31 Standard-Algorithmus für die Erstversorgung und Reanimation Neugeborener. Modifiziert nach: Niermeyer S, Kattwinkel J, Van Reempts P et al. (2000) International guidelines for neonatal resuscitation: An excerpt from the guidelines 2000 for cardiopulmonary resuscitation and emergency cardiovascular care: International consensus on science. Pediatrics 106 (3). URL: http://www.pediatrics.org/cgi/content/full/106/3/e29

Nur 10% aller NG benötigen postnatal medizinische Unterstützung. Lediglich bei 1% werden weitreichende Reanimationsmaßnahmen durchgeführt (28).

Medikamente und Volumenersatz
(Tab. 2.1)

Adrenalin 1:10.000:
- 1 ml Suprarenin 1:1000 + 9 ml NaCl 0,9%
- damit zwei 1-ml-Spritzen füllen (0,1 ml = 0,01 mg)
- davon initial 0,2 ml/kg e. t. oder 0,1 ml/kg i. v.; ggf. wiederholen, ggf. Dosis bis auf 0,3 ml/kg i. v. bzw. 0,5 ml/kg e. t. erhöhen
- maximale ED 0,3 ml/kg Adrenalin 1:10.000 i. v. (= 0,03 mg/kg i. v.; höhere ED wohl ohne Nutzen!)
- immer 5 ml NaCl 0,9% (Volumen) i. v. nachgeben

Volumentherapie:
- NaCl 0,9% oder Ringer-Lactat-Lösung
- 10(–20) ml/kg über 5–10 min (bei VLBW, ELBW über 30 min) i. v.; ggf. wiederholen oder umstellen auf Kolloidlösung

---

Laut den AAP-/AHA-/ILCOR-Guidelines (36) sind initial nur kristalloide Lösungen wie NaCl 0,9% oder Ringer-Lactat-Lösung sowie ggf. Blut (EK 0 Rh negativ) zum Volumenersatz bei NG zu verwenden! In einer Reanimationssituation werden jedoch auch Serumproteinlösung (z. B. Biseko) oder Humanalbumin 5% (Kolloide) wegen der kurzfristig effektiveren Kreislaufwirkung verwendet (S. 139ff.).

Natriumbicarbonat 8,4%:
- 1 ml = 1 mmol
- nach IPPV, Volumengabe und BGA sicher i. v. geben(!)
- erforderliches Natriumbicarbonat in mmol = (negativer BE × kg KG) : 3
- Natriumbicarbonat 1:1 in Aqua destillata verdünnen (z. B. 10 ml + 10 ml) und per DTI über 30–60–120 min i. v.
- maximale DTI-Geschwindigkeit: 0,1 mmol/kg/min = 6 mmol/kg/h (= 12 ml der 1:1-Mischung/kg/h)
- nur im absoluten Notfall – d. h. nach 10 min ineffektiver Reanimation (HDM + Adrenalingabe) und fehlendem BGA-Gerät – „blind" 2–4 ml/kg der 1:1-Mischung über 10 min i. v.

Bei Hypernatriämie ggf. Tris-Puffer (THAM) verwenden (sehr selten indiziert). Kontraindikationen für Pufferlösungen s. S. 144.

Naloxon:
- 0,1 mg/kg i. v. (selten e. t., s. c., i. m.)
- Narcanti R, Naloxon Curamed 0,4 mg (1 ml = 0,4 mg), davon 0,25 ml/kg i. v.
- NaCl 0,9 % i. v. nachgeben
- Wirkeintritt innerhalb von Sekunden bis 2 min
- Wirkdauer der 1. Naloxon-ED 10–30–60 min
- Wirk-HWZ deutlich kürzer als die der Opioide, daher ggf. ED alle 10–30–60 min wiederholen

Nicht bei heroin- oder methadonabhängigen Müttern ($\rightarrow$abruptes Entzugssyndrom) anwenden!

❗ Es gibt auch Narcanti neonatal (1 ml = 0,02 mg) im Handel: Davon müsste man nach der Dosisempfehlung der AAP/AHA/ILCOR (0,1 mg/kg/ED) 5 ml/kg e. t. (!) oder i. v. geben $\rightarrow$ Konsequenz: Narcanti R bzw. Naloxon Curamed (1 ml = 0,4 mg) in den Notfallkoffer, Narcanti neonatal raus! In der deutschen Literatur wird z. T. immer noch 0,01 mg/kg als ED empfohlen. Diese ED ist unterdosiert!

❗ In den AAP-/AHA-/ILCOR-Guidelines 2000 (36) werden nur Adrenalin, Volumenersatzmittel (NaCl 0,9 %, Ringer-Lactat-Lösung, Erythrozytenkonzentrat), Natriumbicarbonat und Naloxon zur Reanimation von NG aufgeführt!

Glucose 10 %:
- Erhaltungs-DTI: 3 ml/kg/h
- bei Hypoglykämie: 2–5 ml/kg i. v. als Bolus und anschließend doppelte Erhaltungsdosis (6 ml/kg/h) i. v.

Maximal Glucose 15 % peripher-venös geben (wenn kein Notfall, maximal 12.5 %ige Glucose-DTI peripher-venös). Bei hoch normalem oder erhöhtem BZ (z. B. bei Zustand nach Reanimation/Adrenalingabe) Glucose 5 % als Erhaltungs-DTI verwenden!

Bei unklarem Krampfanfall:
- Ggf. *Glucose 10 %* 5 ml/kg i. v.
- Ggf. *Calciumgluconat 10 %* 1 : 1 in Glucose 10 %, davon 1 ml/kg langsam über 5 min sicher i. v.
- Ggf. *Magnesium 10 %* (Magnesium-Verla 10 %, 1 ml = 0,315 mmol) 0,5 ml/kg über 5 min i. v.
- Ggf. *Phenobarbital* 10(–20) mg/kg i. v. (Cave: arterielle Hypotonie, Atemdepression! Nicht primär zur Sedierung!), 3 ml NaCl 0,9 % i. v. nachgeben. Alternativ *Diazepam* 0,5–1(–2) mg/kg i. v.; ggf. *Phenytoin* – wenn möglich erst auf der NIPS unter EKG-Kontrolle.

Bei „unzufriedenem" NG z. B. unter IPPV, Rachentubusbeatmung oder R-CPAP:
- *Diazepam* 0,25–0,5(–1) mg/kg i. v. zur Sedierung; NaCl 0,9 % i. v. nachgeben.

Bei Beatmungsproblemen, die einen sehr hohen PIP erfordern:
- *Diazepam* 0,5(–1) mg/kg i. v. zur Sedierung.
- Ggf. *Rocuronium* (Esmeron) 0,6 mg/kg i. v. (evtl. Wdh.; cave: Blutdruck!).
- Bei Indikation ggf. auch *Surfactant* 100 mg/kg e. t.

Unterschiedliche postnatale Präsentation Neugeborener

Nach dem auf S. 115 ff. Gesagten lassen sich Neugeborene unmittelbar postnatal grob in 5 Gruppen einteilen (modifiziert nach 40):

Vital-aktives, rosiges, gesund erscheinendes NG

Kl.: deutliche Atemexkursionen/Eupnoe/Atemfrequenz 40–50/min, Herzfrequenz > 100/min, Haut überwiegend rosig, adäquater Muskeltonus/bewegt alle 4 Extremitäten, 1 min-Apgar-Score 7–10, i. d. R. NA-pH-Wert > 7,2.

Management:
- *Kein mekoniumhaltiges Fruchtwasser, Haut frei von Mekonium, kein Mekonium oder Blut/dickflüssiges Sekret im oberen Respirationstrakt:*
  - Weitgehend in Ruhe lassen, Absaugen nur bei Indikation (viel Fruchtwasser pharyngeal), O_2 nach Bedarf, Abtrocknen, Warmhalten, NG der Mutter geben, 10-min-Apgar-Score, Wiegen Magen vor der 1. Fütterung sondieren, Vitamin K am 1. Lebenstag.
- *Mekoniumhaltiges Fruchtwasser und/oder Haut mekoniumbedeckt und/oder Mekonium oder Blut/dickflüssiges Sekret im oberen Respirationstrakt, NG jedoch vital-aktiv (Abb. 3.6):*
  - O_2 nach Bedarf, Larynxinspektion: Ist das NG vital-aktiv und sind bei der Larynxinspektion die oberen Luftwege frei von Mekonium, besteht keine Indikation für Intubation/IPPV, endotracheales Absaugen oder Lavage (53). Oropharyngeal absaugen, abtrocknen, warm halten, ggf. Diagnostik, NG mit SaO_2-Pulsoxymeter der Mutter geben, 10-min-Apgar-Score, Wiegen. Magen vor der 1. Fütterung sondieren, Vitamin K am 1. Lebenstag.

Apnoisches oder inadäquat atmendes NG mit guter Herzfrequenz (wahrscheinlich in primärer Apnoe-Situation)

Kl.: 1–2 min apnoisch, dann unter Stimulation Einsetzen der Schnapp-/Hechelatmung, Stamm wird rosig, Hf > 80/min (meist > 100/min), 1-min-Apgar-Score ca. 4–6, NA-pH-Wert $> 7,00$.

Management:

- *Reifes, eutrophes NG (37–42 SSW):*
  – Absaugen, Abtrocknen, Atemstimulation und O_2-Vorlage nach SaO_2, Warmhalten, ggf. Diagnostik, stabiles NG mit Pulsoxymeter der Mutter geben, 10-min-Apgar-Score, Wiegen, Vitamin K am 1. Lebenstag.
- *FG (< 37 SSW) oder SGA (GG < 10. Perzentile):*
  – Absaugen, Abtrocknen, Atemstimulation und O_2-Vorlage nach SaO_2, Warmhalten.
  – Bei FG < 30 SSW ist es umstritten, ob man diese primär intubieren (und ggf. rasch wieder extubieren) oder zunächst über Maske/IPPV oder Rachentubus beatmen soll (Surfactant indizieren?).
  – BGA und BZ ca. 30 min postnatal (ggf. früher) → wenn FG stabil, Verlegung auf Frühgeborenenstation mit Monitoring oder NIPS, Vitamin K am 1. Lebenstag.

NG mit deutlicher kardiopulmonaler Anpassungsstörung (wahrscheinlich in sekundärer Apnoe-Situation)

Vo.: 0,2–0,5 % aller Geburten.

Kl.: Apnoe, Bradykardie (Hf < 100/min, meist < 80/min ohne ansteigende Tendenz), generalisierte Zyanose oder Blässe, 1-min-Apgar-Score 0–3, häufig NA-pH-Wert $< 7,00$.

> ❗ Typischerweise werden diese NG unter Maskenbeatmung rosig bevor die Atmung einsetzt (es sei denn, sie gehören zur unten beschriebenen Problemgruppe) und die Zeit bis zum Einsetzen der Spontanatmung unter IPPV zeigt die Schwere der Geburtsasphyxie – und damit die Prognose – an (40).

Management:
Absaugen (ggf. auch endotracheal), Maskenbeatmung oder Sofortintubation (in der 1. min postnatal)/IPPV. Falls Hf < 60/min (oder 60–80/min ohne ansteigende Tendenz) → HDM und IPPV im 3 : 1-Rhythmus, ggf. jetzt Intubation; falls nach 30 s HDM und IPPV Hf < 60/min (oder 60–80/min ohne ansteigende Tendenz) → Adrenalin 1 : 10.000 0,2 ml/kg e. t., peripheren Zugang und/oder NVK legen, ggf. Adrenalin 1 : 10.000 0,1(–0,3) ml/kg i. v. (ggf. wiederholen), BGA und BZ bestimmen, nur bei Indikation Naloxon 0,1 mg/kg i. v., ggf. Volumen und Natriumbicarbonat i. v. → wenn stabil, Verlegung auf NIPS.

Totgeburt: GG > 500 g, 1-min-Apgar-Score 0 (derzeitige Definition)

Management:
- Falls *Entschluss zum Reanimationsbeginn:*
  - Absaugen (ggf. auch tracheal), Sofortintubation (in 1. min postnatal). Falls Herztöne 10 min pränatal noch registriert → 2. Arzt rufen, HDM und IPPV im 3 : 1-Rhythmus bis Hf > 60/min und ansteigend.
  - Falls nach 30 s IPPV und HDM Hf < 60/min (oder 60–80/min ohne ansteigende Tendenz) → Adrenalin 1 : 10.000 0,2 ml/kg e.t., peripheren Zugang und/oder NVK legen, BGA und BZ bestimmen, Volumen und Natriumbicarbonat i.v., ggf. erneut Adrenalin 1 : 10.000 0,1(–0,3)ml/kg i.v. → wenn stabil, Verlegung auf NIPS.
- Falls sicher keine Herztöne über mehr als 10 min präpartal registriert wurden → *keine Therapie*, s. unter „Ethische Aspekte" S. 138 ff. und 183 ff.
- Wann *Therapieabbruch?* → s. unter „Ethische Aspekte" S. 138 ff. und 183 ff.
- *Gespräch* mit den Eltern.

Problemgruppe: NG, die auf IPPV (und ggf. HDM/Adrenalin) nicht adäquat reagieren

(Tab. 2.**9**)

Mögliche Ursachen:
- *technischer Fehler* (Handling, Ausrüstung, Fehlintubation),
- *schwere Geburtsasphyxie*, d. h. Zyanose und Bradykardie auch 5–10 min postnatal (Ät.: z. B. bei bereits intrauterin bestehender Hypoxie, Blutungsanämie),
- schwer krankes NG mit *zugrunde liegender Lungenerkrankung* (Dysplasie/Zwerchfelldefekt, RDS bei ELBW-FG, Mekoniumaspiration, kongenitale Pneumonie/Sepsis, u. a.),
- *Pneumothorax* (S. 333),
- relativ lebhaftes NG, das trotz deutlicher Atemexkursionen zyanotisch (oder blass) bleibt, *DD:*
  - oberer Respirationstrakt (Choanalatresie, Pierre-Robin-Sequenz, laryngotracheale Fehlbildungen),
  - Lunge (Hypoplasie, Pleuraerguss mit ohne Hydrops, Malformation u. a.),
  - kardiovaskuläres System (z. B. zyanotischer Herzfehler),
  - sonstige extrapulmonale Ursachen (Zwerchfelldefekt, Tumoren, Hepatosplenomegalie, Aszites u. a.),
- NG, apnoisch aufgrund von *neuromuskulären oder zentralnervösen Erkrankungen* (selten) (klinisch: persistierende Apnoe und muskuläre Hypotonie bei guter Herzfrequenz [Hf > 100/min]),
- an *Opiodüberhang* denken, v. a. wenn keine Asphyxie, passende Anamnese und Klinik → bei Indikation Naloxon 0,1 mg/kg e. t./i. v.

> ❗ Keine „Übertherapie"! Medikamente – außer Sauerstoff – sind selten erforderlich!
> Grundsätzlich geht bei NG-Erstversorgung und -Transport *Qualität vor Tempo*. Allerdings sind Neugeborene v. a. durch die 5 „H" gefährdet: *Hypothermie, Hypotonie, Hypoxämie, Hyperkapnie und Hypoglykämie* (31). Zügiges, zielorientiertes Arbeiten im Kreißsaal vermindert diese „H-Risiken" und verkürzt die Einsatzdauer.

> Stabiles Kind → frühzeitiger Transportbeginn! Keine Verlegung ohne i. v. Zugang (DTI)!

Handlungsablauf einer Neugeborenen-Reanimation

- Vgl. ABCD-Regeln (s. oben), siehe Standardalgorithmus (Abb. 2.**31**).
- Falls Mekonium sichtbar: Laryngoskopie und ggf. tracheales Absaugen (S. 65 ff., 216 ff., Abb. 3.**6**).
- Bestimmung der Herzfrequenz (Nabelschnurpuls. Falls kein Puls tastbar → Herzauskultation).
- Absaugen durch Helfer 1 oder 2 (Mund-Rachen vor Nase, möglichst kein tiefes Absaugen in den ersten Minuten, da Vagusreiz!).
- Helfer 2 trocknet und stimuliert das NG (Ausnahme: dickflüssiges, verfärbtes Fruchtwasser; z. B. bei Verdacht auf Mekoniumaspiration), legt Sauerstoff vor, befestigt Pulsoxymeter und EKG-Elektroden, hält das NG warm und legt bei FG ggf. eine Isolierfolie (gegen Wärme- und Flüssigkeitsverluste) an.

Check nach 30 s

Falls Hf < 100/min oder Apnoe:
- Beatmung mittels Beutel-Masken-System (initiales Blähen zur Lungenentfaltung oft erforderlich!),
- Rachentubusbeatmung oder Sofortintubation/IPPV (s. ff.). Die Entscheidung hierzu muss postnatal innerhalb der ersten 30 s fallen – also vor Bestimmung des 1-min-Apgar-Scores.

Indikationen zur Maskenbeatmung:

- initiale Lungenblähung bei Indikation,
- respiratorische Insuffizienz (z. B. sekundäre Apnoe-Situation, RDS, Opioidüberhang),

- nach Symptomatik: Hf < 100/min, ausgeprägte Zyanose oder Blässe, muskuläre Hypotonie plus Dyspnoe,
- Überbrückung bis zur Intubation,
- zwischen Intubationsversuchen,
- Tubusobstruktion trotz trachealem Absaugen ($\rightarrow$ Tubus entfernen und Maskenbeatmung beginnen).

Kontraindikationen zur Maskenbeatmung:

- (Verdacht auf) Zwerchfellhernie,
- (Verdacht auf) Aspiration von Mekonium, zähem Sekret oder Blut,
- Bauchwanddefekte (Omphalozele, Gastroschisis),
- Ösophagusatresie,
- dringender Verdacht auf Pneumothorax.

Check nach 30 s effektiver Beatmung

Hf < 60/min oder Hf = 60–80/min ohne steigende Tendenz trotz effektiver IPPV (Masken- oder endotracheale Beatmung (36):

- Herz-Druck-Massage (HDM 3:1 mit IPPV) koordiniert mit Masken- oder endotrachealer Beatmung durchführen.
- Wird eine HDM begonnen, ist die Intubation i.d.R. der nächste Schritt (falls nicht bereits eine Sofortintubation erfolgt ist).

> **!** Die Indikation zur endotrachealen Intubation kann zu verschiedenen Zeitpunkten der Erstversorgung (Abb. 2.**31**) gestellt werden.

Indikationen zur endotrachealen Intubation:

- *Sofortintubation (in 1. min postnatal):*
  - schwer asphyktisches NG,
  - deprimiertes NG mit Mekoniumaspiration und Indikation zum endotrachealen Absaugen,
  - Verdacht auf Zwerchfelldefekt,
  - FG < 28–32 SSW und Indikation zur prophylaktischen oder frühtherapeutischen Surfactantapplikation.
- Bei *Ateminsuffizienz und Kontraindikation für Maskenbeatmung* (z. B. Zwerchfelldefekt, Gastroschisis, Omphalozele, Ösophagusatresie, Mekoniumaspiration, dringender Verdacht auf Pneumothorax).
- Wenn eine *Herz-Druck-Massage* durchgeführt wird.
- Falls *Adrenalin endotracheal* gegeben werden muss (Hf < 60/min trotz IPPV und HDM über 30 s).
- Wenn korrekt durchgeführte *Maskenbeatmung/R-IPPV* über mindestens 30 s entweder *ineffektiv* (Hf < 60/min oder 60–80/min ohne ansteigende Tendenz,

weiterhin generalisierte Zyanose oder Blässe, keine ausreichenden Thoraxexkursionen) *oder prolongiert* ist (z. B. immer wieder Apnoen bei Versuch, IPPV zu reduzieren).

- *Anhaltend hoher Sauerstoffbedarf*: bei FG > 40 %, bei reifen NG > 60 % (bzgl. Sauerstofftoxizität siehe S. 68 f. Stabiler Transport ohne endotrachealen Tubus möglich?).
- Wenn *Surfactantgabe indiziert* ist (Stabiler Transport ohne endotrachealen Tubus möglich?).
- *Respiratorische Erschöpfung* mit einem kapillaren pCO_2 > 70 mmHg, pH-Wert < 7,25 und bereits erfolgloser Versuch mit R-CPAP (BGA ca. 30 min postnatal. Typische Situation: dys- oder apnoisches NG im Kreißsaal/im Kinderzimmer vor Transportbeginn).

Während der Intubation wird mit der HDM pausiert, während die Ventilation – je nach Erfahrung des Teams – über Rachentubus fortgeführt werden kann (Abb. 2.**34**). In der Praxis wird man – falls man sich nicht zur Sofortintubation (in der 1. min) entschließt – mit der Maskenbeatmung beginnen. Ist diese ineffektiv, überprüft man kurz das eigene Handling (s. oben) und geht dann zu Rachentubusbeatmung oder Intubation über.

Entschließt man sich zur Sofortintubation (z. B. Reanimation bei so genannter „weißer Asphyxie"), beatmet man für initial 30 s mit FiO_2 1,0 (= 100 % O_2). Steigt die Herzfrequenz dann nicht über 60/min oder liegt sie bei 60–80/min ohne steigende Tendenz, sind HDM und IPPV (3 : 1) für initial 30 s angezeigt und anschließend Adrenalin e. t./i. v. zu applizieren (Abb. 2.**31**).

! *Koordination von Herz-Druck-Massage und Intubation/IPPV:*
- Während Intubation und Beatmungshüben wird mit der Herz-Druck-Massage (HDM) pausiert.
- HDM und IPPV werden im 3 : 1-Rhythmus durchgeführt.
- Die Kompressionsgeschwindigkeit entspricht einer Frequenz von 120 –150/min, durch die Pause während des Beatmungshubs („BEU-TELN") kommt man auf eine tatsächliche HDM-Frequenz von ca. 90/min.

Check nach weiteren 30 s
(Tab. 2.**9**)

Atmung, Herzfrequenz und Hautkolorit?
Hf weiter < 60/min:
- Adrenalinapplikation:
  - initial (einmalig) 0,02 mg/kg e. t. = 0,2 ml/kg Adrenalin 1 : 10.000 e. t. oder 0,01 mg/kg i. v. = 0,1 ml/kg Adrenalin 1 : 10.000 i. v. (falls Helfer 3 bereits peripher-venösen Zugang geschaffen hat).

Tabelle 2.9 Trouble Shooting während einer Neugeborenen-Reanimation

Problem	Vorabinformation/klini-sche Zeichen (Evaluation)	Erforderliche Maßnahmen *(Decision + Action)*
Mechanische Atemwegsobstruktion Blockade durch Mekonium (S. 216), Blut oder Sekret	• mekoniumhaltiges (erbsbreiartiges) oder andersartig verfärbtes/hypervis-köses Fruchtwasser, reduzierte Thoraxexkursionen	• orale Intubation und tracheales Absaugen über Tubus-Absaug-Adapter *oder* • Larynx einstellen und mit starrem Jankauer-Absauger (ggf.) endotracheal absaugen → immer oropharyngeal und gastral absaugen → ggf. nasale Intubation/IPPV, Magensonde legen → nach Intubation: ggf. (Surfactant-) Lavage (selten im NNAD)
• Choanalatresie (S. 350)	• beim Schreien rosig, in Ruhe zyanotisch	• Kopf in Schnüffelposition Guedel-Tubus oral ein-führen • ggf. orale endotra-cheale Intubation • Magensonde legen
• Malformation der pharyngealen Atemwege	• persistierende Einziehungen • kaum Lufteintritt • ggf. inspiratorischer Stridor	• Kopf (wieder) in Schnüffelposition • ggf. Esmarch-Handgriff • evtl. Seitenlage bei ausreichender Spontanatmung besser • R-CPAP oder Guedel-Tubus • ggf. endotracheale Intubation • Magensonde legen

Tabelle 2.9 Fortsetzung

Problem	Vorabinformation/klinische Zeichen (Evaluation)	Erforderliche Maßnahmen (Decision + Action)
Reduzierte Lungenfunktion • Pneumothorax	• hoher PIP war – oder ist nun – nötig • Atemgeräusch einseitig nicht – oder deutlich abgeschwächt – auskultierbar • SaO_2-Abfall • evtl. Kreislaufinsuffizienz	• Notfallpunktion zur Entlastung (4.–6. ICR, vordere Axillarlinie, oberhalb bis maximal 0,5 cm unterhalb der Intermamillarlinie, oder 2. ICR in MCL) • anschließend Drainage mit Sog (ca. –2 bis –5 bis maximal –10 cmH_2O)
• Pleuraergüsse/Aszites	• abgeschwächte Atem- und Darmgeräusche • persistierende Zyanose/Bradykardie • Oligurie bei ausgeprägtem Aszites Bei (zusätzlichem) Perikarderguss: • leise Herztöne • Einflussstauung • evtl. Tachykardie	• Pleuradrainage (4./5. ICR, mittlere bis hintere Axillarlinie) • Aszitesdrainage (bei Situs solitus im linken Unterbauch) Jeweils möglichst unter U/S-Kontrolle. Nicht mehr als 10 ml/kg Erguss manuell abziehen! Volumensubstitution, falls indiziert (wenn Volumenmangel absehbar, dann vor Drainageanlage beginnen!), später Diuretika i. v.
• kongenitaler Zwerchfelldefekt	• asymmetrische Atemgeräusche und Thoraxexkursionen • evtl. Darmgeräusche thorakal auskultierbar • eingefallenes Abdomen • persistierende Bradykardie/Zyanose	• keine Maskenbeatmung • Sofortintubation (1. Minute), FiO_2 1,0 • Magensonde legen

Tabelle 2.9 Fortsetzung

Problem	Vorabinformation/klini-sche Zeichen (Evaluation)	Erforderliche Maßnahmen (*Decision + Action*)
• Pneumonie/Sepsis	• meist abgeschwächte Atemgeräusche • eher selten feinblasige Rasselgeräusche auskultierbar (Fruchtwasser oder Infiltrat?) • persistierende Bradykardie/Zyanose/Blässe	• bei Indikation: endotracheale Intubation, dann Magensonde legen • Volumensubstitution (Kristalloide), falls indiziert • Antibiotika i. v.
Herz-Kreislauf-Depression • angeborener Herzfehler	• Zyanose/Blässe • u. U. Capillary Refill > 2 s und Pulse nicht oder nur schwach palpabel	• weitere Diagnostik, v. a. Echokardiographie, EKG, Röntgen-Thorax • bei Verdacht auf duktusabhängiges Vitium PGE ex juvantibus i. v. (*cave:* nicht bei PPHN!) • präklinisch vorsichtige Volumengabe • selten Katecholaminunterstützung (Dopamin, Dobutamin, u. U. Noradrenalin) erforderlich → Keine unreflektierte Sauerstoffgabe bei duktusabhängiger Systemperfusion! → Kein PGE bei Verdacht auf PPHN!

Tabelle 2.9 Fortsetzung

Problem	Vorabinformation/klinische Zeichen (Evaluation)	Erforderliche Maßnahmen *(Decision + Action)*
• fetale/maternale Blutung	• ausgeprägte Blässe • keine oder verzögerte Reaktion auf Reanimationsmaßnahmen	• ABCD- Maßnahmen • großzügige Volumengaben (10 ml/kg Kolloid-Boli alle 5–10 min, Gesamtmenge bis zu 50 ml/kg!) • frühzeitig EK-Transfusion (0 Rh negativ) Im hämorrhagischen Schock: 5 ml/kg über 10–15 min i. v., anschließend 5–10 ml/kg/h; bei fehlender vitaler Indikation 3 ml/kg/h i. v.
• Rhythmusstörung	• Blässe/Tachypnoe/ selten Zyanose	• ABCD- Maßnahmen • EKG-Monitoring • ggf. EKG mit Brustwandableitungen
	• Sinusbradykardie	→ i. d. R. im Rahmen einer sekundären Apnoe-Situation: (ABCD-Maßnahmen, s. oben)
	• hämodynamisch wirksamer AV-Block II. und III. Grades	• ABCD- Maßnahmen • falls Adrenalin erfolglos → Atropin 0,01–0,03 mg/kg = 0,02–0,06 ml/kg i. v.
	• supraventrikuläre Tachykardie (SVT)	• ABCD- Maßnahmen • vagale Stimulation (Eisbeutel auf die Stirn), falls erfolglos: • Adenosin-Bolus (0,1–0,2 mg/kg rasch i. v., rechter Arm) • ggf. Kardioversion (0,5–1 J/kg)

Tabelle 2.9 Fortsetzung

Problem	Vorabinformation/klini-sche Zeichen (Evaluation)	Erforderliche Maßnahmen (Decision + Action)
	• selten ventrikuläre Tachykardie (VT), relevante Extrasystolie (VES) oder Kammer-flimmern (VFib)	• ABCD- Maßnahmen • bei VT, multiplen VES: Lidocain i. v. (initial 1 mg/kg i. v., dann DTI: 1–1,5 mg/kg/h), Kar-dioversion (0,5–1 J/kg) bei VT mit schlechter Perfusion • bei VFib: Defibrillation (1. Versuch: 2 J/kg, ab 2. Versuch 4 J/kg)

> **!** Meist reicht jedoch die effektive Maskenbeatmung/IPPV über 30 s aus, um eine befriedigende Herzfrequenz (Hf > 100/min) und ein zunehmend rosi-ges Hautkolorit zu erreichen. „*The key to successful neonatal resuscitation is establishment of adequate ventilation (36)!*"
> An möglichen Opioidüberhang denken (bei Indikation → Naloxon 0,1 mg/kg i. v.), v. a. bei persistierender Apnoe trotz guter Herzfrequenz (> 100/min) und akzeptablem pH-Wert (keine Asphyxie)!

- Schaffung eines (2.) peripher-venösen Zugangs,
- ggf. Legen eines Nabelvenenkatheters,
- ggf. erneute Adrenalingabe i. v.,
- Volumenersatz,
- bei Indikation Naloxon i. v.,
- Magensonde legen,
- Glucosezufuhr nach BZ,
- (restriktive) Pufferung nach BGA!

Reanimation ohne Magenulkus

Reanimationen von Neugeborenen finden häufig in einer emotional sehr angespannten Atmosphäre statt: Die Eltern haben sich die Geburt ihres Kindes ganz anders vorgestellt und befinden sich nun Tür an Tür mit einem Notfallteam, das ihnen in der Regel nicht bekannt ist. Auch der ver-antwortliche Arzt wird sich von dieser Anspannung nicht ganz freimachen können. Ihm sei jedoch gesagt, dass die Erfolgsaussichten bei NG besser sind als in jeder anderen Altersklasse und dass NG auch unter widrigen Umständen sogar mit Raumluft (43) und – wenn überhaupt nötig – mit wenigen, in jeder Klinik vorhandenen Medikamenten (Adrenalin, NaCl 0,9 %, ggf. Natriumbicarbonat 8,4 %) effektiv reanimiert werden können. Ruhe und Übersicht bewahren, Probleme vorhersehen! Klar sagen, was man will und was nicht. Motto sollte sein: Je schlechter das Kind, desto kollegialer, direkter und unkomplizierter der Umgangston!

Ethische Aspekte

Die Frage, ob und wann keine Therapiemaßnahmen im Kreißsaal eingeleitet werden sollten, ist sehr komplex und hier kaum ausreichend zu diskutieren (S. 183). Besonders schwierig wird es, wenn der elterliche Wille nicht mit der Einschätzung des Neonatologen/NNAD übereinstimmt.

Nach den GNPI-Leitlinien (1999) (19) beginnt die Lebensfähigkeit ab 22 + 0 SSW und das Geburtsgewicht ist kein Kriterium hinsichtlich der Entscheidung, ob Reanimationsmaßnahmen begonnen werden sollen.

Nach den AAP-/AHA-/ILCOR-Guidelines ist es statthaft, eine NG-Reanimation nicht zu beginnen, bei (36):

- extremer Frühgeburtlichkeit < 23 abgeschlossenen SSW oder einem Geburtsgewicht < 400 g (S. 183),
- Anencephalie,
- bekannter Trisomie 13 oder 18.

Allerdings kann die pränatale Diagnostik unvollständig oder schlicht falsch sein. Ein Gespräch mit den Eltern ist vor aber nicht während einer Reanimationssituation zu führen. Im Zweifelsfall wird man sich immer für eine Reanimation entschließen und später mit Eltern und Neonatologen das weitere Vorgehen besprechen.

Es ist statthaft eine NG-Reanimation zu beenden, wenn:

- die Reanimation eines NG mit kardiopulmonalem Stillstand nach 30 min (AAP-/AHA-/ILCOR-Guidelines: 15 min; [36]) nicht zur Wiederherstellung eines spontanen Kreislaufs führt,
- ein soeben abgenabeltes, primär asystoles NG trotz HDM und Adrenalingabe(n) für mehr als 10 min asystol bleibt.

Auch hier gilt, dass Informationen in einer Reanimationssituation stockend fließen und nicht immer verlässlich sind. So kann z.B. ein NG nach Aussage des Ersthelfers seit 15 min asystol sein, tatsächlich wurden aber die sehr leisen Herztöne (z.B. Perikarderguss, Situs inversus) überhört und kein Puls getastet. Wenn in diesem Fall in der Zeit – vor Eintreffen des Neugeborenen-Notarztes – eine adäquate HDM/IPPV durchgeführt wurde, sind die Reanimationsaussichten (und auch das neurologische Outcome) nicht per se infaust. Die Reanimationsmaßnahmen sind dann zu optimieren und fortzuführen.

Volumenersatz und Pufferung bei Früh- und Neugeborenen

G. Hansmann

Es gibt kaum ein Thema in der neonatologischen Notfallmedizin, das immer noch so umstritten ist:
- Wann (Indikation)?
- Wieviel (5–10–20 ml/kg i. v.), wie oft wiederholen?
- Von welchem Volumenersatzmittel (kristalloid oder kolloidal?), in welcher Geschwindigkeit (Bolus, in 10–30–60–120 min)?
- Wann (Indikation), wie viel Natriumbicarbonat 8,4 % (1 ml = 1 mmol; 1 : 1 verdünnt in Aqua destillata oder Glucose 5 %), in welcher Geschwindigkeit (Bolus?, in 10–30–60–120 min?)?

Pathophysiologie

Das Herzminutenvolumen (cardiac output) wird im Wesentlichen durch die Herzfrequenz (Hauptregler beim NG), Schlagvolumen. Vorlast (preload; $\approx$ end-diastolisches Volumen des Ventrikels; vereinfacht $\approx$ intravasales Volumen) und Nachlast (afterload; $\approx$ Kombination aus vaskulärem Widerstand und intramuraler Wandspannung des Ventrikels) bestimmt.

Beim NG zeigt eine niedrige Herzfrequenz (< 100/min) eine respiratorische und/oder hämodynamische Beeinträchtigung an. Bei der Geburt ist der pulmonale Widerstand (Rp) noch hoch, während der systemarterielle Widerstand (Rs) niedrig ist und erst mit Abklemmen der Nabelschnur ansteigt.

Das Blutvolumen beträgt beim reifen NG 80–85 ml/kg, beim FG 90–100 ml/kg. Gibt man also z. B. einem reifen NG (GG ca. 3 kg) 50 ml Volumenersatz i. v., hat man bereits 1/5 seines Intravasalvolumens ersetzt (bei signifikanter Hypovolämie prozentual deutlich mehr)! Dies wird sich durch den Verdünnungseffekt auf Hämatokrit- und Hämoglobinwert auswirken (Norm: 45–60 % bzw. 14–20 g/dl). Die Sauerstoffversorgung der Gewebe hängt vom Perfusionsdruck, dem Hämoglobinwert und der Sauerstoffsättigung (Oxygenierung) ab.

Zur Schocksituation mit Kreislaufzentralisation kommt es entweder durch einen signifikanten intrauterinen Blutverlust (z. B. vorzeitige Plazentalösung, Plazentaanomalie, sehr großes Kephalhämatom, ICH, fetofetales Transfusionssyndrom) oder durch eine perinatale Hypoxie (z. B. Nabelschnurumschlingung, Plazentainsuffizienz, Low Output – z. B. bei AV-Block I.I. Grades) oder Hypovolämie – mit anschließender Vasokonstriktion, die eine Volumenverschiebung zur Plazenta hin zur Folge hat.

Ziel

Ziel einer jeden *Volumenersatztherapie* ist der Erhalt einer adäquaten Vorlast ohne Zunahme interstitieller Ödeme. Da auch bei ödematösen Patienten das zirkulierende Blutvolumen vermindert sein kann, zeigen Ödeme per se keine Flüssigkeitsüberladung an.

> In der Notfallsituation ist es äußerst schwierig zwischen Low Output bei reduzierter Pumpfunktion und hohen Füllungsdrücken auf der einen, und Low Output bei verminderter Vorlast (primärer Volumenmangel) zu unterscheiden (52).

Man wird daher bei deutlich kreislaufdeprimierten NG sowohl Volumen als auch ggf. positiv inotrope Substanzen (initial Adrenalin, anschließend Dopamin; ggf. Noradrenalin oder Dobutamin) einsetzen.

> Bei Kreislaufzentralisation und Schock (Gewebsminderperfusion, Hypoxie → v. a. Laktatazidose) erübrigt die adäquate Volumensubstitution häufig eine Puffertherapie.

Kristalloide Lösungen

NaCl 0,9 %, Ringer-Lactat-Lösung:
Kristalloide Lösungen wie NaCl 0,9 % oder Ringer-Lactat diffundieren nach kurzem intravasalen Verbleib (1/4 intravasal für 1–2 h; intravasale HWZ ca. 30 min) ins Interstitium, d. h. sie sind nur kurze Zeit kreislaufwirksam, bieten aber Vorteile im Sinne einer gleichzeitigen Elektrolytsubstitution, fehlender Anaphylaxie- und Infektionsrisiken sowie geringerer Kosten. Ringer-Lacat-Lösung hat im Vergleich zu NaCl 0,9 % den Vorteil einer geringeren Natriumbelastung. Hypoosmolare Lösungen wie Glucose 5–10 % verbleiben noch kürzer intravasal und sind allein deshalb und wegen intrazerebraler Flüssigkeitsverschiebungen auf keinen Fall zum Volumenersatz geeignet.

Serumprotein-Lösung oder Humanalbumin 5 %:
Kolloidale Lösungen wie Serumproteinlösung (z. B. Biseko) oder Humanalbumin 5 % verbleiben Stunden intravasal und haben damit kurzfristig eine stärkere blutdruckunterstützende Wirkung, können jedoch mittelfristig zur Ödementstehung beitragen, da sie ebenfalls (später) ins Interstitium gelangen und Flüssigkeit nachziehen. Dies ist v. a. für die Lunge von Bedeutung (interstitielles Lungenödem) und besonders bei gestörter Endothelfunktion mit erhöhter Gefäßpermeabilität (z. B. Sepsis/capillary leak) zu beachten. Weitere Nebenwirkungen von humanalbuminhaltigen Lösungen sind Hypokalzämie, Gerinnungs- und Thrombozytenfunktionsstörungen sowie ein erhöhtes Anaphylaxie- und Infektionsrisiko.

Wegen Thrombozytenfunktionsstörungen und des relativ hohen Anaphylaxierisikos sind Hydroxyethylstärke (HAES) und Dextranlösungen im 1. Lebensmonat (1. Lebensjahr?) kontraindiziert.

Albuminhaltige, kolloidale Lösungen (Serumproteinlösung wie Biseko oder Humanalbumin 5 %) werden in den AAP-/AHA-/ILCOR-Guidelines 2000 (36) zum initialen Volumenersatz während einer Neugeborenen-Reanimation *nicht* empfohlen (v. a. wegen des Infektionsrisikos und evtl. erhöhter Mortalität)!

Vorgehen

Falls NG peripher minderperfundiert (capillary refill > 2 s mit zyanotischem oder blass-grauem Hautkolorit, schwachen oder fehlenden Pulsen, MAD ca. 25–40 mmHg), *ansonsten aber vital* mit $SaO_2 > 70 \%$ und Hf > 100/min:
- NaCl 0,9 % oder Ringer-Lactat-Lösung:
  - 10 ml/kg über 30–60 min,
  - bei FG (v. a. mit GG < 1500 g) und nichtvitaler Indikation $\rightarrow$ 10 ml/kg über 60–120 min i. v.,
  - ggf. Kristalloidvolumen wiederholen oder bei Ineffektivität umstellen auf Kolloide wie Serumproteinlösung (z. B. Biseko) oder Humanalbumin 5 %.

! Sicher keine kolloidalen Lösungen (Serumproteinlösung, Humanalbumin) bei Verdacht auf Infektion/Sepsis verwenden (cave: Kapillarleck)!

Während einer NG-Reanimation (z. B. Schock/Bradykardie, keine Pulse, MAD < 25 mmHg bei reifem NG), Zustand nach bzw. bei zu erwartender *Blutung* (vorzeitige Plazentalösung):
- 10–20 ml/kg in 5–10 min i. v.,
- bei FG (v. a. mit GG < 1500 g) Beginn vorsichtig mit 10 ml/kg über 10–30 min i. v.,
- ggf. Volumen nach 5–10 min wiederholen
- 2 Möglichkeiten:
  - initial Kristalloidvolumen geben (36) und bei Ineffektivität umstellen auf Serumproteinlösung (z. B. Biseko) oder Humanalbumin 5 % (umstritten),
  - primär Serumproteinlösung (z. B. Biseko) oder Humanalbumin 5 % wegen der kurzfristig wirksameren BD-Stabilisierung verwenden (umstritten).

Bluttransfusion

▌ Bei Zustand nach signifikanter Blutung und initialem Hämatokritwert
● $< 35\%$ ($< 40\%$ bei zyanotischem Herzfehler; Hkt-Wert immer vor Volumengabe bestimmen!) besteht die Indikation zur Bluttransfusion, die jedoch im Kreißsaal nur selten, nämlich bei vitaler Bedrohung und Vorhandensein einer adäquat temperierten, lysinfreien (am besten gegen die Mutter gekreuzten) 0-Rhesus-negativen Konserve (EK), durchgeführt wird. Cave: Eine akute Blutung ist initial u. U. noch nicht Hkt-wirksam!

EK-Transfusionsvolumen in ml = [(erwünschter Hkt – aktueller Hkt) : Konserven-Hkt] $\times$ Blutvolumen (ml)
Konserven-Hkt: ca. 55–60 %
Blutvolumen: bei reifen NG ca. 80–85 ml/kg, bei FG ca. 90–100 ml/kg (49)

Als Faustregel gilt, dass 1 ml EK/kg den Hkt-Wert um 1 % und 3 ml EK/kg den Hb um 1 g/dl anheben. Vor einer Bluttransfusion immer Blut zur späteren kindlichen Blutgruppenbestimmung abnehmen.

Transfusionsgeschwindigkeit:
• im hämorrhagischen Schock 10 ml EK in 10–15 min i. v., anschließend 5–10 ml EK/kg/h (cave: u. a. Hyperkaliämie, Hirnblutung, Herzinsuffizienz),
• sonst 3 ml/kg/h i. v.

Bei FG wird die Indikation zur Transfusion abhängig von Lebensalter, IPPV-/FiO_2-Bedarf und vitaler Bedrohung strenger gestellt (37). Bei deutlich pathologischer Gerinnung (und fakultativen Blutungszeichen) wird auf der NIPS ggf. zusätzlich Fresh Frozen Plasma (FFP) und Thrombozytenkonzentrat gegeben.

Pufferlösungen

Der Gebrauch von Pufferlösungen wie Natriumbicarbonat 8,4 % wird – insbesondere bei FG – sehr restriktiv gehandhabt, ist aber bei einer ineffektiven NG-Reanimation (schwere Azidose setzt Katecholaminwirkung herab) und/ oder schwerer metabolischer Azidose (z. B. Sepsis, Asphyxie, HLH) sowie bei Herzfehlern (v. a.) mit duktusabhängiger Lungenperfusion bzw. „O_2-Mischung" indiziert.

▌ Prinzipiell sollte mit Natriumbicarbonat erst bei einem pH-Wert $< 7,15$
● ($< 7,20$) und einem Basendefizit von -10 (oder negativer) begonnen werden, wenn eine suffiziente Ventilation/Oxygenierung (pCO_2-Abfall, pO_2-Anstieg) und Volumengabe keine umgehende Verbesserung der BGA erbracht haben (40).

Nur in einer prolongierten Reanimationssituation ($>$ 10 min ineffektive HDM/ Adrenalingabe) und bei nichtvorhandenem BGA-Gerät ist ein „blinde Pufferung" statthaft.

Der Ausgleich der metabolischen Azidose verbessert u. a. die myokardiale Kontraktilität/Katecholaminwirkung, System- und Lungenperfusion, Zwerchfellbeweglichkeit und Surfactantsynthese und verringert die Atemarbeit.

Gefahren des Pufferns mit Natriumbicarbonat 8,4 % liegen v. a. in der Hyperosmolarität (Natrium!) und Volumenbelastung mit den Risiken von Hirnblutung (v. a. bei FG) und Hirnödem, Überpufferung, intrazellulärer Azidose, CO_2-Belastung, verschlechterter Gewebsoxygenierung, Gewebsnekrosen bei paravasaler Applikation, Hypokaliämie und Hypokalzämie (2, 15, 18, 40).

DTI-Geschwindigkeit für Natriumbicarbonat:
Für NG liegt die maximale DTI-Geschwindigkeit bei 0,1 mmol/kg/min = 6 mmol/kg/h = 12 ml der 1 : 1-Mischung/kg/h (37). Andere Autoren (U. K., USA) empfehlen bei Asphyxie deutlich raschere Natriumbicarbonatgaben mit Laufgeschwindigkeiten von 0,5 mmol Natriumbicarbonat/kg/min (40) bis sogar 1 mmol/kg/min (28). Sehr hoch! Bitte nicht nachahmen!

 Natriumbicarbonat 8,4 %
(1 ml = 1 mmol, 2000 mosm/l)
Indikation:
Pufferung erwägen bei: pH $<$ 7,15 ($<$ 7,20), niedrigem Standardbicarbonat, BE –10 mmol/l oder negativer *und* pCO_2 $<$ 60 mmHg (1. BGA in der Regel ca. 30 min postnatal, bei Reanimation früher).

> **!** Immer pH-Wert-, pCO_2-, Bicarbonat- und BE-Kontrolle unter laufender Pufferung mittels BGA!

Natriumbicarbonat-DTI/-KI *nach* effektiver Ventilation, Volumengabe und BGA sicher intravasal geben.

> **Natriumbicarbonat 8,4 %:**
> - erforderliches Natriumbicarbonat 8,4 % (1 ml = 1 mmol) in mmol = (negativer BE $\times$ kg KG) : 3
> - Natriumbicarbonat 1 : 1 in Aqua destillata oder Glucose 5 % verdünnen (z. B. 10ml + 10ml) und per DTI über (15–)30 min i. v.
> - maximale DTI-Geschwindigkeit 0,1 mmol/kg/min = 6 mmol/kg/h (= 12 ml der 1 : 1-Mischung/kg/h)
> - nur im absoluten Notfall, d. h. nach 10 min ineffekt ver Reanimation (HDM und Adrenalingabe) und fehlendem BGA-Gerät, „blind" 2–4 ml/kg der 1 : 1-Mischung über 10 min i. v.

Bei Hypernatriämie Tris-Puffer (THAM) verwenden.
Keine Pufferung bei:
- überwiegend respiratorischer Azidose (pCO_2 > 60 mmHg und BE -3 bis -9),
- metabolischer Azidose plus Hypoventilation (v. a. bei insuffizienter Spontan-atmung),
- nur kurz dauernder kardiopulmonaler Reanimation,
- Reanimation und (noch) inadäquater Ventilation und Zirkulation,
- unsicherem Venenzugang,
- Hypernatriämie, dann TRIS-Puffer (THAM 3-molar, 1 ml = 3 mmol, 3000 mosm/l) nach entsprechender Verdünnung verwenden.

TRIS-Puffer (sehr selten Indikation gegeben):
- erforderliches TRIS (3-molar) in ml = (BE × kg KG) : 10
- cave (peripherer Zugang):
- zunächst 3-molares TRIS (= THAM) 1:10 mit Aqua destillata verdünnen, dann 0,3-molare Lösung
- 0,3-molare Lösung 1:1 in Glucose 10 % verdünnen (1 ml TRIS 0,3-molar:1ml Glucose 10 %)
- anschließend periphere TRIS-DTI
- besser:
- TRIS bis maximal 3-molar mit Glucose-DTI über ZVK
- Zunächst halben Bedarf über 30 (bei Asphyxie)–60(–120) min i. v. ersetzen. (Vorteil von TRIS = THAM: kein Anstieg von pCO_2 und Natrium; NW: Volu-menbelastung, Hypoglykämie, Apnoen, Leberzellnekrosen u. a.; KI: Urämie/Anurie).

❚ „Sodium bicarbonate should be given rarely and slowly, with good venti-lation into a large vein!" (40)

Seltene Indikationen für Natriumbicarbonat:
- nachgewiesene Hyperkaliämie,
- Hypermagnesiämie,
- Intoxikation mit trizyklischen Antidepressiva.

❚ *Natriumbicarbonat* nicht mit Katecholaminen, Calcium, Magnesium, Se-rumproteinlösung (Biseko, Serumar), Humanalbumin, diversen Antibioti-ka, Aminosäuren, Fentanyl, Pancuronium, Phenobarbital, Vitamin B_1 und Vitamin B_6 zusammen laufen lassen (s. Beipackzettel)!
TRIS-Puffer (= THAM = Tris-Hydroxymethyl-Aminomethan) nicht mit Katecho-laminen, Serumproteinlösung (Biseko, Serumar), Humanalbumin, Cepha-losporinen, Vancomycin, Opiaten, Pancuronium, Tolazolin, Vitamin B_1 und Vitamin B_6 zusammen laufen lassen (s. Beipackzettel)!

Absolute und relative Verlegungsindikationen

G. Hansmann

Die folgenden Empfehlungen (modifiziert nach 21) differenzieren danach, ob eine kontinuierliche pädiatrische Betreuung in der Geburtsklinik möglich, d. h., ob ständig ein neonatologisch versierter Pädiater im Hause präsent ist oder nicht. NG, bei denen eine Verlegung nur zur Diagnostik, Beobachtung oder kurzfristigen Therapie erfolgt, sollen frühestmöglich in die Geburtsklinik zurückverlegt werden, um die Trennung von Mutter und Kind so kurz wie möglich zu halten.

Absolute Verlegungsindikationen

- Unreife ($<$ 35+0 SSW),
- fetale Wachstumsretardierung ($\leq$ 3. Perzentile),
- Atemstörungen jeglicher Genese,
- Nabelarterien-pH-Wert $<$ 7,0,
- Fehlbildungen oder Verdacht darauf zur weiteren Diagnostik und/oder Therapie,
- angeborene Stoffwechselstörungen oder Verdacht darauf,
- Hypoglykämie:
  - BZ $<$ 40 mg/dl ($<$ 2,3 mmol/l) in den ersten 24 h p. n.,
  - BZ $<$ 45 mg/dl ($<$ 2,5 mmol/l) ab 24 h p. n.,
- diabetische Fetopathie,
- Endokrinopathie oder Verdacht darauf,
- Morbus haemolyticus neonatorum,
- Polyglobulie (Hämatokritwert venös $>$ 70 %),
- Anämie (Hämatokritwert $<$ 35 %) in 1. Lebenswoche,
- Hyperbilirubinämie:
  - sichtbarer Ikterus in den ersten 24 h,
  - $>$ 20 mg/dl trotz Fototherapie beim gesunden reifen NG,
  - $>$ 17 mg/dl trotz Fototherapie beim reifen NG mit Risikofaktoren,
- Immunthrombozytopenien,
- Krampfanfälle,
- intrakranielle Blutungen und Verdacht darauf,
- Zyanose,
- Infektion und klinischer Verdacht darauf,
- Kinder drogenabhängiger Mütter.

Relative Verlegungsindikationen

Neonatologisch versierter Pädiater ist nicht 24 h/d präsent:
- Unreife (37+0 SSW $<$ GA $\geq$ 35+0 SSW),
- fetale Wachstumsretardierung (3.–10. Perzentile),
- NG von Müttern mit insulinbedürftigem Diabetes mellitus,
- Hyperbilirubinämie zur Differenzialdiagnostik und eventuellen Fototherapie,
- Polyglobulie (Hämatokritwert venös $>$ 66–70 %),
- neurologische Auffälligkeiten,
- anamnestischer Verdacht auf Infektion bis zum Ausschluss,
- Fehlbildungen mit aufgeschobener Dringlichkeit,
- Herzrhythmusstörungen,
- Ernährungsstörungen.

> Grenzwertige Verlegungsindikationen im NNAD sind sicherlich jeweils gut adaptierte FG $\geq$ 35+0 SSW oder SGA-NG (GG 3.–10. Perzentile) mit einem Geburtsgewicht zwischen 2000 und 2500 g. In diesen Fällen fällt der NNA oder Pädiater (und nicht die Hebamme) die Entscheidung aufgrund der personellen Besetzung vor Ort und anhand des Zeitabstands, bis ein Pädiater das NG routinemäßig bzw. bei klinischer Verschlechterung sehen kann. Eine regelmäßige klinische Einschätzung durch einen Pädiater muss gewährleistet sein, wenn das NG/FG in der Geburtsklinik bleibt.

Gespräch mit Mutter und Vater

G. Hansmann

Das Team, das die NG-Erstversorgung durchführt, sollte sich bei Mutter und Vater vorstellen – eine gerichtete Reanimationseinheit und ausreichend Zeit vorausgesetzt. Gleiches gilt für einen (Sekundär-)Transport eines NG. Dabei sollte man den Grund für sein Eintreffen ansprechen (z. B. Sectio, Unreife, grünes Fruchtwasser, pulmonale Adaptationsstörung, Verlegungsindikation) und dabei gleichzeitig beruhigend auf die Eltern einwirken.

Ein gut adaptiertes, spontangeborenes NG muss nicht verlegt werden, sondern gehört abgetrocknet und warmverpackt zügig auf den Bauch der Mutter – im Zweifel mit SaO_2-Pulsoxymeter unter engmaschiger Beobachtung. Ggf. spätere Kontrolle durch Pädiater.

Sind einfache Maßnahmen auf der Reanimationseinheit nötig (Absaugen, Stimulation, O_2-Vorlage; z. B. nach Sectio), sollte man den Vater zum Kind holen, wenn das Kind am Stamm rosig ist und insgesamt einen stabilen Eindruck macht.

Schwierig und anspruchsvoll (aber nötig) sind Elterngespräche bei instabilem Kind – im Extremfall nach einer Reanimation. Bereits der Erstversorgende sollte den kritischen Zustand des NG mit der nötigen Sensibilität ansprechen und betonen, dass die weiterbetreuende NIPS auf dessen Weiterbetreuung spezialisiert ist (S. 184 ff.).

> **!** Ein Gespräch mit den Eltern ist *vor* oder *nach* aber nicht während einer Reanimationssituation zu führen.
> Vor jedem NG-Transport ist der Mutter das Kind noch einmal (ggf. im Inkubator) zu zeigen. Die Eltern sind über die Verlegungsgründe und den klinischen Zustand des Kindes zu informieren!

Koordinierung des Transports und Übergabe des Patienten an die Neonatologen

G. Hansmann

Bei der Auswahl der aufnehmenden NG-Station spielt nicht nur deren medizinische Leistungsfähigkeit sondern z. B. auch die Entfernung zur Geburtsklinik und elterlichen Wohnung sowie persönliche Erfahrungen bei früheren Geburten und Verlegungen eine Rolle.

Anruf bei der neonatologischen Abteilung durch den Arzt mit Angaben über Intensiv- und Beatmungspflichtigkeit. Ist der Arzt noch mit der Erstversorgung beschäftigt, übernimmt die Hebamme diese Aufgabe. Bei Abfahrt sollte der Hebamme das NNAD-Team (ggf. erneut) ankündigen. Da man als Notarzt nicht immer sicher sein kann, ob dies tatsächlich geschieht, besteht die Möglichkeit, sich beispielsweise per Mobiltelefon kurz vor Ankunft in der Kinderklinik anzumelden.

Informationen an die Neonatologen sollten zunächst das aktuell für den Patienten Entscheidende enthalten:

- *Aktuelle Probleme* wie „Verdacht auf Pneumothorax" gehören an den Anfang ($\rightarrow$ Röntgen-Thorax und Drain sind wichtiger als die SSW!), gefolgt von Respiratoreinstellung, Tubusgröße und -marke sowie Laufgeschwindigkeiten wichtiger Infusionen (PGE, Volumen, Puffer, Katecholamine, Glucose usw.).
- Erst dann folgt die *chronologische Vorstellung*:
  - Risikofaktoren (Zeitpunkt des Blasensprungs, Infektionszeichen, Präeklampsie, usw.),
  - präpartale Medikation (Cortisonpräparat, Antibiotikatherapie),
  - Geburtszeit, -modus, -gewicht,
  - SSW,
  - Adaptation (u. a. Apgar),
  - Maßnahmen während der Erstversorgung inkl. BZ, BGA, Temperatur und ggf. Hkt-Wert sowie weitere Diagnostik (BB, CRP, Blutkultur), Komplikationen, Auffälligkeiten bei der körperlichen Untersuchung.

- Abschließend weitere *Angaben zu Mutter und Kind*: Frühere Schwangerschaften/Geburten/Aborte, Drogen- und Medikamentenkonsum, HB_S-Ag-Status sowie Blutgruppe der Mutter. Vitamin K bereits gegeben?

Dokumentation und Feedback nach Einsatzende

G. Hansmann

NG-Erstversorgung und -Verlegung werden in mehrfacher Ausfertigung (Geburtshelfer, Kinderklinik, NNAD) in einem Protokoll dokumentiert. Neben dem handschriftlichen kann ein ausführlicheres Protokoll nach Transportende auf die entsprechende NIPS nachgefaxt werden. Prinzipiell gehören alle auf S. 147 dargestellten Angaben in chronologischer Reihenfolge in ein NNAD- bzw. Kreißsaal-Protokoll. Insbesondere Apgar-Werte, NA-pH-Wert und mindestens eine BGA und ein BZ müssen mit Abnahmezeit (allein aus forensischen Gründen) im NNAD-Protokoll erscheinen. Der Original-BGA-Ausdruck sollte angeheftet werden. Zu dokumentieren sind ferner HB_S-Ag-Status und Blutgruppe der Mutter, perinatale Antibiotikaprophylaxe/Infektzeichen bei der Mutter, ggf. Lungenreifung (z. B. Celestan) und Vitamin-K-Gabe. Wird die U1 durchgeführt, so ist diese entsprechend zu dokumentieren. Hinzu kommen Alarmierungszeit, Ankunftszeit an Geburts- und Kinderklinik sowie die wichtigsten Vitalparameter im Kreißsaal, während des Transports und bei Ankunft auf der NIPS (Hf, MAD, SaO_2, BGA, BZ, rektale Temperatur; S. 406 ff.).

Anmerkungen zu Komplikationen oder Ausrüstungsmängeln (z. B. „kein funktionstüchtiges BGA-Gerät vor Ort") können in einem Extrafeld eingetragen werden.

> **Blutgase, Blutzucker, rektale Temperatur und Einsatzdauer stehen auf der Visitenkarte des NNAD!**

Nach der Erstversorgung bzw. Transportende sollten NNA und RA/KS den Einsatz noch einmal durchgehen, um Verbesserungsmöglichkeiten aufzuzeigen und den jeweiligen pathophysiologischen Hintergrund zu erklären.

Farbfotos von Früh- und Neugeborenen und deren Erstversorgung

(Abb. 2.**32**–2.**36a–c**)

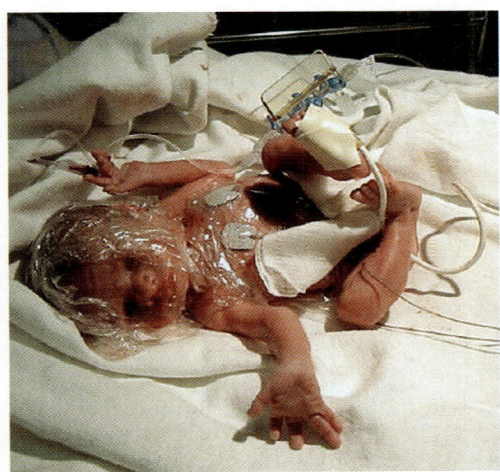

Abb. 2.**32** FG (32 + 3 SSW), rosig, gute postnatale Adaptation. Kopf und Rumpf mit Folie bedeckt, peripherer Venenzugang am linken Handrücken, Monitoring mit FG-EKG-Elektroden und Pulsoxymeter.

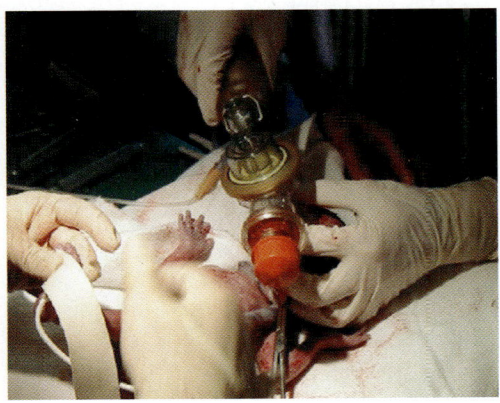

Abb. 2.**33** Maskenbeatmung eines FG mit Ateminsuffizienz, muskulärer Hypotonie und Zyanose. Anbringen einer Pulsoxymetersonde am rechten Fuß.

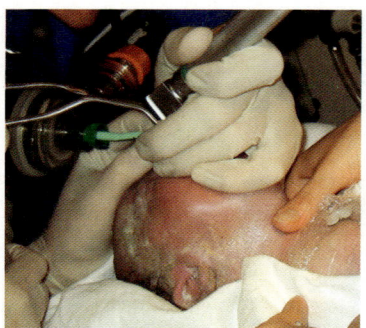

Abb. 2.34 Intubation eines reifen NG unter laufender Rachentubusbeatmung durch ein geübtes Team: Helfer 1 sichert den Tubus und beatmet, Helfer 2 drückt von außen auf den Larynx.

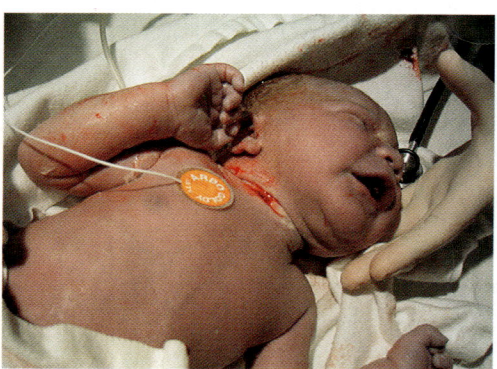

Abb. 2.35 Reifes NG mit d-TGA ohne VSD. Zentrale Zyanose im Kreißsaal, 6 h postnatal Ballonatrioseptostomie (Rashkind-Manöver) wegen flussrestriktiver Vorhoflücke erforderlich.

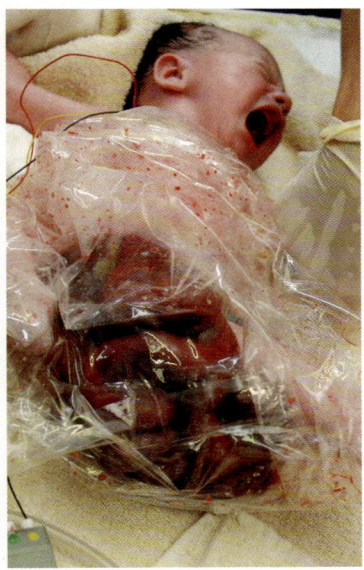

Abb. 2.36a–c Gastroschisis.
a Erstversorgung eines FG (35 + 5 SSW) nach primärer Sectio, NA-pH-Wert 7,30, Apgar 9/10/10. Beine und Rumpf bereits im OP in sterilen Plastiksack eingehüllt, keine Maskenbeatmung, kein N-CPAP. Im Verlauf elektive Intubation 10 min postnatal, Volumengabe bei arterieller Hypotonie, Operation in den ersten Lebensstunden.
b Situs unmittelbar präoperativ: Bauchwandhernie mit Eventration von gesamtem Dünndarm, Kolon und Teilen des Sigma, Darmwände massiv verdickt und z. T. fibrinbelegt, Nonrotation.
c Zustand nach Bauchhöhlenerweiterungsplastik mit 2 Gore-Tex-Patches (Schuster-Plastik).

Abb. 2.36a

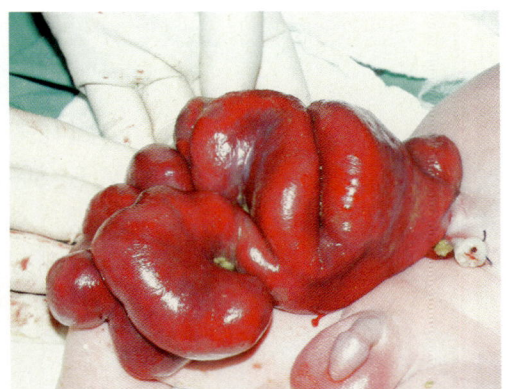

Abb. 2.36b

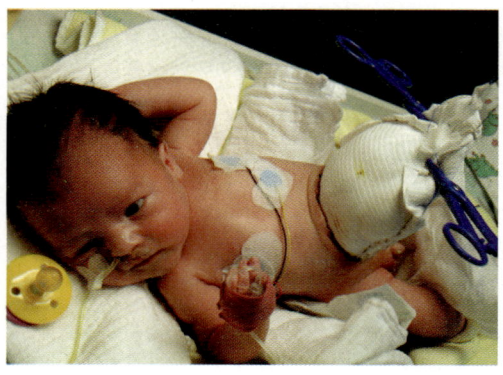

Abb. 2.36c

Wiederholungsfragen

1. Insbesondere für Geburtshelfer und Hebammen:
   Wann gehört ein Pädiater in den Kreißsaal? → S. 109 f.
2. Wiederhole die Checkliste zur Vorbereitung einer Erstversorgung. Anschließend nachschlagen → S. 110 ff.
3. Wie werden die anstehenden Aufgaben vor einer NG-Erstversorgung verteilt? → S. 113 ff.
4. Arbeitstechniken: Was sind die wichtigsten primären Maßnahmen bei der Erstversorgung eines (gering bis schwer) deprimierten NG und was muss bei deren Durchführung beachtet werden? → S. 55 ff., 123 ff., 128 ff.
5. Klinische Beurteilung des NG: Auf welchen 3 Zeichen beruht die primäre Evaluation eines NG? Wie werden diese richtig bestimmt und eingeschätzt? Worin besteht der prinzipielle Unterschied zwischen einer „primären" und „sekundären (terminalen) Apnoesituation"? Was sind die 5 Fragen, die der Erstversorgende unmittelbar nach Geburt eines Kindes beantworten muss? Wann postnatal muss die Entscheidung fallen, ob weiter reichende Reanimationsmaßnahmen begonnen werden? Inwieweit lassen der 1- und 5-min-Apgar-Score Aussagen über den Allgemeinzustand des NG zu? → S. 115 ff., 149 ff.
6. Nimmt man alle Zeichen (Vitalparameter, 1-min-Apgar-Score, NA-pH-Wert) zusammen, lassen sich NG postnatal grob in 5 Gruppen, einschließlich einer Problemgruppe, einteilen. Wie sieht jeweils das Management dieser NG aus? → S. 127 ff.
7. Durch welche 5 „H" sind NG besonders gefährdet? → S. 130.
8. Kardiopulmonale Reanimation Neugeborener: Im Kopf rekapitulieren und anschließend nachschlagen! → Algorithmus, ABCD-Regeln und Handlungsablauf (u. a.: Wann Maskenbeatmung? Wann Intubation?) einschließlich wichtigste Medikamentendosierungen. → S. 123 ff., 130 ff.
9. Was ist bei Volumenersatz und Pufferung – insbesondere bei FG – zu beachten? → S. 139 ff.
10. Wiederhole absolute und relative Verlegungsindikationen! → S. 145 ff.

■ **Literatur**

1. Allen HD, Gutgesell HP, Clark EB, Driscoll DJ (2001) Moss and Adam's heart disease in infants, childrens, and adolescents: including the fetus and the young adult. 6th edition Lippincott Williams & Wilkins, Baltimore

2. Ammari AN, Schulze KF (2002) Uses and abuses of sodium bicarbonate in the neonatal intensive care unit. Current Opinions in Pediatrics 14: 151–156

3. Ankermann T, Rankau R, Wessel R (1998) Arzneimitteltherapie und Ernährung im Kindesalter. WVG Wissenschaftliche Verlagsgesellschaft, Stuttgart

4. Auten RL, Vozzelli M, Clark RH (2001) Volutrauma. What is it, and how do we avoid it? Clin Perinatol 28: 505–515

5. Bartmann P, Roos R (2002) Erkrankungen in der Neugeborenenperiode. In: Sitzmann FC (Hrsg.) Pädiatrie. 2. Aufl. Duale Reihe/ Georg Thieme Verlag, Stuttgart, S. 71–126

6. Brugnara C & Platt OS (1998) The neonatal erythrocyte and its disorders. In: Nathan and Oskis hematology of infancy and childhood. 5th edition W. B. Saunders, Philadelphia, pp 30–31

7. Estler C (1995) Pharmakologie und Toxikologie. 4. Aufl. Schattauer, Stuttgart New York

8. Carlton DP, Cummings JJ, Scheerer RG, Poulain FR, Bland RD (1990) Lung overexpansion increases pulmonary microvascular protein permeability in young lambs. J Appl Physiol 69: 577–583

9. Carlton DP, Cho SC, Davis P, Bland RD (1994) Inflation pressure and lung vascular injury in preterm lambs. Chest 105: 115S–116S

10. Casey BM, McIntire DD, Leveno KJ (2001) The continuing value of the Apgar score for the assessment of newborn infants. New Engl J Med 344: 467–471

11. Chalubinski KM, Husslein P (1999) Normale Geburt. In: Schneider H, Husslein P, Schneider KTM (Hrsg.) Geburtshilfe. Springer-Verlag, Berlin Heidelberg, S. 569–592

12. Clark RH, Gerstmann DR, Jobe AH, Moffitt ST, Slutsky ASS, Yoder BA (2001) Lung injury in neonates: causes, strategies for prevention, and long-term consequences. J Pediatr 139: 478–486

13. Cockburn F, Cooke RWI, Gamsu HR et al. (1993) The CRIB (clinical risk index for babies) score: a tool for assessing initial neonatal risk and comparing perfomance of neonatal intensive care units. Lancet 342: 193–198

14. Cordero L, Hon EH (1971) Neonatal bradycardia following nasopharyngeal stimulation. J Pediatr 78: 441–447

15. Dixon H, Hawkins K, Stephenson T (1999) Comparison of albumin versus bicarbonate treament for neonatal metabolic acidosis. Eur J Pediat 158: 414–415

16. Dorsch A (1991) Pädiatrische Notfallsituationen. MMV Verlag München

17. Endres KH, Leopoldsberger T, Schwarzmann G, Sefrin P, Roewer N (1997) Eine Analyse von Kinder und Säuglingsbeatmungsbeuteln. Der Notarzt 13: 21–29

18. Fanconi G, Lemburg P (1999) Volumenersatz beim Früh- und Neugeborenen. In: Schöber JG, Lemburg P (Hrsg.) Erstversorgung von Risikoneugeborenen im Kreißsaal und auf dem Transport. 3. Aufl. Alete Wissenschaftlicher Dienst. S. 30–33

19. Gesellschaft für Neonatologie und Pädiatrische Intensivmedizin (1999) Leitlinie (024/019): Frühgeburt an der Grenze der Lebensfähigkeit des Kindes. http://www.uni-duesseldorf.de/WWW/AWMF/

20. Grauel L und die Vorstände der GNPI und der Deutschen Gesellschaft für Perinatale Medizin (2003) Leitlinie (024/001): Antepartaler Transport von Risikoschwangeren. http://www.uni-duesseldorf.de/WWW/AWMF/

21. Grauel L und die Vorstände der GNPI und der Deutschen Gesellschaft für Perinatale Medizin (2000) Leitlinie (024/002): Verlegung Neugeborener aus Geburtskliniken in Kinderkliniken. http://www.uni-duesseldorf.de/WWW/AWMF/

22. Guntheroth WG et al. (1983) Physiology of the circulation: fetus, neonate and child. In: Kelley VC (ed.) Practice of Pediatrics, Harper & Row, Philadelphia, vol. 8

23. Halliday HL (2001) Endotracheal intubation at birth for preventing morbidity and mortality in vigorous, meconium-stained infants born at term. Cochrane Database Syst Rev (1): CD000500

24. Hazinski MF, Zaritsky AL, Nadkarni VM et al. (2002) PALS Provider Manual. American Heart Association and American Academy of Pediatrics

25. Jobe AH (1999) The new BPD: An arrest of lung development. Pediatr Res 46: 641–643

26. Jobe AH, Bancalari E (2001) Bronchopulmonary Dysplasia. NICHD/NHLBI/ORD Workshop Summary. Am J Resp Crit Care Med 163: 1723–1729

27. Jobe AH, Kramer BW, Moss TJ et al. (2002) Decreased indicators of lung injury with continuous positive expiratory pressure in preterm lambs. Pediatr Res 52: 387–392

28. Kattwinkel J (2000) Neonatal Resuscitation. 4th edition American Academy of Pediatrics and American Heart Association, ELK Grove Village

29. Kliegman RM (2002) Fetal and neonatal medicine. In: Behrman RE, Kliegman RM (eds.) Nelson Essentials of Pediatrics. 4th edition W. B. Saunders Company, Philadelphia, pp 179–249

30. Linderkamp O (1984) Frühabnabelung oder Spätabnabelung? Gynäkologe 17: 281–288

31. Lorenz HP (1999) Apparative Ausrüstung für den Neugeborenen-Transport. In: Schöber JG, Lemburg P (Hrsg.) Erstversorgung von Risikoneugeborenen im Kreißsaal und auf dem Transport. 3. Aufl. Alete Wissenschaftlicher Dienst, S. 66–69

32. Naik ASS, Kallapur SG, Bachurski CJ, Jobe AH Michna J, Kramer BW, Ikegami M.Naik ASS (2001) Effects of ventilation with different positive end-expiratory pressures on cytokine expression in preterm lamb lung. Am J Respir Crit Care Med 164: 494–498

33. Nelson KB, Emery ES (1993) Birth asphyxia and the neonatal brain: what do we know and when do we know it? Clin Perinatol 20: 327–344

34. Nicolai T (1999) Pädiatrische Notfall- und Intensivmedizin. Springer, Berlin Heidelberg

35. Nicolai T (1999) Airwaymanagement bei Kindern in Notfallsituationen. Notfall & Rettungsmedizin 2: 212–215

36. Niermeyer S, Kattwinkel J, Van Reempts P, Nadkarni V, Phillips B, Zideman D, Azzopardi D, Berg R, Boyle D, Boyle R, Burchfield D, Carlo W, Chameides L, Denson S, Fallat M, Gerardi M, Gunn A, Hazinski MF, Keenan W, Knaebel S, Milner A, Perlman J, Saugstad OD, Schleien C, Solimano A, Speer M, Toce S, Wiswell T, Zaritsky A (2000) International guidelines for neonatal resuscitation: An excerpt from the guidelines 2000 for cardiopulmonary resuscitation and emergency cardiovascular care: International consensus on Science. Pediatrics 106 (3). URL: http://www.pediatrics.org/cgi/content/full/106/3/e29/

37. Obladen M (2002) Neugeborenenintensivpflege. 6. Aufl. Springer Verlag, Berlin Heidelberg New York

38. Papile L (2001) The Apgar score in the 21st Century. N Engl J Med 344: 519–520

39. Park MK (2002) Pediatric Cardiology for practitioners. 4th edition Mosby, St. Louis

40. Rennie JM, Roberton NRC (1999) Textbook of Neonatology. 3rd edition Churchill Livingstone, Edinburgh

41. Roos R, Proquitté H, Genzel-Boroviczény O (2000) Checkliste/Neonatologie. Das Neo-ABC. Georg Thieme Verlag, Stuttgart New York

42. Roth P, Harris MC, Vega-Rich C, Marro P (2001) Neonatology. In: Polin RA, Ditmar MF (eds.) Pediatric Secrets. 3rd edition Hanley & Belfus, Philadelphia, pp 409–465

43. Saugstad OD, Rootwelt T, Aalen O (1998) Resuscitation of aspyxiated newborn infants with room air or oxygen: An international controlled trial: The Resair 2 study. Pediatrics 102 (1). URL: http://www.pediatrics.org/cgi/content/full/102/1/e1

44. Saugstad OD (2001) Resuscitation of newborn infants with room air or oxygen. Semin Neonatol 6: 233–239

45. Saugstad OD (2001) Is oxygen more toxic than currently believed? Pediatrics 108: 1203–1205

46. Schöber JG, Lemburg P (1999) Erstversorgung von Risikoneugeborenen im Kreißsaal und auf dem Transport. 3. Aufl. Alete Wissenschaftlicher Dienst

47. Schumacher G, Hess J, Bühlmeyer K (2001) Klinische Kinderkardiologie. 3. Aufl. Springer-Verlag, Berlin Heidelberg

48. Shem S (1978) House of God. Dell Publishing, New York

49. Siberry GK, Iannone R (eds., 2000) The Harriet Lane Handbook. 15th edition Mosby, St. Louis

50. Silverman ED, Laxer RM (1997) Neonatal lupus erythematodes. Rheum Dis Clin North Am 23: 599–618

51. Stockhausen HB, Albrecht K und die Vorstände der Gesellschaft für Neonatologie und Pädiatrische Intensivmedizin, der Deutschen Gesellschaft für Perinatale Medizin und der Deutschen Gesellschaft für Gynäkologie und Geburtshilfe (2003) Leitlinie (024/005): Betreuung des gesunden Neugeborenen im Kreißsaal und während des Wochenbettes der Mutter: http://www.uni-duesseldorf.de/WWW/AWMF/

52. Tobin RT, Wetzel RC (1995) Cardiovascular Physiology and Shock. In: Nichols DG, Cameron DE, Greeley WJ, Lappe DG, Underleider RM, Wetzel RC (eds.) Cardiac intensive care in infants and children, 4th edition Mosby, St. Louis, pp 17–74

53. Vento M, Aseni M, Sastre J, Garcia-Sala F, Pallardo FV, Vina J (2001) Resuscitation with room air instead

of 100 % oxygen prevents oxidative stress in moderately asphyxiated term neonates. Pediatrics 107: 642–647

54. Wiswell TE, Gannon CM, Jacob J, Goldsmith L, Szyld E, Weiss K, Schutzman D, Cleary GM, Filipov P, Kurlat I, Caballero CL, Abassi S, Sprague D, Oltorf C, Padula M (2000) Delivery room manage-

ment of the apparently vigorous meconium-stained neonate: Results of the multicenter international collaborative trial. Pediatrics 105: 1–7

55. Zimmermann A (1999) Primäre Reanimation. In: Schneider H, Husslein P, Schneider KTM (Hrsg.) Geburtshilfe. Springer-Verlag, Berlin Heidelberg, S. 921–944

3 Klassische und seltene Szenarien im Neugeborenenalter

Erstversorgung des reifen, gesunden Neugeborenen (Spontangeburt, Sectio, VE) (Abb. 3.1)

G. Hansmann

Kl.: NG vital-aktiv, d. h.:
- deutliche, seitengleiche Atemexkursionen, Eupnoe, Atemfrequenz 40–50/min,
- $Hf > 100$/min, Stamm rasch rosig,
- adäquater Muskeltonus, NG bewegt alle 4 Extremitäten,
- i. d. R. 1-min-Apgar-Score > 6, NA-pH-Wert $> 7,20$.

Mekonium sichtbar?

Ja (eher die Ausnahme):
- *Mekoniumhaltiges Fruchtwasser und/oder Haut mekoniumbedeckt und/oder Mekonium oder Blut/dickflüssiges Sekret im oberen Respirationstrakt, NG jedoch vital-aktiv:*
  - $\rightarrow$ Management:
  - O_2-Vorlage nach Bedarf, keine initiale Maskenbeatmung,
  - Larynxinspektion: Falls NG vital-aktiv und bei Larynxinspektion obere Luftwege frei von Mekonium, dann keine Indikation für Intubation/IPPV, endotracheales Absaugen und Lavage,
  - oropharyngeal absaugen,
  - Abtrocknen, Warmhalten,
  - ggf. Diagnostik,
  - stabiles NG mit Pulsoxymeter (Hf, SaO_2) der Mutter geben,
  - 10-min-Apgar-Score bestimmen,
  - Magen vor der 1. Fütterung sondieren,
  - Wiegen,
  - Vitamin K am 1. Lebenstag.

Nein (Regelfall):
- *Kein mekoniumhaltiges Fruchtwasser, Fruchtwasser klar, Haut frei von Mekonium, kein Mekonium oder Blut/dickflüssiges Sekret im oberen Respirationstrakt, NG vital-aktiv:*
  - $\rightarrow$ Management:
  - NG weitgehend in Ruhe lassen,
  - nur Absaugen, wenn viel Fruchtwasser oropharyngeal,
  - O_2 nach Bedarf,
  - Abtrocknen, Warmhalten,
  - stabiles NG der Mutter geben, 10-min-Apgar-Score bestimmen,
  - Magen vor 1. Fütterung sondieren,
  - Wiegen,
  - Vitamin K am 1. Lebenstag.

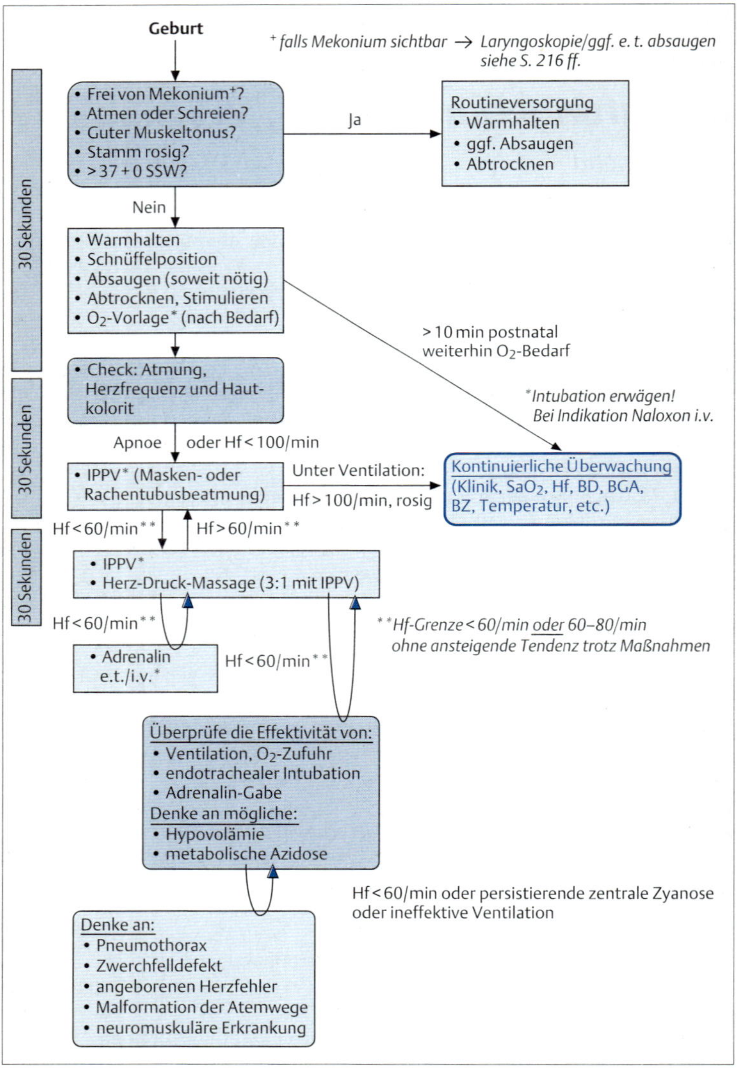

Geburt

$^+$ *falls Mekonium sichtbar* $\rightarrow$ *Laryngoskopie/ggf. e. t. absaugen*
siehe S. 216 ff.

30 Sekunden

- Frei von Mekonium$^+$?
- Atmen oder Schreien?
- Guter Muskeltonus?
- Stamm rosig?
- > 37 + 0 SSW?

Ja →

Routineversorgung
- Warmhalten
- ggf. Absaugen
- Abtrocknen

Nein ↓

- Warmhalten
- Schnüffelposition
- Absaugen (soweit nötig)
- Abtrocknen, Stimulieren
- O$_2$-Vorlage* (nach Bedarf)

> 10 min postnatal
weiterhin O$_2$-Bedarf

- Check: Atmung,
  Herzfrequenz und Haut-
  kolorit

**Intubation erwägen!*
Bei Indikation Naloxon i.v.

30 Sekunden

Apnoe | oder Hf < 100/min

- IPPV* (Masken- oder
  Rachentubusbeatmung)

Unter Ventilation:

Hf > 100/min, rosig

Kontinuierliche Überwachung
(Klinik, SaO$_2$, Hf, BD, BGA,
BZ, Temperatur, etc.)

Hf < 60/min** | Hf > 60/min**

30 Sekunden

- IPPV*
- Herz-Druck-Massage (3:1 mit IPPV)

Hf < 60/min**

- Adrenalin
  e.t./i.v.*

Hf < 60/min**

***Hf-Grenze < 60/min oder 60–80/min*
ohne ansteigende Tendenz trotz Maßnahmen

Überprüfe die Effektivität von:
- Ventilation, O$_2$-Zufuhr
- endotrachealer Intubation
- Adrenalin-Gabe
Denke an mögliche:
- Hypovolämie
- metabolische Azidose

Hf < 60/min oder persistierende zentrale Zyanose
oder ineffektive Ventilation

Denke an:
- Pneumothorax
- Zwerchfelldefekt
- angeborenen Herzfehler
- Malformation der Atemwege
- neuromuskuläre Erkrankung

◁ **Abb.** 3.1 Standard-Algorithmus für die Erstversorgung und Reanimation Neugeborener. Modifiziert nach: Niermeyer S, Kattwinkel J Van Reempts P et al. (2000) International guidelines for neonatal resuscitation: An excerpt from the guidelines 2000 for cardiopulmonary resuscitation and emergency cardiovascular care: International consensus on science. Pediatrics 106 (3). URL: http://www.pediatrics.org/cgi/content/full/106/3/e29

Allgemeine Grundsätze

Zeitpunkt und Technik des *Abnabelns* siehe S. 100 ff.

Ein vitales NG, das innerhalb der ersten 5–10 s zu schreien beginnt und dessen Fruchtwasser klar ist, muss nicht abgesaugt werden. Unnötiges *Absaugen* ist für das Kind unangenehm, kann zu Schleimhautläsionen führen und gelegentlich reflektorische Bradykardien und Apnoen verursachen (37, 177). Indikationen zum Absaugen des oberen Respirationstrakts (z. B. viel oder grünes FW, FG, Apnoe) siehe S. 65 ff.

Die *Apgar-Werte* können bestimmt werden, während das rosig werdende, klinisch unauffällige, „warm-verpackte" Kind noch auf dem Bauch der Mutter liegt. In Absprache mit der Mutter wird die Sondierung von Nase und Ösophagus (zum Ausschluss von Choanal- und Ösophagusatresie) sowie die U1 auf dem beheizten Untersuchungstisch durchgeführt.

Maskenbeatmung und Lungenblähung gehören bei einem reifen, nichtdeprimierten NG nicht zur „Standard-Erstversorgung", können jedoch u. a. nach Sectio-Entbindung und unbefriedigender Lungenentfaltung oder protrahiert stöhnenden NG indiziert sein.

Im NNAD sollten standardmäßig – also unabhängig vom NA-pH-Wert – ca. 30 min postnatal *Blutgase und Blutzucker* bestimmt werden. Gleiches gilt auch außerhalb des NNAD für jeden NA-pH-Wert $< 7,15$. Bei schlechtem klinischen Zustand des NG erfolgt die BGA-Abnahme früher und wiederholt.

Der *Hämatokritwert* (venös, arteriell) liefert z. B. bei Zustand nach Vakuumextraktion (VE) mit ausgedehntem Kephalhämatom oder vorzeitiger Plazentalösung/Blutung eine wichtige Information über das intravasale Blutvolumen.

Die *rektale Temperatur* vor Verlassen des Kreißsaals ist ein wichtiges Kriterium für die Qualität der Erstversorgung und das Outcome des NG (126, 144).

Richtwerte für gesunde, reife Neugeborene

- *Gewicht:* wenn $> 10.$ Perzentile und/oder zwischen 2800–4000 g sind gewichtsbedingte Probleme selten,
- *Temperatur:* 36,5–37,5 °C,
- *Atmung:*
  - Af 30–60/min,
  - Atmung ruhig oder Schreiatmung,
  - seitengleiches Atemgeräusch bei befriedigender Lungenentfaltung, oft basal noch feuchte Rasselgeräusche auskultierbar,

- *Herz:*
  - Hf 100–160/min,
  - respiratorische Arrhythmie,
- *Pulse:* alle tastbar, keine Pulsdifferenz zwischen den Extremitäten,
- *Blutdruck:* MAD (mmHg) > SSW ($\rightarrow$ Abb. 5.**3**),
- *Haut:*
  - Kolorit rosig (d. h. nicht grau, nicht blass, nicht marmoriert),
  - peripher ggf. gering zyanotisch,
  - warm,
  - Rekapillarisierungszeit (capillary refill) < 2 s,
- *Muskeltonus:*
  - Beugetonus kräftig,
  - Spontanbewegungen seitengleich (Klavikulafraktur?),
- *Reflexe:* Saugreflex vorhanden,
- *kapilläre BGA aus der gut perfundierten Ferse (keine Akrozyanose!) ca. 30 min postnatal:*
  - pCO_2: 35–45 ($\pm$ 5) mmHg,
  - pO_2: $\geq$ 40 mmHg,
  - pH-Wert: > 7,30 ($\pm$ 0,05),
  - Standardbicarbonat: $\geq$ 19 mmol/l,
  - BE: -9 bis +3 mmol/l,
- *SaO$_2$:* 90–96 % am Pulsoxymeter,
- *Blutbild:*
  - Hkt-Wert: 45–60 %,
  - Hb-Wert: 16–20 g/dl,
  - Leukozyten: 8000–30 000/µl (Stabkernige: Tag 1: 15 %, Tag 2: 10 %, Tag 3: 5 %; I : T-Quotient: ab Tag 2: < 0,2 [unreife Neutrophile : gesamte Neutrophile]),
  - Thrombozyten (125 000)–150 000–400 000/µl,
- *Bilirubin:*
  - gesamt: < 7 mg/dl (< 120 µmol/l) in ersten 24 h p. n., anschließend < 15 mg/dl (< 256 µmol/l),
  - konjugiert: < 1,5 mg/dl (< 26 µmol/l),
- *Gerinnung:*
  - PTT: ca. 35–65 s,
  - Quick-Wert: ca. 50–100 %,
  - Prothrombinzeit: ca. 13–20 s,
  - Fibrinogen: ca. 170–375 mg/dl,
  - AT III: ca. 38–62 %,
  - D-Dimere: < 100 ng/ml (Normwerte für NG/FG?).

Bei einem Hkt-Wert > 55 % kann es aufgrund einer zu starken Citratverdünnung des Plasmas zu verfälschten Laborergebnissen kommen.

- *Lactat:* < 2 mmol/l (< 18 mg/dl),
- *Blutzuckergrenzen für NG und FG (nicht evidenzbasiert):*
  - 0.–24. h p. n.: minimal 40 mg/dl ($> 2,2$ mmol/l),
  - > 24 h p. n.: minimal 45 mg/dl ($> 2,5$ mmol/l),
  - noch tolerabel bis 150 mg/dl (8,2 mmol/l).

Der Dextrostix (z. B. Glucometer, Fa. Bayer) gibt nur Anhaltswerte. Im unteren Bereich sind falsch zu hohe Messergebnisse häufig!
Im NNAD hat sich bei zu verlegenden NG/FG mit BZ-Werten < 45 mg/dl folgendes Vorgehen bewährt: 2–5ml Glucose 10 %/kg langsam i. v. (notfalls auch 15 %ige Glucoselösung i. v.). BZ erneut kontrollieren und während des Transports das Doppelte des üblichen Erhaltungsbedarfs (d. h. hier 6 ml Glucose 10 %/kg/h i. v.) substituieren.

- *Elektrolyte:*
  - Natrium: 135–145 mmol/l,
  - Kalium: 4–5,5 mmol/l,
  - Calcium (gesamt): 2,3–2,6 mmol/l,
  - Phosphat (anorganisches): 1,6–3,1 mmol/l (4,8–9,5 mg/dl),
  - Magnesium: 0,67–0,97(–1,5) mmol/l,
- *Eiweiß:*
  - Gesamteiweiß: 4,6–6,8 g/dl,
  - Albumin: 3,2–4,5 g/dl,
- *Urinausscheidung:*
  - 1./2. Tag: 0,3–0,5 ml/kg/h,
  - ab 2. Tag: 1–3 ml/kg/h,
  - spezifisches Gewicht: bis 1,015 g/ml.

Erstversorgung des Frühgeborenen (>1500 g) und mäßig deprimierten Neugeborenen (Abb. 3.2)

G. Hansmann

Kl.: Apnoisches oder inadäquat atmendes NG mit initialer Hf $> 80-100$/min, wahrscheinlich in primärer Apnoe-Situation:
- Hautkolorit blass oder zyanotisch,
- NA-pH-Wert $> 7,00$,
- 1-min-Apgar-Score 4–6.

Verlauf:
- 1–2 min apnoisch oder unzureichend atmend,
- unter Stimulation und O_2-Vorlage Einsetzen der Atmung,
- Hf ansteigend > 100/min,
- Stamm wird rosig.

Mekonium sichtbar?

Ja:

Mekoniumhaltiges Fruchtwasser und/oder Haut mekoniumbedeckt und/oder Mekonium oder Blut/dickflüssiges Sekret im oberen Respirationstrakt, NG jedoch vitalaktiv:

$\rightarrow$ Management siehe S. 216 ff.

- *Mekonium vorhanden und NG deprimiert:*

   $\rightarrow$ Management siehe S. 216 ff. „Mekoniumaspiration" bzw. S. 65 ff. „Absaugen".

Nein: Siehe unten.

Geschätztes Gestationsalter?
- *Reife NG (37–42 SSW)*
   $\rightarrow$ Management:
   – Absaugen,
   – Abtrocknen, Warmhalten,
   – Atemstimulation, O_2-Vorlage und CPAP je nach SaO_2 und Atemmuster,
   – abhängig von GG, BZ, AZ, Transportindikation: peripherer Venenzugang,
   – ggf. Diagnostik: BGA, BZ, Hkt-Wert/BB, CRP, Blutkultur, Abstriche ($\rightarrow$ NIPS),

Abb. 3.2 Algorithmus für die Erstversorgung und Reanimation des Frühgeborenen $\triangleright$ > 1500 g und mäßig deprimierten Neugeborenen. Modifiziert nach: Niermeyer S, Kattwinkel J, Van Reempts P et al. (2000) International guidelines for neonatal resuscitation: An excerpt from the guidelines 2000 for cardiopulmonary resuscitation and emergency cardiovascular care: International consensus on science. Pediatrics 106 (3). URL: http://www.pediatrics.org/cgi/content/full/106/3/e29

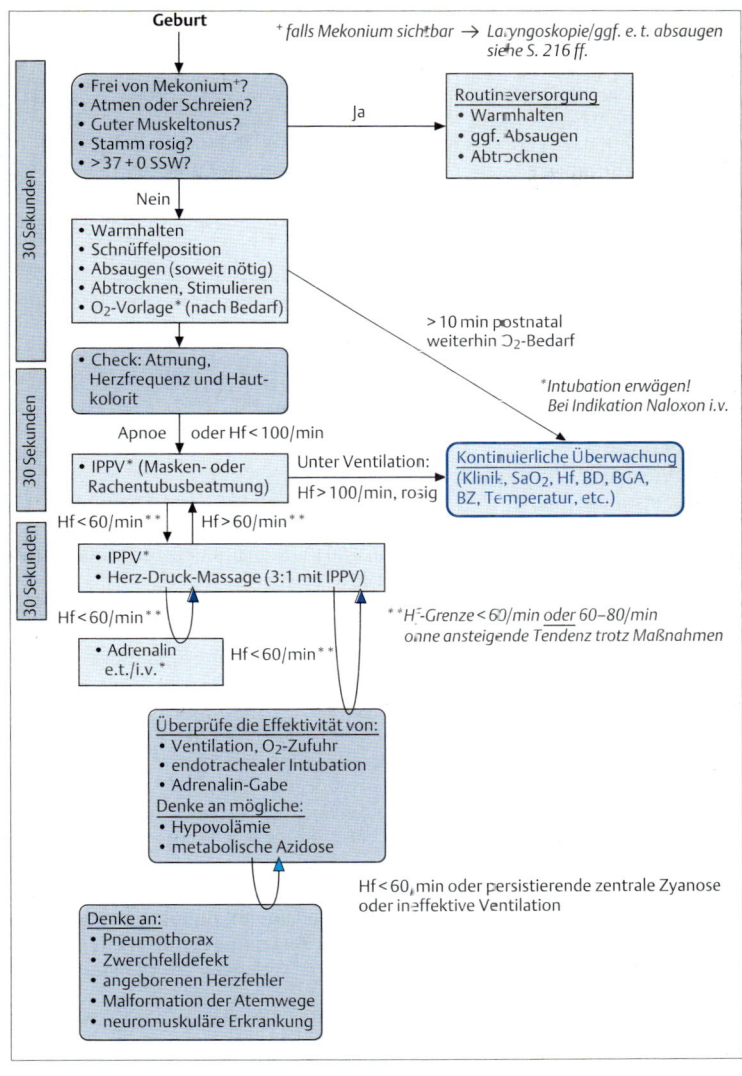

- stabiles NG mit Pulsoxymeter der Mutter geben,
- 10-min-Apgar-Score bestimmen,
- BGA und BZ ca. 30 min postnatal (ggf. früher; im NNAD obligat),
- Magen vor der 1. Fütterung sondieren,
- Wiegen,
- Vitamin K am 1. Lebenstag,
- falls Verlegungsindikation (S. 145 f.) gegeben und initial deprimiertes NG nun stabil für Transport: NG der Mutter zeigen, Eltern die Verlegung erklären, Glucose-(5–)10 %-DTI 3 ml/kg/h i. v., Verlegung auf NIPS oder Frühgeborenenstation mit Monitoring.

> **!** Zur Beurteilung von Ventilation und Oxygenierung sind nur kapilläre oder arterielle BGA geeignet!

- *FG (< 37 + 0 SSW):*
  → Management:
  - Absaugen,
  - Abtrocknen, Warmhalten,
  - Atemstimulation, O_2-Vorlage und CPAP je nach SaO_2 und Atemmuster,
  - ggf. FG-EKG-Elektroden und Folie (ab GG < 2000 g),
  - bei FG < 32 SSW siehe S. 170 ff. u. 180 ff. (Indikationen zur Maskenbeatmung und Intubation → siehe S. 130 ff. bzw. siehe unten),
  - alle FG < 35 + 0 SSW bzw. < 2000 g sollten eine DTI erhalten (zunächst: Glucose 10 % 3 ml/kg/h; bei Hypoglykämie: Glucosebolus und DTI 6 ml/kg/h; bei hochnormalen oder erhöhten BZ-Werten: Erhaltungs-DTI mit Glucose 5 %),
  - ggf. Diagnostik mit der DTI-Anlage: BGA, BZ, Hkt/BB, CRP, Blutkultur, Abstriche (→ NIPS),
  - gut adaptiertes FG mit Pulsoxymeter der Mutter geben,
  - 10-min-Apgar-Score bestimmen,
  - Magen vor der 1. Fütterung sondieren,
  - Wiegen,
  - Vitamin K am 1. Lebenstag,
  - BGA und BZ ca. 30 min postnatal (ggf. früher; im NNAD obligat),
  - falls Verlegungsindikation (S. 145 ff.) gegeben und initial deprimiertes FG nun stabil für Transport: FG der Mutter zeigen, Eltern die Verlegung erklären, Glucose-(5–)10 %-DTI 3 ml/kg/ i. v., Verlegung auf NIPS oder Frühgeborenenstation mit Monitoring,
  - auf Neugeborenen-Station/NIPS: ggf. weitere Diagnostik (Labor, Rö.-Thorax, etc.) und Therapie.

▨ *NG 30 s postnatal weiterhin deprimiert*
Kl.: Apnoe, Hf < 100/min.
→ Maskenbeatmung (Technik: S. 71 ff., Indikationen: S. 130 ff.).

Check nach 15–30 s Maskenbeatmung

Keine Erholung unter Maskenbeatmung:
- technischer Fehler? → Technik siehe S. 71 ff.,
- Rachentubusbeatmung nötig? → Technik siehe S. 76 ff.,
- Intubation und tracheale Beatmung indiziert? → Indikationen siehe S. 131 ff.,
- nach Stabilisierung des NG: Verlegung auf Intensivstation indiziert?

Erholung unter Maskenbeatmung und Sauerstoffgabe, weiterhin blass und tachypnoisch:
- Beginn mit R-CPAP im Kreißsaal,
- O_2 nur nach Bedarf (Kontrolle von SaO_2, paO_2),
- Elektroden anlegen, an Monitor anschließen, Blutgase, BZ (z.B. Dextrostix) und Temperatur,
- wenn FG stabil: Umlagerung in Inkubator
- ggf. Feuchte (abhängig vom Gestationsalter) einstellen, ggf. Folie anlegen,
- falls Pädiater vor Ort bleibt (kein Transport):
  - Überwachungsbogen anlegen und laufend beobachten (lassen),
  - sonst zügiger Transport mit NNAD in ein neonatologische Klinik,
- wenn Zustand des Kindes grenzwertig oder instabil:
  - Indikation zur Intubation prüfen,
  - rasche Verlegung auf eine NIPS.

> **!** DD: Pulmonale Adaptationsstörung versus zyanotischer Herzfehler → siehe S. 103 ff.

Erstversorgung des Früh- und Mangelgeborenen unter 1500 g Geburtsgewicht (Abb. 3.3)

A. Zimmermann

Def: VLBW (very low birthweight infant): Frühgeborenes unter 1500 g. Bei zeitgerechtem Wachstum entspricht die 1500-g-Grenze etwa einem Gestationsalter von 32 abgeschlossenen SSW.

> ❗ „Die Geburt und Versorgung eines unreifen Kindes sollte wie ein operativer Eingriff vorausgeplant und vorbereitet sein und nicht wie ein Verkehrsunfall erfolgen" (126). Ein antepartaler Transport der Schwangeren in ein Perinatalzentrum muss angestrebt werden. Falls dies nicht mehr möglich ist: Rechtzeitige Meldung an den NNAD!

Allgemeine Vorbereitungen

Allgemeine Vorbereitungen erfolgen gemäß Checkliste S. 110 ff.!

Besondere Kreißsaalvorbereitungen

▬ Wärme (S. 32 u. S. 110 ff.)
- Wärmelampe an Erstversorgungseinheit auf höchste Stufe, ggf. zusätzliche Heizkörper einschalten, Zugluft vermeiden, Ziel: Raumtemperatur 28–30°C.
- 2 warme Moltontücher als Unterlage sowie mindestens 2 weitere warme Moltontücher bereithalten.
- Zum Schutz vor Wärmeverlust durch Konvektion kann das Kind mit einer Folie abgedeckt werden: d. h. 2 Stücke abreißen und bereitlegen.
- Mütze bereitlegen.

▬ Absaugen

Siehe hierzu S. 32 f. u. S. 110 ff. Absaugkatheter Ch 8 (oder Ch 10) anstecken.

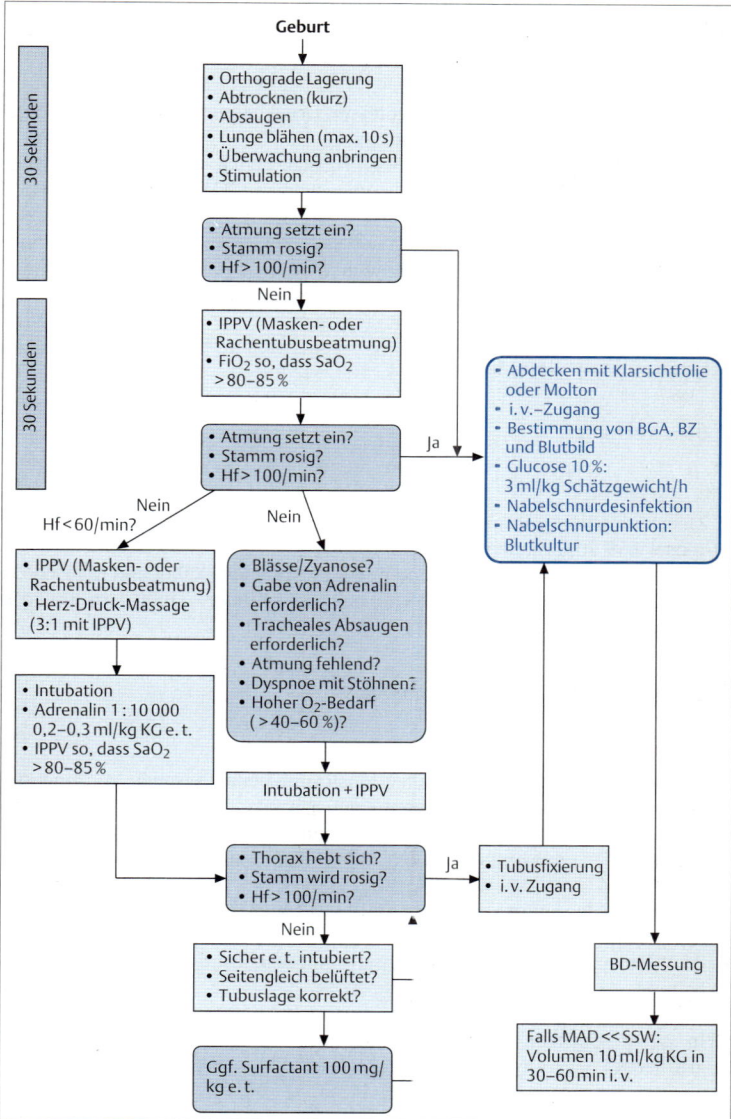

Abb. 3.3 Algorithmus für die Erstversorgung und Reanimation des Früh- und Mangelgeborenen < 1500 g Geburtsgewicht.

Atmung/Beatmung

(S. 69 ff.)

- Selbstaufblähenden Beatmungsbeutel mit Druckbegrenzung, Reservoirbeutel und kleiner Maske 0/1 bereitlegen.
- 2,0- und 2,5-ID-Tuben, kleine Magill-Zange (auch Ohrtamponade-Zange geeignet) und funktionierendes Laryngoskop mit kleinem Spatel (z. B. Fa. Miller, Größe 1) zurechtlegen.

> Um zu verhindern, dass der Spatel von der Zunge gleitet, kann ein kleiner Leukoplaststreifen längs auf der Spatelfläche angebracht werden.

- Surfactantampulle(n) bereitlegen.

Überwachung

(S. 107 f.)

- Kleine, möglichst röntgendurchlässige EKG-Elektroden verwenden (z. B. Blue Sensor BRS 50K, Fa. Medicotest).
- Zur Blutdruckmessung an Dinamap (NIBP) passendes Kabel und Manschette anschließen (Manschettengröße 1: passend für Kinder < 1000 g, sonst Größe 2 verwenden).

Venöser Zugang, DTI, Blutentnahme

(S. 92 ff.)

- Zur Hautdesinfektion mit Desinfektionslösung benetzte sowie trockene, sterile Tupfer oder Kompressen bereitlegen. Wird das hautschonendere Octenidin verwendet, ist eine Einwirkungszeit von 2 min zu beachten.
- Kleine 26-G-Venenverweilkanülen, mit NaCl 0,9 % vorgefüllte Verlängerungsleitung.
- Perfusorspritze, Infusionsleitung und 3-Wege-Hahn – gefüllt mit Glucose 10 % (DTI: 3 ml/kg/h i. v.).
- Für Blutdruckprobleme physiologische Kochsalzlösung (NaCl 0,9 %) bereithalten.
- Adrenalin 1 : 10 000 (d. h. 1 ml Suprarenin 1 : 1000 + 9 ml NaCl 0,9 %, mischen) in 2 1-ml-Spritzen bereitlegen (zumindest: Ampulle Suprarenin 1 : 1000 griffbereit).

- Zur Blutentnahme:
  - Blutgaskapillaren und Blutkulturflaschen, Serum- und 2 EDTA-Röhrchen,
  - sterile Nadel und Spritze für die sterile Entnahme einer Blutkultur aus der Nabelschnurarterie (es ist umstritten, ob eine Kontamination auch bei erfahrenem Personal häufig vorkommt).
- Komplettes Nabelkatheterset bereithalten.
- Zum Abnabeln: Plastiknabelklemme, sterile Schere und Kompressen.

Weiteres

- Rücksprache mit Hebammen der Geburtsklinik.
- Heraustragen des Kindes aus OP oder Kreißsaal in vorgewärmten Moltontüchern.
- Lagerung des Kindes auf dem Erstversorgungstisch mit dem Kopf zum Arzt.
- Blutentnahmen aus der Nabelschnur: Um dem Kind Blutentnahmen zu ersparen, können aus der Nabelschnur 2 Blutproben für die Bestimmung der kindlichen Blutgruppe und des CRP in der weiterbetreuenden Klinik entnommen, beschriftet und mitgegeben werden.
- Ist die weiterbetreuende Kinderklinik bereits informiert?

Erstversorgung des Frühgeborenen

(Abb. 3.**3**)

> ❗ Bei Geburt: Uhr anstellen. Zügig und ruhig arbeiten, Probleme vorhersehen! Wegen raschem Wärmeverlust die Türen schließen lassen!

Lagerung/Abtrocknen

- Kind schonend abtrocknen und orthograd lagern,
- bei der Lagerung auf die Nabelklemme achten, um Druckstellen zu vermeiden,
- Elektroden und Sättigungsaufnehmer anbringen,
- Mund und Rachen mit großlumigem Absauger Ch 8 oder Ch 10 absaugen,
- Kopf und Rumpf des Kindes können mit Klarsichtfolie bzw. mit warmem Moltontüchern abgedeckt werden.

Atmung/Beatmung

- Beatmungsbeutel mit kleiner Maske auf Mund und Nase aufsetzen und die Lunge des Kindes – angepasst an etwaige Eigenatmung – schonend blähen (hochfrequent mit Beutel-Masken-System; alternativ: kontrolliert mit Beatmungsgerät der Reanimationseinheit oder Blubber-System).

- Gelingt dies nicht, wird ein 2,5- oder 2,0-ID-Tubus durch die Nase in den Rachen eingeführt, bei 3–4 cm am Naseneingang gehalten und über diesen beatmet bzw. die kindliche Lunge gebläht.

> ❗ *Rachentubus?*
> Eine Maskenbeatmung kann bei sehr kleinem Gesicht häufig nicht optimal durchgeführt werden. Es wird dabei nicht selten ein unerwünschter Druck auf die Augen und ein höherer Druck auf den Kopf ausgeübt als bei der Beatmung über einen Rachentubus.
> Nach 15–30 s Maskenbeatmung mit unzureichendem Hf- und SaO_2-Anstieg sollte in Abhängigkeit vom klinischen Zustand des FG auf Rachentubusbeatmung oder Intubation/IPPV umgestellt werden.

Check nach 15–30 s

- Herzfrequenz > 100/min?
- Einsetzen der Eigenatmung?

Ja: → Siehe unten.
Nein: → Indikation zur Beatmung über Maske oder Rachentubus (→ S. 69 ff.):
- Bradykardie < 100/min,
- unzureichende Eigenatmung, Stöhnen, Einziehungen,
- Zyanose.

> Kann bei einem sehr kleinen Frühgeborenen kein Tubus durch die Nase eingeführt werden, sollte das Nasenloch mit einem Ansaugkatheter der Größe Ch 5 oder 6 abgesaugt und dadurch geweitet werden. Intermittierend kann währenddessen über die Maske oder über einen – über den Mund in den Rachen vorgeschobenen Tubus – handbeatmet werden.

Check nach 15–30 s

- Anstieg der Herzfrequenz > 100/min ?
- Atemgeräusch über der Lunge auskultierbar ?
- Einsetzen der Eigenatmung ?
- Rosiges Hautkolorit ?

Ja: → Prozedere:
- unter rückläufiger Handbeatmung weiteren Verlauf beobachten,
- peripher-venösen Zugang legen,
- 1-min- und 5-min-Apgar-Score registrieren.

Nein: d. h.: Herzfrequenz bleibt unter 100/min, unzureichende, stöhnende oder fehlende Eigenatmung, Hautkolorit blass oder zyanotisch, anhaltend hoher Sauerstoffbedarf > 40 % → Prozedere:
- Weiterführung der Beatmung – angepasst an etwaige Eigenatmung,
- Intubation indiziert(?),
- bei Herzfrequenz < 60/min: Herzdruckmassage im Verhältnis 3 : 1 zu IPPV.

> ! Nur ein kardiopulmonal stabiles Frühgeborenes sollte nichtintubiert trans-
> portiert werden. Die Indikation zur Intubation muss im NNAD großzügig
> und wesentlich häufiger gestellt werden als in einem Perinatalzentrum.

Endotracheale Intubation

(Indikationen: S. 131)

Besonderheiten bei FG < 1500 g

Die Indikation zur Intubation wird gestellt, wenn trotz Masken- oder Rachentubusbeatmung bzw. R-CPAP ein anhaltender Sauerstoffbedarf > 40 % besteht.

Bei FG < 32 SSW ist es umstritten, ob man diese primär intubieren (und ggf.
rasch wieder extubieren) oder zunächst über Maske oder Rachentubus respiratorisch unterstützen soll. Wenn man sich zunächst gegen eine Surfactantgabe
entscheidet und die Lungen ausreichend entfaltet sind, sollten Intubation und
Beatmung insbesondere bei FG < 1500 g eher vermieden (126) und stattdessen
ein R-CPAP mit adäquatem FiO_2 begonnen werden (Monitoring von arterieller
BGA und SaO_2, auf NIPS zudem $tcpO_2$, $tcpCO_2$).

- Tubuswahl $\rightarrow$ siehe Tab. 2.**2**,
- Technik der endotrachealen Intubation $\rightarrow$ siehe S. 82 ff.,
- Trouble Shooting während der endotrachealen Intubation $\rightarrow$ S. 84 ff.,
  Abb. 2.**22**.

Ziele bei FG:

- SaO_2 am Pulsoxymeter (80–) 85–92 %, ab 90 % keine O_2-Vorlage mehr,
- paO_2 bzw. $tcpO_2$ 45–70 mmHg,
- $paCO_2$ bzw. $tcpCO_2$ 40–55(–70) mmHg,
- pH-Wert ca. (7,25–)7,30–7,45,
- ggf. permissive Hyperkapnie.

**Anatomische Besonderheiten bei sehr kleinen Frühgeborenen
(VLBW, ELBW)**

Der Kehlkopf befindet sich in Relation zur HWS wesentlich höher als im
späteren Alter und ist nach vorne gekippt. $\rightarrow$ Spatel etwa parallel zum
Mundboden halten, entlang des Griffs Zug in Richtung Mundboden
ausüben und nicht hebeln!

Der Eingang in den Kehlkopf ist klein und nach kranial wallartig von der
Epiglottis begrenzt – der Eingang in den Ösophagus ist größer und hat
keine umgebende Epiglottis.

Der Kehlkopfeingang kann schwer erkennbar sein. Bei sehr kleinen
Kindern ist die Stimmritze gelegentlich nicht darstellbar.

Zur Vermeidung tiefer Hypoxien kann während des Intubationsvorgangs durch einen rechts vom Arzt stehenden, erfahrenen Helfer über den Tubus weiter handbeatmet werden. Ansonsten: Präoxygenierung mittels Handbeatmung (via Maske oder Rachentubus) und Dekonnektion des Tubus während der Larynxeinstellung.

Weitere Maßnahmen

- Tubuskontrolle und -fixation (S. 84 u. 88), weiter mit IPPV,
- BGA und BZ abnehmen (lassen),
- *falls Hf weiter < 60/min:*
  - Adrenalin 1 : 10 000: 0,2 ml/kg e. t. oder 0,1 ml/kg i. v. (S. 125),
- Legen von 1–2 peripher-venösen Zugängen (24 G, 26 G) – falls nicht bereits geschehen,
- falls keine laufende Reanimation:
  - Blutabnahme über Zugang, separate Venenpunktion oder aus der Nabel-arterie, d. h. vor dem definitiven Abnabeln aus dem distalen, bereits abge-klemmten Nabelschnuranteil steril Blutkultur abnehmen (es ist um-stritten, ob eine Kontamination auch bei erfahrenem Personal häufig vorkommt),
  - Plastiknabelklemme etwa 4–6 cm über Hautniveau anbringen, um evtl. später indizierte Katheterisierung der Nabelgefäße zu erleichtern,
- Nabelgefäßkatheter (S. 95 ff.) sollten nur bei vitaler Indikation oder sehr schlechten Venenverhältnissen im Kreißsaal gelegt werden (Gefahr der bak-teriellen Kontamination),
- *falls Hf weiter < 60/min:*
  - Adrenalin 1 : 10 000: 0,1–0,3 ml/kg i. v. = 0,01–0,03 mg/kg (S. 125),
- ggf. Volumen 10 ml/kg i. v., ggf. wiederholen (S. 139 ff.),
- sehr selten Pufferung indiziert (Indikation: s. unten, S. 139 ff.; Asphyxie: S. 253 ff.),
- Legen einer Magensonde 8 F (S. 89),
- definitiv Abnabeln und anschließend sterile Kompresse über den Nabel-stumpf legen.

❗ *Herzfrequenz anhaltend* $< 60/min$
● Fehlintubation ausschließen:
  - Laryngoskopie
  - ggf. Tubus zurückziehen und Rachen-IPPV oder Tubus entfernen und Masken-IPPV
  - anschließend erneuter Intubationsversuch
  - Falls keine Fehlintubation und kein Hf-Anstieg nach 15–30 s effektiver IPPV (s. Thoraxexkursionen):
    – Adrenalin 1 : 10 000 (d. h. 1 ml Suprarenin 1 : 1000 + 9 ml NaCl 0,9 %) 0,2(–0,3) ml/kg e. t. – u. U. noch vor Fixieren des Tubus
    – falls bereits i. v. Zugang vorhanden $\rightarrow$ Adrenalin 1 : 10 000 0,1(–0,3)ml/kg i. v.
  - *Solange Hf $< 60/min$ (oder $< 80/min$ ohne ansteigende Tendenz) $\rightarrow$ Herz-Druck-Massage 3 : 1 mit IPPV.*

DD: An Pneumothorax denken: Bei hochgradigem Verdacht $\rightarrow$ Pleurapunktion bzw. -drainage (S. 333).

Check vor Transportbeginn

- Hf $> 100/min$?
- Thorax hebt sich?
- Pulsoxymetrische SaO_2 stabil $> 85\%$?
- Haut rosig?
- Kind beginnt sich zu bewegen?
- MAD $\geq$ SSW?
- BGA akzeptabel?
- Glucose-Erhaltungs-DTI läuft? Glucose 10 % 3 ml/kg/h (Glucose 5 % verwenden bei FG/NG mit hochnormalem oder erhöhtem BZ, z. B. nach Reanimation/ Adrenalingabe).
- Ist das Kind unruhig und für den Transport eine Sedierung notwendig? Bei ausreichendem BD kann Diazepam 0,3–0,5 mg/kg i. v. verabreicht werden. Anschließende BD-Kontrolle in Ordnung?

Ja: $\rightarrow$ d. h. stabiler Zustand, Umlagern zum Transport (s. unten).
Nein:
- unzureichende Sauerstoffsättigung bzw. sehr hoher PIP $\rightarrow$ Surfactant e. t. geben (s. unten),
- unzureichender BD $\rightarrow$ Volumengabe (10 ml/kg in 30–60 min i. v.; 10 ml/kg i. v. in 10–30 min i. v., ggf. wiederholen bis MAD stabil $\geq$ SSW),
- respiratorische oder gemischte Azidose über Beatmung ausgleichen.

Surfactantsubstitution

- Eine frühzeitige Surfactantgabe an intubierte FG mit (noch) moderatem RDS (FiO_2 0,4–0,59) im Kreißsaal senkt im Vergleich zur späteren, selektiv-therapeutischen Surfactantgabe bei schwerem RDS ($FiO_2 \geq 0,6$) sowohl die Rate hochgradiger Hirnblutungen als auch die Mortalität (174).
- Die prophylaktische Surfactantgabe an *Risiko*-FG $< 30(-32)$ SSW (ohne initiale RDS-Symptomatik) in den ersten 15 Lebensminuten verbessert ihr Outcome, d. h. weniger häufig RDS, Pneumothorax und interstitielles Lungenemphysem, niedrigere BPD-Inzidenz und geringere Mortalität als bei selektiv-therapeutischer Surfactantsubstitution bei manifestem RDS („rescue administration") (169). Insbesondere FG < 28 SSW scheinen von dieser prophylaktischen Surfactantgabe zu profitieren (174).
- Die Risiken einer Surfactantgabe im Kreißsaal (ohne Rö.-Thorax) bestehen in einseitiger Surfactantapplikation bei Tubusdislokation (meist rechter Hauptbronchus) oder ungleich entfalteten Lungen, Hyperoxie, Barotrauma und Pneumothoraxgefahr infolge unzureichender Überwachung bei fallendem Atemwegswiderstand und verbesserter Lungencompliance. Die Beatmungsparameter müssen von einem erfahrenen Arzt angepasst werden!
- Keine Surfactantgabe bei Verdacht auf Pneumothorax: Durch einseitige Verteilung ist eine Zunahme der kontralateralen Überblähung möglich!
- *Im Kreißsaal* (d. h. frühzeitig ohne Röntgen-Thorax) sollte die Surfactantgabe nur durch ein erfahrenes Team erfolgen: *Prophylaktisch* (d. h. keine initiale RDS-Symptomatik) in den ersten 15 min postnatal bei Risiko-FG < 28 SSW (174); *therapeutisch* bei FG < 30–32 SSW mit RDS sowie bei NG mit sekundärem RDS (z. B. Mekoniumaspirationssyndrom), die jeweils nicht oder nur mit sehr hohem PIP und FiO_2 ($> 0,4$ bzw. $> 0,6$) verlegbar sind.
- Frühzeitig Röntgen-Thorax zur Lagekontrolle des Tubus, zum Ausschluss eines Pneumothorax und zur Einschätzung des Atemnotsyndroms (RDS) anstreben! Ist das FG ausreichend stabil und der PIP akzeptabel, wird die Röntgenaufnahme in der Regel vor Surfactantgabe auf der NIPS durchgeführt.
- Zu bevorzugen sind natürliche Surfactantpräparate aus bovinem oder porcinem Material in einer *Dosierung von 100(–200) mg/kg KG endotracheal*. Nicht selten sind wiederholte Gaben erforderlich.
- Die Verabreichung über den Tubus kann entweder (a) über einen seitlich in den Tubus eingearbeiteten Applikationskanal oder – falls ein solcher nicht vorhanden ist – (b) nach Diskonnektion des Tubus über eine vorher an die Tubuslänge angepasste sterile Magensonde erfolgen bzw. (c) über eine Venenverweilkanüle Größe 17 G/45 mm. Die gewünschte Menge wird in 2–4 Einzelportionen verabreicht. Eine solche fraktionierte Surfactantgabe kann mit Änderungen der Kopf- oder Körperposition verbunden werden.
- Spricht das Kind auf die Surfactantgabe mit Anstieg der Sauerstoffsättigung an, müssen Sauerstoffzufuhr, Beatmungsfrequenz und -druck reduziert werden. Dies ist auch auf dem Transport zu beachten!

Zerebrale Schäden

Vo.: Hirnblutungen bei etwa 20 % der FG $<$ 1500 g (126).

Ät./PPh.:

- *ICH (intrakranielle Hämorrhagie):*
  - Bei *FG* $<$ *34 SSW* besteht wegen des raschen Wachstums der Gehirnstrukturen eine besonders hohe Dichte von Blutgefäßen in der subependymalen germinalen Matrix sowie eine unzureichende Autoregulation der Gehirndurchblutung.
  - Prädisponierende Faktoren sind: Pneumothorax, Unreife, hochgradiges Atemnotsyndrom, Hypoxie und Hypokapnie mit Engstellung der Hirngefäße (u. a. verminderte Perfusion nach iatrogener Hyperventilation), Blutdruckschwankungen, Steal-Phänomen bei hämodynamisch wirksamem Ductus arteriosus, Hypoglykämie, Amnioninfektionssyndrom und Unterkühlung.
  - Es kommt zu venöser Infarzierung und/oder kapillarer Blutung.
  - Die Lokalisation kann subependymal, intraventrikulär und/oder intraparenchymatös sein.
  - Je niedriger das Gestationsalter, desto höher das ICH-Risiko.
  - Bei *reifen NG* sind intrakranielle Blutungen meist (geburts-)traumatisch oder hypoxisch (Geburtsasphyxie) bedingt, können aber auch auf Thrombopenien, plasmatische Gerinnungsstörungen oder Gefäßanomalien zurückzuführen sein. Es handelt sich meist um venöse Blutungen, die sich im Subdural- oder Subarachnoidalraum ausbreiten.
- *PVL (periventrikuläre Leukomalazie):*
  - Neuronale Schädigung im Marklagerbereich, v. a. FG betreffend.
  - Sie kann Folge einer hypoxisch-ischämischen Hirnschädigung (HIE) bei Hypokapnie, Hypoxie und/oder unzureichender Perfusion (arterielle Hypotonie, duktaler Steal) sein.
  - Die PVL wird u. a. begünstigt durch freie Radikale/Hyperoxie und Zytokine (126).
  - Infektionen und das Steal-Phänomen durch einen hämodynamisch wirksamem Ductus arteriosus begünstigen das Entstehen einer PVL.

Di.: auf Neugeborenen-Station/NIPS:

- Rö.-Thorax
- neurologischer Status,
- aEEG/EEG,
- Schädelsonographie (cave: akute ICH evtl. initial echoarm!),
- cCT/MRT,
- AEP,
- Funduskopie,
- BGA, BZ, Labor inkl. BB (cave: ICH evtl. zunächst nicht Hkt-wirksam), Gerinnung, Lactat.

Prognose: ICH und PVL stellen ein erhebliches Risiko für neurologische Folgeschäden wie mentale Retardierung und Zerebralparese dar.

> ❗ *Grundregeln bei der Versorgung von Frühgeborenen im Kreißsaal bzw. auf der NIPS*
> - Vermeidung von Hypoxie, Hyperoxie, Hypokapnie
> - Vermeidung von Blutdruckschwankungen und rascher Volumentherapie
> - Vermeidung nicht indizierter oder zu rascher Zufuhr von hyperosmolarer Pufferlösung
> - Vermeidung einer Unterkühlung (Hypothermie, „5 H" S. 130)
> - Minimal Handling (sofern möglich)

Azidose beim Frühgeborenen < 1500 g – Puffern? (→ S. 139 ff.)

Ät./PPh.: FG unter 1500 g GG (VLBW) neigen zu Azidose infolge Nierenunreife (tubulärer Bicarbonatverlust und verminderte Aktivität der Carboanhydrase), Mikrozirkulationsstörungen, intravasalem Volumenmangel und Infektionen. Bei Hyperventilation mit niedrigem $paCO_2$ kann infolge Substratmangel häufig nicht genügend Bicarbonat gebildet werden. Bei hohem $paCO_2$ (oft schon über 45 mmHg) kann metabolisch nicht gegengesteuert werden.

Proz./Th. im Kreißsaal/auf NIPS:
- Azidoseausgleich beim extrem unreifen Kind zunächst respiratorisch versuchen,
- bei FG besonders strenge Indikation zur Pufferung (Indikationen und NW: S. 143 f.),
- erforderliches Natriumbicarbonat 8,4 % (1 ml = 1 mmol) in mmol = (negativer BE × kg KG) : 3, davon zunächst die Hälfte bis ⅔ ersetzen,
- maximale Natriumbicarbonat-8,4%-DTI-Geschwindigkeit (bei Asphyxie) 0,1 mmol/kg/min = 6 mmol/kg/h (= 12 ml der 1 : 1-Mischung/kg/h).

> ❗ Bei nichtasphyktischen, metabolisch-azidotischen FG < 1500 g: (Partiellen) Azidoseausgleich über einen Zeitraum von 1–2 h anstreben!

> Auch bei intaktem peripheren Venenzugang kann Natriumbicarbonat zu Gewebereizung führen! Geringere Gefahr bei starker Verdünnung mit Aqua destillata oder Glucose 5 %!

- Bzgl. Indikationen, Kontraindikationen, NW und Inkompatibilitäten von Natriumbicarbonat und TRIS- (THAM-)Puffer siehe S. 142 ff. und Beipackzettel!

Besonderheiten beim Transport von Frühgeborenen

Sofort nach Umlagern und Anschluss an den Respirator den effektiven Beatmungsdruck überprüfen:
- PIP zu hoch?
- Hebt sich der Thorax adäquat und seitengleich?
- Atemgeräusch seitengleich?
- Kind rosig?
- Kein Zug auf dem Tubus?

Bei allen Schwellen den Transportinkubator wegen der Gefahr von Erschütterungen und erhöhtem Hirnblutungsrisiko leicht hochheben (dies gilt natürlich auch bei reifen NG). Besonders schonende Fahrweise; Kopfsteinpflaster, Schienen u. Ä. meiden ($\rightarrow$ S. 403)!

> **!** Bei einem FG < 1500 g GG mit rosigem Hautkolorit, ausreichenden Thoraxexkursionen und geringem Sauerstoffbedarf ist in der Regel ein Beatmungsdruck < 15 mbar und eine Beatmungsfrequenz < 40–50/min ausreichend. Hyperventilation – und damit zerebrale Minderperfusion – sind unbedingt zu vermeiden!

V. a. kleine Frühgeborene mit hochgradigem RDS können beim Umlagern verfallen. Tubuskontrolle: Dislokation nach zentral? Erholt sich das Kind? Bei V. a. hochgradiges RDS $\rightarrow$ Surfactant e. t. geben.

Elterngespräch

Wichtig für die Mutter ist ein Polaroidbild, das die Hebamme noch auf dem Erstversorgungstisch oder im Transportinkubator machen kann. Es sollte offen – aber schonend – über das Risiko des Kindes infolge der Unreife gesprochen werden ($\rightarrow$ 182 ff.):
Mortalität nach der bayerischen Neonatalerhebung 2001 (15):
- < 24 SSW: 74 %,
- 24–25 SSW: 40 %,
- 26–27 SSW: 15 %,
- 28–29 SSW: 6 %,
- 30–31 SSW: 2 %.

Bei Frühgeburt in hochspezialisierten Perinatalzentren fallen die Mortalitätsraten v. a. für FG < 27 + 0 SSW um bis zu 10 Prozentpunkte günstiger aus.

Erstversorgung des extrem kleinen Frühgeborenen unter 1000 g Geburtsgewicht

A. Zimmermann

Def.: ELBW (extremely low birthweight infant): Frühgeborenes unter 1000 g. Bei zeitgerechtem Wachstum entspricht die 1000-g-Grenze etwa einem Gestationsalter von 28 abgeschlossenen SSW. Für die Einschätzung der Überlebenswahrscheinlichkeit ist die SSW aussagekräftiger als das Geburtsgewicht.

Die Erstversorgung eines extrem kleinen Frühgeborenen muss von einem erfahrenen neonatologischen Team durchgeführt werden. Insbesondere die Versorgung und Weiterbetreuung von Frühgeborenen an der Grenze der Überlebensfähigkeit zwischen 22+0 und 26+0 SSW erfordert besondere Kompetenz und gründliche Vorbereitung.

> **!** Alle Anstrengungen für einen rechtzeitigen antepartalen Transport der Schwangeren in ein Perinatalzentrum müssen unternommen werden. Falls dies nicht mehr möglich ist: Rechtzeitige Meldung an den NNAD!

Erstversorgung: Prinzipiell wie auf S.170 ff. (VLBW-FG) beschrieben. Einige Besonderheiten sind zu beachten (s. unten).

Besonderheiten bei der Versorgung extrem kleiner Frühgeborener < 1000 g GG und/oder < 28+0 SSW

Wärme

- Besondere Wärmelabilität.
- Auf warmen (30°C), zugfreien Erstversorgungsraum achten, Wärmelampe anstellen.
- Kopf und Körper des Kindes mit Klarsichtfolie abdecken und zusätzlich so weit wie möglich – mit warmem Moltontuch abtrocknen.

Haut

- Besonders unreife, verletzliche, kaum verhornte, ödematöse Haut.
- Nach Spontangeburt sowie beim Halten oder Stauen können Hämatome entstehen.

- Beim Entfernen von Pflaster oder ungeeignet großen EKG-Elektroden drohen persistierende Hautdefekte.
- Gefahr von Druckstellen durch unachtsame Lagerung auf Klemmen, Verbindungsleitungen o. Ä.

Kleine anatomische Verhältnisse

- Schwierige Intubation durch kleinen, hochstehenden Kehlkopfeingang.
- Tubus so tief schieben, dass die schwarze Markierung nicht ganz verschwindet (2–5 mm sichtbar).
- Legen eines peripher-venösen Zuganges erschwert (NVK nur bei großen Problemen, einen peripheren Zugang zu etablieren oder bei vitaler Indikation bereits im Kreißsaal legen).

Lunge/Beatmung

- Bei fehlender (aber auch nach durchgeführter) Lungenreifeinduktion liegt häufig ein hochgradiges Atemnotsyndrom (RDS) vor.
- Bei intubierten Kindern < 28(–30?) SSW sollte frühzeitig – d. h. bereits im Kreißsaal – prophylaktisch oder frühtherapeutisch Surfactant gegeben werden (in der Regel 100 mg/kg e. t.): Anschließend unbedingt FiO_2, Beatmungsdruck und Frequenz anpassen und auf ausreichenden PEEP ($\geq$ 3 mbar) achten. Hinsichtlich der Vorteile und Risiken einer frühzeitigen Surfactantgabe siehe S. 178.

ZNS

Hinsichtlich der prädisponierenden Faktoren für Hirnblutung (ICH, intrakranielle Hämorrhagie) und hypoxisch-ischämischen Hirnschädigung (HIE $\rightarrow$ PVL) siehe S. 179.

Einsatz des NNAD/Pädiaters an der Grenze der Lebensfähigkeit im Bereich der extremen Unreife < 26 abgeschlossenen SSW

Fragen an die Geburtshelfer vor der Entbindung

- Wie verlässlich kann das Gestationsalter festgelegt werden?
- Mit welchem Schätzgewicht ist zu rechnen?
- Wurde eine Lungenreifeinduktion begonnen oder durchgeführt?
- Welche Gründe führen zur vorzeitigen Entbindung?
- Besteht Verdacht auf Amnioninfektionssyndrom (AIS)?
- Besteht eine intrauterine Wachstumsretardierung (IUGR)?
- Liegt ein pathologisches CTG vor?
- Entbindungsmodus: Sectio oder Spontangeburt geplant?

▪ *Elterngespräch*

- Unter 22+0 SSW ist das Kind nicht lebensfähig.
- Ab 22+0 SSW beginnt potenzielle Überlebensfähigkeit.
- Zwischen 22+0 bis 23+6 SSW kann der elterliche Wille in die Entscheidung für oder gegen einen Therapiebeginn einbezogen werden, da bei den überlebenden Kindern in bis zu 30 % schwere Behinderungen drohen (3, 65, 128).
- Es sollte den Eltern ermöglicht werden, ihr Kind beim Sterben oder nach dem Tod im Arm zu halten, falls dieser Wunsch geäußert wird.
- Ab 24+0 SSW werden Therapiemaßnahmen bei vital-aktivem FG in der Regel begonnen, da ein Überleben der Kinder < 1000 g in bis zu 60–80 % möglich wird (58). Ausnahmen als *Einzelfallentscheidung:* z. B. infauste Fehlbildung, definitiv diagnostizierte Trisomie 13 oder 18, Anenzephalie.

Vorgehen des NNAD/Pädiaters im Kreißsaal

> **!** Lebenserhaltende Maßnahmen (ABCD) sind zu ergreifen, wenn für das Kind auch nur eine kleine Chance zum Leben besteht (59). Siehe auch S. 138.

Unsichere Gestationsalterbestimmung zwischen 22–24 SSW

In unklaren Fällen ist es angebracht, eine Erstversorgung des Kindes zu beginnen.

Die weitere Entscheidung über eine Therapiefortsetzung auf der NIPS richtet sich nach klinischem Verlauf und Eintreten schwerwiegender Komplikationen in Rücksprache mit den Eltern.

$< 22 + 0$ SSW

Da von der Lebensfähigkeit des Kindes nicht auszugehen ist, sind keine lebenserhaltenden Maßnahmen indiziert.

Comfort Care: Dem Kind ist ein Sterben in Würde ohne Schmerzen zu ermöglichen. Ist eine Schmerzbekämpfung notwendig, kann dies mit Opioiden in gewichtsadaptierter Dosierung durchgeführt werden: Die Dosis kann s. c. verabreicht werden.

$22 + 0$ bis $23 + 6$ SSW

Steiler Anstieg der Überlebenswahrscheinlichkeit von 10 % auf bis zu 50 %, allerdings mit schweren Behinderungen bei bis zu 30 % der Überlebenden.

Die Entscheidung über das Prozedere liegt im Ermessensspielraum des betreuenden Neonatologie-Teams. Unter Berücksichtigung des kindlichen Zustands nach Geburt und des elterlichen Willens muss innerhalb weniger Sekunden entschieden werden, ob der Beginn lebenserhaltender Maßnahmen indiziert ist (7). Varianten:

- *Sehr schlechter kindlicher Zustand mit tiefer Bradykardie (Hf $<< 60$/min), fehlender Atmung, Muskelhypotonie und fehlender Reaktion auf Absaugen:*

- auf Beginn lebensrettender Sofortmaßnahmen kann verzichtet werden,
- bei Unsicherheit über den kindlichen Zustand sollten Maßnahmen ergriffen werden.
- *Nichtansprechen auf Absaugen und Beatmung, anhaltende Bradykardie und schlechter kindlicher Zustand mit Muskelhypotonie und sehr blassem oder tief zyanotischem Hautkolorit:*
  - Adrenalingabe e. t./i. v. und HDM sind nicht zwingend erforderlich,
  - es können Palliativmaßnahmen ergriffen werden (s. oben).
- *Kind wird rosig, vital-aktiv, zeigt stabile Herzfrequenz.*
  - maximale Versorgung des FG – auch unabhängig vom elterlichen Willen.

! Eine vorläufige intensivmedizinische Behandlung muss zu jedem Zeitpunkt bei Überprüfung des kindlichen Zustands eine Entscheidung über Fortsetzen oder Abbruch der begonnenen Maßnahmen erlauben!
Solange die Wahrscheinlichkeit besteht, dass das Kind mit einer akzeptablen Lebensqualität überleben kann und die notwendige Therapie zumutbar bleibt, werden die lebenserhaltenden Maßnahmen nach Verlegung auf die NIPS fortgesetzt.

≥ 24 + 0 SSW

Die Überlebenschance lag in Deutschland in den Jahren 1995 bis 1997 bei 60(–80) % (58).

Liegen keine per se infausten Fehlbildungen/genetische Defekte vor, sollte eine Aufrechterhaltung der Vitalfunktionen bis hin zur Reanimation durchgeführt und ggf. eine Intensivtherapie angeschlossen werden (17, 58, 59). Dies ist zwischen 23 + 0 und 26 + 0 SSW eine ärztliche Entscheidung im Einzelfall – wenn irgend möglich in Absprache mit den Eltern.

Zwillingsgeburt und fetofetales Transfusionssyndrom

A. Zimmermann

Def.:
- *Geminigravidität:*
  - dichorial-diamniote (bzw. -diamniale) Geminigravidität (ca. 70%): Nachweis von 2 Plazenten und 2 Fruchthöhlen,
  - monochorial-diamniote Geminigravidität (ca. 29%): gemeinsame Plazentaanlage, monozygote/gleichgeschlechtliche Feten in je 1 Fruchthöhle,
  - monochorial-monoamniote Geminigravidität (ca. 1%): keine trennende Membran, gemeinsame Plazentaanlage, monozygote/gleichgeschlechtliche Feten mit ungehinderter Bewegung in einer Fruchthöhle.
- *Fetofetales Transfusionssyndrom (FFTS):* Intrauterine Transfusion zwischen 2 Feten über plazentare Gefäßanastomosen bei monochorialer Geminigravidität.

Pränat. Di.: Sonographie im 1. Trimenon am sensitivsten. Bei monochorialer Gravidität, Polyhydramnion und darstellbarer Magenblase ist das FFTS eine wichtige Differenzialdiagnose.

PPh.:
- *Geminiassoziierte Komplikationen:*
  - intrauteriner Fruchttod eines Geminus (ohne pränatale Therapie in bis zu 73% [181]),
  - erhöhte perinatale Morbidität und Mortalität: Frühgeburt (vorzeitige Wehen, vorzeitiger Blasensprung), IUGR, diskordantes Wachstum (auch bei bis zu 20% der dichorialen Gemini), Malformationen, Hüftgelenksdysplasien, vorzeitige Plazentalösung, Präeklampsie.
- *Monochoriale Geminigravidität und FFTS:*
  - Gefäßanastomosen können in 12% zum FFTS führen (181). FFTS-Folgen: Unbalancierte Zirkulation mit Nettoblutfluss vom Spender zum Empfänger und Transfusion von korpuskulären Blutbestandteilen und Eiweiß.
  - *Risiko für den Empfänger:* Polyhydramnion, Ergüsse in den Körperhöhlen und Hautödem bis hin zum Hydrops fetalis, Kardiomegalie, erweiterte Harnblase, Hyperviskosität mit Mikrozirkulationsstörungen verschiedener Organe und erhöhtem Thromboserisiko,
  - *Risiko für den Spender:* Oligohydramnion, akuter oder chronischer Volumenmangel unterschiedlichen Ausmaßes, mangelhafte Gewichtsentwicklung (SGA), Hypoglykämie, Anämie, Hypoproteinämie, zerebrale Folgeprobleme wie PVL.

Pränat. Th.:
- wiederholte Amniozentesen,
- Laserkoagulation der plazentaren Gefäßverbindungen vor der 26. SSW,
- selektiv induzierter Fetozid.

 Bei nachgewiesenem oder erheblichen Verdacht auf FFTS muss die Schwangere unbedingt rechtzeitig vor Geburt in ein Perinatalzentrum verlegt werden, wenn keine Notfallindikation zur Entbindung vorliegt!

Kl./Di./Proc./Th. im Kreißsaal: Siehe Tab. 3.1 (132).
Di. auf NIPS:
- Sonographie von Schädel, Abdomen, Herz,
- Rö.-Thorax,
- Blutbildkontrollen,
- EEG.

Proz./Th. auf NIPS:
- Behandlung der Folgeprobleme bzw. Komplikationen,
- nach BB und Klinik: Transfusion bzw. partieller Austausch.

Tabelle 3.1 Fetofetales Transfusionssyndrom

	Empfänger (Akzeptor)	Spender (Donor)
Kl.	• dunkelrosiges oder zyanotisches Hautkolorit • Hypoglykämie, Hypokalzämie • *im fortgeschrittenen Stadium:* Hautödem, Hydrops mit Ergüssen in den großen Körperhöhlen, Ateminsuffizienz, Apnoe, Tremor, Krämpfe, Lethargie, Tachykardie, Herzinsuffizienz (97)	• blass • untergewichtig • *im fortgeschrittenen Stadium:* bradykard, muskulär hypoton, fehlende oder unzureichende Atmung (97)
Monitoring	• Herzfrequenz • Atmung • Sauerstoffsättigung • BD	• Herzfrequenz • Atmung • Sauerstoffsättigung • BD
DD	• Zyanose und Hautödem bei Vitium cordis • Hydrops anderer Genese • konnatale Infektion	• vorzeitige Plazentalösung • Plazenta-prävia-Blutung • fetomaternale Transfusion • konnatale Infektion • Plazentainsuffizienz • Fehlbildung
Di. im Kreißsaal	• BGA, BZ, • Hkt, BB (Polyglobulie) • großzügige Blutentnahme und Asservierung des Materials für etwaige spätere Untersuchungen	• BGA, BZ, Blutgruppe • Hkt, BB (Anämie)

Th. im Kreißsaal	symptomatisches Vorgehen abhängig von der Klinik:

symptomatisches Vorgehen abhängig von der Klinik:
- Sicherung der Vitalfunktionen, Intubation bei Indikation
- venösen Zugang legen
- Sofortbestimmung von Hkt und Blutzucker
- bei Hypoglykämie: Glucose 10 % 2–3 ml/kg i. v.
- DTI Glucose: 10 %: 3 ml/kg/h i. v., NaCl 0,9 % oder Ringer-Lactat-Lösung: 10 ml/kg KG in 30–60 min i. v. falls Hkt > 65 % (147)
- peripherer Zugang bzw. Blutentnahme nicht möglich → NVK legen, ZVD messen
- Teilaustausch (Hämodilution) mit NaCl 0,9 % im Kreißsaal indiziert bei Hkt > 70 % mit neurologischen Symptomen (132)
- Austauschvolumen (ATV) ergibt sich aus folgender Formel, wobei ein Blutvolumen des NG von rund 80 ml/kg angenommen werden kann: Blutvolumen × (Hkt$_{ist}$ - Hkt$_{soll}$) :
  Hkt$_{ist}$ = ATV in ml
- Da über die Infusion gleichzeitig verdünnt wird, reicht es in der Regel aus, im Kreißsaal ¼ bis ½ des errechneten ATV arteriell abzunehmen und gleichzeitig venös zu ersetzen.
- Kontrolle des Hkt vor Abfahrt und auf der aufnehmenden Station nach 4 und 24 h

symptomatisches Vorgehen abhängig von der Klinik:
- Sicherung der Vitalfunktionen, Intubation bei Indikation
- venösen Zugang legen
- Sofortbestimmung von Hkt und Blutzucker
- Volumengabe mit NaCl 0,9 % oder Ringer-Lactat-Lösung 10 ml/kg: bei niedrigem BD in 10–15 min repetitiv i. v., bei gut angepasstem Kind mit chronischem Volumenmangel in 60 min i. v.
- unzureichender Blutdruck mit MAD << 40 mmHg trotz Volumen → Legen eines NVK und Gabe von Dopamin 4–20 µg/kg/min als DTI (sehr selten Noradrenalin erforderlich; notfalls Dopamin peripher-venös), alternativ: Dobutamin peripher- oder zentral-venös (cave: BD diastolisch, Tachykardie)
- bei Hypoglykämie: Glucose 10 % 2–3 ml/kg i. v., Glucose (5–)10 % 3 ml/kg/h i. v. (Erhalt)
- vor Transfusion unbedingt Blutröhrchen für spätere Bestimmung der kindlichen Blutgruppe entnehmen
- sollte 0-Rhesus-negatives, lysinfreies EK (wenn möglich gegen mütterliches Serum gekreuzt), vorhanden sein, Gabe von EK

Tabelle 3.1 Fortsetzung

	Empfänger (Akzeptor)	Spender (Donor)
	• bei hohem Hkt (> 70 %) ohne neurologische Symptome: rasche Verlegung und Teilaustausch (Hämodilution) auf NIPS • Hydrops? (S. 345)	• bei Hkt << 30 % und arterieller Hypotonie: 20 ml Blut/kg kumulativ i. v., davon 10 ml/kg in 10–15 min und 10 ml/kg langsam als DTI über 2 h • ansonsten: Vorabinformation an die aufnehmende NIPS (Konserve?), rasche Verlegung • bei Rhesus-Inkompatibilität: Verwendung von 0-Rhesus-negativem Blut in AB-Plasma, gekreuzt gegen kindliches Blut und mütterliches Serum
Komplikationen	Hyperviskosität mit Thrombenbildung und respiratorischen, neurologischen, renalen, gastrointestinalen, kardialen Folgeproblemen	hypoxisch-ischämische Perfusionsstörung des Gehirns ($\rightarrow$ HIE) und anderer Organe

Der vermeintlich triviale Einsatz im Kinderzimmer 0/8/15

A. Zimmermann

Szenario: Anforderung des NNAD/Pädiaters durch die Kinderkrankenschwester oder Hebamme einer Geburtsklinik: „Schnell, ein Arzt, das Kind gefällt mir nicht. ...". Was kann sich dahinter verbergen?

Monitoring:
- Pulsoxymeter (SaO_2, Hf),
- EKG,
- BD-Messung (rechter Arm/Bein),
- BGA, BZ,
- Temperatur.

Di./Th. nach Eintreffen des NNAD/Pädiaters im Kinderzimmer:
- Untersuchung (Tab. 3.**2**).
- Monitoring: s. oben, immer Pulsoxymeter (SaO_2, Hf), BGA, BZ, Temperatur.
- Sicherung der Vitalparameter:
  - Sauerstoffvorlage bei SaO_2 < 90 % und ausreichender Spontanatmung (Vorsicht mit Sauerstoff bei Verdacht auf duktusabhängigen Herzfehler mit Linksobstruktion! S. 68 ff.).
  - Maskenbeatmung und ggf. Intubation bei Bradykardie, fehlender oder unzureichender Atmung oder tiefen Apnoen (Indikationen: S. 130 ff.).
  - Legen eines venösen Zugangs und Blutentnahme für Labor, BZ, BGA (pH-Wert-Normalisierung ca. 1 h p.n.) und ggf. Blutkultur. Bei einer SaO_2 < 90 % ist zur Beurteilung von Oxygenierung und Ventilation eine kapillare oder (besser) arterielle BGA indiziert (präferenziell rechter Arm).
  - Bei unzureichendem Blutdruck → Gabe von Volumen: 10 ml/kg in 10–60 min i. v.
  - Während des Transports: 3 ml/kg/h Glucose 10 % als Erhaltungs-DTI. Glucose 5 % verwenden für Transport von FG/NG mit hochnormalen oder erhöhten BZ-Werten.

> ! • Kinder mit abdominaler Symptomatik werden auf eine NIPS mit kooperierender Kinderchirurgie oder auf eine kinderchirurgische Intensivstation verlegt.
> • Bei dringendem Verdacht auf einen angeborenen Herzfehler erfolgt die Verlegung auf eine NIPS mit kinderkardiologischer und herzchirurgischer Abteilung.

Tabelle 3.2 Kranke Neugeborene in den ersten Lebenstagen:
Tabellarische Auflistung häufiger Differenzialdiagnosen und möglicher Erstmaßnahmen

Symptome	Anamnese und Befunde	Verdachtsdiagnose	Mögliche Erstmaßnahmen
Blässe	Auffällige beschleunigte Atmung seit Geburt? Stöhnendes Exspirium? Reduzierter AZ?	respiratorische Anpassungsstörung	• venösen Zugang legen • BGA, BZ • Sauerstoffgabe bei Indikation
	Schlechter AZ, jammrig, stöhnendes Exspirium, Tachypnoe? capillary refill > 2 s? Tachykardie? Fieber? *Anamnese:* Infektionszeichen bei der Mutter unter der Geburt? Positive GBS-Abstriche?	Infektion/Sepsis (S. 129 ff.)	• venösen Zugang legen • BGA, BZ, BB, ggf. Abstriche, Blutkultur • Antibiotika i. v. • rasche Verlegung • ggf. Volumen i. v.
	Akuter oder chronischer Blutverlust vor oder unter der Geburt? Vaginaloperative Entbindung? Fetofetale oder fetomaternale Transfusion? Postpartaler Blutverlust z. B. durch blutigen Stuhl, progredientes Kephalhämatom/-Subduralhämatom, falsches Abnabeln? Vitamin K gegeben?	Anämie durch peripartalen Blutverlust	• venösen Zugang legen • BGA, BZ, BB bzw. Hkt-Wert • ggf. Vitamin K parenteral geben • ggf. Volumen i. v. (ggf. Ek) • ggf. Intubation + IPPV
	Reduzierter AZ? Erbrechen? Auffallende Stühle? (akutes Abdomen)	Stoffwechseldefekt, gastrointestinale Stenose/Atresie	• venösen Zugang legen • BGA, BZ, Elektrolyte, Lactat • Volumen i. v., Glucose 10 % i. v.

Blasses oder blass-graues Hautkolorit, fakultativ Zyanose	beschleunigte Atmung, Herzgeräusch, BGA: metabolische Azidose	Herzfehler mit Links-obstruktion (S. 280 ff. u. 299–306), z. B. hypoplastisches Linksherz (HLH; S. 301 ff.) DD: u. a. Sepsis	• venösen Zugang legen • BD, BGA/BZ, BB, Blutkultur • ggf. ECHO • PGE-Infusion (Start: 50 ng/kg/min i. v.) • zurückhaltend mit O_2 • prä- und postduktale SaO_2 • BD an allen 4 Extremitäten
Blässe oder Zyanose	angestrengte beschleunigte Atmung, evtl. Anamnese: grünes Fruchtwasser, RG über der Lunge auskultierbar	pulmonale Adapta-tionsstörung (z. B. wet lung), (Mekonium-) Aspiration (S. 216), Pneumonie	• absaugen, • venösen Zugang legen • BD, BGA, BZ, BB • Atemwege sichern
Zyanose	angestrengte beschleunigte Atmung, blaue Haut oder Schleimhäute, Allgemeinzustand reduziert Anhalt für fetofetale/fetomaternale Transfusion?	Anpassungsstörung drohende oder mani-feste PPHN (S. 320 ff.)	• venösen Zugang legen • BD, BGA, BZ, BB • Atemwege sichern • O_2-Vorlage
	Beschleunigte Atmung? Blaue Haut oder Schleimhäute? *Anamnese:* Kind diabetischer Mutter? Anhalt für fetofetale oder fetomaternale Transfusion?	Polyglobulie	• venösen Zugang legen • BD, BGA, BZ, BB/Hkt • Volumen i. v.

Tabelle 3.2 Fortsetzung

Symptome	Anamnese und Befunde	Verdachtsdiagnose	Mögliche Erstmaßnahmen
	Blaue Schleimhäute als Zeichen für zentrale Zyanose? Herzgeräusch? Pränatale Diagnostik mit Verdacht auf Vitium cordis?	zyanotischer Herzfehler (Rechtsobstruktionen, TGA, u. a.; S. 280 ff. u. 307–316)	• venösen Zugang legen • BD, BGA, BZ • ggf. ECHO, sonst Hyperoxietest • falls PPHN ausgeschlossen/ unwahrscheinlich: PGE-Infusion (Start: 50 ng/kg/min i. v.) • prä- und postduktale SaO_2 • BD an allen 4 Extremitäten
Ikterus	Kind auffallend müde, trinkschwach?	Ikterus gravis, Sepsis, Exsikkose, Stoffwechselstörung	• venösen Zugang legen • BD, BGA, BZ, Elektrolyte, Bilirubin, Blutkultur • Volumen i. v.
Muskel-hypotonie	AZ beeinträchtigt? Auffallende Fazies oder Dysmorphiezeichen? Hautfarbe?	Infektion/Sepsis, zerebrale Bewegungs-störung, Ikterus, Krampfäquivalent, intrazerebrale Blutung	• venösen Zugang legen • BD, BGA, BZ, BB, Elektrolyte, Bilirubin • ggf. Volumen i. v.
Muskelhyper-tonie	AZ beeinträchtigt? Auffallende Fazies oder Dysmorphiezeichen?	Schmerzen, Krampf-äquivalent, zerebrale Bewegungsstörung, intrazerebrale Blutung	• venösen Zugang legen • BD, BGA, BZ, BB, Elektrolyte

Plötzliche Zustandsänderungen	Blickdeviation? NG somnolent/apathisch? Änderung des Hautkolorits?	Krampfäquivalent, intrazerebrale Blutung	• venösen Zugang legen • BD, BGA, BZ, BB, Elektrolyte
Zittrigkeit	Schlecht getrunken? Erbrechen? Mütterlicher Diabetes mellitus oder Gestationsdiabetes? Unreife?	Elektrolytimbalance: Hypokalzämie, Hypomagnesiämie, Hypoglykämie	• venösen Zugang legen • BGA, BZ, BB, Elektrolyte
Akutes Abdomen, Spucken oder Erbrechen von grüner Flüssigkeit	AZ beeinträchtigt? Hautblässe? Abdomen auffällig? Atmung auffällig? Trinkunlust?	Übelkeit, Erbrechen von grünem, verschluckten FW: Verdacht auf Darmpassagehindernis: intestinale Stenose/Atresie, NEC, Volvulus (akutes Abdomen)	• venösen Zugang legen • BD, BGA, BZ, BB, Elektrolyte • Volumen i. v. • Abdomensonographie • Rö.-Abdomen
Blutiger Stuhl	AZ beeinträchtigt? Hautkolorit blass-grau? Abdomen auffällig, druckdolent? Atmung auffällig? Trinkunlust? (akutes Abdomen)	intestinale Stenose/-Atresie, NEC, Volvulus	• venösen Zugang legen • BD, BGA, BZ, BB, Elektrolyte • Volumen i. v. • Abdomensonographie

Tabelle 3.2 Fortsetzung

Symptome	Anamnese und Befunde	Verdachtsdiagnose	Mögliche Erstmaßnahmen
Noch kein Mekonium 24 h postnatal	Im Kreißsaal doch Mekonium abgesetzt? AZ beeinträchtigt? Abdomen auffällig? Hautkolorit blass-grau? Erbrechen, insbesondere wenn Erbrochenes grünlich? Abdomen: druckdolent oder weich? DG vorhanden, abgeschwächt, fehlend? Pränatale Diagnostik gelaufen? (Akutes Abdomen)	intestinale Stenose/-Atresie, NEC, Volvulus, Mekoniumileus	• venösen Zugang legen • BD, BGA, BZ, BB, Elektrolyte • Abdomensonographie
Noch kein Urin 24 h postnatal	Im Kreißsaal bereits Urin abgesetzt? AZ beeinträchtigt? Auffälligkeiten in der pränatalen Diagnostik? Untergewicht?	Harntransportstörung, Volumenmangel	• venösen Zugang legen • BD, BGA, BZ, BB, Elektrolyte • Volumen i. v. • Abdomensonographie

Hausgeburt (Abb. 3.4)

T. Humpl

Def.: Es muss zwischen der sorgfältig geplanten Hausgeburt in Anwesenheit einer Hebamme und der ungeplanten Geburt, die relativ rasch zu einer Notfallsituation für Mutter und Kind werden kann, unterschieden werden.

Allgemeines: Prinzipiell gibt es keine Vorbehalte gegenüber einer Geburt im häuslichen Umfeld, jedoch sollten sich Morbidität und Mortalität im 21. Jahrhundert nicht signifikant von der Geburt in einer Klinik unterscheiden. Gesunde Frauen ohne Kontraindikationen (s. unten) haben ein niedriges Risiko, sowohl für sich selbst als auch für das NG (1). Hebamme und/oder Gynäkologen besprechen – möglichst früh in der Schwangerschaft – Vorteile und vorstellbare Risiken einer Hausgeburt detailliert mit der Schwangeren (und deren Partner).

Outcome: Die perinatale Mortalität liegt bei Hausgeburten in den USA, Kanada, Großbritannien und Australien (verschiedene Studien von 1969–1996) zwischen 2 und 5,1/1000 (118).

Entscheidenden Beitrag zur Mortalität der NG haben:
- Unterschätzung der Risiken bei Übertragung,
- Zwillingsschwangerschaften,
- Beckenendlage (14).

Die normale Geburt

Def.: Spontane Geburt eines normal großen Kindes aus vorderer Hinterhauptslage.

Orientierende Fragen beim Eintreffen der Schwangeren

- Subjektiver und objektiver Zustand der Gravida (und des Kindes – wenn möglich),
- Mutterpass kontrollieren, d. h.:
  - errechneter Termin,
  - Blutgruppe,
  - HB_sAg,
  - Antikörpertiter,
  - Risiken,
  - vorausgegangene Entbindungen,

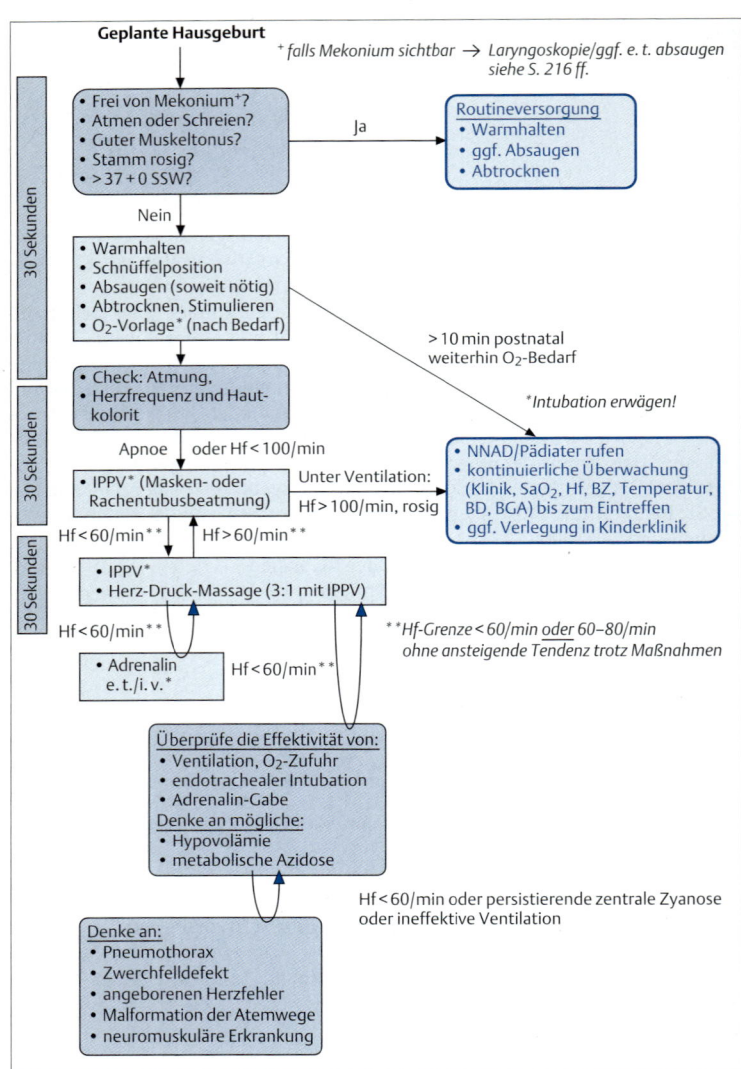

Geplante Hausgeburt

$^+$ *falls Mekonium sichtbar* $\rightarrow$ *Laryngoskopie/ggf. e. t. absaugen siehe S. 216 ff.*

30 Sekunden

- Frei von Mekonium$^+$?
- Atmen oder Schreien?
- Guter Muskeltonus?
- Stamm rosig?
- > 37 + 0 SSW?

Ja →

<u>Routineversorgung</u>
- Warmhalten
- ggf. Absaugen
- Abtrocknen

Nein ↓

- Warmhalten
- Schnüffelposition
- Absaugen (soweit nötig)
- Abtrocknen, Stimulieren
- O$_2$-Vorlage* (nach Bedarf)

> 10 min postnatal weiterhin O$_2$-Bedarf

**Intubation erwägen!*

- Check: Atmung, Herzfrequenz und Hautkolorit

Apnoe   oder Hf < 100/min

- IPPV* (Masken- oder Rachentubusbeatmung)

Unter Ventilation:
Hf > 100/min, rosig

- NNAD/Pädiater rufen
- kontinuierliche Überwachung (Klinik, SaO$_2$, Hf, BZ, Temperatur, BD, BGA) bis zum Eintreffen
- ggf. Verlegung in Kinderklinik

30 Sekunden

Hf < 60/min** Hf > 60/min**

- IPPV*
- Herz-Druck-Massage (3:1 mit IPPV)

30 Sekunden

Hf < 60/min**

- Adrenalin e. t./i. v.*

Hf < 60/min**

***Hf-Grenze < 60/min oder 60–80/min ohne ansteigende Tendenz trotz Maßnahmen*

<u>Überprüfe die Effektivität von:</u>
- Ventilation, O$_2$-Zufuhr
- endotrachealer Intubation
- Adrenalin-Gabe

<u>Denke an mögliche:</u>
- Hypovolämie
- metabolische Azidose

Hf < 60/min oder persistierende zentrale Zyanose oder ineffektive Ventilation

<u>Denke an:</u>
- Pneumothorax
- Zwerchfelldefekt
- angeborenen Herzfehler
- Malformation der Atemwege
- neuromuskuläre Erkrankung

◁ **Abb.** 3.4 Algorithmus für die Erstversorgung Neugeborener nach geplanter Hausgeburt. Modifiziert nach: Niermeyer S, Kattwinkel J, Van Reempts P et al. (2000) International guidelines for neonatal resuscitation: An excerpt from the guidelines 2000 for cardiopulmonary resuscitation and emergency cardiovascular care: International consensus on science. Pediatrics 106 (3). URL: http://www.pediatrics.org/cgi/content/full/106/3/e29

- Schwangerschaftswoche feststellen,
- Wehentätigkeit:
  - seit wann,
  - wie oft,
  - wie stark,
- Blasensprung (?),
- Herztöne des Kindes abhören (meist seitlich zwischen Nabel und Symphyse hörbar),
- wenn Herztöne normal, immer auch nach einer Wehe kontrollieren,
- wenn Hf bradykard → Berotec-Spray (Fenoterol, β_2-Sympathomimetikum) verwenden (intrauterine Reanimation),
- kindliche Lage abklären,
- liegt ein vaginaler Untersuchungsbefund vor(?): Wenn nicht, Gravida nach Press- oder Stuhldrang fragen (wenn vorhanden: evtl. schon Austreibungsperiode).

Lage (Lage des Kindes bzw. seiner Längsachse innerhalb des mütterlichen Körpers)

- Längslage (99 %):
  - Schädellage (96 %),
  - Beckenendlage (3 %),
- Querlage,
- Schräglage.

Haltung (Haltung des kindlichen Kopfes)

- Indifferent (meist Ausgangsposition),
- gebeugt (flektiert, normal) mit Umfangsreduktion des Kopfes:
  - entspricht vorderer bzw. hinterer Hinterhauptslage (HHL, 95 %),
  - Leitstelle: kleine (hintere) Fontanelle,
- gestreckt (deflektiert, abnorm) mit Umfangszunahme des Kopfes:
  - Leitstelle: Stirn bis Gesicht.

Wie weit ist der Geburtsfortschritt?

Eröffnungsperiode

Def.: Zeit von den ersten Geburtswehen bis zur vollständigen Eröffnung des Muttermunds (10 cm).
Geburtsdauer: Zur Geburtsdauer tragen mehrere Faktoren bei, wie z. B.:
- Verhältnis Becken/Kind,
- Psyche der Frau etc.

Dauer der Eröffnungsperiode: Stark variabel:
- *Erstgebärende:* ca. 4–10 h (andere Angaben: 12 ± 4 h),
- *Mehrgebärende:* ca. 2–4 h (andere Angaben: 7 ± 4 h).

In der Aktivitätsphase sollte die Zervixdilatation ca. 1,5 cm/h betragen. Die Eröffnungsphase ist abgeschlossen, wenn der Muttermund vollständig eröffnet ist (10 cm).

 Solange der Muttermund tastbar, d. h. noch keine 10 cm geöffnet ist, darf die Gravida *nicht mitpressen!*

Blasensprung

Def.:
- *Rechtzeitig:* am Ende der Eröffnungsperiode.
- *Vorzeitig:* Blasensprung vor Wehenbeginn (syn.: premature rupture of membranes = PROM).
- *Frühzeitig:* Blasensprung unter Wehen vor vollständiger MM-Eröffnung, d. h. MM < 10 cm (weitere Definition: BS vor Erreichen einer Zervixweite von 6 cm).

Proz.:

 Die Gravida darf *bei erfolgtem Blasensprung* und hohem Köpfchen (d. h. Köpfchen sitzt im Beckeneingang nicht fest) nur liegend transportiert werden (mit erhöht gelagertem Becken). Schwangere nicht mehr aufstehen lassen, sonst Gefahr des Nabelschnurvorfalls!

Prospektive Beurteilung des weiteren Geburtsverlaufs: Wehenfrequenz < 2 pro 5 min und nicht vollständiger MM → Transport in die Klinik möglich!

Austreibungsperiode

Def.: Phase zwischen vollständiger Eröffnung des MM und Geburt des Kindes. Alle 2–3 min Presswehen mit einer Dauer von ca. 1 min.
Dauer der Austreibungsperiode:
- *Erstgebärende:* ca. 30–60 min (ca. 20 Presswehen),
- *Mehrgebärende:* (5–)20–30 min (wenige Presswehen).

Proz.:
- *Höhenstand des Kopfes beurteilen:* Wenn Kopf auf Beckenbodenniveau ist (erkennbar am klaffenden Anus oder daran, dass Köpfchen in Vagina sichtbar), wird die Geburt innerhalb der folgenden Minuten eintreten.
- *Patientin mit Pressdrang trotzdem zum Atmen anleiten.* Wenn möglich: Sauerstoff vorlegen und langsam und tief durchatmen lassen (so Optimierung der kindlichen Oxygenierung).

> Für das Kind stellt die Austreibungsperiode die Phase der größten hypoxischen Gefährdung dar.

- *Weiterer Geburtsverlauf:*
  - Durchtreten des Kopfes durch das Becken mit Beugung und Rotation. Kleine Fontanelle steht dabei in Führung, d. h. das Hinterhaupt führt und steht meist anterior (= vordere HHL).

> *Dammschnitt*
> - Ein Dammschnitt wird *nicht zur Vermeidung von Verletzungen* angewendet, das Gewebe kann reißen.
> - Dammschnitt *nur noch bei kindlicher Indikation*, d. h. bei drohender Asphyxie zur schnelleren Geburtsbeendigung (45).

  - Kein Mitpressen beim „Durchschneiden" des Kopfes.
  - Dammschutz (Druck), um die Geschwindigkeit des Kopfaustritts zu kontrollieren und ein schnelles Herauspressen zu verhindern (linke Hand des Geburtshelfers greift flach über das Hinterhaupt, die rechte Hand führt den Kopf vom Damm aus der oberen Hand entgegen).
  - Schulterentwicklung durch Absenken des Kopfes, dann Rumpf über die Symphyse auf den Bauch der Mutter entwickeln. Kind nicht gerade herausziehen!
  - Bei Nabelschnurumschlingungen: Lockerung und Zurückstreifen vor der endgültigen Entwicklung. Falls dies nicht möglich ist: Doppelte Abklemmung und Durchtrennung. In der Regel erst nach vollständiger Entwicklung des Kindes abnabeln!

Der nackte Bauch der Mutter ist der wärmste Platz für das Kind. Apgar-Wert-Bestimmung und Überwachung können auch dort stattfinden. → Kind gut zudecken, insbesondere den Kopf (ggf. Folie).

Nachgeburtsperiode

Def.: Phase zwischen Geburt des Kindes und Ausstoßen der Plazenta.
Dauer der Nachgeburtsperiode: Ca. 10–30 min.
Physiologischer Blutverlust: Ca. 200–400 ml.
Proz.:
- Plazentalösung und Ausstoßung beobachten (kein unkontrolliertes Ziehen an der Nabelschnur, Gefahr des Abreißens).
- Überprüfen der Plazenta auf Vollständigkeit.
- Weitere Beobachtung der Blutung und des Uterushöhenstands (um Nabel).
- Bei starker Blutung Oxytocin- oder Methylergometringabe und Uterus mit Daumen und Zeigefinger komprimieren (Credé-Handgriff).
- Beobachtung des mütterlichen Allgemeinzustands.

Die geplante Hausgeburt

Der Verlauf der geplanten Hausgeburt hängt von mehreren Faktoren ab:
- gute pränatale Vorsorge (Ausschluss von Mehrlingsschwangerschaft, Lageanomalie, Fehlbildungen, Retardierung etc.),
- Kompetenz der Geburtshilfe (meist Hebamme),
- Plan für Notfälle (je nach lokaler Gegebenheit: Telefonnummer von NNAD oder Kinderklinik, Rettungsleitstelle, Notarzt; Kinderklinik in der Nähe).

Das Gestationsalter bedarf einer exakten Bestimmung: In der 37.–42. SSW kann zuhause entbunden werden.

 Ein Nachweis von HB_sAg bei der Mutter ist keine absolute Kontraindikation für eine Hausgeburt, jedoch muss dann eine aktive und passive Impfung des NG unmittelbar nach Geburt erfolgen.
Sind HB_s-Ag-Status und/oder Blutgruppe der Mutter unbekannt, handelt es sich *nicht* um eine „geplante" Hausgeburt!

Der Geburtsverlauf muss dokumentiert werden!

Kontraindikationen für eine häusliche Entbindung

Mütterliche Kontraindikationen
- Wehentätigkeit vor der vollendeten 37. SSW bzw. nach der 42. SSW,
- Uterusfehlbildungen,
- Polyhydramnion,
- Oligohydramnion,
- chronische und akute Erkrankungen der Mutter wie:
  - arterieller Hypertonus (z. B. Präeklampsie, HELLP-Syndrom),
  - Diabetes mellitus (auch Gestationsdiabetes),
  - ausgeprägte Adipositas,
  - präexistente Niereninsuffizienz,
  - neurologisch-psychiatrische Erkrankungen,
- bekannte Blutgruppeninkompatibilität,
- Infektion der Schwangeren (z. B. Fieber, Geschlechtskrankheiten, HSV, VZV, HBV, HIV),
- positiver B-Streptokokken-Abstrich (vaginal bzw. zervikal),
- Harnwegsinfektion,
- Plazentaanomalien (z. B. Placenta praevia),
- Zustand nach Komplikationen bei vorausgegangenen Geburten:
  - vorangegangene Totgeburt,
  - frühere Frühgeburten,
  - frühere operative Entbindungen,
- frühere Komplikationen in der Nachgeburtsperiode.

Kindliche Kontraindikationen
- Lageanomalien,
- Makrosomie,
- SGA,
- Fehlbildungen,
- Plazentaanomalien,
- Frühgeburtlichkeit ($< 37+0$ SSW),
- Übertragung ($> 42+0$ SSW).

Indikation zur intrauterinen Verlegung des Kindes

(S. 145 f. u. 411 ff.)

Die Indikation zur intrauterinen Verlegung des Kindes stellt sich immer dann, wenn sich *Komplikationen bereits in der frühen Phase der Wehentätigkeit* anbahnen, z. B.:
- persistierend veränderte fetale Herztöne ($< 120/min$ oder $> 160/min$, DiP 2, variable Dezelerationen),
- Blutung (mehr als Zeichnungsblutung, also überperiodenstark),
- auffälliges Fruchtwasser (z. B. stinkend, mekoniumhaltig),
- Verdacht auf Amnioninfektionssyndrom,

- relatives Missverhältnis,
- Einstellungsanomalie,
- Wehensturm,
- unkoordinierte Wehentätigkeit,
- mangelnder Geburtsfortschritt,
- labile Kreislaufsituation der Gebärenden.

Weitere Indikationen sind:
- drohende Frühgeburtlichkeit < 35 SSW,
- Oligo- oder Polyhydramnion,
- Verdacht auf Fehlbildung im pränatalen Ultraschall.

Indikationen zur antepartalen Verlegung der Schwangeren in ein Perinatalzentrum siehe S. 411 ff.

Erstversorgung des Neugeborenen nach Hausgeburt

Siehe Algorithmus (Abb. 3.**4**), siehe S. 103–147.

Ausrüstung
Abnabeln (S. 100 ff.)

- Sterile Nabelklemmen,
- sterile Nabelschere,
- Kompressen (jeweils steril verpackt).

Grundausstattung für die Neugeborenen-Erstversorgung nach Hausgeburt (S. 31 ff. u. 110 ff.)

Minimalanforderung:
- saubere, warme und helle Umgebung, Wärmestrahler,
- vorgewärmte, trockene, saugfähige Tücher (Baumwollwindeln besser als Frotteehandtücher),
- feste Oberfläche (für eventuelle NG-Reanimation),
- Stethoskop,
- Beutel-Masken-System mit geschlossenem Reservoir, Überdruck- und PEEP-Ventil,
- Sauerstofflasche o. Ä. mit intaktem Schlauchsystem,
- mobiler Absauger (-200 mbar),
- Absaugkatheter in unterschiedlichen Größen (Ch 6–12),
- Blutzuckermessgerät (z.B. Glucometer, Fa. Bayer) mit Teststreifen (luftgeschützt; Verfallsdatum beachten!),
- Basisausstattung zur NG-Reanimation inkl. Adrenalin, NaCl 0,9 %, Intubationsbesteck und Endotrachealtuben in verschiedenen Größen.

Soforteinschätzung anhand von Atmung, Herzfrequenz und Hautfarbe unmittelbar nach Geburt (S. 155 ff.)

- Initialer Griff zur Nabelschnur bzw. Herzauskultation: Hf > 100/min?
- Mekonium sichtbar (falls ja: S. 216 ff.)?
- Atemexkursionen/Schreien?
- Wird das NG bereits rosig?
- Ggf. Absaugen (S. 65 ff.).
- Immer Abtrocknen/Warmhalten.
- Falls Blässe/Zyanose/unzureichende Atmung:
  - Stimulation (mit 4 Fingern am Rücken zeitgleich mit Abtrocknen, an Fußsohlen oder Sternum),
  - O_2-Vorlage (FiO_2 0,5–1,0; Flow 5 l/min).

> ! Bei reichlich vorhandenem oder verfärbtem Fruchtwasser sowie bei deprimierten NG/FG mit unzureichender Spontanatmung/Bradykardie steht das A der ABCD-Regel immer für Airways → Absaugen (S. 65 ff.).
> Cave: Vagusinduzierte Bradykardie und Laryngospasmus bei frühzeitigem, tiefen Absaugen möglich!

Check 30 s postnatal

- Atemexkursionen/Schreien?
- Hf > 100/min?
- Hautkolorit wird rosig?

Falls protrahierte Blässe, Zyanose, unzureichende Atmung und/oder Hf < 100/min:
- Freimachen der Atemwege (Rachen, Nase absaugen)
- Maskenbeatmung (bzgl. Indikationen und Kontraindikationen → S. 130 f.),
- Wärme erhalten,
- NNAD/Pädiater anfordern.

Falls NG stabil, eupnoisch, rosig, Hf > 100/min:
- Kind der Mutter auf den Bauch legen,
- Abnabeln (falls nicht schon geschehen),
- Apgar-Werte bestimmen,
- Credé-Prophylaxe,
- Vitamin K am 1. Lebenstag.

Weiteres Prozedere nach Adaptation des Neugeborenen

U1: Bei der U1, der 1. Vorsorgeuntersuchung, die unmittelbar nach der Geburt des Kindes stattfindet, geht es in primär um die Erkennung von lebensbedrohlichen Zuständen und offensichtlichen Schäden, damit gegebenenfalls Sofort-hilfemaßnahmen ergriffen werden können. Aufzeichnungen über Schwangerschaft, Geburt, Apgar-Werte, Maße (Gewicht, Kopfumfang, Körperlänge),

Reifezeichen, Feststellung von Fehlbildungen. Credé- und Vitamin-K-Prophylaxe (p. o., s. c., i. v. oder i. m.) und Dokumentation am 1. Lebenstag.

Anleitung der Mutter/Eltern in die Überwachung des NG: Insbesondere ist zu achten auf:

- ausreichende Nahrungsaufnahme und Gewichtsverlauf,
- Urin- und Stuhlausscheidung (in den ersten 24 Lebensstunden),
- zunehmenden Ikterus in den ersten 24 Lebensstunden bzw. später auftretenden auffälligen Ikterus,
- andere Veränderungen der Hautfarbe (Zyanose, Blässe, Hämatome, Petechien etc.),
- auffälliges Verhalten (Lethargie, Zittern, andauerndes Schreien, Irritabilität etc.).

Bei klinischem Symptomen erfolgt die umgehende Vorstellung des NG bei einem Kinderarzt bzw. in einer Kinderklinik.

U2: Bei der 2. Vorsorgeuntersuchung (U2) – zwischen dem 3. und 10. Lebenstag – sollte das NG von einem neonatologisch versierten Arzt untersucht werden. Es erfolgen Kontrolle von Gewichtsverlauf und Ikterus, Fersenblutentnahme zur Screeninguntersuchung auf angeborene metabolische Erkrankungen (Dokumentation!) sowie 2. perorale Vitamin-K-Gabe.

Outcome bei geplanter Hausgeburt

In einer amerikanischen Studie (118) war eine Hausgeburt bei 1404 Frauen geplant. Bei letztlich 1221 Lebendgeborenen war eine pränatale Verlegung der Schwangeren in 8,4 % (überwiegend wegen verlängerter Wehentätigkeit oder vorzeitigem Blasensprung) erforderlich gewesen. Ein postpartaler Transport in eine Kinderklinik war bei 1,2 % der NG (v. a. wegen respiratorischer Anpassungsstörung, Verdacht auf Infektion oder zur Untersuchung von Fehlbildungen) notwendig.

Wann muss unverzüglich ein Pädiater hinzugezogen werden?

Beispiele:

- 5- oder 10-min-Apgar-Score < 7,
- Atemfrequenz > 60/min mit Nasenflügeln, Stöhnen, Einziehungen (ca. über 60 min p. n.),
- Hf < 80/min oder > 160/min (in Ruhe),
- Herzrhythmusstörungen,
- neurologische Auffälligkeiten (z. B. Krampfanfälle),
- Verdacht auf Infektion des NG,
- Apnoeeigung,
- zentrale Zyanose,
- aufgetriebenes oder ausladendes Abdomen,
- Gestationsalter (auch klinisch) $< 37 + 0$ SSW oder Übertragungszeichen,
- arterielle Hypotonie,
- Erbrechen im Schwall,

- Bluterbrechen,
- Geburtsgewicht < 2300 g (z. B. SGA) oder > 4500 g (unerkannter Schwangerschaftsdiabetes),
- Geburtstrauma.

(Diese Empfehlungen sind wohl begründet, erheben aber nicht den Anspruch auf Vollständigkeit!)

Die ungeplante Hausgeburt

Def.: Hierbei werden Hebammen, Notärzte und Neugeborenen-Notärzte notfallmäßig gerufen zu:
- einer Schwangeren mit unaufhaltsamer Wehentätigkeit,
- einer Schwangeren, die sich bereits im Stadium der Entbindung befindet,
- einer gerade stattgefundenen Geburt.

Spektrum der möglichen Probleme vor Ort

- Fehlende oder nur spärliche Informationen über den Schwangerschaftsverlauf,
- instabile Hämodynamik bei der Mutter (z. B. Blutung),
- Präeklampsie/Eklampsie/HELLP-Syndrom,
- Früh- oder Mangelgeburt,
- Geburtsasphyxie,
- postnatale Asphyxie,
- Mekoniumaspiration,
- Amnioninfektionssyndrom,
- Atemnotsyndrom (RDS),
- Fehlbildungen,
- (selten) Gemini.

Nachteile einer ungeplanten Hausgeburt

- Enge, kühle, zugige Räumlichkeiten,
- kein geeigneter Bereich für Reanimationsmaßnahmen,
- aufgeregte Familienangehörige.

Proz.:
- Aufgabenverteilung besprechen:
  - Wer kümmert sich um die Mutter? – In der Regel der Erwachsenen-Notarzt (oder Hebamme)!
  - Notarzt ist bereits vor Ort oder ggf. nachzufordern!
- Ruhe bewahren bzw. Ruhe schaffen (lassen: durch RA oder KS).
- Gebärende beruhigen, ihr Sicherheit geben

- Platz für Neugeboren-Versorgung/-Reanimation richten.

> ! Wärmeerhalt des NG/FG sichern! Kind abtrocknen und gut zudecken (ggf. Folie), insbesondere Kopf. Wenn kein warmer Platz für den Säugling vorhanden ist → am besten auf nackten Bauch eines Erwachsenen und darüber Kleidung oder Tücher legen.

- Gründliche Untersuchung des NG/FG.
- Exakte Dokumentation:
  - Wann eingetroffen? Was vorgefunden? Alter des Kindes? Zustand des Kindes? Zustand der Mutter? Welche Maßnahmen wurden bereits durchgeführt? Welche Maßnahmen wurden durch eingetroffene Hebamme, NNAD, Notarzt initiiert?
- Indikation zur Verlegung in eine Kinderklinik großzügig stellen! In der Regel werden Mutter und Kind in *eine* Klinik transportiert.
- Kontakt mit der Kinder- und Frauenklinik aufnehmen!

Hypoglykämie (Abb. 3.**5**)

T. Humpl

Def.: Es ist keine einheitlich anwendbare Definition vorhanden (38). Blut-zuckerwerte von reifen Neugeborenen in den ersten Lebensstunden sind Tab. 3.**3** zu entnehmen.
- *Whipple-Trias:*
  - klinische Manifestation,
  - signifikant niederer Blutzuckerspiegel,
  - unverzügliche Normalisierung nach Therapie.

Praktikable (nicht evidenzbasierte) Blutzuckeruntergrenzen für reife Neugeborene

- 0–24 h p. n.: BZ minimal 40 mg/dl,
- > 24 h p. n.: BZ minimal 45 mg/dl,
- Ziel 50–100 mg/dl,
- BZ noch tolerabel bis 150 mg/dl.

Der Dextrostix (z. B. Glucometer) ist bei NG per se und bei Werten < 45 mg/dl ungenau. Zudem zeigt das Glucometer (Fa. Bayer) um bis zu 15 mg/dl höhere Werte an als BZ-Messgeräte im Labor oder kombinierte Blutgas-BZ-Messgeräte.

Im unteren Normbereich (BZ 40–50 mg/dl) muss der Glucometer-BZ mit dem BZ-Gerät des Kinderzimmers und des Labors abgeglichen werden, damit man das NG ohne Bedenken in der Geburtsklinik lassen kann. Bei niedrig-nor-malen BZ-Werten des NG (BZ 40–45 mg/dl) → Frühfütterung mit Maltodextrin 12,5 % oder 25 % bzw. Glucose 5 % oder 10 % sowie kapillare BZ-Kontrollen nach 1, 3, 6, 12 und 24 Stunden anordnen und NG bei der Mutter in der Geburtsklinik lassen.

> **!** Im NNAD hat sich bei zu verlegenden NG/FG mit BZ-Werten < 45 mg/dl folgendes Vorgehen bewährt:
> - 2–5 ml Glucose 10 %/kg i. v. (ggf. auch 15 %ige Glucoselösung i. v.)
> - BZ erneut kontrollieren und während des Transports das Doppelte des üblichen Erhaltungsbedarfs substituieren (d. h.: 6 ml Glucose 10 %/kg/h i. v.)
> - Letzteres gilt auch für makrosome NG mit Verdacht auf unerkannten Diabetes mellitus der Mutter!

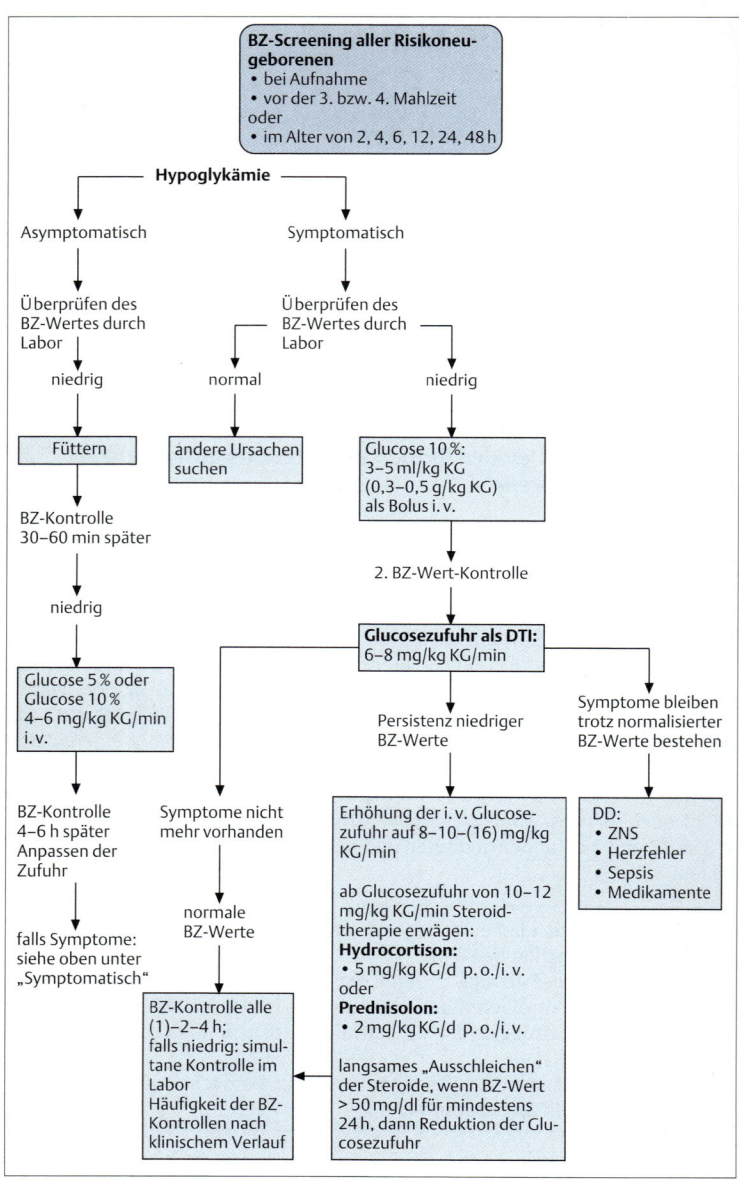

Abb. 3.5 Algorithmus für das Management einer Hypoglykämie beim Neugeborenen.

Tabelle 3.3 Blutzuckerwerte von reifen Neugeborenen in den ersten Lebensstunden

Alter (h)	Plasma (175) (mg/dl)	Serum (72) (mg/dl)	Vollblut (70) (mg/dl)
1	56 ± 19 (Spannbreite: 26–105)	60 ± 18 (Spannbreite: 36–99)	
2	79 ± 11 (Spannbreite: 42–84)	61 ± 15 (Spannbreite: 39–89)	
3	70 ± 13 (Spannbreite: 46–102)		54 ± 6
4	68 ± 14 (Spannbreite: 44–100)		
6	65 ± 13 (Spannbreite: 43–92)	56 ± 1¯ (Spannbreite: 34–77)	
12–24	67 ± 14 (Spannbreite: 44–98)	56 ± 12 (Spannbreite: 33–74)	67 ± 3,7
24–48	71 ± 10 (Spannbreite: 53–93)	61 ± 10 (Spannbreite: 48–79)	63 ± 3,5

Vo.: Häufiges Stoffwechselproblem in der Neonatologie:
- Bei der Mehrheit der gesunden NG bedeuten die häufig gemessenen niedrigen BZ-Konzentrationen kein Problem und reflektieren den normalen metabolischen Anpassungsprozess an das extrauterine Leben.
- Falls allerdings die 1. Nahrungsaufnahme um 3–6 h verzögert wird, können 10 % der gesunden NG ihren Plasmaglucosespiegel nicht über 30 mg/dl halten. Nach 12 Lebensstunden (und Fütterung) fällt das Risiko deutlich, bleibt aber für NG mit niedrigem Geburtsgewicht (< 2500 g), Hypotrophie oder Asphyxie noch bestehen (176).

Ät./PPh.: Hypoglykämie wird verursacht durch eine verminderte Glucoseproduktion, inadäquate Glucosezufuhr und/oder einen erhöhten Glucoseverbrauch:
- *Inadäquate Produktion oder Substratmangel:*
  - unzureichende oder verspätete Fütterung,
  - unzureichende oder verspätete parenterale Zufuhr,
  - abweichende Hormonregulation des Glucose- und Fettstoffwechsels,
  - vorübergehende entwicklungsbedingte Unreife von Stoffwechselstrukturen, die zur Reduktion der endogenen Glucoseproduktion beitragen (Gluconeogenese),

- verminderter zerebraler Glucosetransport (z. B. Hypoxie/Ischämie peri-natal),
- Suppression der Gluconeogenese und Glykogenolyse.
- *Erhöhter Verbrauch:*
  - Hyperinsulinismus,
  - erhöhter Kalorienverbrauch für Thermoregulation bei LBW und SGA,
  - erhöhter Kalorienverbrauch bei erhöhter Muskelaktivität (z. B. erhöhte Atemarbeit u. a.),
  - hämodynamisch oder respiratorisch bedingte Verschiebung des aeroben zum anaeroben Metabolismus (z. B. Hypoxämie, Hypoventilation, septischer Schock, u. a.),
  - relatives Überwiegen glucoseabhängiger Organe (hoher Parenchymquotient bei SGA),
  - angeborene Stoffwechselerkrankungen,
  - akute ZNS-Schädigung (z. B. Meningitis, Enzephalitis, Hämorrhagie).

Ein einzelner niedriger BZ-Wert beim NG hat keine Aussagekraft hinsichtlich der Dauer der Hypoglykämie, da in diesem Lebensalter die BZ-Werte raschen und großen Schwankungen unterliegen (105).

NG mit erhöhtem Risiko für Hypoglykämien

- FG mit sehr niedrigem GG (<1500 g, VLBW),
- IUGR, Mangelgeborene (SGA, Geburtsgewicht unter 10. Perzentile),
- kleinerer Zwilling bei diskordanten Zwillingen (Gewichtsunterschied > 25 %),
- makrosome NG (LGA, Geburtsgewicht über 90. Perzentile),
- Störung der mütterlichen Glucoseregulation/Gestationsdiabetes,
- insulinabhängiger Diabetes mellitus der Mutter,
- massive Adipositas der Mutter,
- hohe parenterale Glucosezufuhr bei der Mutter während der Geburt,
- schnelle parenterale Glucosezufuhr bei der Mutter vor der Geburt,
- perinataler Stress, z. B. 5-min-Apgar-Wert < 5,
- gestörter Oxidationsstoffwechsel des NG,
- Hypoxämie bei Herz- oder Lungenerkrankung,
- Hypoperfusion/Schock,
- schwere Anämie,
- angeborene Fehlbildungen oder genetische Störungen, die mit Hypoglykämie einhergehen,
- NG mit Mikrozephalus,
- NG mit Mittelliniendefekt,
- persistierende Hyperbilirubinämie,
- isolierte Hepatomegalie,

- NG mit Wiedemann-Beckwith-Syndrom (= EMG-Syndrom: Exomphalus, Makroglossie, Gigantismus),
- positive Familienanamnese für NG mit Hypoglykämie oder plötzlichen Kindstod (SIDS).

Kl.:
- *keine Symptome,*
- Zittrigkeit,
- Krampfanfälle,
- Apnoe, unregelmäßige Atmung, Tachypnoe, Zyanose,
- Lethargie, Trinkunlust (verbessert sich mit nach Füttern), schrilles Schreien,
- Temperaturinstabilität.

DD:
- bzgl. der Symptome:
  - andere Stoffwechselerkrankungen (s. Standardwerke der Kinderheilkunde bzw. Neonatologie),
  - Sepsis,
  - primär neurologische Störung (z. B. Blutung, Fehlbildung).
- bzgl. des niedrigen Blutzuckers: Siehe unten.

Differenzialdiagnose der transienten, wiederkehrenden oder persistierenden Hypoglykämie

(hohe Glucosezufuhr [> 12–16 mg/kg/min] notwendig, um Normoglykämie zu gewährleisten; modifiziert nach 39 u.152)

Hormonüberangebot mit Hyperinsulinismus
Transient:
- mütterlicher Diabetes mellitus,
- Wiedemann-Beckwith-Syndrom,
- Erythroblastosis fetalis,
- SGA,
- Asphyxie,
- schwerer Stress,
- zerebrale Blutung,
- iatrogene Ursache.

Persistierend:
- Inselzelladenom,
- fokale Hyperplasie der β-Zellen,
- Nesidioblastose.

Hormondefizit
Angeborener Hypopituitarismus
- Aplasie des Hypophysenvorderlappens.

Primärer Hormonmangel:
- isolierter Wachstumshormonmangel,
- adrenogenitales Syndrom,
- Nebennierenblutung.

Erbliche Störungen im Kohlenhydratstoffwechsel
- Glykogenspeichererkrankungen,
- Fructoseintoleranz,
- Glykogensynthasemangel,
- Fructose-1,6-Diphosphatasemangel.

Erbliche Störungen im Aminosäurestoffwechsel
- Ahornsirupkrankheit,
- Tyrosinose Typ 1,
- 3-Hydroxy-3-methylglutar-Azidurie.

Erbliche Störungenen im Fettsäurestoffwechsel
- Acyl-CoA-Dehydrogenase-Mangel für mittel- (MCAD-Defekt) und langkettige Fettsäuren,
- Defekte der mitochondrialen β-Oxidation.

Di./Monitoring:

> Durch Glucosereagenzstreifen bestimmte Werte stimmen nur annähernd!
> $\rightarrow$ Mindestens einen Wert durch das Labor bestimmen lassen!

Th. im Kreißsaal/im Kinderzimmer/auf NIPS:
- Screening und Monitoring aller Risiko-NG (s. oben),
- Bestätigung niederer BZ-Werte mit verlässlichem Messgerät (d. h. Bestimmung im Labor),
- Beobachtung und Dokumentation,
- beim symptomatischen Kind nicht auf den Laborwert warten, sondern i. v. behandeln (s. unten),
- bei nachgewiesener Hypoglykämie, d. h. BZ < 40 mg/dl (cave: Schwankungsbreite der Messung!) $\rightarrow$ 2–5 ml/kg Glucose 10 % i. v., dann Transport mit doppeltem Erhaltungsbedarf, d. h. Glucose 10 % 6 ml/kg/h,
- auf NIPS: DTI nach Flowsheet/Infusionstabelle (Abb. 3.**5**, Tab. 3.**4**),
- Nachweis, dass die klinischen Manifestationen auf niedere BZ-Werte zurückzuführen sind und nach Normalisierung der BZ-Werte (Labor) nicht mehr vorhanden sind,

> Die maximale peripher-venös verträgliche Glucosekonzentration liegt bei 12,5 %!

mg/kg/min	4	4	5	5	6	6	7	7	8	8
g/kg/d	**5,8**	**5,8**	**7,2**	**7,2**	**8,8**	**8,8**	**10**	**10**	**11,5**	**11,5**
% Glucose	**G 5 %**	**G 10 %**	**G 5 %**	**G 10 %**	**G 5 %**	**G 10 %**	**G 5 %**	**G 10 %**	**G 5 %**	**G 10 %**
Gewicht	ml/h	ml/h	ml/h	ml/h	ml/h	ml/h	ml/h	ml/h	ml/h	ml/h
1 kg	4,8	2,4	6	3	7,2	3,6	8,4	4,2	9,6	4,8
2 kg	9,6	4,8	12	6	14,4	7,2	16,8	8,4	19,2	9,6
3 kg	14,4	7,2	18	9	21,6	10,8	25,2	12,6	28,8	14,4
4 kg	19,2	9,6	24	12	28,8	14,4	33,6	16,8	38,4	19,2

mg/kg/min	8	8	9	9	9	9	10	10	10	10
g/kg/d	**11,5**	**11,5**	**13**	**13**	**13**	**13**	**14,5**	**14,5**	**14,5**	**14,5**
% Glucose	**G 20 %**	**G 40 %**	**G 5 %**	**G 10 %**	**G 20 %**	**G 40 %**	**G 5 %**	**G 10 %**	**G 20 %**	**G 40 %**
Gewicht	ml/h	ml/h	ml/h	ml/h	ml/h	ml/h	ml/h	ml/h	ml/h	ml/h
1 kg	2,4	1,2	10,8	5,4	2,7	1,4	12	6	3	1,5
2 kg	4,8	2,4	21,6	10,8	5,4	2,7	24	12	6	3
3 kg	7,2	3,6	32,4	16,2	8,1	4,1	36	18	9	4,5
4 kg	9,6	4,8	43,2	21,6	10,8	5,4	48	24	12	6

Zufuhr pro min bzw. Tag, erforderliche Glucosekonzentrationen (G) in % bzw. mg/dl, DTI-Laufgeschwindigkeiten in Abhängigkeit vom Körpergewicht in ml/h.

Mekoniumaspiration (Abb. 3.6, Tab 3.5)

G. Hansmann

> **!** Bei NG mit mekoniumhaltigem Fruchtwasser und fakultativer Depression
> (Bradykardie, Zyanose, insuffiziente Spontanatmung) ist das A der ABCD-
> Regel besonders wichtig: **A**irways → **A**bsaugen: (siehe Faustregeln für das
> Absaugen eines Neugeborenen, S. 65 ff.)

In einer prospektiven Studie, in der die Indikation zur Sectio wegen Übertragung oder Verdacht auf Asphyxie relativ häufig gestellt wurde, fanden sich zwischen NG, deren Fruchtwasser entweder klar oder durch Mekonium verfärbt
war, keine signifikanten Unterschiede bei den 1-min- und 5-min-Apgar-Scores
(104). Relativ wenige NG mit mekoniumhaltigem Fruchtwasser scheinen bei
diesem Vorgehen ein Mekoniumaspirationssyndrom (s. unten) zu entwickeln.

Mekoniumaspirationssyndrom (MAS)

Def.: Deutlich deprimiertes, instabiles NG, bei dem bei der Laryngoskopie zähes,
mekoniumhaltiges Fruchtwasser hinter den Stimmlippen (endotracheal) sichtbar ist und eine Aspiration von mekoniumhaltigem Fruchtwasser stattgefunden
hat.
Vo.: Ca. 7/1000 (bis 16/1000) Lebendgeborene. Ca. 5 % der NG mit mekoniumhaltigem Fruchtwasser (MSAF = meconium-stained amniotic fluid) entwickeln
ein MAS (199).
Ät./PPh.: Die intrauterine Ausscheidung von Mekonium (MEC) kommt vor der
37. SSW selten, nach der 42. SSW relativ häufig (30–50%) vor. Mekoniumabgang ist häufig eine Reaktion auf intrauterinen Stress durch Hypoxie (z. B.
Nabelschnurkompression bei Oligohydramnion), Azidämie oder Infektion (Amnioninfektionssyndrom, häufig bei vorzeitigem Blasensprung). Eine MEC-Aspi-
ration kann sowohl prä- als auch postnatal stattfinden. Je schlechter der 1-min-
Apgar, desto eher hat die Aspiration bereits *in utero* stattgefunden. Bei FG ist
mekoniumhaltiges Fruchtwasser mit einer höheren Letalität und Morbidität
vergesellschaftet und daher als besonderes Alarmzeichen zu werten (199).

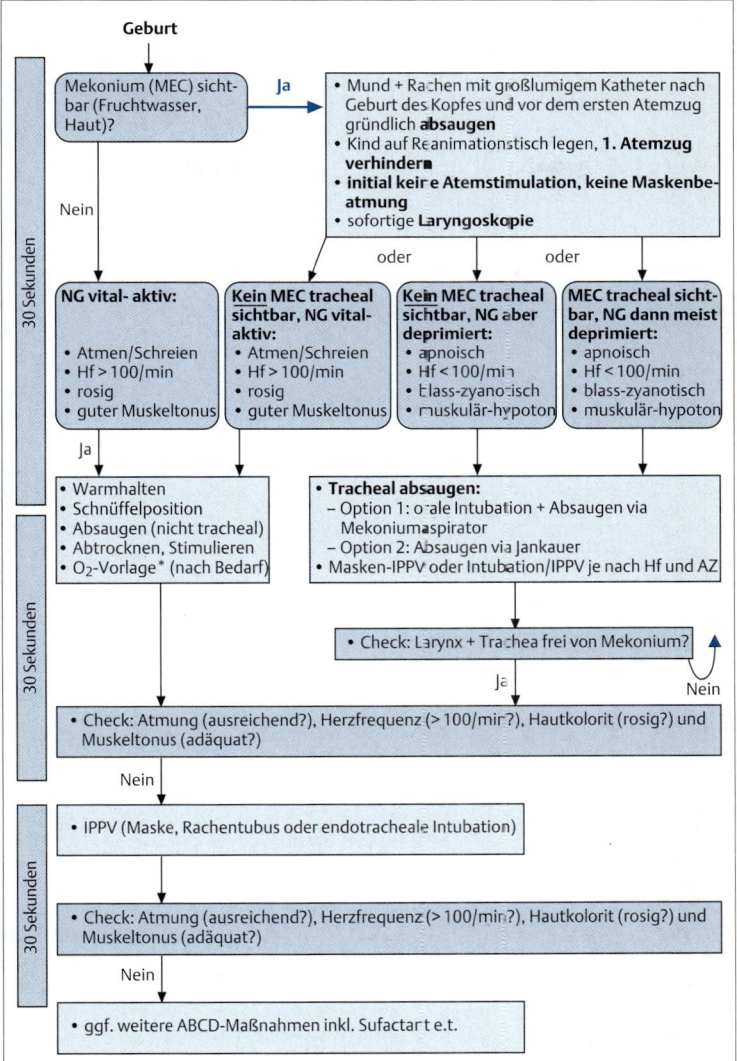

Abb. 3.6 Algorithmus für das Management eines Neugeborenen mit Mekonium (MEC) auf der Haut oder im Fruchtwasser.

Tabelle 3.5 Management von „grünem Fruchtwasser", Mekoniumaspiration und Mekoniumaspirationssyndrom

	Grünes, gering-visköses Fruchtwasser (MSAF), NG vital-aktiv	Mekoniumaspiration (MA) (meist zähes, grünes Fruchtwasser)	Mekoniumaspirationssyndrom (MAS) (s. 222 ff.)
Vorkommen	• ca. 13 % aller Lebendgeborenen • 30–50 % aller übertragenen NG (> 42 SSW)	• wahrscheinlich < 5 % aller Lebendgeborenen • ca. 25–30 % aller NG mit MSAF	• ca. 5 % der NG mit MSAF • ca. 7/1000 (bis 16/1000) der Lebendgeborenen in den USA
Definition/ Klinik	• Laryngoskopie: kein FW/MEC tracheal sichtbar • NG vital-aktiv, d. h. Eupnoe (Af 40–60/min), Hf > 100/min, adäquater Muskeltonus und gute Spontanmotorik	• Laryngoskopie: grünes FW/MEC tracheal sichtbar • NG mäßig deprimiert, kardiopulmonal (noch) stabil; 1-min-Apgar > 3 (meist > 6)	• Laryngoskopie: dickflüssiges, grünes FW/MEC tracheal sichtbar • NG deutlich depriniert, kardiopulmonal instabil; 1-min-Apgar $<< 7$), hypotoner Muskeltonus, kaum Spontanmotorik
Prozedere im Kreißsaal	• vor dem 1. Atemzug gründlich oropharyngeal absaugen (Absauger: Jankauer oder Ch 10–18) • Laryngoskopie: kein FW/MEC tracheal sichtbar • O_2-Vorlage • nasal und gastral FW absaugen • O_2-Vorlage, Stimulation • keine Intubation • Standardüberwachung im Kinderzimmer (Pulsoxymeter, BGA, BZ)	• vor dem 1. Atemzug (am Damm!) gründlich oropharyngeal absaugen (Absauger: Jankauer oder Ch 18) • Frühabnabelung, NG auf Reanimationstisch • O_2-Vorlage (6–10 l/min) • initial keine Maskenbeatmung, kein Blähen, keine Stimulation	• vor dem 1. Atemzug (am Damm!) gründlich oropharyngeal absaugen (Absauger: Jankauer oder Ch 18) • Frühabnabelung, NG auf Reanimationstisch • O_2-Vorlage (6–10 l/min) • initial keine Maskenbeatmung, kein Blähen, keine Stimulation

- sofortige Laryngoskopie: grünes FW/MEC tracheal sichtbar: sofortiges tracheales Absaugen:
  - a) orale Intubation und tracheales Absaugen über Tubusadapter (dann Sog erhöhen) *oder*
  - b) tracheales Absaugen mit Jankauer (cave: Stimmbänder!) und meist anschließend (nasale) Intubation
- falls zum trachealen Absaugen intubiert → Extubation unter Sog (abhängig vom AZ)
- O_2-Vorlage
- weitere ABCD-Maßnahmen, soweit erforderlich
- nasal und gastral FW absaugen lassen!
- O_2-Vorlage, Stimulation
- in der Regel keine Intubation/IPPV erforderlich
- Magensonde legen und offen lassen!
- Verlegung auf NIPS.

- sofortige Laryngoskopie: dickgrünes FW/MEC tracheal sichtbar oder NG deutlich deprimiert: sofortiges tracheales Absaugen:
  - a) orale Intubation und tracheales Absaugen über Tubusadapter (dann Sog erhöhen) *oder*
  - b) tracheales Absaugen mit Jankauer (cave: Stimmbänder!) und anschließend Intubation
- falls zum trachealen Absaugen oral intubiert → Abwägen, ob NG stabil genug für Extubation unter Sog und erneutes tracheales Absaugen oder Umintubation (nasal statt oral, ggf. auf NIPS)
- wenn möglich Absaugtubus ≠ Beatmungstubus
- in der Regel Intubation erforderlich
- maschinelle Beatmung: lieber hoher FiO_2 und hohe Frequenz als hoher PIP; bei reifen NG T_E deutlich > 0,5 s.
- weitere ABCD-Maßnahmen, soweit erforderlich
- nasal und gastral FW absaugen
- Magensonde legen und offen lassen

Tabelle 3.5 Fortsetzung

	Grünes, gering-visköses Fruchtwasser (MSAF), NG vital-aktiv	Mekoniumaspiration (MA) (meist zähes, grünes Fruchtwasser)	Mekoniumaspirationssyndrom (MAS)
Prozedere im Kreißsaal (Fortsetzung)			• ggf. erneut gastral FW absaugen • ggf. Analgosedieren und bei hohem PIP relaxieren • bei weiter schlechtem AZ: konventionelle Surfactantapplikation im KS erwägen (Tubuslage! Cave: Pneumothorax)! • bei schlechtem AZ oder vor längerem Transport: Blutkultur und Antibiotika i. v. • Verlegung auf NIPS
Prozedere auf Station	• in der Regel Standardüberwachung im Kinderzimmer (Pulsoxymeter, BGA, BZ)	*NIPS:* • Monitor • engmaschige BZ- und BGA-Kontrolle • Rö.-Thorax, Labor, BK • Intubation und maschinelle Beatmung, falls doch erforderlich • ggf. Surfactantapplikation (anschl. PIP nachregulieren, Pleuradrainagebereitschaft) • ggf. antibiotische Therapie nach Sepsisschema (S. 241 ff.)	*NIPS:* • Monitor • engmaschige BZ- und BGA-Kontrolle • Rö.-Thorax, Labor, BK • Optimierung der (SIMV-)Beatmung (cave: hohe Spontanatemfrequenz bedeutet kurze T_E, air trapping und Pneumothoraxgefahr) • ggf. Analgosedierung • ggf. Relaxierung (Einzelfallentscheidung). Weiter auf S. 224 ff.

| Komplika-tionen | • Infektion (AIS?)
• MAS | • Infektion (AIS?)
• Übergang in MAS
• MAS-Komplikationen
• erhöhtes Risiko für HIE (Zerebralparesen, Krämpfe) und RDS | • Lungenüberblähung
• Pneumothorax (25 %)
• Pneumomediastinum
• bakterielle Sepsis (immer chemische Pneumonitis und sekundäre bakterielle Pneumonie)
• sekundärer Surfactantmangel
• PPHN (50–66 % der NG mit PPHN hatten MSAF) |
| Outcome | • 25–30 % der NG sind bei Geburt deprimiert (Mekoniumaspiration?) und bedürfen weiter reichender ABCD-Maßnahmen im Kreißsaal
• je 5 % entwickeln RDS mit oder ohne MAS | • siehe MSAF
• höchstes Risiko zur Entwicklung eines MAS für NG mit postnataler Depression und für solche mit besonders zähem MEC/FW | • Mortalität: 3–12 %:
– bei MAS + PPHN bis 80 %
– hohe Letalität auch bei FG mit MAS (MEC im FW zeigt Hypoxie an!)
• MAS ist häufigster Grund für ECMO-Indikation bei respiratorischer Insuffizienz |

Af = Atemfrequenz, BK = Blutkultur, FW = Fruchtwasser, Hf = Herzfrequenz, HFOV = High Frequency oszillatory Ventilation, HIE = hypoxisch-ischämische Enzephalopathie, KS = Kreißsaal, MEC = Mekonium, MSAF = Meconium-stained amniotic Fluid = mekonium-verfärbtes Fruchtwasser, MA = Mekoniumaspiration, MAS = Mekoniumaspirationssyndrom, NIPS = Neugeborenen-Intensivpflegestation, PPHN = persistierende pulmonale Hypertension des Neugeborenen, RDS = Respiratory Distress Syndrome = Atemnotsyndrom, T_E = Exspirationszeit

Risikofaktoren für die Entwicklung eines RDS bei NG mit mekoniumgefärbtem Fruchtwasser

- Oligohydramnion,
- pathologisches CTG (fetale Hypoxie),
- Sectio caesarea (kausal?),
- kein intrapartales, oropharyngeales Absaugen,
- zähes, mekoniumhaltiges Fruchtwasser,
- Mekonium endotracheal bei Laryngoskopie sichtbar (d. h. Mekoniumaspiration oder MAS),
- 1-min- und 5-min-Apgar-Score < 7,
- weitere Risikofaktoren (199).

Kl.: Meist reifes oder übertragenes, deutlich deprimiertes, kardiopulmonal instabiles NG. Hypotoner Muskeltonus, kaum Spontanmotorik. 1-min-Apgar-Score < 7, häufig < 4.

DD: Wenn die Haut braun-grün gefärbt ist, ist die Diagnose MSAF meist klar. Findet sich dann zähes Sekret endotracheal, handelt es sich nahezu immer um Mekonium. Das Prozedere wäre jedoch auch bei andersartigem Sekret oder Blut das Gleiche (→ tracheal absaugen!).

> **!** Ist die Haut mekoniumverfärbt, das NG schwer deprimiert aber bei der Laryngoskopie kein Mekonium sichtbar, sollte dennoch endotracheal abgesaugt werden, da „MAS" die wahrscheinlichste DD ist.

Weitere DD sind mäßig-deprimierte NG mit mekoniumhaltigem Fruchtwasser ohne Aspiration, die aufgrund eines Amnioninfektionssyndroms eine Pneumonie/Sepsis/RDS entwickeln oder Z. n. Nabelschnurkompression (o. Ä.)

Di. im Kreißsaal:
- Pulsoxymeter (SaO_2, Hf) – bei Verdacht auf PPHN an rechtem Arm und Bein,
- BGA (ggf. ebenfalls prä- und postduktal, s. SaO_2),
- BZ,
- Pulsstatus,
- Blutdruck,
- ggf. Blutabnahme.

Therapie eines NG mit Mekoniumaspirationssyndrom im Kreißsaal

- *Vor dem 1. Atemzug* des NG (am Damm*!*) *gründlich oropharyngeal absaugen* (Absauger: Jankauer oder Absaugkatheter Ch 18)! Dies ist primär die Aufgabe der Geburtshelfer!
- *Frühabnabelung,* NG mit Kopf zum Arzt auf Reanimationstisch legen, O_2-Vorlage (6–10 l/min), Kopf in „Schnüffelposition".
- *Initial keine Maskenbeatmung, kein Blähen, keine Atemstimulation!*
- *Sofortige Laryngoskopie*: Falls dick-grünes FW/MEC tracheal sichtbar und/ oder NG deutlich deprimiert: Sofortiges tracheales Absaugen – 3 Optionen:

a) orale Intubation und tracheales Absaugen (3–5 s während Rückzug des Tubus) über Tubusadapter (dann Sog erhöhen; optimal), *oder*

b) tracheales Absaugen mit Jankauer (cave: Stimmbänder!) und meist anschließend (nasale) Intubation, *oder*

c) Intubation und Absaugen über flexiblen Absaugkatheter (nur 2. Wahl): Cave: nur Ch 8 passt durch Tubus 3,0.

Falls kein MEC tracheal absaugbar: Kein weiteres tracheales Absaugen, sondern weiter mit ABCD-Maßnahmen!

Falls MEC tracheal absaugbar: Check Herzfrequenz: Wenn Hf $>$ 80/min ($>$ 100/min) und nicht fallend: Erneutes tracheales Absaugen über Jankauer oder Tubus.

- Falls NG zum trachealen Absaugen oral intubiert wurde: Abwägen, ob NG stabil genug für Absaugen, Extubation und ggf. erneute Intubation/tracheales Absaugen oder ob NG stabil genug für Umintubation (nasal statt oral, neuer Tubus).
- Bei signifikanter Bradykardie/Hypoxämie während oder nach dem 1. trachealen Absaugen: Auf IPPV übergehen (notfalls kurze Maskenbeatmung → rasche Intubation). Wenn möglich Absaugtubus $\neq$ Beatmungstubus (Reintubation).
- Bei deutlich verbessertem AZ und akzeptabler BGA → maschinelle Beatmung möglichst vermeiden. Immer Rö.-Thorax auf NIPS.

> ! Bei Mekoniumaspirationssyndrom (MAS) ist in der Regel die Intubation erforderlich: Maschinelle synchronisiert-assistierte Beatmung: Besser hoher FiO_2 und hohe Frequenz als hoher PIP. Exspirationszeit (T_E) möglichst lang wählen, bei reifen NG $T_E > 0,5$ s.

- Weitere ABCD-Maßnahmen, soweit erforderlich!
- Bei arterieller Hypotonie → 10 (–20) ml/kg Volumen i. v. geben!
- Nasal und gastral FW absaugen.
- Magensonde legen und offen lassen. Ggf. erneut gastral FW absaugen.
- Bei sehr unruhigem Kind und adäquatem BD analgosedieren und bei hohem PIP auch relaxieren. Diese Maßnahmen sind Einzelfallentscheidungen, da nicht ohne Risiko (siehe Proz./Th. auf NIPS).
- Bei weiter schlechtem AZ und hohen Beatmungsparametern:
  – (Erneute) konventionelle Surfactantapplikation im Kreißsaal erwägen (Tubuslage? PIP nachregulieren!).
  – Im Kreißsaal eher keine Lavage mit NaCl 0,9 % (199) oder Surfactant (92) durchführen.
- Bei schlechtem AZ oder vor längerem Transport: Blutkultur und 1. Antibiotika-ED i. v. geben (S. 241 ff.).
- Mit Komplikationen (u. a. Pneumothorax, arterielle Hypotonie) rechnen.

> **!** NG frühzeitig auf NIPS verlegen. Glucose 10 % 3 ml/kg/h i. v.
> Glucose 5 % verwenden für Transport von NG/FG mit hochnormalem oder erhöhtem BZ (z. B. nach Reanimation/Adrenalingabe).

Monitoring:
- *Im Kreißsaal und auf dem Transport*:
  - SaO_2- und BD-Messung,
  - EKG-Monitoring.
- *Auf NIPS:*
  - Standardintensivüberwachung,
  - $tcpO_2$-, $tcpCO_2$-Sonde,
  - engmaschige BZ- und Blutgaskontrollen.

> **!** SaO_2, Blutgase und BD prä- und postduktal messen (rechter Arm/Bein).
> Rechts-links-Shunt über Duktus/PFO bei PPHN?

Di. auf NIPS:
- Rö.-Thorax (relativ dichte, fleckig-noduläre, häufig symmetrische Lungenin-filtrate, Emphysem mit abgeflachten Zwerchfellschatten, ggf. Pneumothorax/ Pleuraergüsse),
- mikrobiologische Diagnostik vervollständigen:
  - Abstriche,
  - Trachealsekret,
  - Magensaft,
  - immer Blutkultur vor Antibiotikagabe (falls nicht schon geschehen),
- BGA, BZ, Labor, HIV-/Hepatitisserologie, Blutgruppe, ggf. Kreuzblut,
- HB_sAg-Status und Blutgruppe der Mutter erfragen,
- bei Verdacht auf PPHN (S. 320 ff.) u. a. Echokardiographie,
- Schädelsonographie.

Proz./Th. auf NIPS:
- *Supportive Therapie:*
  - Minimal Handling!
  - Analgosedierung bei sehr unruhigem Kind, bei sehr hohem PIP auch rela-xieren:
    Diese Maßnahmen sind *Einzelfallentscheidungen*, da man auf der einen Seite so die respiratorische Situation (Oxygenierung, Ventilation, Rp-Abfall → theoretisch größerer duktaler Links-rechts-Shunt) verbessert, auf der anderen Seite – insbesondere bei bereits grenzwertigem BD – den peripheren Widerstand (Rs) weiter senkt und der Rechts-links-Shunt sogar zunehmen kann (→ Zyanose, PPHN).
  - Falls Entscheidung für Analgosedierung: Morphin-DTI (0,02–0,05 mg/ kg/h) und Diazepam-ED (0,3–1 mg/kg/ED); alternativ: Fentanyl-/Mida-zolam-DTI.

> ❗ Midazolam (Dormicum, 0,05–0,2 mg/kg/h i. v.) wird häufig verwendet, obwohl es für Früh- und Neugeborene offiziell nicht zugelassen ist und aufgrund der derzeitigen Datenlage nicht als Mittel der 1. Wahl zur Sedierung von intensivpflichtigen FG/NG gelten kann (⌐22).

- Falls Entscheidung für Relaxierung: z. B. Pancuronium 0,05–0,1 mg/kg Bolus i. v., dann DTI 0,1 mg/kg/h, anschließend Dosis anpassen und immer auf ausreichende Analgosedierung achten; alternativ: Cis-Atracurium- (v. a. bei Leber-/Niereninsuffizienz wählen) oder Rocuronium-DTI.
- In der Regel ZVK/NVK und arterieller Zugang.
- Stets antibiotische Therapie nach Sepsisschema ($\rightarrow$ S. 241 ff.).
- Flüssigkeitszufuhr 80 (–100) ml/kg/d.
- Später: Physiotherapie, Lagerungsbehandlung.
- *Beatmung:*
  - Optimierung der (SIMV-)Beatmung. Cave: Hohe Spontanatemfrequenz bedeutet kurze T_E, Air Trapping und Pneumothoraxgefahr (ggf. Analgosedierung z. B. mit Morphin-DTI, s. oben).
  - Bei schlechter respiratorischer Situation: Umstellen auf HFOV.
- *Bronchoalveoläre Lavage/Surfactantlavage/Surfactantapplikation:*
  - $\rightarrow$ Ggf. empirische Surfactantlavage (Lucinactant = Surfaxin; [200]):
  - Lavage 1: Je Seitlage 20 mg/kg Lucinactant (2,5 mg/ml).
  - Lavage 2: Je Seitlage 20 mg/kg Lucinactant (2,5 mg/ml).
  - Lavage 3: Je Seitlage 80 mg/kg Lucinactant (höhere Konzentration: 10 mg/ml).
  - Sicherheit und Effektivität der o. g. Surfactantlavage bei NG mit MAS sind bislang nicht eindeutig belegt (92).
  - Eine Lavage mit NaCl 0,9 % wird nicht mehr empfohlen, weil auch endogenes Surfactant ausgewaschen wird und oft das klinische Bild einer „wet lung" resultiert (199).
  - $\rightarrow$ Häufig Surfactantapplikation (53) erforderlich:
  - 150–200 mg/kg e. t. (ggf. fraktioniert, ggf. wiederholen), anschließend FiO_2, Frequenz und PIP nachregulieren, Pleuradrainage-Bereitschaft.
  - Die (konventionelle) Surfactantapplikation verbessert die respiratorische Situation (RDS) und verringert die ECMO-Häufigkeit bei reifen NG mit Mekoniumaspirationssyndrom (168).
- *Pulmonale Vasodilatatoren:*
  - Optimierung der Beatmung, ggf. Puffern: Niedriger $paCO_2$ (35–40 mmHg), hoher paO_2 und hoher pH-Wert (7,45–7,55) senken Rp (pulmonale Vasodilatation)!
  - Bei PPHN (S. 320 ff.) ggf. NO-Inhalation, Start mit 20 ppm.
  - Sonst bei PPHN (S. 320 ff.) ggf. Prostazyklin i. v. (ggf. inhalativ).

- *Ggf. extrakorporale Membranoxygenierung (ECMO) in entsprechendem Zentrum:*
  - ECMO-Indikationen (126, 194):
    U. a. Oxygenierungsindex (OI) > 40 (OI = FiO_2 × mittlerer Beatmungsdruck × 100 : paO_2) über mehr als 2 h. Falls OI in 3 BGA > 40, liegt Mortalität $> 80\%$;
    $paO_2 < 40$ (–50) mmHg über mehr als 2 h bei maximaler Beatmung, d. h. PIP > 35 (–40) mmHg, Frequenz > 80/min, $FiO_2 = 1,0$); Lactat persistierend > 15 mmol/l.
  - Kontraindikationen für ECMO:
    U. a. ICH $\geq$ II. Grades, schwere HIE, schwere Begleitfehlbildungen, GA < 32 + 0 SSW, GG < 1800 g (?).

ECMO-Zentrum Mannheim: Tel. 0621-3832659, FAX 0621-3832023, http://www.ecmo.de

---

Prophylaxe:
Entscheidend ist die Primärprophylaxe ($\rightarrow$ u. a. Vermeidung einer PPHN; S. 327):
- Erkennen und Vermeiden einer Übertragung.
- Erkennen und Vermeiden einer persistierenden fetalen Hypoxie durch rasche (dann meist operative) Endbindung.
- Prinzipiell ist das Absaugen am Damm Aufgabe des Geburtshelfers/der Hebamme! Insbesondere bei dick-grünem Fruchtwasser muss sich das geburtshilfliche Team absprechen, wer das Fruchtwasser vor dem 1. Atemzug absaugt. Wird der frühestmögliche Zeitpunkt zum Absaugen verpasst, steigen Morbidität und Mortalität unter diesen NG erheblich an!

Outcome:
- Siehe auch Tab. 3.**5**.
- Deutliche Besserung meist nach 24–72 h, innerhalb von 7–10 d oft Rekonvaleszenz (126).
- Antenatale Amnioninfusion physiologischer Kochsalzlösung scheint das Outcome der NG zu verbessern – insbesondere dann, wenn das perinatale Monitoring limitiert ist (79).

Amnioninfektionssyndrom und Frühform der neonatalen Sepsis

G. Hansmann

Amnioninfektionssyndrom

Syn.: Chorioamnionitis.

Def.: Chorioamnionitis ist per definitionem eine Infektion der Eihäute, wird aber heute verwendet, um eine intrauterine, bakterielle Infektion zu beschreiben, die entweder maternales *und* fetales Gewebe (choriodezidualer Raum, Plazenta) oder ausschließlich fetales Gewebe (Eihäute, Amnionflüssigkeit, Nabelschnur) betrifft.

Vo.: Ca. 1–3 % aller Lebendgeborenen.

Ät./PPh.: Die bei Chorioamnionitis nachgewesenen Erreger sind – zumindest bei vorzeitiger Geburt – meistens von niedriger Virulenz und (rekto-)vaginaler Herkunft (*Ureaplasma urealyticum, Mycoplasma hominis, Fusobacterium* spp., *Streptococcus* spp.). Die bakterielle Besiedlung des Uterus erfolgt entweder bereits vor der Konzeption oder aszendierend während der Schwangerschaft. Die Chorioamnionitis trägt zu einem erheblichen Anteil zur Frühgeburtlichkeit vor der 30. SSW und somit auch zur per se hohen Morbidität und Mortalität unter FG bei: 50 % der neurologischen Langzeitmorbidität und 70 % der perinatalen Letalität von NG/FG gehen zu Lasten der FG (66)!

■ Risikofaktoren für ein Amnioninfektionssyndrom (AIS)

- Intervall zwischen Blasensprung und Geburt $\geq$ 18 h,
- Infektionsparameter der Mutter vor bzw. unter der Geburt erhöht:
  - CRP > 2 mg/dl,
  - Leukozyten > 17 000/µl,
  - rektale Temperatur > 38° C,
- rektovaginale Besiedlung mit B-Streptokokken bzw. anderen Keimen,
- reduzierter Immunstatus bei Mutter oder Kind,
- fetale Tachykardie: Hf > 160–180/min,
- erhöhtes Infektionsrisiko für untergewichtige NG < 5.–10. Perzentile (SGA) und FG.

Mütterliche Symptomatik: Meist fehlend. Sonst relativ unspezifische Symptome wie Fieber, Tachykardie, schmerzhafter Uterus, stinkendes Fruchtwasser; ggf. Leukozytose, CRP-Erhöhung.

Pränat. Di.: Der definitive Nachweis erfolgt mikrobiologisch (positive Kultur/ bakterieller Nachweis aus Fruchtwasser oder Eihäuten mittels PCR), histologisch (polymorphonukleäre Leukozyten in Eihäuten, Nabelschnur oder Chorionplatte) oder biochemisch (IL-6 oder IL-8 im Fruchtwasser). Hinsichtlich präpartaler, genitorektaler Abstriche siehe unter „Frühform der neonatalen Sepsis".

Pränatale Prophylaxe: Siehe unter „Frühform der neonatalen Sepsis".

PPh.: Folge der Chorioamnionitis ist ein *Fetal Inflammatory Response Syndrome (FIRS)*, das durch den Nachweis von Bakterien oder IL-6 im fetalen Kreislauf definiert ist und mit einer Entzündung der Nabelgefäße einhergeht.

Kl.: Klinische Folgen des FIRS sind (66):

- *Bei FG:*
  - IUGR,
  - erhöhte akute neonatale Morbidität und Mortalität (IVH, NEC im Verlauf etc., jedoch erniedrigtes Risiko für RDS – vermutlich durch vorzeitige Lungenreifung),
  - neurologische Folgeschäden (PVL, IVH, Zerebralparese, Polymikrogyrie; visuelle und kognitive Folgeschäden sind bislang nicht gesichert),
  - chronische Lungenerkrankung (BPD),
  - frühzeitige Thymusinvolution,
  - Entwicklung einer neonatalen Sepsis (s. S. 229 ff.).
- *Bei reifen NG:*
  - niedrige Apgar-Scores,
  - neonatale Enzephalopathie,
  - Zerebralparese (v. a. bei Kombination: Asphyxie + AIS),
  - Entwicklung einer neonatalen Sepsis (s. S. 229 ff.).

Symptomatik und weiteres Prozedere: Siehe unter „Frühform der neonatalen Sepsis"!

Besonderheiten bakterieller Infektionen im Neugeborenenalter (148):
- häufig fortschreitend zur Sepsis und zum septischen Schock
- hohes Risiko einer Meningitis bei protrahiertem Verlauf vor Therapie
- zu Beginn unspezifische Symptomatik entsprechend einer systemischen Entzündungsreaktion (SIRS)
- keine eindeutig definierbare Eintrittspforte des Erregers
- rasche Progredienz

Frühform der neonatalen Sepsis

Def.:
- Frühform der neonatalen Sepsis (= early-onset sepsis):
  - Manifestation am 1.–3.(–7.) Lebenstag,
  - häufig FG konnatal betroffen (v. a. die humorale Abwehr ist bei FG < 32 SSW reduziert [93]).

Weitere Def.:
- *Spätform der neonatalen Sepsis (= late-onset sepsis):*
  - Manifestation am (3.–)8.–28. Lebenstag,
  - tritt meist bei initial gesunden, reifen NG nach Entlassung von der Säuglingsstation auf,
  - u. a. bei Infektion mit Gruppe-B-Streptokokken (GBS) möglich.
- *Nosokomial (im Krankenhaus) erworbene Sepsis des NG:*
  - Erreger entstammt der patienteneigenen Flora oder dem Keimspektrum der Klinik,
  - Manifestation ab 4.(–8.) Lebenstag bis zur Entlassung aus der Klinik,
  - v. a. FG auf einer NIPS mit viel Fremdmaterial (Katheter, Drainagen) betroffen,
  - häufig multiresistente Erreger (Selektion durch Gabe von Breitspektrumantibiotika).
- *SIRS (= septic inflammatory response syndrome):*
  - systemische Entzündungsreaktion mit Zytokinausschüttung,
  - cave: Zytokinausschüttung (u. a. IL-6, IL-8) auch als Stressreaktion, z. B. nach protrahierter Geburt oder Problemen bei der Erstversorgung möglich.
- *Infektion:* Positive oder negative Abstriche, Infektlabor und/oder Klinik (sog. Infektionskrankheit).
- *Bakteriämie:* Positive oder negative Abstriche, positive Blutkultur ohne Infektlabor, ohne Klinik.
- *Sepsis:* Positive oder negative Abstriche, positive Blutkultur plus Infektlabor plus Klinik.

Vo.: Sepsisinzidenz (Früh- und Spätform sowie nosokomial erworbene Sepsis) 1 : 1500 reife NG und 1 : 250 FG (93).

Ät./PPh.: Erreger, die innerhalb der ersten 3 Lebenstage zur Infektion des NG führen, entstammen meist dem mütterlichen Urogenitaltrakt bzw. Rektum. Beginnt die Infektion später, handelt es sich häufig um eine nosokomial erworbene Infektion (148). Darüber hinaus ist an eine Spätform der neonatalen Sepsis durch GBS und andere Erreger zu denken.

Typische bakterielle Erreger der Early-Onset-Sepsis mit Manifestation am 1.–3.(–7.) Lebenstag

- *Gruppe-B-Streptokokken (GBS, Streptococcus agalactiae, grampositiv):*
  - 20–30 % der Frauen im gebärfähigen Alter sind rektovaginal GBS-besiedelt. Dies führt bei Geburt eines Kindes in 50 % zur Kolonisation von Haut und Schleimhäuten des NG mit GBS.
  - Ca. 1 % der mit GBS kolonisierten NG entwickeln in den ersten Stunden postnatal eine fulminante Sepsis (18). Neurologische Schäden, septischer Schock und letaler Verlauf sind dann häufig.
  - Bei der Frühform der GBS-Sepsis (> 90 %) handelt es sich meist um eine intrapartale, bei der Spätform (< 10 %) i. d. R. um eine postnatale Infektion. Letztere kann auch jenseits der NG-Periode auftreten und geht besonders häufig mit Meningitis und neurologischen Spätschäden einher (126).
- *Escherichia coli* (gramnegativ).
- *Listeria monocytogenes* (grampositiv, Listeriose = transplazentare Infektion; disseminierte Infektion → Granulomatosis infantiseptica).
- *Staphylococcus aureus* (grampositiv, teils multiresistent).
- *Enterokokken* (grampositiv, relativ häufig multiresistent).
- *Klebsiellen* (gramnegativ).
- *Anaerobier* (v. a. Clostridien, Bacteroides, Lactobacillen).
- *Andere Bakterien* betreffen eher NG mit Late-Onset-Sepsis, ältere Säuglinge oder nosokomiale Infektionen (z. B. Staphylococcus epidermidis, Pseudomonas spp.). Das lokale Keimspektrum ist unbedingt zu berücksichtigen!

Erreger weiterer sepsisartiger Krankheitsbilder

- Herpes-simplex-Virus (HSV-2 >> HSV-1; Infektion häufiger intrapartal als aszendierend),
- Varicella-zoster-Virus (VZV; cave: v. a. wenn Mutter 5 d vor bis 2 d nach Geburt erkrankt!),
- Cytomegalie-Virus (CMV) u. a. Viren (RSV, Coxsackie-Virus, ECHO-Virus, HBV, Rubella-Virus, etc.),
- Candida spp. u. a. Pilze,
- Toxoplasma gondii u. a.

Vgl. hierzu auch Tab. 3.**6** und weiterführende Literatur: Aktuelles DGPI-Handbuch, Red Book (6) und weitere Standardwerke (16, 144).

Risikofaktoren für NG-Sepsis

- Intervall zwischen Blasensprung und Geburt $\geq$ 18 h,
- Blasensprung vor Einsetzen der Wehen (= PROM; 127),
- Infektionsparameter der Mutter vor bzw. unter der Geburt erhöht:
  - CRP > 2 mg/dl,
  - Leukozyten > 17 000/μl,
  - rektale Temperatur > 38° C,

- rektovaginale Besiedlung mit B-Streptokokken (GBS) bzw. anderen Keimen,
- GBS-bedingte Bakteriurie während der Schwangerschaft,
- Zustand nach Geburt eines an einer GBS-Infektion erkrankten Kindes,
- reduzierter Immunstatus bei Mutter oder Kind,
- fetale Tachykardie: Hf $>$ 160–180/min,
- Zustand nach Asphyxie,
- Grunderkrankung des NG (z. B. RDS),
- erhöhtes Infektionsrisiko für untergewichtige NG $<$ 5.–10. Perzentile (SGA) und FG,
- Steroidbehandlung des NG,
- parenterale Lipidzufuhr.

> Grünes Fruchtwasser weist nur bei Vorliegen von zusätzlichen Risiken – wie verzögerte Anpassung oder Tachypnoe $>$ 6 h p. n. – auf ein erhöhtes Infektionsrisiko hin.

Pränat. Di.: Abstriche von Anorektum und Introitus vaginae zwischen der 35. und 37. SSW. Durch anschließende Kultur kann bereits zu diesem Zeitpunkt eine Aussage über den vermutlichen GBS-Kolonisierungsstatus am errechneten Termin gemacht werden (108).

Pränatale Prophylaxe: Die Ergebnisse kontrollierter Studien zur Prophylaxe bakterieller Infektionen bei NG erlauben bisher keine allgemeine Empfehlung. Einzig zur Prävention von Infektionen durch GBS gibt es durch Studien abgesicherte Empfehlungen:

Die *intrapartale antibiotische Prophylaxe* ist sinnvoll, wenn:
- Gebärende vaginal oder rektal mit GBS besiedelt ist *und*:
  - Frühgeburt bevorsteht*,
  - oder Blasensprung $\geq$ 18 Stunden vor der Geburt erfolgt ist*,
  - oder mütterliches Fieber von $>$ 38° C rektal besteht*,
  - oder das mütterliche CRP $>$ 2 mg/dl beträgt,
- das Kind einer vorausgegangenen Schwangerschaft mit GBS infiziert war,
- während der Schwangerschaft eine signifikante Bakteriurie durch GBS bestand.

> Liegt das Ergebnis der GBS-Kultur (Abstrich) zum Zeitpunkt der Geburt nicht vor, so wird eine antibiotische Prophylaxe empfohlen, wenn einer der mit * markierten Risikofaktoren vorliegt.

Die antibiotische Prophylaxe kann durchgeführt werden mit:
- Ampicillin initial 2 g i. v., dann 1 g alle 4 h i. v. bis zur Geburt,
- (oder) Penicillin G initial 5 Mio. IE i. v., dann 2,5 Mio. IE alle 4 h i. v. bis zur Geburt,
- (oder – z. B. bei Penicillinallergie) Clindamycin oral 0,6–1,2–(1,8) g in 3–4 ED i. v. bzw. Erythromycin 1–2 g in 2–4 ED i. v. (148).
- Cephalosporin wie z. B. Cefuroxim (Zinacef).

Tabelle 3.6 Vertikale Infektionen, schematisierte Übersicht (126)

Infektion	Symptomatik beim Kind	Maßnahmen vor und nach Geburt
Röteln (Rubella-Virus)	Katarakt, Glaukom, Taubheit. Myokarditis, Herzfehler (PDA, PS u. a.), Hepatitis, Thrombozytopenie, Exanthem	• Kind isolieren, Serologie, IgM-Antikörper • keine spezifische Therapie möglich
Zytomegalie (CMV)	90 % asymptomatisch; niedriges Geburtsgewicht, Hepatosplenomegalie, Thrombozytopenie, Ikterus, Mikrozephalie, Innenohrschwerhörigkeit, Chorioretinitis Bei FG kann es auch zu einer postnatalen Infektion (horizontal, laktogen, durch Transfusion) mit sepsisartigem Krankheitsbild kommen.	• Serologie, Virusnachweis im Urin (PCR) • Schädel-Sonographie • Funduskopie • Ganciclovirtherapie nur bei relevanter Symptomatik über 2 Wochen (cave: NW) Bei FG < 32+0 SSW bzw. < 1500 g GG (VLBW, ELBW) und positivem CMV-Status der Mutter → Muttermilch pasteurisieren lassen. Ggf. Spendermilch CMV-negativer Frauen verwenden und diese pasteurisieren lassen!
Herpes simplex (HSV-2 > HSV-1)	Herpesläsionen an Augen, Haut, Mundhöhle, Meningoenzephalitis, generalisiert-septische Verlaufsform mit hoher Letalität möglich	• Sectio caesarea bei genitalem Herpes • Kind isolieren • Aciclovirtherapie • Stillen bei guter Hygiene und bläschenfreier Brust möglich • ggf. Mundschutz der Mutter.

Hepatitis B (HBV)	Perinatale Übertragungsrate bei HB_sAg-positiver Mutter mindestens 10 %, bei akuter Hepatitis B im 3. Trimenon oder positivem HB_eAg-Nachweis bis zu 90 %. FG-Rate erhöht. NG sind postnatal meist asymptomatisch. Bei apparenter Hepatitis Fieber, Erbrechen, evtl. Transaminasenerhöhung und Ikterus (ähnlich Hepatitis A) sowie in ca. 1 % fulminante Hepatitis mit hoher Letalität (85 %). Nicht selten Co-Infektion mit Hepatitis-D-Virus (cave: fulminante Hepatitis), HCV oder HIV. Inkubationszeit variabel (40–180 d). In 10 % Ikterus im Alter von 3–5 Monaten. Ca. 90 % der infizierten NG entwickeln eine chronische Hepatitis mit den Folgen Leberzirrhose und hepatozelluläres Karzinom im Kindesalter.	Serologie bei allen Schwangeren: Falls HB_sAg positiv → passive und aktive Immunisierung des Kindes möglichst kurz nach Geburt (in den ersten 12 h p. n.), dann Stillen möglich. Bei unbekanntem HB_sAg-Status der Mutter, Aktivimpfung in den ersten 12 h postnatal, Passivimpfung bei (a) weiter unbekanntem oder (b) eingetroffenem und positivem HB_sAg-Befund der Mutter innerhalb von 3 (FG) bis 7 Tagen (reife NG) nach Geburt. Bei Drogenabusus der Mutter immer Aktivimpfung des NG am 1. Lebenstag, ggf. Passivimpfung wie oben beschrieben.
Hepatitis C (HCV)	Vertikale Übertragungsrate bei positiver HCV-RNA-PCR der Mutter ca. 5 %. NG sind postnatal meist asymptomatisch. Inkubationszeit variabel (40–180 d). Bei apparenter Hepatitis Fieber, Erbrechen, evtl. Transaminasenerhöhung und Ikterus (ähnlich Hepatitis A). Nicht selten Co-Infektion mit HBV oder HIV. Chronifizierungsrate wahrscheinlich geringer als bei Erwachsenen (< 60–80 %; dann Risiko: Leberzirrhose und hepatozelluläres Karzinom im Kindesalter).	Zur Zeit steht keine perinatale medikamentöse Prophylaxe zur Verfügung. Vaginale Entbindung. Transiente positive HCV-RNA-PCR ohne Infektion des NG möglich. Derzeit ist umstritten, ob bei niedriger Viruslast und/ oder negativer HCV-RNA-PCR der Mutter gestillt werden darf. Eine Therapie der chronischen Hepatitis C mit α-Interferon bzw. Peginterferon, ggf. in Kombination mit Ribavirin ist bei Säuglingen/Kindern noch keine Standardtherapie (individueller Therapieversuch).

Tabelle 3.6 Fortsetzung

Infektion	Symptomatik beim Kind	Maßnahmen vor und nach Geburt
HIV	Postnatal meist asymptomatisch. Evtl. niedriges Geburtsgewicht. Nach Jahren: AIDS.	Entsprechendes Zentrum kontaktieren. Ab 32+0 SSW präpartale antivirale Chemoprophylaxe an die Schwangere. Virusisolierung und Resistenztestung. Sectio caesarea bei wehenfreiem Uterus (ca. 35+0 SSW). Antivirale Therapie des NG, z.Zt. mit Zidovodin (AZT, Retrovir) 1,3 mg/kg alle 6 h über 10 d i. v. (40 ED). Nicht stillen.
Lues = Syphilis (Treponema pallidum)	makulopapulöses Exanthem, Desquamation, Rhinitis, Hepatosplenomegalie, Periostitis, Keratitis	• Screening während Vorsorgeuntersuchung • bei Verdacht: IgM-FTA-Abs-Test bei Mutter und Kind • Blutbild, CRP • bei Verdacht Penicillin G i. v.
Listeriose (Listeria monocytogenes)	*Frühform* mit Pneumonie, Sepsis, Schock; *Spätform* mit Meningitis	• Erregernachweis (Mekonium) • Behandlung mit Ampicillin und Aminoglykosid i. v.
Tuberkulose (Mykobakterien)	oft asymptomatisch, akute Verlaufsform mit pulmonaler Symptomatik, Hepatosplenomegalie, u. a.	• Plazentahistologie • INH-Therapie • nicht stillen

B-Streptokokken (GBS)	meist asymptomatisch, *Frühform:* u. a. Pneumonie, Sepsis, Schock; *Spätform:* u. a. Meningitis	• Schwangere: Abstriche, Infektparameter und ggf. intrapartale Antibiotikagabe • Kind: Abstriche, Blutkultur, ggf. LP, Blutbild, CRP, ggf. IL-6 oder IL-8, engmaschige Überwachung • Antibiotika bei Indikation
Toxoplasmose (Toxoplasma gondii)	oft asymptomatisch, niedriges Geburtsgewicht, Chorioretinitis, intrazerebrale Verkalkungen, Hydrozephalus, generalisiert-septische Verlaufsform möglich	• präpartale Therapie bei Erstinfektion in der Schwangerschaft • Serologie, spezifischer IgM-Test, Liquoreiweiß • Therapie des NG u. a. mit Pyrimethamin und Sulfadiazin • Schädelsonographie • Funduskopie.
Varizellen (VZV)	foudroyante Erkrankung möglich, wenn Mutter 5 Tage vor bis 2 Tage nach Geburt erkrankt	• Hyperimmunglobulin • antivirale Therapie des NG, z.Zt. mit Aciclovir 30(–45) mg/kg/d in 3 ED über 8–10 d i. v.

Die intrapartale Prophylaxe mit Antibiotika hat im letzten Jahrzehnt zu einem Rückgang der neonatalen GBS-Sepsis um etwa 70 % geführt (157, 158). Sie erfolgt bei ca. 27 % aller Entbindungen (108). Cave: Durch präpartale Ampicillingaben an die Schwangeren kann es zur Selektion ampicillinresistenter gramnegativer Keime – bei NG/FG < 1500 g GG v. a. zur Selektion resistenter Escherichia-coli-Stämme (49, 178) – kommen.

Kl.:
- *Initiale Symptomatik des NG/FG* (meist unspezifisch, im Mittel 20 h p. n.):
  - Tachydyspnoe, Apnoen,
  - blass-graues Hautkolorit,
  - Lethargie/muskuläre Hypotonie/Berührungsempfindlichkeit,
  - Hyper-/Hypothermie,
  - Trinkunlust/Magenreste/Erbrechen,
  - Exsikkose,
  - geblähtes Abdomen/spärliche oder fehlende Darmgeräusche,
  - ggf. marmorierte, kalte Extremitäten und verlängerte Rekapillarsierungszeit (capillary refill) > 2 s.
- *Infektionsverdacht* u. a. bei:
  - Hf > 150/min,
  - Af > 60/min,
  - Temperatur < 36,5° oder > 37,5° C.

> **!** Die von einer erfahrenen Kinderkrankenschwester geäußerte Einschätzung: „Das Kind sieht heute schlecht aus!" ist unbedingt ernst zu nehmen und als Hinweis auf eine beginnende Sepsis zu verstehen. „Zuwarten" wird hier schnell zum Bumerang!

- *Im Verlauf oft Multiorganerkrankung:*
  - Pneumonie/respiratorische Insuffizienz, septischer Schock mit arterieller Hypotension und initial u. U. warmer Peripherie, disseminierte intravasale Gerinnung (DIC, Verbrauchskoagulopathie) mit Petechien und Blutungsneigung, Meningitis (in 30 %), akute renale Tubulusnekrose, symmetrische periphere Gangrän (93).
  - Der Verlauf der Early-Onset-GBS-Sepsis ist stark variabel: Bei FG stehen RDS und Pneumonie im Vordergrund, bei reifen NG geht die GBS-Sepsis oft mit Kreislaufzentralisation und DIC einher. Septischer Schock und respiratorische Insuffizienz zeigen eine schlechte Prognose an (126). Weitere Spätsymptome sind Ikterus, Hepatomegalie, petechiale Purpura und zerebrale Krampfanfälle. Eine Meningitis entsteht oft als Komplikation einer zu spät erkannten Sepsis. Bei Überleben muss mit neurologischen Langzeitschäden gerechnet werden.

Komplikationen: U. a. bakterielle Meningitis (Inzidenz 0,5/1000 Lebendgeborene, 1,4/1000 FG; Mortalität ca. 10 % bei reifen NG, ca. 30 % bei FG; bei koliformen Bakterien bis 50 %; neurologische Folgeschäden häufig), septischer Schock mit DIC und letalem Ausgang.

DD:
- RDS des FG,
- Systemerkrankung, die auf eine antibakterielle Therapie nicht anspricht:
  - Infektion mit Viren, Pilzen, Toxoplasmen, usw.,
  - Stoffwechselstörung,
  - Syndrom,
- Ileus unterschiedlicher Ätiologie (S. 353 ff.),
- angeborene Herzfehler mit Linksobstruktion und duktusabhängiger System-perfusion im (Prä-)Schock (S. 283 ff.),
- tachy- und bradykarde Herzrhythmusstörungen (S. 271 ff.).

Di. bei Verdacht auf AIS/Early-Onset-Sepsis im Kreißsaal:
- BGA, BZ, Temperatur, Capillary Refill > 2 s (?), graues Hautkolorit (?).
- Frühzeitig Abstriche vom äußeren Gehörgang, fakultativ auch von Nase und Rachen (begrenzte Aussagekraft). Plazentaabstriche zwischen den Eihäuten, Abstrich von Nabelschnurgefäßen nach definitivem Abklemmen der NS mit Plastikklemme und Kürzung mit steriler Schere.
- Bei Risikofaktoren (S. 230 f.) oder klinischem Verdacht Blutkultur(en) (aerob, ggf. auch anaerob) – am besten über gerade gelegten Venenzugang – abnehmen.
- Blutabnahme (Labor inkl. Gerinnung, Blutgruppe, ggf. Kreuzblut).
- Befund der mütterlichen, präpartalen Abstriche (möglichst Zervix) erfragen.

Proz./Th. im Kreißsaal:
- ABCD-Maßnahmen (Abb. 3.**1**),
- bei arterieller Hypotonie und/oder schlechter peripherer Zirkulation (schwache Pulse, capillary refill > 2s) $\rightarrow$ NaCl 0,9 % 10 ml/kg i. v., ggf. wiederholen (keine kolloidalen Lösungen, da mit Kapillarleck gerechnet werden muss!),
- bei schwerer metabolischer Azidose ggf. Puffern (cave: Natriumbicarbonat-unverträglichkeit mit den meisten Antibiotika; S. 144),
- bei Anamnese, schlechtem AZ und dringendem Verdacht auf Sepsis: 2 Antibiotika (meist Ampicillin und Cefotaxim oder Ampicillin und Aminoglykosid, S. 242 f.) nach Diagnostik (Abstriche, Blutkultur, ggf. LP) langsam im Kreißsaal i. v. geben,
- Glucose 10 % 3 ml/kg/h als Erhaltungs-DTI, Glucose 5 % verwenden bei NG/FG mit hochnormalen oder erhöhten BZ-Werten.
- Abb. 3.**7** zeigt den Algorithmus für das empirische Management eines Neugeborenen, dessen Mutter intrapartal antibiotisch behandelt wurde (Penicillin G, Ampicillin), um die Frühform einer neonatalen Sepsis mit Gruppe-B-Streptokokken (GBS) zu verhindern.

Monitoring: SaO_2 (Pulsoxymeter), BD, Temperatur, ggf. EKG, ggf. Tubuslage. Wenn Kind stabil $\rightarrow$ frühzeitige Verlegung auf NIPS. BGA/BZ vor Abfahrt.

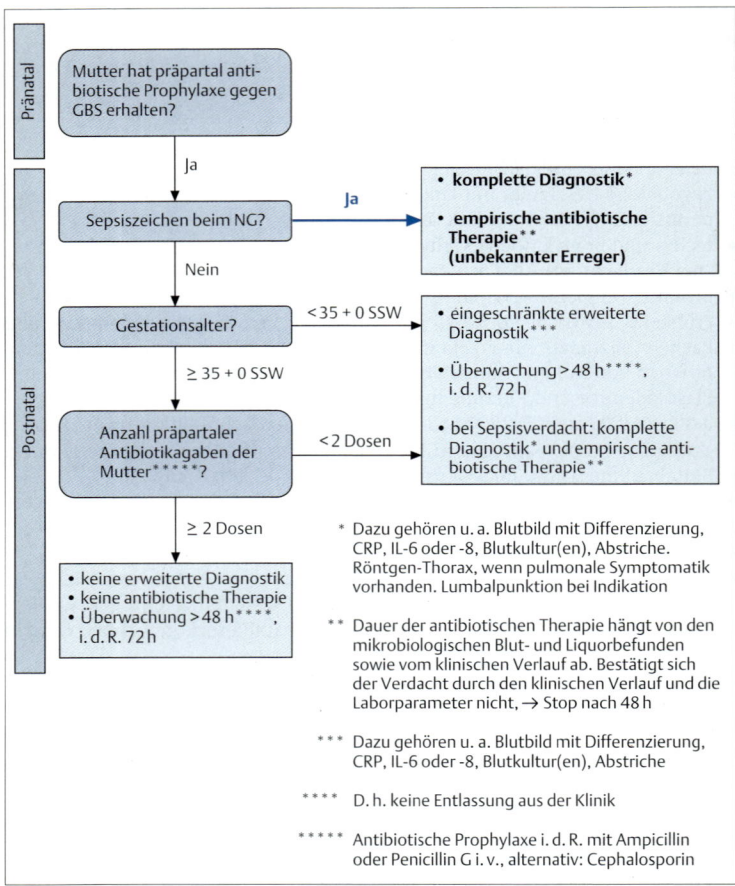

Abb. 3.7 Algorithmus für das empirische Management eines Neugeborenen, dessen Mutter intrapartal antibiotisch behandelt wurde (Penicillin G, Ampicillin), um die Frühform einer neonatalen Sepsis mit Gruppe-B-Streptokokken (GBS) zu verhindern. Modifiziert nach: American Academy of Pediatrics (2000) Group B streptococcal infections. In: Pickering LK (ed.) 2000 Red Book: report on infectious diseases, 25th edition, American Academy of Pediatrics, Elk Grove Village, p. 542.

Neugeborene ohne klinische Infektionssymptome, die 72 Stunden engmaschig klinisch überwacht aber nicht automatisch antibiotisch behandelt werden müssen

- NG nicht auf GBS gescreenter Mütter mit folgenden Risikofaktoren:
  - Zustand nach Geburt eines Geschwisterkindes mit GBS-Infektion,
  - GBS-Bakteriurie während dieser SS,
  - GA $< 37+0$ SSW,
  - Intervall Blasensprung bis Geburt ≥ 18 Stunden.
- NG von Müttern mit GBS-Nachweis, die nicht mindestens 2 Dosen eines Antibiotikums als Prophylaxe präpartal erhalten haben.
- Auch FG ≥ 32 SSW müssen postnatal nicht empirisch antibiotisch behandelt werden, sofern sie klinisch nicht infiziert erscheinen.

> Die engmaschige klinische Überwachung erfordert mindestens alle 4 h eine dokumentierte Zustandsbeschreibung des NG durch eine Pflegekraft. Bei klinisch begründetem Verdacht auf eine Infektion sollte das Kind unverzüglich zu weiterer Diagnostik und Therapie in die Kinderklinik verlegt werden.

Di. auf NG-Station/NIPS:

- *Rö.-Thorax* (vorher Abstriche, s. unten).
- *Mikrobiologische Diagnostik und Aufnahmelabor ergänzen:*
  - aerobe (ggf. auch anaerobe) Blutkultur(en) vor Antibiotikatherapie – falls noch nicht abgenommen,
  - bei Konjunktivits: Augenabstrich,
  - beim beatmeten Kind: Trachealsekret, Ohr- und Nasenabstrich, Magensaft, erstes Mekonium,
  - beim nichtbeatmeten Kind: Abstriche von Rachen, Nase und Ohr, Magensaft, erstes Mekonium,
  - Urinstix, Urinmikroskopie, Urinkultur/Zelldifferenzierung (suprapubische Punktion) falls $> 48–72$ h p. n.,
  - Blutabnahme: BB, Differenzialblutbild inkl. Thrombozyten, IL-6 oder -8, CRP, BZ, BGA, Gerinnung, spezifisches IgM bei spezifischem Verdacht, Bilirubin gesamt/direkt, Leberenzyme. Kreatinin, Harnstoff, Elektrolyte 6 h p. n., Blutgruppe und ggf. Kreuzblut.

Pathologischer Laborbefund bei Aufnahme mit dringendem Infektionsverdacht

- Leukozyten $> 30\,000/\mu l$ oder $< 5000/\mu l$, Neutrophile $< 1500/\mu l$, I : T-Quotient $> 0,2$ ($> 20\%$ unreife Granulozyten), Thrombozyten $< 100\,000/\mu l$,
- IL-6 > 30 pg/ml (cave: kurze HWZ), IL-8 $>$ ca 25 pg/ml (im lysierten Vollblut wahrscheinlich auch noch 18–24 h p. n. erhöht), CRP > 1 mg/dl am 1. Lebenstag, CRP > 2 mg/dl plus Klinik ab dem 2. Lebenstag,

- BGA mit BE-Abfall und pCO_2-Anstieg (unspezifisch),
- evtl.: Phosphatabfall, pathologische Gerinnung, plötzliche Glucoseunverträglichkeit, Ikterus, Temperaturschwankungen (Fieber nicht obligat!),
- später: positive Abstrichkulturen nach frühzeitiger Abnahme im Kreißsaal, positive Blutkultur (Blutkultur positiv bei ¾ der Kinder mit Meningitis ohne antibiotische Therapie zum Zeitpunkt der Abnahme, in ⅔ positiv bei gleichzeitig negativer Liquorkultur (89).

Lumbalpunktion (LP) – Indikation?

Die LP ist die definitive diagnostische Methode zum Nachweis einer bakteriellen Meningitis des NG (68). Allerdings gibt es keine einheitlichen Regeln, wann eine LP bei FG und reifen NG durchzuführen ist (197). Wir sehen die Indikation zur LP gegeben:

- bei neurologischen Symptomen (klinischer Verdacht auf Meningitis),
- bei positiver Blutkultur eines potenziellen Meningitiserregers (Bakteriämie),
- bei bereits in den ersten 3 (?) Lebensstunden deutlich erhöhtem CRP ($> 2{,}0$ mg/dl ?),
- bei Sepsisverdacht ab dem 3. Lebenstag.

> Bei hämodynamisch instabilen FG/NG sollte man mit der LP warten und ggf. bereits vor der LP antibiotisch behandeln. Allerdings ist zu bedenken, dass 8 h nach Gabe eines Cephalosporins der 3. Generation kulturell zwar noch GBS aber kaum noch Pneumokokken und keine Meningokokken mehr im Liquor nachzuweisen sind (89). Der Keimnachweis und damit die gezielte antibiotische Therapie werden also durch dieses Vorgehen stark behindert.

Pathologischer Liquorbefund mit Verdacht bzw. Bestätigung der bakteriellen Meningitis (126)

- Gesamteiweiß > 150 mg/dl,
- Leukozyten $\geq 10/\mu l$,
- Erregernachweis durch Kultur und Gram-Färbung (Beweis),
- mikroskopisch Bakterien sichtbar,
- bei bakterieller Meningitis ist das Verhältnis der Glucosekonzentration Liquor/Blut häufig $< 0{,}4$.

Proz./Th. auf NG-Station/NIPS:
- *Supportive Therapie:*
  - Monitoring der Vitalparameter einschließlich Temperatur, $tcpO_2$, $tcpCO_2$,
  - Minimal Handling,
  - Optimierung der respiratorischen Situation,

- Bei arterieller Hypotonie Volumengabe: 10–15 ml/kg repetitiv i. v. (Kristalloide und/oder EK). Keine kolloidalen Lösungen wie z. B. Biseko verwenden, da mit Kapillarleck gerechnet werden muss. Bei manifestem Kapillarleck: EK-Transfusion nach Hkt-Wert.
- Bei persistierender arterieller Hypotonie trotz ausreichender Volumengabe: Dopamin 2–20 µg/kg/min oder Noradrenalin (Arterenol) 0,1–0,5(–2) µg/kg/min. Kein Dobutamin (Dobutrex)! Evtl. Kombination Noradrenalin und Dopamin erwägen.
- Korrektur von Anämie, Azidose, Elektrolyt- und Gerinnungsstörungen.

❗ Prinzipien bei der antibakteriellen Therapie
- Immer aerobe (und ggf. anaerobe) Blutkulturen in kleinen, vorgewärmten Flaschen *vor* Ansetzen einer Antibiotikatherapie abnehmen! Ggf. Abnahme wiederholen, um die Nachweiswahrscheinlichkeit zu erhöhen.
- Lieber keine als eine iatrogen verunreinigte Blutkultur abnehmen!
- Indikation zur Lumbal- und Harnblasenpunktion vor Ansetzen einer Antibiotikatherapie prüfen!
- Nach präventiver, präpartaler Antibiotikagabe an die Mutter sind die Kulturen beim Kind auch bei Infektion meist negativ! → Ergebnis der histologischen Untersuchung von Plazenta, Eihäuten und Nabelschnur sowie aktuelle Keimbesiedlung der Mutter erfragen.
- Durch präpartale antibiotische Therapie der Mutter können koagulasenegative Staphylokokken, Enterokokken, Escherichia coli, Enterobacter spp., Pseudomonas u. a. Keime selektiert werden!
- Entscheidend für eine erfolgreiche Therapie ist der frühzeitige Beginn beim ersten klinischen Verdacht.
- Wichtig ist, die kalkulierte antibiotische Therapie so zu gestalten, dass die klinikspezifischen Erreger erfasst werden. Dabei ist zu berücksichtigen, dass Listerien und Enterokokken von Cephalosporinen nicht erfasst werden und gramnegative Erreger zunehmend resistent gegen Ampicillin und seine Derivate sind. Es kann keine einheitliche bzw. verbindliche Empfehlung für eine bestimmte kalkulierte Antibiotikakombination geben.
- Auswahl der Antibiotika, Dosierung und Applikationsform sollten entsprechend dem Handbuch und den Leitlinien der Deutschen Gesellschaft für Pädiatrische Infektiologie erfolgen (http://www.dgpi.de, 148).

Antibiotische Initialtherapie bei unbekanntem Erreger in der 1. Lebenswoche

Abhängig vom regionalen Erregerspektrum werden Cephalosporine der 2. (z. B. Cefotiam = Spicef; erreicht *keine* ausreichende Liquorkonzentration) oder 3. Generation (z. B. Cefotaxim = Claforan) entweder (*a*) primär mit Ampicillin,

(b) zusammen mit einem Aminoglykosid oder (c) bei erneuter Infektion zusammen mit Piperacillin (Pipril) anstatt der initial gewählten Kombination aus Ampicillin + Aminoglykosid, verwendet. Die aktuellen, offiziellen Empfehlungen sind dem Handbuch der Deutschen Gesellschaft für Pädiatrische Infektiologie (http://www.dgpi.de) oder dem Red Book (6) zu entnehmen.

Option 1 (93, 162)
Ampicillin (Ampicillin-ratiopharm, Binotal):
- Gesamtdosis: 150 mg/kg/d in 3 ED langsam i. v.
- falls GG $<$ 2 kg und Tag 1–7 p. n.: 100 mg/kg/d in 2 ED i. v.
- bei schweren Infektionen (z. B. Verdacht auf Meningitis) 200–400 mg/kg/d in 4–6 ED i. v., dann in der Regel zusätzlich Cephalosporin der 3. Generation, z. B. Cefotaxim = Claforan, 150(–300) mg/kg/d in 3(–4) ED i. v.
- alternativ: Piperacillin (150–300 mg/kg/d in 3 ED i. v.) oder Mezlocillin (150–225 mg/kg/d in 2–3 ED i. v.)
  +

Gentamicin (Refobacin) o. ä. Aminoglykosid, Richtwerte (149):
- Loading Dose: 4–5 mg/kg/ED als Kurzinfusion in 30 min i. v.
- 12 h später dann als Kurzinfusion über 30 min ($<$ 30+0 SSW: 3,5 mg/kg/ED alle 24 h i. v., 30–37+0 SSW: 3,5 mg/kg/ED alle 18 h i. v., $>$ 37+0 SSW: 2,5(–3,5) mg/kg/ED alle 12 h i. v.)
- Talspiegel unmittelbar (bzw. 1 h) vor der 3. Gabe: 1–2 µg/ml (mg/l)
- Spitzenspiegel 30–60 min nach DTI-Ende der 3. Gabe: 4–9 µg/ml (mg/l) Individuelle Anpassung von Intervall und Dosis nach Spiegel! HWZ 3–7 h. Bei FG oder Niereninsuffizienz: Spiegel um die 2. Gabe bestimmen, ggf. Dosisreduktion und Intervallverlängerung erforderlich!
- alternativ: Tobramycin oder Netilmicin (Dosierung wie Gentamicin) Viele Staphylococcus-epidermidis-Stämme sind noch Netilmicin-sensibel. Tobramycin (Gernebcin) hat die geringsten nephrotoxischen, Netilmicin (Certomycin) die geringsten ototoxischen NW!

Eine gängige Kombination ist auch *Piperacillin* (Pipril: 150 mg/kg/d in 2–3 ED i. v., bei Verdacht auf Meningitis bis 300 mg/kg/d in 3–4 ED i. v.) und *Netilmicin* (Certomycin, Dosierung s. Gentamicin).

Option 2 (162)
Ampicillin i. v.:
- Dosierung s. o.
- alternativ: Piperacillin (150 mg/kg/d in 3 ED i. v.)
+
Cefotaxim (Claforan):
- Initialdosis: 50(–70) mg/kg/ED über 5 min i. v.
  Gesamtdosis: (100–)150 mg/kg/d in 3 ED i. v.
  falls GG < 2 kg und Tag 1–7 p. n.: 100 mg/kg/d in 2 ED i. v.
- bei schweren Infektionen (z. B. Meningitis): 200–300 mg/kg/d in 3–4 ED i. v.

Antibiotikatherapie bei schwerkranken NG/FG oder FG < 1000 g mit Infektionsanamnese

Option 1
Kombination aus: Ampicillin + Cefotaxim (Claforan) + Aminoglykosid i. v. (Dosierung, S. 242)
Option 2 (149)
(primäre 2er-Kombination)
Meropenem:
- 60(–80) mg/kg/d in 3 ED i. v. (für Säuglinge < 3 Monaten nicht zugelassen!)
+
Vancomycin als DTI über 60 min i. v., Richtwerte:
- < 30+0 SSW: 15 mg/kg/ED alle 24 h i. v.
- 30–37+0 SSW: 15 mg/kg/ED alle 18 h i. v.
- > 37+0 SSW: 15 mg/kg/ED alle 12 h i. v.
- falls > 2 kg und ≥ 7 d alt: 15(–20) mg/kg/ED alle 8 h i. v. (162)
- Talspiegel unmittelbar (bzw. 1 h) vor der 3. Gabe: 5–10 µg/ml (mg/l)
- Spitzenspiegel 1 h nach DTI-Ende der 3. Gabe: 20–40 µg/ml (mg/l)
  Individuelle Anpassung von Intervall und Dosis nach Spiegel. HWZ 6–10 h.
  Bei Niereninsuffizienz oder FG: Spiegel um die 2. Gabe bestimmen, Dosisreduktion und Intervallverlängerung erforderlich!
  Vancomycin ist wirksam gegen die meisten grampositiven Erreger wie koagulasenegative (oxacillinresistente) Staphylokokken (Staphylococcus epidermidis), Staphylococcus aureus (auch MRSA) und Enterokokken (Enterococcus faecalis > Enterococcus faecium) sowie gegen einige Anaerobier (Clostridien, Actinomyces).

Antibiotische Behandlung bei Versagen der Initialtherapie und weiterhin unbekanntem Erreger

Spätestens jetzt Keimbesiedlung der Mutter und peripartale Antibiotikaprophylaxe erfragen!

- Bei *Verdacht auf Anaerobierinfektion oder NEC*: Antibiotika der Initialtherapie + Metronidazol (Clont) 15–20 mg/kg in 2–3 ED in jeweils 30 min i. v. (149).
- Bei *nachgewiesener GBS-Sepsis*: + Aminoglykosid, falls nicht bereits in der Initialtherapie enthalten (Synergismus mit β-Lactam-Antibiotika).
- U. U. *Umstellen auf Chloramphenicol* (126, 162):

Chloramphenicol:
- GG < 2 kg (andere Dosiszuordnung: FG und reife NG in den ersten 2 Wochen): 25 mg/kg/d in 1 ED in 1 h i. v., 1. Erhaltungsdosis 12 h nach der Loading Dose geben
- GG > 2 kg (andere Dosiszuordnung: reife NG in 3.–4. Woche): 50 mg/kg/d in 2 ED über je 1 h i. v.
- Steady-State nach 2–3 d
- HWZ 10 bis > 48 h
- Spiegel je 30(–60) min vor und nach Infusionsbeginn bzw. -ende bestimmen
  - Spitzenspiegel: 15–25 µg/ml
  - Talspiegel: (5–)10–15 µg/ml

- Vorteil: gute Liquorgängigkeit.
- Nachteil: WW (Inhibition von Cytochrom P450, siehe Beipackzettel) und erhebliche NW (siehe Beipackzettel und ff.).
- Beachte WW (u. a. Antiepileptika: Phenobarbital senkt, Phenytoin steigert Chloramphenicolspiegel) und NW (u. a. Knochenmarksdepression, „grey baby syndrome")!
- Individuelle Dosisanpassung und engmaschige Kontrolle von BB inkl. Retikulozyten, Bilirubin, Leberenzymen, Harnstoff, Kreatinin erforderlich.

Bezüglich einer *Therapie nosokomialer Infektionen* sowie der von Infektionen durch Viren, Pilze oder Parasiten siehe weiterführende Literatur (z. B. DGPI-Handbuch, Red Book).

> ❗ Bei bekanntem Erreger → Ausrichtung der antibiotischen Behandlung anhand des Antibiogramms!

Häufige Pitfalls in der antimikrobiellen Therapie, u. a. durch Unterschiede zwischen Antibiotikaempfindlichkeiten in vivo und in vitro (162)
- *Cephalosporine gegen Stapylokokken:* Wenn Staphylokokken *in vitro* mehr als 2 Verdünnungsstufen empfindlicher auf Cephalosporine der 1. Generation als auf ein staphylokkenwirksames Penicillin (z. B. Oxacillin, Flucloxacillin) sind, handelt es sich wahrscheinlich um einen methicillinresistenten Staphylococcus aureus (MRSA). → Dann eher Vancomycin als Cephalosporine/ Penicilline (β-Lactam-Antibiotika) wählen!

- *Cephalosporine nicht als Monotherapie* (Ausnahme: HWI) und *generell keine β-Lactamase-Inhibitoren* (wie z. B. Clavulansäure; (nduzierbare Cephalosporinresistenz!) bei:
  - Enterobacter spp.,
  - Citrobacter spp.,
  - indolpositiven Proteus spp.,
  - Pseudomonas aeruginosa,
  - Serratia spp.,
  - Providencia spp.
- *Salmonellen* sind *in vivo* nicht sensibel auf Aminoglykoside, obwohl *in vitro* sensibel!
- *Pseudomonas spp.* (oxidasepositiv) unterscheiden sich in ihrer Empfindlichkeit auf diverse Antibiotika. Die meisten Pseudomonas spp. sind aminoglykosidresistent aber empfindlich auf Trimetroprim-Sulfamethoxazol (TMP/SMX). Pseudomonas aeruginosa, der (trotz In-vitro-Sensitivität) TMP/SMX-resistent aber meist Aminoglykosid-empfindlich ist, bildet hier die Ausnahme. Therapieempfehlung bei bekannter Pseudomonas-aeruginosa-Infektion vor Antibiogramm: Ceftazidim + Tobramycin (149).
- *Koagulasenegative Staphylokokken* (= KNS, Staphylococcus epidermidis) sind *in vivo* resistent gegen Clindamycin trotz Sensitivität *in vitro*. Therapieempfehlung vor Antibiogramm: Vancomycin.
- *Enterokokken* sind resistent gegenüber den meisten Antibiotika (u. a. Cephalosporine) und bedürfen aus synergistischen Gründen immer einer Antibiotikakombination: Die empfohlene Therapie vor Antibiogramm besteht aus Vancomycin bzw. Ampicillin + Aminoglykosid (hier: Gentamicin oder Netilmicin wählen, vermeide Tobramycin und Amikacin!).
- *Listerien* sind ebenfalls resistent gegen Cephalosporine. Die Therapieempfehlung vor Antibiogramm lautet: Ampicillin + Aminoglykosid (evtl. Rifampicin).

> **!** Bei allen hier gemachten Empfehlungen sind immer das lokale Keimspektrum und das (später eintreffende) Antibiogramm zu berücksichtigen!

Dauer der antibiotischen Therapie

(vgl. Richtlinien der DGPI, 1995; Update 1999; 148)

> **!** Keine Therapie bei positiven Abstrichkulturen ohne klinische Symptomatik!

- Maximal 2 Tage, wenn sich Infektionsverdacht durch klinischen Verlauf und Laborkenngrößen nicht bestätigt,
- 3–5 Tage in der Regel bei Konjunktivitis,

- 7 Tage bei nachgewiesener Infektion (Keimnachweis plus Labor und/oder Klinik),
- 10 Tage bei positiver Blutkultur und/oder schwer krankem Kind,
- 14–21 Tage bei Meningitis (1 Woche länger als letzter unauffälliger LP-Befund),
- mindestens 3 Wochen i. v. bei Osteomyelitis,
- in der Regel 3 Wochen i. v. bei Pilzinfektion (nur bei katheterassoziierter Infektion ggf. lediglich 10 Tage i. v.).

Laborkontrollen

Laborkontrollen erfolgen bei erhöhten Infektparametern – je nach Dringlichkeit – entweder am Tag nach Beginn der antibiotischen Therapie oder zusammen mit dem Stoffwechselscreening am 3.–4. Lebenstag. Verlaufskontrollen je nach Klinik, ggf. 1–2 d nach Absetzen der Antibiotikatherapie (keine offiziellen Empfehlungen; postantibiotische Kontrollen sind bei unauffälligem Kind post-stationär möglich).

---

12 Steps to Prevent Antimicrobial Resistance
(Centers of Disease Control and Prevention's campaign)

- Vaccinate → Vaccinate at risk patients (…)!
- Get the catheters out → Remove catheters as soon as possible when not essential!
- Get some culture(s) → Culture before starting empiric therapy!
- Treat to cure → Optimize regimen, dose, route and duration!
- Seek expert input → Consult Infectious Diseases/Infection Control/ Pharmacy!
- Know your antibiogram → Use local data to select empiric therapy!
- Know when to say "no" to vanco…. → Don't treat Staphylococcal epidermidis blood culture contaminants!
- Remember that less is often best→ Use/switch as soon as possible to an effective narrow spectrum regimen!
- Don't treat colonization → Treat pneumonia, not the endotracheal tube!
- Quit when you're ahead → Stop antimicrobials when infection is un-likely!
- Isolate the pathogen → Implement and adhere to indicated isolation precautions!
- Break the chain of contagion → Keep your hands clean; stay home when you are sick! (aus: 60)

Vorzeitige Plazentalösung/-blutung: Reanimation im Kreißsaal bei sog. „weißer Asphyxie" (Abb 3.8)

A. Zimmermann, G. Hansmann

Def.: „Asphyxie" (griechisch: Pulslosigkeit); Definition (33) siehe S. 253.
Ät./PPh.: Rascher fetaler Blutverlust mit Beeinträchtigung der fetalen Sauerstoffversorgung infolge vorzeitiger Plazentalösung, Plazenta-prävia-Blutung (u. a. Plazentaanomalien), Trauma. Schocksymptome sind bei Verlust von rund 25 % des fetalen Blutvolumens (Norm: Reife NG 30–85 ml/kg, FG 90–100 ml/kg) zu erwarten. Eine Postasphyxiesequenz ist möglich (S. 253).

> Bei zu erwartender schwerer (hämorrhagischer) Anämie nach Möglichkeit 0-Rh-negatives, lysinfreies Erythrozytenkonzentrat – möglichst gegen mütterliches Serum gekreuzt – durch die Geburtsklinik bestellen oder beschaffen lassen. Die Kreuzprobe mit mütterlichem Serum ist sinnvoll, weil es auch bei Transfusion von 0-Rh-negativem Erythrozytenkonzentrat zu Unverträglichkeitsreaktionen infolge Inkompatibilität in den Untergruppen kommen kann.

Kl.:
- blasses Hautkolorit,
- abhängig vom kindlichen Blutverlust und der Zeitdauer der Unterbrechung des maternofetalen Kreislaufs:
  - initial Tachykardie, später Bradykardie, final Asystolie,
  - initial noch ausreichende, später unzureichende oder fehlende Atmung,
  - unzureichender Blutdruck,
  - reduzierter Muskeltonus.

DD: Asphyxie anderer Ursache, hämolytische Anämie, fetofetales Transfusionssyndrom.

Di. im Kreißsaal:
- BGA, BZ, Temperatur,
- Hämatokritwert bzw. Blutbild vor Volumengabe abnehmen,
- vor Notfalltransfusion unbedingt kindliche Blutgruppe abnehmen!

> **!** Akuter Blutverlust mit konsekutivem intravasalen Volumenmangel kann zu einem Nichtansprechen auf Reanimationsmaßnahmen führen!
> Eine akute Blutung ist initial u. U. noch nicht Hkt-wirksam!

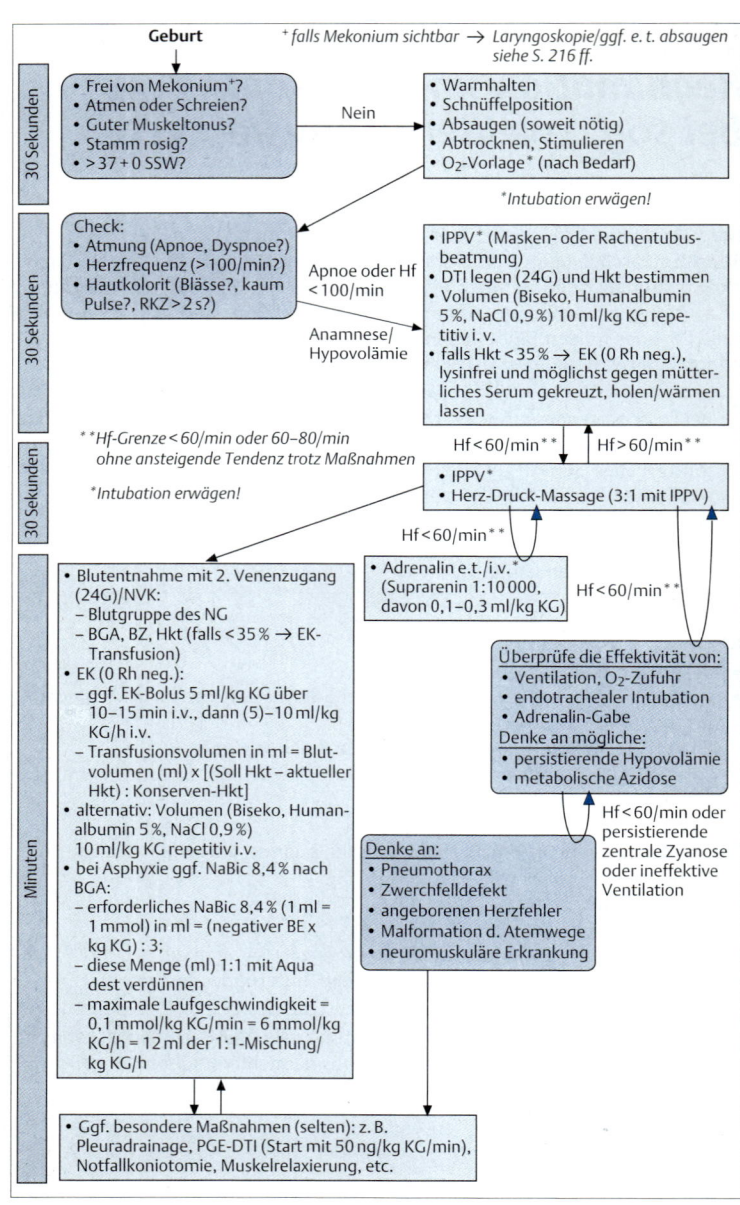

Geburt $^+$ falls Mekonium sichtbar → Laryngoskopie/ggf. e. t. absaugen siehe S. 216 ff.

30 Sekunden

- Frei von Mekonium$^+$?
- Atmen oder Schreien?
- Guter Muskeltonus?
- Stamm rosig?
- > 37 + 0 SSW?

Nein

- Warmhalten
- Schnüffelposition
- Absaugen (soweit nötig)
- Abtrocknen, Stimulieren
- O_2-Vorlage* (nach Bedarf)

*Intubation erwägen!

30 Sekunden

Check:
- Atmung (Apnoe, Dyspnoe?)
- Herzfrequenz (> 100/min?)
- Hautkolorit (Blässe?, kaum Pulse?, RKZ > 2 s?)

Apnoe oder Hf < 100/min

Anamnese/ Hypovolämie

- IPPV* (Masken- oder Rachentubusbeatmung)
- DTI legen (24G) und Hkt bestimmen
- Volumen (Biseko, Humanalbumin 5 %, NaCl 0,9 %) 10 ml/kg KG repetitiv i. v.
- falls Hkt < 35 % → EK (0 Rh neg.), lysinfrei und möglichst gegen mütterliches Serum gekreuzt, holen/wärmen lassen

30 Sekunden

**Hf-Grenze < 60/min oder 60–80/min ohne ansteigende Tendenz trotz Maßnahmen

*Intubation erwägen!

Hf < 60/min** Hf > 60/min**

- IPPV*
- Herz-Druck-Massage (3:1 mit IPPV)

Hf < 60/min**

Minuten

- Blutentnahme mit 2. Venenzugang (24G)/NVK:
  - Blutgruppe des NG
  - BGA, BZ, Hkt (falls < 35 % → EK-Transfusion)
- EK (0 Rh neg.):
  - ggf. EK-Bolus 5 ml/kg KG über 10–15 min i.v., dann (5)–10 ml/kg KG/h i.v.
  - Transfusionsvolumen in ml = Blutvolumen (ml) x [(Soll Hkt – aktueller Hkt) : Konserven-Hkt]
- alternativ: Volumen (Biseko, Humanalbumin 5 %, NaCl 0,9 %) 10 ml/kg KG repetitiv i.v.
- bei Asphyxie ggf. NaBic 8,4 % nach BGA:
  - erforderliches NaBic 8,4 % (1 ml = 1 mmol) in ml = (negativer BE x kg KG) : 3;
  - diese Menge (ml) 1:1 mit Aqua dest verdünnen
  - maximale Laufgeschwindigkeit = 0,1 mmol/kg KG/min = 6 mmol/kg KG/h = 12 ml der 1:1-Mischung/ kg KG/h

- Adrenalin e.t./i.v.* (Suprarenin 1:10 000, davon 0,1–0,3 ml/kg KG)

Hf < 60/min**

Überprüfe die Effektivität von:
- Ventilation, O_2-Zufuhr
- endotrachealer Intubation
- Adrenalin-Gabe
Denke an mögliche:
- persistierende Hypovolämie
- metabolische Azidose

Hf < 60/min oder persistierende zentrale Zyanose oder ineffektive Ventilation

Denke an:
- Pneumothorax
- Zwerchfelldefekt
- angeborenen Herzfehler
- Malformation d. Atemwege
- neuromuskuläre Erkrankung

- Ggf. besondere Maßnahmen (selten): z. B. Pleuradrainage, PGE-DTI (Start mit 50 ng/kg KG/min), Notfallkoniotomie, Muskelrelaxierung, etc.

◁ **Abb.** 3.8 Algorithmus für die Erstversorgung und Reanimation bei vorzeitiger Plazentalösung/-blutung: Modifiziert nach: Niermeyer S, Kattwinkel J, Van Reempts P et al. (2000) International guidelines for neonatal resuscitation: An excerpt from the guidelines 2000 for cardiopulmonary resuscitation and emergency cardiovascular care: International consensus on science. Pediatrics 106 (3). URL: http://www.pediatrics.org/cgi/content/full/106/3/e29

Monitoring: SaO_2, Pulsstatus, BD, EKG, Temperatur BGA/BZ (wiederholen), Temperatur.

Proz./Th. im Kreißsaal (Abb. 3.**8**):
- *ABCD-Maßnahmen/kardiopulmonale Reanimation* bei Indikation (125):
  - zügiges Arbeiten im Team erforderlich, Übersicht bewahren, Probleme vorhersehen,
  - NG/FG sofort abnabeln und auf den vorgewärmten Untersuchungstisch legen,
  - ohne vorheriges Abtrocknen Rachen tief absaugen (Absaugkatheter Ch 10),
  - sofortige Maskenbeatmung mit FiO_2 1,0, Frequenz 60/min und PIP 20–25 mbar bzw. so, dass sich der Thorax hebt, PEEP 3–4 mbar,
  - Abtrocknen, Auskultation, Standardmonitoring (SaO_2, BD, EKG, Temperatur),
  - Sicherung der Atemwege bei unzureichender oder fehlender Atmung, d. h. ggf. Sofortintubation (1. Minute) und IPPV, Tubuskontrolle (Auskultation, Thoraxexkursionen) und Tubusfixierung, Magensonde legen (lassen),
  - Herzdruckmassage bei Hf < 60/min (bzw. Hf = 60–80/min ohne ansteigende Tendenz),
  - Gabe von Adrenalin 1 : 10 000 (Suprarenin 1 : 10 000) 0,2–0,3 ml/kg e. t., später ggf. 0,1–0,3 ml/kg i. v., ggf. Adrenalin i. v. wiederholen,
  - Legen eines venösen Zugangs und ggf. Blutabnahme.
- *Volumengabe:* repetitiv 10 ml/kg i. v.:
  Geschwindigkeit des Volumenersatzes:
  - Bei reifen NG und vitaler Indikation: repetitiv 10 ml/kg in je (5–)10 min i. v. bis Pulse palpabel und BD messbar; sonst über (30–)60 min nach MAD.
  - Bei FG (v. a. VLBW) und vitaler Indikation: repetitiv 10 ml/kg in je (10–)30 min i. v. bis Pulse palpabel und BD messbar; sonst 10 ml/kg über 60–120 min nach MAD.
  - Ggf. Kristalloidvolumen wiederholen oder bei Ineffektivität umstellen auf z. B. Serumar/Biseko bzw. Humanalbumin 5 %; evtl. auch primär Kolloidlösung verwenden (umstritten; S. 139 ff.).
- *2. peripher-venösen Zugang (24G) oder NVK/ZVK legen.* Bei erfahrenem Team frühzeitige NVK-/ZVK-Anlage: Hierüber Volumengabe und Steuerung der Volumentherapie nach ZVD (normal 3–8 cm H_2O) und BD (MAD ≥ SSW).
- Falls Hkt-Wert < 35 % und EK verfügbar: *0-Rh-negatives, lysinfreies Erythrozytenkonzentrat,* nach Möglichkeit gegen mütterliches Serum gekreuzt, holen lassen:

- Hkt-Wert $<< 30\%$ und Schocksymptome: 5 ml/kg 0-Rh-negatives EK rasch über 10–15 min i. v., anschließend 5–10 ml/kg/h i. v. (falls keine vitale Indikation: 3 ml/kg/h i. v.).

3 ml Erythrozytenkonzentrat/kg KG heben den Hkt-Wert annähernd um 1 % (bei EK-Hkt-Wert von ca. 60–70 %) an.

- Falls kein Erythrozytenkonzentrat verfügbar: Repetitiv Volumen 10 ml/kg i. v. geben (s. oben).
- *Katecholamininfusionen* sind nach ausreichender Volumengabe sehr selten indiziert:
  - Bei weiter unzureichendem Blutdruck mit MAD $<< 40$ mm Hg bzw. $<<$ SSW trotz Volumen: Gabe von Dopamin 5–20 μg/kg/min, Adrenalin (Suprarenin) 0,05–1 μg/kg/min oder Noradrenalin (Arterenol) 0,05–1 μg/kg/min über NVK/ZVK i. v., notfalls Dopamin zunächst peripher-venös laufen lassen; evtl. Dobutamin 5–20 μg/kg/min peripher- oder zentralvenös (cave: diastolischer BD, Tachykardie).
- *Puffern mit Natriumbicarbonat 8,4 %* (1 : 1 in Aqua destillata verdünnt) erwägen:
  - Nach mehr als 10-minütiger ineffektiver Reanimation (HDM, Adrenalin i. v.) trotz adäquater Ventilation: 1–2 mmol/kg – 1 : 1 in Aqua destillata – in 10 min i. v.; „blinde" Natriumbicarbonatapplikation nur im absoluten Notfall, falls BGA nicht möglich!
  - Bei metabolischer Azidose mit pH-Wert $< 7,15$, niedrigem Standardbicarbonat, BE < -9 mmol/l und $pCO_2 < 60$ mmHg, d. h. bei adäquater Ventilation (und Perfusion) (S. 139 ff.): Erforderliches Natriumbicarbonat 8,4 % in mmol (ml) = (BE × kg KG) : 3 = ml Natriumbicarbonat.
  - Maximale DTI-Geschwindigkeit: 0,1 mmol/kg/min = 6 mmol/kg/h (= 12 ml der 1 : 1-Mischung/kg/h).
- *Glucose* 10 % 3 ml/kg/h i. v.; Glucose 5 % verwenden für Transport von NG/FG mit hochnormalem oder erhöhtem BZ (z. B. nach Reanimation/Adrenalingabe).
- *Rasche Verlegung* nach Vorinformation der aufnehmenden NIPS über Erythrozytenkonzentratbedarf und klinischen Zustand des Kindes.

Trouble Shooting während einer Neugeborenen-Reanimation $\rightarrow$ siehe S. 84 ff., S. 133, Tab. 2.**9** u. S. 253 ff.

Monitoring: SaO_2 (Pulsoxymeter), BD (Ziel: MAD $\geq$ SSW), EKG, Temperatur, Tubuslage. Wenn Kind stabil $\rightarrow$ frühzeitige Verlegung auf NIPS. BGA/BZ vor Abfahrt.

Di. auf NIPS:
- Rö.-Thorax:
  - Tubuslage?
  - Lungenbelüftung?
  - Pneumothorax?
  - Pleuraergüsse?
  - Infiltrat?
  - Herzgröße?
- Verlaufskontrolle von Hb- und Hkt-Wert. Hämolysezeichen?
- BGA, BZ, Labor (inkl. ionisiertes Calcium, Phosphat, Magnesium, Lactat, Gerinnung), Blutgruppe, Kreuzblut, ggf. weitere Stoffwechseluntersuchungen.
- Frühzeitig Cerebral Function Monitoring (aEEG).
- EEG, wiederholte neurologische Untersuchungen, Funduskopie.
- Schädelsonographie im Verlauf des 1. Lebenstags inkl. Farb-Doppler. Wiederholung in den nächsten Tagen zur Diagnostik eines fokalen oder generalisierten Hirnödems, der Entwicklung einer PVL oder eines Status marmoratus der Basalganglien.
- Sonographie der Nieren als Ausgangsbefund und im Verlauf (Schocknieren?).
- Ausschluss einer Nierenvenenthrombose.
- Stuhluntersuchung auf okkultes Blut.
- Bei Anamnese → toxikologisches Screening: Drogen/Medikamente im Mekonium/im Urin nachweisbar(?).
- Ggf. cCT, MRT im Verlauf.

Proz./Th. auf NIPS:
- Volumentherapie fortsetzen: EK-Transfusion nach Blutbild und Hkt-Wert.

Ek-Transfusionsvolumen in ml = [(erwünschter Hkt - aktueller Hkt) : Konserven-Hkt] × Blutvolumen (ml).

- Ggf. FFP (fresh frozen plasma) bei pathologischer Gerinnung und (fakultativen) Blutungszeichen.
- Vermeidung einer PPHN und Aufrechterhaltung eines ausreichenden Perfusionsdrucks: MAD > 40 mmHg halten, ausreichende Oxygenierung mit paO_2 > 50 mmHg, pH-Wert > 7,35 anstreben.
- Normoventilation, keine Hyperventilation.
- Ggf. Analgosedierung.
- Ggf. Puffern mit Natriumbicarbonat 8,4%, 1 : 1 in Aqua destillata,
- Flüssigkeitsrestriktion (60 ml/kg/d), v. a. bei beginnendem Hirnödem (cave bei Schocknieren).
- Cerebral Function Monitoring (aEEG) in den ersten Tagen.
- Therapie postasphyktischer Komplikationen (erhöhtes Risiko für Hirnblutung und hypoxisch-ischämische Hirnschädigung/periventrikuläre Leukomalazie; S. 178 f.).
- Ggf. Hypothermie im Rahmen einer kontrollierten Studie (165).

- Katecholamininfusionen sind bei ausreichender Volumengabe nur selten indiziert (s. oben).
- Zunächst Glucose-Elektrolyt-Infusion (nach Reanimation/Adrenalingabe meist Glucose 5 % ausreichend. Hypo- und Hyperglykämie vermeiden!). Cave: Elektrolyte inkl. Calcium, Magnesium.
- Im Verlauf Physiotherapie in Abhängigkeit vom klinischen Zustand.

Nichthämorraghische Hypoxie: Reanimation im Kreißsaal bei sog. „weißer Asphyxie" (Abb. 3.9)

A. Zimmermann

Def.: „Asphyxie" (griechisch: Pulslosigkeit): Folgezustand von Sauerstoffmangel und Hyperkapnie mit biochemischen und klinischen Konsequenzen nach Unterbrechung der Atmung/Perfusion, sowohl ante- als auch intrapartal (87). Einige Autoren unterscheiden eine weiße Asphyxie (Asphyxia pallida) mit weißem Hautkolorit und sehr niedrigerem 1-min-Apgar-Score (0–3, Hf < 80/min) von einer Asphyxia livida mit blauem Hautkolorit und besserem 1-min-Apgar-Score (4–6, Hf > 80/min).

Der Begriff „perinatale Asphyxie" sollte sowohl aus forensischen Gründen als auch wegen seiner Definitionsunschärfe restriktiv gehandhabt werden und liegt nach *Carter BS et al. (33)* vor bei einer Kombination aus:

- schwerer Nabelarterienazidose mit einem NA-pH-Wert $< 7,00$,
- persistierend niedrigem Apgar-Score < 4 für mindestens 5 Minuten p. n.,
- neurologischen Symptomen wie Krampfanfällen, Bewusstlosigkeit oder Muskelhypotonie,
- Funktionsstörung verschiedener Organe wie Herz, Lunge, Darm, Niere.

> ! Keinesfalls sollte der Terminus Asphyxie für das *isolierte* Vorliegen eines niedrigen NA-pH-Werts oder eines niedrigen 1-min-Apgar-Scores verwendet werden (s. u. Prognose und S. 118 f.).

Vo.: In ca. 5–10 % aller Geburten kommt es zu Anpassungsstörungen aller Schweregrade, in ca. 2–3/1000 Geburten muss mit einer Asphyxie gerechnet werden (187).

Ät./PPh.: Beeinträchtigung des fetoplazentaren Gasaustauschs:

- *präplazentar* bei mangelnder O_2-Versorgung infolge Uterusruptur, mütterlicher Anämie, Schock, Embolie, Sepsis, Ateminsuffizienz, chronischer Plazentainsuffizienz,
- *intraplazentar* infolge vorzeitiger Plazentalösung. Plazenta-prävia-Blutung, schwerer mütterlicher Kreislaufhypotonie,
- *postplazentar* infolge Nabelschnurkomplikationen, fetaler Anämie, akuter fetofetaler oder fetomaternaler Transfusion, fetaler Anämie, fetaler Kreislaufinsuffizienz.

Die *Postasphyxiesequenz* betrifft Gehirn, Lunge, Niere, Darm und Stoffwechsel. Bei fortgeschrittener Asphyxie können auch rechtzeitig und korrekt angewandte Reanimationsmaßnahmen die Entwicklung von hypoxisch-ischämischer Enzephalopathie (HIE), Schockniere und blutiger Kolitis (NEC) nicht aufhalten (61).

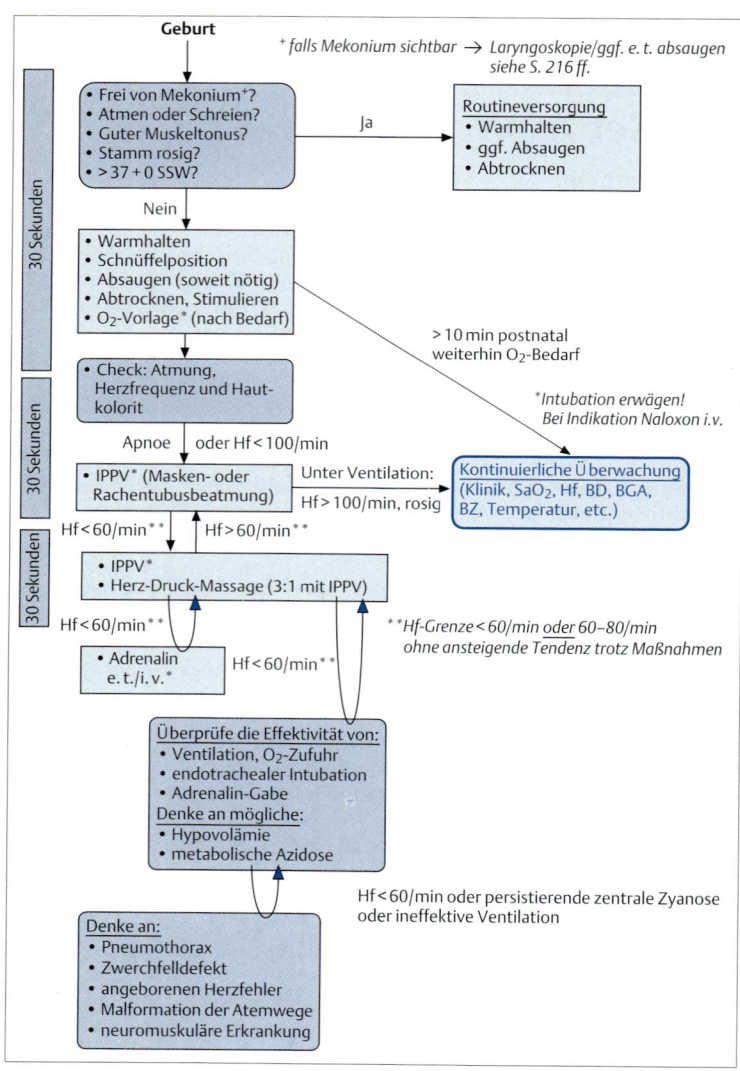

Geburt

+ *falls Mekonium sichtbar* → *Laryngoskopie/ggf. e. t. absaugen siehe S. 216 ff.*

30 Sekunden

- Frei von Mekonium+?
- Atmen oder Schreien?
- Guter Muskeltonus?
- Stamm rosig?
- > 37 + 0 SSW?

Ja →

Routineversorgung
- Warmhalten
- ggf. Absaugen
- Abtrocknen

Nein

- Warmhalten
- Schnüffelposition
- Absaugen (soweit nötig)
- Abtrocknen, Stimulieren
- O_2-Vorlage* (nach Bedarf)

> 10 min postnatal
weiterhin O_2-Bedarf

*Intubation erwägen!
Bei Indikation Naloxon i.v.*

- Check: Atmung, Herzfrequenz und Haut-kolorit

Apnoe oder Hf < 100/min

- IPPV* (Masken- oder Rachentubusbeatmung)

Unter Ventilation:
Hf > 100/min, rosig

Kontinuierliche Überwachung
(Klinik, SaO_2, Hf, BD, BGA, BZ, Temperatur, etc.)

Hf < 60/min** | Hf > 60/min**

- IPPV*
- Herz-Druck-Massage (3:1 mit IPPV)

Hf < 60/min**

- Adrenalin e.t./i.v.*

Hf < 60/min**

**Hf-Grenze < 60/min *oder* 60–80/min
ohne ansteigende Tendenz trotz Maßnahmen*

Überprüfe die Effektivität von:
- Ventilation, O_2-Zufuhr
- endotrachealer Intubation
- Adrenalin-Gabe
Denke an mögliche:
- Hypovolämie
- metabolische Azidose

Hf < 60/min oder persistierende zentrale Zyanose
oder ineffektive Ventilation

Denke an:
- Pneumothorax
- Zwerchfelldefekt
- angeborenen Herzfehler
- Malformation der Atemwege
- neuromuskuläre Erkrankung

◁ **Abb.** 3.9 Algorithmus für die Erstversorgung und Reanimation bei nicht-hämorrhagischer Hypoxie: Modifiziert nach: Niermeyer S, Kattwinkel J, Van Reempts P et al. (2000) International guidelines for neonatal resuscitation: An excerpt from the guidelines 2000 for cardiopulmonary resuscitation and emergency cardiovascular care: International consensus on science. Pediatrics 106 (3). URL: http://www.pediatrics.org/cgi/content/full/106/3/e29

> ❗ Bei der Reanimation eines asphyktischen Neugeborenen sind mindestens 3 in neonatologischen Reanimationsmaßnahmen geschulte Helfer notwendig. Wünschenswert ist ein 4. zum Anreichen, Dokumentieren, Telefonieren.

Kl.: Bradykardes, apnoisches, blasses oder blaues, hypotones, nichtreagierendes NG.

DD:
- Hautblässe bei chronischem Blutverlust (dann evtl. sogar ausreichende Apgar-Werte),
- Sepsis,
- blaues Hautkolorit bei zyanotischem Vitium cordis,
- Zwerchfelldefekt.

Di. im Kreißsaal:
- Soforteinschätzung unmittelbar nach Geburt:
  – HF $<<$ 100/min oder fehlend,
  – fehlende Atmung,
  – weißes, seltener auch blaues Hautkolorit,
  – fehlender Muskeltonus,
  – 1-min-Apgar-Score 0–3.
- BGA, BZ, ggf. Labor, Blutgruppe, Kreuzblut.

Monitoring: SaO_2 (Pulsoxymeter), BD (Ziel: MAD $\geq$ SSW), Temperatur, EKG.

Proz./Th. im Kreißsaal (Abb. 3.9):
- *ABCD-Maßnahmen/kardiopulmonale Reanimation* bei Indikation (125):
  – zügiges Arbeiten im Team erforderlich, Übersicht bewahren, Probleme vorhersehen,
  – NG/FG sofort abnabeln und auf den vorgewärmten Untersuchungstisch legen,
  – ohne vorheriges Abtrocknen Rachen tief absaugen (Absaugkatheter Ch 10),
  – sofortige Maskenbeatmung mit FiO_2 1.0, Frequenz 60/min und PIP 20–25 mbar bzw. so, dass sich der Thorax hebt, PEEP 3–4 mbar,
  – Abtrocknen, Auskultation, Standardmonitoring (SaO_2, BD, EKG, Temperatur),
  – Sicherung der Atemwege bei unzureichender oder fehlender Atmung, d. h. ggf. Sofortintubation (1. Minute) und IPPV, Tubuskontrolle (Auskultation, Thoraxexkursionen) und Tubusfixierung, Magensonde legen (lassen),

- Herzdruckmassage bei Hf < 60/min (bzw. Hf = 60–80/min ohne ansteigende Tendenz),
- Gabe von Adrenalin 1 : 10 000 (Suprarenin 1 : 10 000) 0,2–0,3 ml/kg e. t., später ggf. 0,1–0,3 ml/kg i. v., ggf. Adrenalin i. v. wiederholen,
- Legen eines venösen Zugangs und ggf. Blutabnahme.
- *Volumengabe:* repetitiv 10 ml/kg i. v.:
  Geschwindigkeit des Volumenersatzes:
  - Bei reifen NG und vitaler Indikation: repetitiv 10 ml/kg in je (5–)10 min i. v. bis Pulse palpabel und BD messbar; sonst über (30–)60 min nach MAD.
  - Bei FG (v. a. VLBW) und vitaler Indikation: repetitiv 10 ml/kg in je (10–)30 min i. v. bis Pulse palpabel und BD messbar; sonst 10 ml/kg über 60–120 min nach MAD.
  - Ggf. Kristalloidvolumen wiederholen oder bei Ineffektivität umstellen auf z. B. Serumar/Biseko bzw. Humanalbumin 5 %; evtl. auch primär Kolloidlösung verwenden (umstritten; S. 139 ff.).
  - *2. peripher-venösen Zugang (24G) oder NVK/ZVK legen.* Nur bei erfahrenem Team und Indikation frühzeitige NVK-/ZVK-Anlage im Kreißsaal: Hierüber Volumengabe und Steuerung der Volumentherapie nach ZVD (normal 3–8 cm H_2O) und BD (MAD $\geq$ SSW).
- *Katecholamininfusionen* sind nach ausreichender Volumengabe sehr selten indiziert:
  - Bei weiter unzureichendem Blutdruck mit MAD << 40 mm Hg bzw. << SSW trotz Volumen: Gabe von Dopamin 5–20 µg/kg/min, Adrenalin (Suprarenin) 0,05–1 µg/kg/min oder Noradrenalin (Arterenol) 0,05–1 µg/kg/min über NVK/ZVK i. v., notfalls Dopamin zunächst peripher-venös laufen lassen; evtl. Dobutamin 5–20 µg/kg/min peripher- oder zentralvenös (cave: diastolischer BD, Tachykardie).
- *Puffern mit Natriumbicarbonat 8,4 %* (1 : 1 in Aqua destillata verdünnt) erwägen:
  - Nach mehr als 10-minütiger ineffektiver Reanimation (HDM, Adrenalin i. v.) trotz adäquater Ventilation: 1–2 mmol/kg – 1 : 1 in Aqua destillata – in 10 min i. v.; „blinde" Natriumbicarbonatapplikation nur im absoluten Notfall/falls BGA nicht möglich!
  - Bei metabolischer Azidose mit pH-Wert < 7,15, niedrigem Standardbicarbonat, BE < -9 mmol/l und pCO_2 < 60 mmHg, d. h. bei adäquater Ventilation (und Perfusion) (S. 139 ff.): Erforderliches Natriumbicarbonat 8,4 % in mmol (ml) = BE × kg KG × 0,3 = ml Natriumbicarbonat.
  - Maximale DTI-Geschwindigkeit: 0,1 mmol/kg/min = 6 mmol/kg/h (= 12 ml der 1 : 1-Mischung/kg/h).
- *Glucose* 10 % 3 ml/kg/h i. v.; Glucose 5 % verwenden für Transport von NG/FG mit hochnormalem oder erhöhtem BZ (z. B. nach Reanimation/Adrenalingabe).
- *Rasche Verlegung* nach Vorinformation der aufnehmenden NIPS über Erythrozytenkonzentratbedarf und klinischen Zustand des Kindes.

Trouble Shooting während einer Neugeborenen-Reanimation → siehe S. 84 ff., S. 133, Tab. 2.**9** u. S. 253 ff.

Monitoring: SaO_2 (Pulsoxymeter), BD (Ziel: MAD mindestens entsprechend der SSW), EKG, Temperatur, Tubuslage. Wenn Kind stabil → frühzeitige Verlegung auf NIPS. BGA/BZ vor Abfahrt.

Di. auf NIPS:
- Rö.-Thorax:
  - Tubuslage?
  - Lungenbelüftung?
  - Pneumothorax?
  - Pleuraergüsse?
  - Infiltrat?
  - Herzgröße?
- BGA, BZ, Labor (inkl. ionisiertes Calcium, Phosphat, Magnesium, Lactat, Gerinnung, Kreatinin, Harnstoff, Transaminasen), ggf. weitere Stoffwechseluntersuchungen.
- Frühzeitig Cerebral Function Monitoring (aEEG).
- EEG, wiederholte neurologische Untersuchungen, Funduskopie.
- Schädelsonographie inkl. Farb-Doppler im Verlauf des 1. Lebenstags. Wiederholung in den nächsten Tagen zur Diagnostik eines fokalen oder generalisierten Hirnödems, der Entwicklung einer PVL oder eines Status marmoratus der Basalganglien.
- Sonographie der Nieren als Ausgangsbefund und im Verlauf (Schocknieren?).
- Ausschluss einer Nierenvenenthrombose.
- Stuhluntersuchung auf okkultes Blut.
- Bei Anamnese → toxikologisches Screening: Drogen/Medikamente im Mekonium/im Urin nachweisbar(?).
- Ggf. cCT, MRT im Verlauf.

Proz./Th. auf NIPS:
- *Volumentherapie* in Abhängigkeit vom BD fortsetzen.

> ❗ Kontraindikation zur Volumentherapie: Herzinsuffizienz infolge AV-Block.

- Katecholamine sind nur sehr selten indiziert (Dopamin, Adrenalin, Noradrenalin, Dobutamin).
- Vermeidung einer PPHN und Aufrechterhaltung eines ausreichenden Perfusionsdrucks: MAD > 40 mmHg halten, ausreichende Oxygenierung mit paO_2 > 50 mmHg, pH-Wert > 7,35 anstreben.
- Normoventilation, keine Hyperventilation.
- Ggf. Analgosedierung.

- Ggf. Puffern mit Natriumbicarbonat 8,4 %, 1 : 1 in Aqua destillata, Indikationen und Dosierung s. oben.
- Flüssigkeitsrestriktion (60 ml/kg/d), v. a. bei beginnendem Hirnödem (cave bei Schocknieren).
- Cerebral Function Monitoring (aEEG) in den ersten Tagen.
- Vermeidung von Hyperpyrexie. Die Wirksamkeit von Hypothermie bei Geburtsasphyxie wird derzeit in randomisierten Studien überprüft (165).
- Therapie postasphyktischer Komplikationen (erhöhtes Risiko ICH/HIE/PVL → S. 179, s. unten).
- Zunächst Glucose-Elektrolyt-Infusion (nach Reanimation/Adrenalingabe meist Glucose 5 % ausreichend. Hypo- und Hyperglykämie vermeiden!). Cave Elektrolyte inkl. Calcium, Magnesium.

Prognose: Drohende hypoxisch-ischämische Enzephalopathie (HIE) bei: Vorliegen eines 5-min-Apgar-Score < 5, Notwendigkeit der endotrachealen Intubation und/oder Herzdruckmassage sowie einem Nabelschnur-pH-Wert < 7,00 (136).

Charakterisierung der HIE durch Vorliegen neurologischer Symptome wie Bewusstseinsstörung, Muskelhypotonie oder Übererregbarkeit, Apnoen oder Schluckstörungen, Krämpfe.

Drohende Spätfolgen nach HIE sind in 15–20 % mentale Retardierung, Anfallsleiden oder Zerebralparese (187).

> **!** Weder ein isoliert niedriger 1-min-Apgar-Score zwischen 0–3, der mit 5 Minuten auf > 3 angestiegen ist, noch eine isolierte Nabelarterienazidose ohne Klinik korrelieren sicher mit neurologischen Spätfolgen (122).

Zerebrale Krampfanfälle

A. Zimmermann

Def.: Plötzlich auftretende sterotype abnorme Bewegungen aufgrund hypersynchroner Aktivität einzelner Neurone (86). Betroffen sein können Motorik, vegetative Funktionen oder Verhalten.

Vo.: 1 bis 2/1000 reife NG (143), 1,5 bis 35/1000 Früh- und Reifgeborene (182).

Ät./PPh.: Hohe Exzitabilität des noch nicht vollständig myelinisierten Gehirns und niedrige Spiegel inhibitorischer Neurotransmitter tragen dazu bei, auf unphysiologische Reize mit Anfällen zu reagieren (163). Als Ursachen kommen in Frage:
- hypoxisch-ischämische Enzephalopathie:
  – ca. 30–50 % der Fälle,
  – in den ersten 24 h nach Asphyxie,
  – begleitende Faktoren: Hypoglykämie, Hypokalzämie, Blutungen,
- intrakranielle Blutungen:
  – 20 % der Fälle,
  – subdurale und subarachnoidale Blutung v. a. bei reifen NG,
  – intraventrikuläre und intraparenchymatöse Blutung v. a. bei FG,
- ZNS-Infektionen:
  – 15–20 % der Fälle,
  – bakteriell oder viral,
  – Toxoplasmose,
- arterielle Hirninfarkte (5–7 % der Fälle),
- metabolische Störungen,
- Hypoglykämie,
- Hypokalzämie,
- angeborene Stoffwechselerkrankungen,
- angeborene Strukturanomalien des Gehirns,
- chromosomale Aberrationen,
- neonatales Entzugssyndrom: Methadon, Morphin, Heroin,
- Vitamin-B_6(Pyridoxin)-abhängige Anfälle (familiäre Belastung?),
- benigne familiäre Neugeborenenkrämpfe.

Kl.:
Es können *4 Typen* von neonatalen Krampfanfällen unterschieden werden (188):
- *Subtile Krampfanfälle:*
  – Blickdeviation, Speichelfluss, ausfahrende Bewegungen der Extremitäten, Apnoe, vegetative Symptome.

- *Klonische Krampfanfälle:*
  - rhythmisches Zucken einer Extremität oder des Gesichts mit oder ohne Bewusstseinsstörung,
  - fokal oder multifokal.
- *Myoklonische Krampfanfälle:*
  - Einzelzuckungen von Muskelgruppen der Extremitäten,
  - fokal, multifokal oder generalisiert.
- *Tonische Krampfanfälle:*
  - starre (Streck-)Haltung einer Extremität oder des Rumpfes, Deviation des Kopfes oder der Augen, begleitende Apnoen,
  - fokal oder generalisiert.

Anfallsdauer: Sekunden bis wenige Minuten.

Begleitende physiologische Veränderungen: Anstieg von BZ und Lactat, Abfall von pH-Wert und Gehirnglucose, Anstieg des zerebralen Blutflusses, BD-Anstieg.

Manifestationsalter:
- selten unmittelbar nach Geburt im KS (Ausnahme: HIE, Vitamin-B_6-abhängige Anfälle),
- überwiegend zwischen 12–48 h postnatal,
- späte Manifestation > 48 h postnatal spricht für Meningitis, benigne familiäre Krampfanfälle, Hypokalzämie.

Di. im Kreißsaal/im Kinderzimmer:
- Untersuchung,
- Anamnese,
- BGA, BZ, wenn möglich: Elektrolytbestimmung inkl. Calcium und Magnesium, BB, Labor (s. unten).

DD:
- Zittrigkeit = symmetrischer Tremor der Extremitäten ohne Beteiligung der Gesichtsmuskulatur, Sistieren bei passiver Beugung, häufig begleitend bei hypoxisch-ischämischer Enzephalopathie, Hypoglykämie, Hypokalzämie, Drogenentzug (163),
- benigner neonataler Schlafmyoklonus.

Th. im Kreißsaal/im Kinderzimmer:

> ❗ Ein therapeutisches Eingreifen hat wahrscheinlich wenig oder keinen Einfluss auf das Ausmaß der zugrunde liegenden Hirnschädigung, wenn keine Hypoglykämie vorliegt.

- Aufrechterhaltung der Vitalfunktionen: Atemwege freihalten, Sauerstoffgabe und/oder Maskenbeatmung.
- Legen eines venösen Zugangs und Blutentnahme (BGA, BZ, Labor, ggf. Blutkultur)
- Bei niedrigem Blutzucker: 2–5 ml/kg Glucose 10 % (= 0,2–0,5 g/kg) langsam in 5–10 min i. v., ggf. wiederholen.

- Bei niedrigem Calcium oder Verdacht auf Hypokalzämie: 1–2 ml/kg Calciumgluconat 10 % 1 : 1 verdünnt mit Glucose 5–10 % langsam über 5–10 min unter EKG-Kontrolle i. v.
- Vitamin B_6 (Pyridoxin) (50–)100 mg i. v. (bei FG/SGA: 50 mg/kg i. v., absolut maximal 100 mg i. v.; i. v. Gabe – wenn möglich – unter EEG-/aEEG-Kontrolle). Pyridoxin ist eher selten diagnostisch und therapeutisch wirksam!

Tierexperimentell konnte gezeigt werden, dass häufig verwendete Antiepileptika wie Phenobarbital, Phenytoin, Diazepam oder Clonazepam in klinisch üblicher Dosierung Apoptose von Neuronen in der Neonatalperiode auslösen (20). Insofern ist die Indikation zur medikamentösen antiepileptischen Therapie bei (häufig selbstlimitierenden) Krampfanfällen kritisch zu hinterfragen. Evtl. spiegeln retrospektive, entwicklungsneurologische Follow-up-Studien nicht nur die Folgen der Anfälle sondern auch die NW der medikamentösen Therapie wieder!

Mittel der ersten Wahl bei Neugeborenenkrämpfen

(86, 113, 114)

Phenobarbital:
(Luminal; 1 Ampulle = 1 ml = 200 mg)
- Sättigungsdosis 15–20 mg/kg als KI über 10 Minuten i. v.
- bei anhaltenden Anfällen 10 min nach Ende der letzten Gabe Phenobarbital repetitiv 5 mg/kg bis zu einer kumulativen Höchstdosis von 40 mg/kg
Cave: Atemdepression, Blutdruckabfall! Spiegel!

Bei weiterbestehenden Anfällen

(86)

Phenytoin:
(Phenhydan-Infusionskonzentrat 50 ml = 750 mg; Stammlösung kann wegen schlechter Löslichkeit nicht weiter verdünnt werden)
- Sättigungsdosis 20 mg/kg als KI über 30 min i. v.
- bei anhaltenden Anfällen 30 min nach Ende der letzten Gabe Phenytoin repetitiv 5 mg/kg i. v. bis zu einer kumulativen Höchstdosis von 30 mg/kg
Cave: Rhythmusstörungen, insbesondere Bradykardie möglich, daher nur unter EKG- (und EEG-)Kontrolle verabreichen! Spiegel

■ *Bei weiterbestehenden Anfällen*

Diazepam:
- (0,2–)0,5 mg/kg i. v. als Bolus
- ggf. 1–2 Repetitionsdosen

oder:

Clonazepam:
(Rivotril)
- 0,1 mg/kg langsam i. v.
- ggf. 1–2 Repetitionsdosen

Alternative: Diazepam-Rektiolen rektal 0,5 mg/kg KG, falls zunächst kein i. v. Zugang gelingt.

Monitoring: SaO_2 (Pulsoxymeter), BD (Ziel: MAD mindestens entsprechend der SSW), EKG, Temperatur, ggf. Tubuslage. Wenn Kind stabil $\rightarrow$ frühzeitige Verlegung auf NIPS. BGA/BZ vor Abfahrt.

Di. auf NIPS:
- Blutentnahme mit Blutkultur, CRP, IL-6 oder -8, Leber- und Nierenwerten, Ammoniak, Lactat, Elektrolyte (inkl. ionisiertes Calcium, Phosphat, Magnesium, Chlorid), Bilirubin, Gerinnung.
- Lumbalpunktion (bei Indikation und ausreichend stabilem Zustand).
- ToRCCHL-Serologie.
- EEG: Bei 40 % (bis 78 %) der neonatalen Krampfanfälle (v. a. bei FG mit intraparenchymaler Hirnblutung oder NG mit HIE) ist keine epileptiforme Aktivität ableitbar. Umgekehrt haben mehr als 50 % der NG elektrographische Anfälle ohne begleitende Klinik. Dies gilt insbesondere für NG mit diffuser Enzephalopathie, NG unter Antiepileptikamedikation (v. a. Phenobarbital) und muskelrelaxierte NG. Ist das EEG pathologisch, sollte unter EEG-Kontrolle ein (ggf. 2.) Versuch mit Vitamin B_6 (Pyridoxin) unternommen werden (182).
- Schädelsonographie, ggf. Schädel-MRT oder -CT.
- Funduskopie.
- Bei Indikation: Urin- und Stuhlanalyse auf toxikologische Substanzen (Mutter und Kind), Aminosäuren im Serum und im Urin, Pyruvat.
- Ggf. Chromosomenanalyse.

Proz./Th. auf NIPS:
- Gezielter Elektrolytausgleich nach Labor (Cave vor schnellem Ausgleich einer Hyponatriämie! Maximale Natriumkorrektur = $\pm$ 10 mmol/l in 24 h).
- Diagnostik und Therapie der Grunderkrankung – sofern möglich.
- Bei symptomatischen Krämpfen oder Krampfaktivität im EEG: Versuch mit Vitamin B_6 (Pyridoxin): (50–)100 mg i. v. (bei FG/SGA: 50 mg/kg i. v., aber absolut maximal 100 mg i. v.) – wenn irgend möglich unter EEG-/aEEG-Kon-

trolle. Pyridoxin ist in seltenen Fällen diagnostisch und therapeutisch wirksam. → Spätestens dann exakte Familienanamnese nachholen, Stammbaum, genetische Diagnostik, Dauermedikation mit Vitamin B_6 p. o.

- Medikamentöse Therapie nach Möglichkeit nur mit 1 Medikament (ggf. neuropädiatrisches Konsil), Sättigungsdosen der Antikonvulsiva s. oben.
- Bei unauffälliger Klinik und EEG kurze Behandlungsdauer von etwa 2 Wochen:

- Erhaltungsdosis Phenobarbital: 3–5 mg/kg/d in 2 ED p. o./i. v. unter Spiegelkontrolle: antikonvulsiver Phenobarbitalspiegel 20–40 µg/ml.
- Erhaltungsdosis Phenytoin: 5 mg/kg/d in 2 ED p. o./i. v. unter Spiegelkontrolle: antikonvulsiver Phenytoinspiegel 15–25 µg/ml.
- Cave: Lange Halbwertszeiten der Antiepileptika, insbesondere bei FG.

Opioidüberhang

A. Zimmermann

Ät./PPh.: Opioide, in den letzten 4 Stunden an die Gebärende verabreicht, können zu kindlicher Atemdepression führen (73).

Antidot = Naloxon (Narcanti R, Naloxon Curamed 0,4 mg): Opioidantagonist (ohne atemdepressive Eigenschaften).

Indikation zur Naloxonapplikation: Kindliche Atemdepression infolge Opioidanalgesie der Mutter bis zu 4 h vor Geburt (98, 125).

Kontraindikation: Kinder drogenabhängiger Mütter ($\rightarrow$ iatrogener Opioidentzug!).

Naloxon (Opioidantagonist):
- (Naloxon Curamed 0,4 mg; Narcanti R; 1 ml = 0,4 mg)
- e. t.: 0,1 mg/kg = 0,25 ml/kg (Narcanti R, nicht Narcanti neonatal), wenn noch kein i. v. Zugang vorhanden
- i. v.: 0,1 mg/kg = 0,25 ml/kg (Narcanti R, nicht Narcanti neonatal)
- Wirkeintritt: Sekunden bis 2 min
- Wirkmaximum: nach 2–3 min
- Plasma-HWZ für NG: 1–3 h (25)
- Wirk-HWZ: deutlich kürzer als die der Opioide (1. Morphin-, Tramadol- oder Pethidin-ED = ca. 4 h, Wiederholungsdosis > 4 h; 1. Fentanyl-ED = ca. 10 min, Wiederholungsdosis ca. 2–4 h[82])
- Wirkdauer: 1. ED 10–30–60 min, daher ED bei Effekt alle 10–30–60 min wiederholen. Auf der NIPS ggf. Erhaltungs-DTI (0,005–0,01 mg/kg/h) beginnen.

- Narcanti neonatal ist für die empfohlene (endotracheale) ED zu stark verdünnt und sollte daher im Notfallkoffer durch Narcanti R oder Naloxon Curamed 0,4 mg (1 ml = 0,4 mg) ersetzt werden.
- In vielen deutschen Lehr- und Handbüchern wird noch die zehnfach geringere ED (0,01 mg/kg/ED) angegeben. Diese ED ist unterdosiert (125).

Kl.
- fehlende oder unzureichende Atmung,
- Bradykardie (selten persistierend unter IPPV),
- Hautblässe oder Zyanose,
- Muskelhypotonie, fehlende Reflexe beim Absaugen.

Monitoring: Pulsoxymeter (Hf, SaO_2), BD, Temperatur, EKG, ggf. Tubuslage.

Proz./Th. im Kreißsaal:

- zügiges Arbeiten im Team erforderlich, Übersicht bewahren, Probleme vorhersehen,
- NG sofort abnabeln und auf den vorgewärmten Untersuchungstisch legen,
- initiale Hf bestimmen (Nabelschnurpuls/Herzauskultation),
- ohne vorheriges Abtrocknen Rachen tief absaugen (Absaugkatheter Ch 10),
- sofortige Maskenbeatmung mit FiO_2 1,0,
- Abtrocknen, Auskultation, Monitoring, peripher-venösen Zugang legen (lassen),
- weitere Reanimation nach Algorithmus (Abb. 3.**2**, S. 166).

Check:

- Kein oder unregelmäßiges Einsetzen der Atmung *ohne* Hinweis auf Asphyxie (u. a. NA-pH-Wert $> 7,0$)?
- Persistierende Apnoe und muskuläre Hypotonie jedoch Hf > 100/min und ausreichende SaO_2 unter Maskenbeatmung (siehe S. 129)?
- Anamnese: Opioidgabe an die Kreißende in den letzten 4 h vor Entbindung?

Ja: $\rightarrow$ Indikation für Naloxon (Narcanti R, Naloxon Curamed 0,4 mg) 0,1 mg/kg (= 0,25 ml/kg) i. v.

> **!** Es gibt bisher keine Hinweise, dass Naloxon die Beatmungs- oder Intensivpflichtigkeit von NG verringert. Naloxon verbessert laut einer Metaanalyse lediglich die Ventilation (101).

Prä- und postnatale Herzrhythmusstörungen (Abb. 3.10–3.12)

T. Humpl

Herzrhythmusstörungen bei Feten bzw. Säuglingen sind relativ selten. Sie können bereits intrauterin beginnen oder post partum auftreten. Viele dieser Rhythmusstörungen sind harmlos, wenige führen zu einer hämodynamischen Beeinträchtigung.

Fetale Rhythmusstörungen (179)

Vo.: Inzidenz maligner intrauteriner Rhythmusstörungen: 1 : 5000 (0,2/1000) Schwangerschaften.
Di.:
- *Intrauterin:*
  - transabominelle EKG-Ableitung hat sehr limitierten Aussagewert,
  - Ultraschall (M-mode und Doppler).
- *Während der Austreibungsphase* (Kopf im kleinen Becken):
  - Skalp-Elektroden.

Persistierende fetale Tachykardie

Def.: Hf >180/min.
Ät./PPh:
- Hypoxie,
- Azidose,
- Infektion,
- Myokarditis,
- mütterliche Medikamente,
- mütterliche Hormone,
- maternofetaler Katecholamintransfer.

Abb. 3.10 Algorithmus für das Management bei neonataler Tachykardie mit ▷ schlechter Perfusion (schwache Pulse). Modifiziert nach (71).

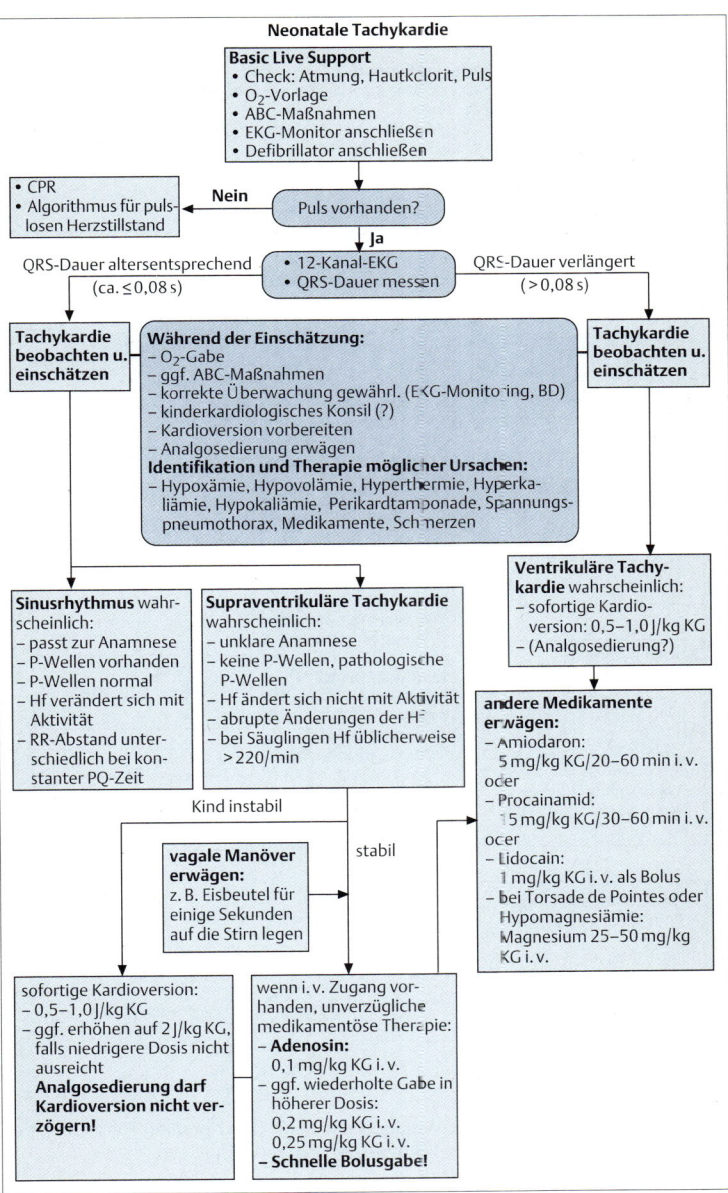

Neonatale Tachykardie

Basic Live Support
- Check: Atmung, Hautkolorit, Puls
- O_2-Vorlage
- ABC-Maßnahmen
- EKG-Monitor anschließen
- Defibrillator anschließen

- CPR
- Algorithmus für puls-losen Herzstillstand

Nein ← **Puls vorhanden?** → **Ja**

QRS-Dauer altersentsprechend (ca. ≤ 0,08 s) ← • 12-Kanal-EKG • QRS-Dauer messen → QRS-Dauer verlängert (> 0,08 s)

Tachykardie beobachten u. einschätzen

Während der Einschätzung:
– O_2-Gabe
– ggf. ABC-Maßnahmen
– korrekte Überwachung gewährl. (EKG-Monitoring, BD)
– kinderkardiologisches Konsil (?)
– Kardioversion vorbereiten
– Analgosedierung erwägen

Identifikation und Therapie möglicher Ursachen:
– Hypoxämie, Hypovolämie, Hyperthermie, Hyperka-liämie, Hypokaliämie, Perikardtamponade, Spannungs-pneumothorax, Medikamente, Schmerzen

Tachykardie beobachten u. einschätzen

Sinusrhythmus wahr-scheinlich:
– passt zur Anamnese
– P-Wellen vorhanden
– P-Wellen normal
– Hf verändert sich mit Aktivität
– RR-Abstand unter-schiedlich bei kon-stanter PQ-Zeit

Supraventrikuläre Tachykardie wahrscheinlich:
– unklare Anamnese
– keine P-Wellen, pathologische P-Wellen
– Hf ändert sich nicht mit Aktivität
– abrupte Änderungen der Hf
– bei Säuglingen Hf üblicherweise > 220/min

Ventrikuläre Tachy-kardie wahrscheinlich:
– sofortige Kardio-version: 0,5–1,0 J/kg KG
– (Analgosedierung?)

andere Medikamente erwägen:
– Amiodaron:
  5 mg/kg KG/20–60 min i. v.
oder
– Procainamid:
  15 mg/kg KG/30–60 min i. v.
oder
– Lidocain:
  1 mg/kg KG i. v. als Bolus
– bei Torsade de Pointes oder Hypomagnesiämie:
  Magnesium 25–50 mg/kg KG i. v.

Kind instabil

vagale Manöver erwägen:
z. B. Eisbeutel für einige Sekunden auf die Stirn legen

stabil

sofortige Kardioversion:
– 0,5–1,0 J/kg KG
– ggf. erhöhen auf 2 J/kg KG, falls niedrigere Dosis nicht ausreicht
Analgosedierung darf Kardioversion nicht ver-zögern!

wenn i. v. Zugang vor-handen, unverzügliche medikamentöse Therapie:
– **Adenosin:**
  0,1 mg/kg KG i. v.
– ggf. wiederholte Gabe in höherer Dosis:
  0,2 mg/kg KG i. v.
  0,25 mg/kg KG i. v.
– **Schnelle Bolusgabe!**

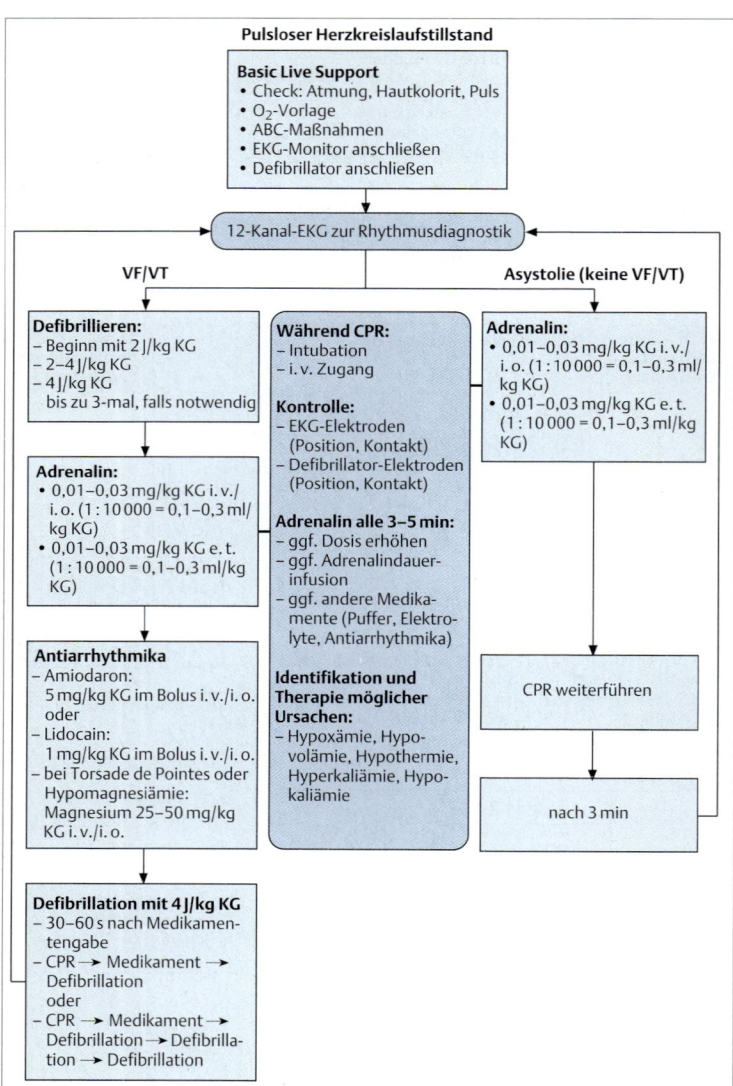

Pulsloser Herzkreislaufstillstand

Basic Live Support
- Check: Atmung, Hautkolorit, Puls
- O_2-Vorlage
- ABC-Maßnahmen
- EKG-Monitor anschließen
- Defibrillator anschließen

12-Kanal-EKG zur Rhythmusdiagnostik

VF/VT

Asystolie (keine VF/VT)

Defibrillieren:
- Beginn mit 2 J/kg KG
- 2–4 J/kg KG
- 4 J/kg KG
  bis zu 3-mal, falls notwendig

Adrenalin:
- 0,01–0,03 mg/kg KG i. v./ i. o. (1 : 10 000 = 0,1–0,3 ml/ kg KG)
- 0,01–0,03 mg/kg KG e. t. (1 : 10 000 = 0,1–0,3 ml/kg KG)

Antiarrhythmika
- Amiodaron:
  5 mg/kg KG im Bolus i. v./i. o. oder
- Lidocain:
  1 mg/kg KG im Bolus i. v./i. o.
- bei Torsade de Pointes oder Hypomagnesiämie:
  Magnesium 25–50 mg/kg KG i. v./i. o.

Defibrillation mit 4 J/kg KG
- 30–60 s nach Medikamentengabe
- CPR → Medikament → Defibrillation oder
- CPR → Medikament → Defibrillation → Defibrillation → Defibrillation

Während CPR:
- Intubation
- i. v. Zugang

Kontrolle:
- EKG-Elektroden (Position, Kontakt)
- Defibrillator-Elektroden (Position, Kontakt)

Adrenalin alle 3–5 min:
- ggf. Dosis erhöhen
- ggf. Adrenalindauerinfusion
- ggf. andere Medikamente (Puffer, Elektrolyte, Antiarrhythmika)

Identifikation und Therapie möglicher Ursachen:
- Hypoxämie, Hypovolämie, Hypothermie, Hyperkaliämie, Hypokaliämie

Adrenalin:
- 0,01–0,03 mg/kg KG i. v./ i. o. (1 : 10 000 = 0,1–0,3 ml/ kg KG)
- 0,01–0,03 mg/kg KG e. t. (1 : 10 000 = 0,1–0,3 ml/kg KG)

CPR weiterführen

nach 3 min

Abb. 3.11 Algorithmus für das Management beim funktionellen Herzstillstand des Neugeborenen (keine Pulse). Modifiziert nach (71).

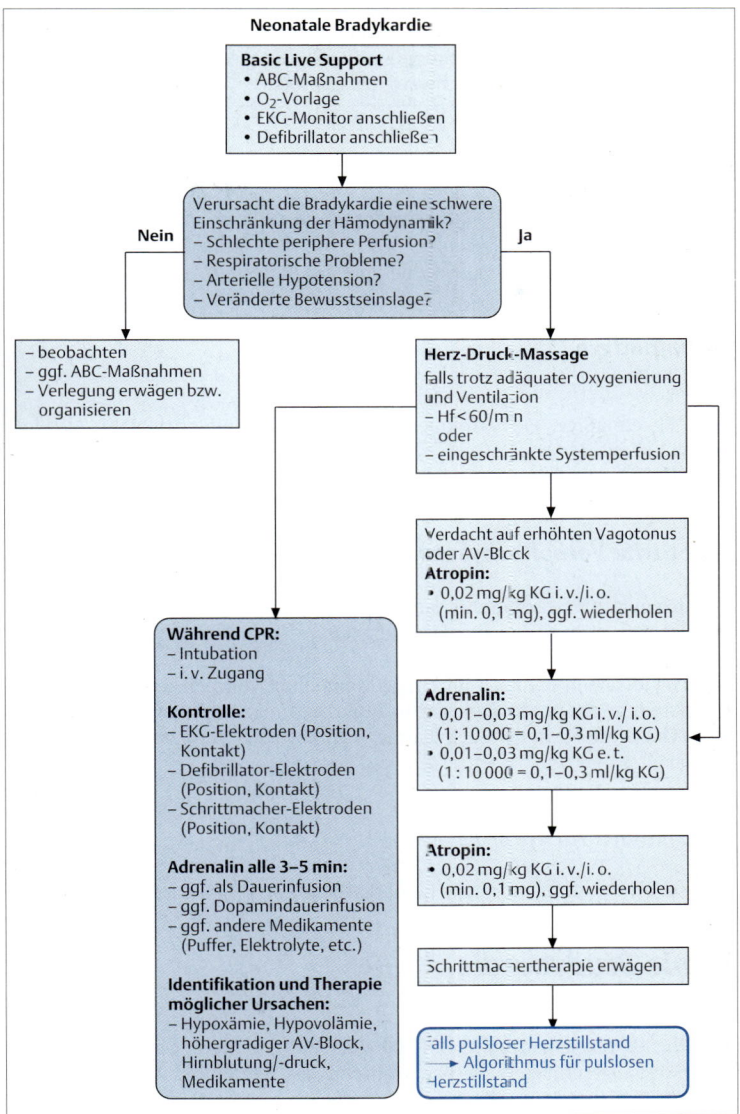

Neonatale Bradykardie

Basic Live Support
- ABC-Maßnahmen
- O_2-Vorlage
- EKG-Monitor anschließen
- Defibrillator anschließen

Verursacht die Bradykardie eine schwere Einschränkung der Hämodynamik?
- Schlechte periphere Perfusion?
- Respiratorische Probleme?
- Arterielle Hypotension?
- Veränderte Bewusstseinslage?

Nein / **Ja**

- beobachten
- ggf. ABC-Maßnahmen
- Verlegung erwägen bzw. organisieren

Herz-Druck-Massage
falls trotz adäquater Oxygenierung und Ventilation
- Hf < 60/min
 oder
- eingeschränkte Systemperfusion

Verdacht auf erhöhten Vagotonus oder AV-Block
Atropin:
- 0,02 mg/kg KG i. v./i. o. (min. 0,1 mg), ggf. wiederholen

Während CPR:
- Intubation
- i. v. Zugang

Kontrolle:
- EKG-Elektroden (Position, Kontakt)
- Defibrillator-Elektroden (Position, Kontakt)
- Schrittmacher-Elektroden (Position, Kontakt)

Adrenalin alle 3–5 min:
- ggf. als Dauerinfusion
- ggf. Dopamindauerinfusion
- ggf. andere Medikamente (Puffer, Elektrolyte, etc.)

Identifikation und Therapie möglicher Ursachen:
- Hypoxämie, Hypovolämie, höhergradiger AV-Block, Hirnblutung/-druck, Medikamente

Adrenalin:
- 0,01–0,03 mg/kg KG i. v./ i. o. (1 : 10 000 = 0,1–0,3 ml/kg KG)
- 0,01–0,03 mg/kg KG e. t. (1 : 10 000 = 0,1–0,3 ml/kg KG)

Atropin:
- 0,02 mg/kg KG i. v./i. o. (min. 0,1 mg), ggf. wiederholen

Schrittmachertherapie erwägen

Falls pulsloser Herzstillstand
→ Algorithmus für pulslosen Herzstillstand

Abb. 3.12 Algorithmus für das Management bei neonataler Bradykardie. Modifiziert nach (71).

Eine persistierende Tachykardie kann zu einem nichtimmunologischen Hydrops fetalis (S. 345) führen. Es besteht jedoch keine lineare Beziehung zwischen fetaler Hf und Schwere des Hydrops.

Reentry-Tachykardie

Typisch: Hf 240–290/min, Beginn und Ende sehr abrupt, relativ regelmäßige Herzaktion.
Proz./Th.: Spricht gut auf Digoxintherapie der Mutter an.

Vorhofflattern
(eher häufig)

Def.: Regelmäßige Vorhoffrequenz 400–550/min mit variablem AV-Block (meist 1 : 2 bis 1 : 4).
Proz./Th.: Therapie der Mutter mit Amiodaron oder Sotalol.

Chaotische Vorhoftachykardie

Def.: Irreguläre Vorhof- und Kammeraktivität (im Doppler).
DD: Reentry-Tachykardie ebenfalls möglich.
Typisch:
- persistiert beim NG noch für einige Monate und normalisiert sich spontan,
- resistent gegen pharmakologische antiarrhythmische Therapie.

Proz./Th.: Diese Form der Tachykardie wird normalerweise vom Feten/NG gut toleriert.

Ventrikuläre Tachykardie

Eher selten vorkommend, siehe kinderkardiologische Standardwerke.

Fetale Bradykardie

Def.: Hf < 100/min.
Ät./PPh.: AV-Block III. Grades: 1 : 10 000 (0,1/1000) in utero (geschätzt). Ca. 70 % aller Schwangeren/Feten werden während des letzten Schwangerschaftstrimesters auffällig. Fetale Bradykardie natürlich auch als Früh- (Dip 1, ohne Krankheitswert), Spät- (Dip 2, Hinweis auf fetale Ischämie) oder variable Dezeleration (z. B. bei Nabelschnurkomplikation) im CTG perinatal möglich.

Kl.: Persistierende Bradykardie bzw. AV-Block III. Grades (siehe ff.) kann zu einem nichtimmunologischen Hydrops fetalis (S. 345) führen.
Proz./Th.: Versuch, die fetale Hf mindestens $> 50/\min$ anzuheben: Gabe von β_2-Sympathomimetika an die Schwangere (z. B. Terbutalin).

Postnatale Rhythmusstörungen

Postnatale Rhythmusstörungen bei reifen Neugeborenen

Ät.:
- häufig vorzeitige Vorhofkontraktionen (10 % bis 35 %),
- Sinuspausen (72 %),
- fehlender Sinusrhythmus: 35 % der NG (dann: 25 % junktionaler [= Knoten-] Rhythmus, 4 % SVT) (131).

Di.:
- Palpation der peripheren Pulse und Herzauskultation,
- Oberflächen-EKG (12-Kanal),
- 24-h-EKG,
- bei peripartalen Rhythmusstörungen: Echokardiographie (Ausschluss eines strukturellen Herzfehlers),
- BGA,
- Serumelektrolyte (inkl. ionisiertes Calcium und Magnesium).

Postnatale Rhythmusstörungen bei FG und hypotrophen NG

Ät.:
- häufig vorzeitige Vorhofkontraktionen (2 % bis 33 %),
- junktionaler Rhythmus (18 % bis 70 % der FG),
- Sinusarrhythmie bei nahezu allen FG (131).

Di.: Siehe oben.

> ❗ *Normaler Rhythmus:*
> - Hf gleichmäßig (respiratorische Schwankungen sind physiologisch)
> - Hf normal für das Lebensalter (NG 100–160/min, FG 100–180/min)

Tachykarde Rhythmusstörungen

Formen:
- Sinustachykardie: regelmäßige Hf >160/min,
- transiente Tachykardie: Hf 180–190/min, häufig bei gesunden NG (selten > 220/min bis 240/min),
- persistierende Tachykardie (Identifikation der P-Wellen kann schwierig sein).

Ät.:
- Hypovolämie,
- Fieber,
- Hyperthyreoidismus,
- Hypoxämie,
- Schmerz,
- Anämie,
- Medikamente:
  - Katecholamine,
  - Methylxanthine (Theophyllin, Coffein).

Vorzeitige Vorhofkontraktionen

Def.: Frühe P-Wellen, die sich morphologisch von normalen Sinus-P-Wellen unterscheiden können.
Proz.: Beobachten, kinderkardiologisches Konsil.

Supraventrikuläre Tachykardie (SVT)

Vo.: Häufigste Arrhythmie bei Säuglingen mit einer Inzidenz von 1 : 250 bis 1 : 25 000 SG (0,04–4/1000).
Ät.:
- ektoper Fokus,
- Reentry-Tachykardie,
- akzessorisches Leitungsbündel (>75 % der SG), z. B. Wolff-Parkinson-White-Syndrom.

PPh: NG tolerieren diese Frequenzen für einen gewissen Zeitraum, nach 24–72 h allerdings Zeichen der Herzinsuffizienz (Minderung des HMV durch verkürzte Diastole, dabei Einschränkung des Koronarflusses/der Myokardperfusion), selten kardiogener Schock.
Di.:
- Hf üblicherweise > 240/min bis 300/min,
- gleichmäßige und schmale QRS-Komplexe, P-Wellen häufig nicht identifizierbar,
- P-Wellen können negativ sein,
- plötzliches Auftreten.

DD: Sinustachykardie mit Hf < 240/min, Variabilität der Hf, etc.

Kl.: Paroxysmales (anfallsweise) Auftreten möglich, Blässe, Zyanose, Unruhe, Trinkunlust, Erbrechen, Tachypnoe, anhaltendes Schreien. Strukturelle Herzfehler sind nur in 8–25 % nachweisbar (häufig: Ebstein-Anomalie, kongenital korrigierte Transposition der großen Gefäße).

Di.: Wenn möglich rasch Elektrolyte (inkl. ionisiertes Calcium, Magnesium) bestimmen, BGA, BZ.

Proz./Th.: Ziel: Verlangsamung der AV-Überleitung, damit Verlangsamung der Ventrikelfrequenz. Wenn möglich: Kinderkardiologisches Konsil ohne Zeitverzug:

- *Akuttherapie:*
  - Kurze Applikation (4–6 s) von Eis/Eiswasser auf die Stirn: „diving reflex" (höhere Erfolgsquote als andere vagale Manöver, z. B. Karotissinusmassage; Bulbusmassage ist obsolet).
  - Vermeide Apnoe, Aspiration und längere Kälteapplikation (Fettnekrosen!).
  - Adenosin i. v. unter EKG-Kontrolle (→ transienter AV-Block und Sinusbradykardie durch Leitungsänderung in Kalium- und Calciumkanälen).
  - Venöser Zugang sollte so zentral wie möglich liegen und großlumig sein, sonst Gabe über peripheren Venenzugang, präferenziell am rechten Arm.
  - Schnelle Applikation des Medikaments erforderlich, da sehr kurze HWZ (< 2 s).
  - Nachspritzen eines NaCl-0,9 %-Bolus (3–5 ml).

Adenosin:
(Adrekar, 1 ml = 3 mg) i. v.
GG: 1,5–2,5 kg:
- 1. ED = 0,2 mg ≅ 0,3 ml (1 : 5)
- 2. ED = 0,3 mg ≅ 0,1 ml (pur)
- 3. ED = 0,4 mg ≅ 0,13 ml (pur)
GG: 2,5–3,5 kg:
- 1. ED = 0,3 mg ≅ 0,5 ml (1 : 5)
- 2. ED = 0,45 mg ≅ 0,15 ml (pur)
- 3. ED = 0,6 mg ≅ 0,2 ml (pur)

  - SVT springt meist 15–25 s nach Adenosinapplikation um.
  - Bei ursächlichem Vorhofflattern sind nach Adenosingabe zunächst nur P-Wellen sichtbar. Cave Adenosin-NW: Selten pro-arrhythmogen (Vorhofflimmern/-flattern, Kammerflimmern; cave: nicht bei WPW-Syndrom), Bronchospasmus, evtl. arterielle Hypotension, Flush. Reanimationsbereitschaft. Kardioversionsbereitschaft.
  - Transösophageales Pacing (umstritten): Spezielle Ausrüstung und Übung notwendig, Analogsedierung erforderlich.
  - Nach Akuttherapie i. d. R. Verlegung auf NIPS (falls nicht schon erfolgt).

❗ Digoxin ist in der Akutsituation nicht effektiv!

- *Langzeittherapie:*
  - Kinderkardiologisches Konsil einholen!
  - Therapiert werden sollte, wenn SVT wiederholt auftritt, z.B.: Digoxin (cave: Überdosierung), β-Blocker (Propranolol, Atenolol), Propafenon, Sotalol, Amiodaron.

Ventrikuläre Tachykardie (VT)

Def.:
- Non-sustained (nichtandauernde) VT: Schlagfolge bis zu einer Dauer von 30 s.
- Sustained (andauernde) VT: Dauer länger als 30 s.

Typisch: Hf meist 120–200/min, breite QRS-Komplexe, verursacht durch Reentry im Ventrikel (cave: beim NG nicht sehr breit, meist jedoch >0,08 s), veränderte QRS-Morphologie (monomorph oder polymorph), T-Wellen diskordant zu QRS.

Ät./PPh.:
- Luftembolie (Katheter!),
- Koronarthrombose/Ischämie,
- Störungen des Kaliumhaushalts,
- Myokarditis,
- mütterlicher Cocain- oder Heroinabusus,
- Kardiomyopathien,
- myokardiale Tumoren,
- angeborene Herzfehler (z.B. schwere Aortenstenose, Koronaranomalien, z.B. ALCAPA-Syndrom).

Di.: Elektrolyte, BGA, 12-Kanal-EKG, 24-h-EKG.

DD: SVT, junktionale Tachykardie, Vorhofflattern mit aberrierender Leitung, Sinustachykardie mit aberrierender Leitung.

Kl.: Hämodynamische Auswirkungen:
- Abnahme der diastolischen Füllung der Ventrikel und der Koronararterien → HMV-Abfall und Myokardischämie.

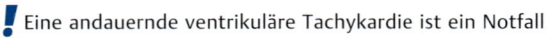

❗ Eine andauernde ventrikuläre Tachykardie ist ein Notfall!

Proz./Th.: Wenn möglich, kinderkardiologisches Konsil ohne Zeitverzug! Bei arterieller Hypotension/Bewusstlosigkeit/Apathie: Kardioversion mit 1–2 J/kg.

Seltene Form der VT

Akzelerierter idioventrikulärer Rhythmus = ektope Fokustachykardie:
- langsamere Grundfrequenz (meist nur 10 % über dem normalen SR),
- Auftreten einer Sinusbradykardie möglich,
- Wechsel von SR und ventrikulärem Rhythmus,
- AV-Dissoziation,
- üblicherweise keine hämodynamische Beeinträchtigung,
- NG sind asymptomatisch, keine spezifische Therapie notwendig.

Bradykarde Rhythmusstörungen

Sinusbradykardie

Def.: Regelmäßige Hf < 100/min (im Wachzustand) bzw. < 80/min (in Ruhe oder im Schlaf).
   Es werden transiente und persistierende Bradykardie unterschieden.
Ät.:
- erhöhter Vagustonus:
  - pharyngeale Stimulation (auch Sondenfütterung, Absaugen),
  - Magenüberblähung,
  - Obstruktion der oberen Luftwege,
  - erhöhter intrakranialer Druck,
  - Valsalva-Manöver, z. B. während Schreien oder Pressen,
  - Medikamente (via Plazenta oder Muttermilch; kindliche Medikation),
- Hypothermie,
- Hypothyreoidismus,
- Hydrozephalus.

Proz./Th.: Bei Apnoe/Zyanose $\rightarrow$ Maskenbeatmung, bei Persistenz: Atropin 0,1 mg i. v.!

Familiäres Bradykardie- oder Tachykardie-Bradykardie-Syndrom
(selten)

Long-QT-Syndrom

Typisch: QTc $> 0,45$ s, positive Familienanamnese (plötzlicher Herztod, Synkope).
Kl.: Synkopen, Krampfanfälle, hämodynamische Insuffizienz, ggf. pathologischer Hörtest (AEP/OAE), SIDS (?).

> **!** Längere bradykarde Phasen können durch Apnoen hervorgerufen werden!

Di.: Elektrolyte, BGA, 12-Kanal-EKG, 24-h-EKG.
Proz./Th.: Verlegung auf NIPS, kinderkardiologisches Konsil ohne Zeitverzug!

Atrioventrikulärer Block (AVB)

AV-Block I. Grades
(verzögerte AV-Überleitung)

Def.: Pathologisch verlängerte PQ-Zeit (für Alter und Herzfrequenz). Obere Grenze für NG am 1. Lebenstag: PQ-Zeit 160 ms, danach 140 ms.
Vo.: 6 % aller gesunden NG.
Ät.: Angeborene Herzfehler (z. B. AVSD, ASD, Ebstein-Anomalie), Medikamente (z. B. Digoxin), Trauma/Ischämie nach Herzoperation.
Proz./Th.: Nicht notwendig.

AV-Block II. Grades
(intermittierender Verlust der AV-Überleitung)

▪ Mobitz I (Wenckebach-Periodik)

Def.: PQ-Zeit wird mit jeder Herzaktion länger, bis 1 Überleitung ausfällt (1 QRS-Komplex fehlt). Damit wird die entstehende Pause kürzer als ein doppeltes P-P-Intervall.
Ät.: Tritt typischerweise bei Patienten mit erhöhtem Vagustonus im Schlaf auf.
Th.: Nicht notwendig.

▪ Mobitz II
(selten bei NG)

Def.: Intermittierender Ausfall der AV-Überleitung („all or none"), keine Verlängerung der PQ-Zeit. 2 : 1-, 3 : 1- oder 4 : 1-AV-Blockierung.
Ät.: Organische Herzerkrankung (z. B. Myokarditis, Kardiomyopathie, angeborene Herzfehler).
Kl.: Cave: Möglicher Übergang in AV-Block III. Grades.
Proz./Th.: Verlegen auf NIPS, beobachten, evt. Schrittmacherimplantation (selten erforderlich).

AV-Block III. Grades
(totaler AV-Block)

Def.: Vorhoferregung wird nicht auf die Ventrikel weitergeleitet, keine Beziehung zwischen P-Wellen und QRS-Komplexen.
Ät.: Tritt häufig in Verbindung mit mütterlichem systemischen Lupus erythematodes (SLE), Sjögren-Syndrom oder anderen Kollagenosen auf. Mütterliche anti-Ro/SSA- und anti-La/SSB-Antikörper sind plazentagängig und beeinflussen das sich entwickelnde Reizleitungssystem des Feten (weitere Auffälligkeiten bei diesen NG sind: Hautveränderungen, Leberfunktionsstörung, Leukopenie, Thrombozytopenie, hämolytische Anämie. 6–20 % der Kinder haben einen angeborenen Herzfehler).

- Risiko für AV-Block III. Grades bei Vorliegen von mütterlichen anti-Ro/ SSA- und anti-La/SSB-Antikörpern: 2–5 %; bei bereits klinisch auffälligem Geschwister: 8–40 % (30).
- Bei mütterlichem SLE und AV-Block III. Grades des NG: In 50 % Schrittmacher- notwendigkeit, in 15 % letaler Verlauf in der Neonatalperiode (131,164) sowie Wiederholungsrisiko eines AV-Blocks III. Grades für weitere SS: 10–15 %.
- Vergesellschaftet mit angeborenen Herzfehlern, z. B. Heterotaxiesyndrom, l-TGA.

Vo.: Geschätzte Inzidenz eines isolierten AV-Bock I.I. Grades: 1 : 15 000 bis 1 : 20 000 (0,05–0,07/1000) Schwangerschaften (109).

Pränat. Di.: Im U/S diagnostizierbar zwischen (18.) 20. und 24. SSW (30): Beur- teilung des Herzrhythmus, Hydrops (?). 20–50 % des nichtimmunologischen Hydrops fetalis (S. 345) werden durch strukturelle Herzfehler oder Rhythmus- störungen ausgelöst.

Pränat. Th.:

- Die Gabe von β_2-Sympathomimetika (z. B. Terbutalin) an die Mutter kann die fetale Hf erhöhen und die Entwicklung eines Hydrops fetalis eventuell auf- halten (NW bei der Mutter!).
- Häufig Sectio-Entbindung (ggf. vor errechnetem Termin), da fetale Hf bei vaginaler Entbindung schlecht zu überwachen ist.

Kl.: Unmittelbar nach Geburt kurzfristiges Ansteigen der Hf – möglicherweise bedingt durch erhöhte Ausschüttung endogener Katecholamine – nach einigen Stunden wieder Abfall der Grundfrequenz.

Di./Monitoring: SaO_2, EKG, BD, BGA, BZ, Elektrolyte.

Proz./Th. im Kreißsaal/auf NIPS:

- Isoprenalin (Isuprel) 0,1–2,0 µg/kg/min i. v.
- Selten Notfall-Schrittmachertherapie im Kreißsaal (Kinderkardiologe). Falls notwendig, temporäre Schrittmacheranlage transösophageal oder trans- kutan.
- Indikation für permanente Schrittmacherimplantation bei folgenden Risiko- faktoren für plötzlichen Herztod (frühzeitig mit kinderkardiologischem Zen- trum absprechen!):
  - persistierende Herzfrequenz < 55/min,
  - Herzinsuffizienz durch strukturellen Herzfehler (z. B. bei kongenital korrigierter Transposition der großen Gefäße, Heterotaxiesyndrome),
  - Kardiomegalie bei eingeschränkter Ventrikelfunktion,
  - weite QRS-Komplexe,
  - verlängertes QTc-Intervall,
  - Zustand nach Herzoperation (z. B. VSD, ToF).
- Ausschluss eines Herzfehlers (Echokardiographie) und einer Systemerkran- kung (bei Mutter und Kind).

Prognose: Rund 60 % der Säuglinge benötigen einen Schrittmacher, meist inner- halb des 1. Lebensmonats. Relativ hohe Mortalität, ca. 15–30 % (29, 30). Sehr schlechte Prognose bei AV-Block III. Grades – Hydrops fetalis.

Sekundäre EKG-Veränderungen/-Rhythmusstörungen

Hyperkaliämie/Hypomagnesiämie:
- spitze, zeltförmige T-Wellen,
- P-Wellen verbreitert,
- QRS-Komplex verbreitert,
- Kammerflimmern,
- Asystolie.

Hypokaliämie:
- QT-Zeit verlängert,
- abgeflachte T-Welle,
- ST-Senkung.

Hypokalzämie:
- QT-Zeit verlängert.

Hyperkalzämie:
- QT-Zeit verkürzt.

Angeborene Herzfehler und persistierender Ductus arteriosus des Frühgeborenen (Abb. 3.**13**)

G. Hansmann, T. Humpl

Nichtzyanotische und zyanotische Herzfehler

Nichtzyanotische Herzfehler
(ca. 80%)

- *Mit Links-rechts-Shunt (131):*
  - Vorhofseptumdefekt (ASD I; ASD II, isoliert bei 5–10% aller angeborenen Herzfehler), Sinus venosus-Defekt,
  - Ventrikelseptumdefekt (VSD, isoliert bei 15–20% aller angeborenen Herzfehler),
  - Atrioventrikulardefekt (AVSD, syn.: AV-Kanal, ca. 2% aller angeborenen Herzfehler),
  - persistierender Ductus arteriosus (5–10% aller Reifgeborenen mit angeborenen Herzfehlern).
- *Mit valvulärer, sub- oder supravalvulärer Obstruktion (131):*
  - Aortenstenose (ASAS, ca. 3–6% aller angeborenen Herzfehler: valvulär, sub- oder supravalvulär),
  - Pulmonalstenose (PS, ca. 8–12% aller angeborenen Herzfehler: valvulär, sub- oder supravalvulär),
  - Aortenisthmusstenose (CoA, ca. 8–10% aller angeborenen Herzfehler, in 30% bei Turner-Syndrom),
  - unterbrochener Aortenbogen (IAA, Typen A–C, ca. 1% aller symptomatischen Säuglinge mit angeborenen Herzfehlern. DiGeorge-Syndrom bei mehr als 15% der Patienten mit IAA),
  - Mitralstenose (MS, häufiger erworben als kongenital, z.B. rheumatisches Fieber),
  - Trikuspidalstenose (sehr selten, in der Regel kongenital).
- *Mit Klappeninsuffizienz (131):*
  - Aorteninsuffizienz (AI, häufiger erworben als kongenital),
  - Pulmonalinsuffizienz (PI, häufiger erworben als kongenital),
  - Mitralinsuffizienz (MI, häufiger erworben als kongenital, z.B. rheumatisches Fieber),
  - Trikuspidalinsuffizienz (TI, häufiger erworben als kongenital).

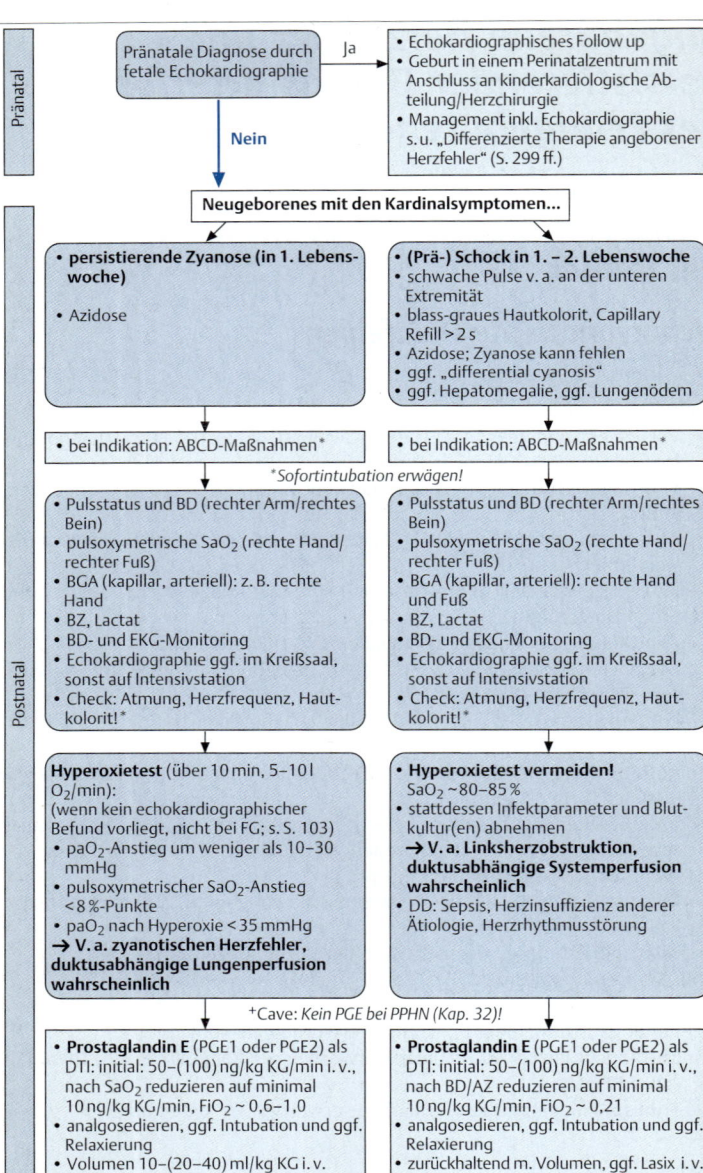

Pränatal

Pränatale Diagnose durch fetale Echokardiographie → Ja →
- Echokardiographisches Follow up
- Geburt in einem Perinatalzentrum mit Anschluss an kinderkardiologische Abteilung/Herzchirurgie
- Management inkl. Echokardiographie s. u. „Differenzierte Therapie angeborener Herzfehler" (S. 299 ff.)

Nein

Neugeborenes mit den Kardinalsymptomen...

Postnatal

- **persistierende Zyanose (in 1. Lebenswoche)**
- Azidose

- **(Prä-) Schock in 1. – 2. Lebenswoche**
- schwache Pulse v. a. an der unteren Extremität
- blass-graues Hautkolorit, Capillary Refill > 2 s
- Azidose; Zyanose kann fehlen
- ggf. „differential cyanosis"
- ggf. Hepatomegalie, ggf. Lungenödem

- bei Indikation: ABCD-Maßnahmen*

- bei Indikation: ABCD-Maßnahmen*

Sofortintubation erwägen!

- Pulsstatus und BD (rechter Arm/rechtes Bein)
- pulsoxymetrische SaO_2 (rechte Hand/rechter Fuß)
- BGA (kapillar, arteriell): z. B. rechte Hand
- BZ, Lactat
- BD- und EKG-Monitoring
- Echokardiographie ggf. im Kreißsaal, sonst auf Intensivstation
- Check: Atmung, Herzfrequenz, Hautkolorit!*

- Pulsstatus und BD (rechter Arm/rechtes Bein)
- pulsoxymetrische SaO_2 (rechte Hand/rechter Fuß)
- BGA (kapillar, arteriell): rechte Hand und Fuß
- BZ, Lactat
- BD- und EKG-Monitoring
- Echokardiographie ggf. im Kreißsaal, sonst auf Intensivstation
- Check: Atmung, Herzfrequenz, Hautkolorit!*

Hyperoxietest (über 10 min, 5–10 l O_2/min):
(wenn kein echokardiographischer Befund vorliegt, nicht bei FG; s. S. 103)
- paO_2-Anstieg um weniger als 10–30 mmHg
- pulsoxymetrischer SaO_2-Anstieg < 8 %-Punkte
- paO_2 nach Hyperoxie < 35 mmHg
→ V. a. zyanotischen Herzfehler, duktusabhängige Lungenperfusion wahrscheinlich

- **Hyperoxietest vermeiden!** SaO_2 ~80–85 %
- stattdessen Infektparameter und Blutkultur(en) abnehmen
→ V. a. Linksherzobstruktion, duktusabhängige Systemperfusion wahrscheinlich
- DD: Sepsis, Herzinsuffizienz anderer Ätiologie, Herzrhythmusstörung

+*Cave: Kein PGE bei PPHN (Kap. 32)!*

- **Prostaglandin E** (PGE1 oder PGE2) als DTI: initial: 50–(100) ng/kg KG/min i. v., nach SaO_2 reduzieren auf minimal 10 ng/kg KG/min, FiO_2 ~ 0,6–1,0
- analgosedieren, ggf. Intubation und ggf. Relaxierung
- Volumen 10–(20–40) ml/kg KG i. v.

- **Prostaglandin E** (PGE1 oder PGE2) als DTI: initial: 50–(100) ng/kg KG/min i. v., nach BD/AZ reduzieren auf minimal 10 ng/kg KG/min, FiO_2 ~ 0,21
- analgosedieren, ggf. Intubation und ggf. Relaxierung
- zurückhaltend m. Volumen, ggf. Lasix i. v.

◁ **Abb.** 3.13 Algorithmus für das postnatale Management von kritischen, duktusabhängigen Herzfehlern.

Zyanotische Herzfehler
(ca. 20 %)

- *Mit vermehrtem Lungenfluss* (64, 131):
  - Single Ventricle (double-inlet ventricle: in 80 % double-inlet left ventricle),
  - hypoplastisches Linksherz (HLH),
  - TGA + VSD ohne Pulmonalstenose (PS),
  - TGA ohne VSD ohne Pulmonalstenose (schwere Zyanose),
  - Double-Outlet right Ventricle (DORV) + subpulmonaler VSD ohne PS = Taussig-Bing-Malformation (Hämodynamik ähnelt TGA + VSD und resultiert in deutlicher Zyanose),
  - Trikuspidalatresie (TA) + VSD + TGA ohne Pulmonalstenose (Typ IIc oder III),
  - totale Lungenvenenfehlmündung (TAPVC, nur geringe Zyanose),
  - Truncus arteriosus (TAC Typ I nach Collett and Edwards, nur geringe Zyanose).
- *Mit vermindertem Lungenfluss* (131, 189):
  - TGA + Pulmonalstenose (LVOTO),
  - Single Ventricle (double-inlet ventricle) mit Pulmonalstenose,
  - Trikuspidalatresie (TA, Ausnahmen s. oben),
  - Pulmonalatresie (PaVA) mit hypoplastischem rechten Ventrikel,
  - Fallot-Tetralogie (ToF),
  - DORV + subaortaler VSD + Pulmonalstenose = Fallot-Typ-DORV,
  - Truncus arteriosus (TAC) mit hypoplastischer Pulmonalarterie,
  - Ebstein-Anomalie,
  - pulmonalvaskuläre Erkrankung (nach chronischem Links-rechts-Shunt) mit Eisenmenger-Syndrom.

Duktusabhängige und duktusunabhängige Herzfehler

Duktusabhängige Herzfehler lassen sich in 3 Gruppen gliedern (Prozentangaben bezogen auf alle kritischen – im 1. Lebensmonat symptomatisch werdenden – Vitien):
- *Duktusabhängige Vitien mit kritischer Linksobstruktion (ca. 35–45 %):*
  - kritische valvuläre Aortenstenose des NG (AoVS),
  - Aortenatresie (HLH),
  - Aortenisthmusstenose (CoA),
  - unterbrochener Aortenbogen (IAA).

- *Duktusabhängige Vitien mit kritischer Rechtsobstruktion (ca. 20%):*
  - kritische valvuläre Pulmonalstenose des NG (PaVS),
  - Pulmonalatresie (PaVA) mit oder ohne VSD,
  - extreme Formen der Fallot-Tetralogie (ToF),
  - Trikuspidalatresie (TA),
  - Ebstein-Anomalie.
- *D-Transposition der großen Arterien (ca. 25–30%):*
  - d-TGA ohne VSD mit flussrestriktivem (zu kleinem) PFO/ASD,
  - d-TGA ohne VSD aber mit ausreichend weitem PFO/ASD,
  - d-TGA mit VSD,
  - d-TGA mit (oder ohne) VSD und Pulmonalstenose (LVOTO),
  - d-TGA mit (oder ohne) VSD und (Sub-) Aortenstenose (RVOTO).

Duktusunabhängige Herzfehler:
  - die meisten angeborenen Herzfehler, die nicht in eine der 3 o. g. Gruppen fallen,
  - siehe weiterführende Literatur (4, 131),
  - siehe S. 299 ff.

Sondergruppe

- Totale Lungenvenenfehlmündung (TAPVC, duktusunabhängig).

Ohne echokardiographische Untersuchung wird man keinen dieser Herzfehler – vielleicht mit Ausnahme der hochgradigen, präduktalen Aortenisthmusstenose (CoA) – im Kreißsaal diagnostizieren können. Dies wird auch von Erstversorger und Transporteur des NG nicht erwartet. Es macht daher Sinn, kardiale Notfälle im Neugeborenenalter nach dem Zeitpunkt ihres Auftretens und dem jeweiligen Auslöser der Notfallsituation einzuteilen.

Das differenzierte Management des PDA des FG sowie wichtiger, sich im NG-Alter manifestierender Herzfehler (kritische AoVS, HLH, CoA, IAA, kritische PaVS, PaVA/IVS, ToF, TA, d-TGA, ggf. AVSD, TAPVC) werden anschließend separat besprochen, (bzgl. Herzrhythmusstörungen siehe S. 266 ff.; bzgl. PPHN siehe S. 320 ff.; vgl. auch
http://www.martindalecenter.com/MedicalPed_3_P.html#PED-C-CAR

Management kardialer Notfälle im NG- und frühen Säuglingsalter

Prä- und postnatale Herzrhythmusstörungen

Siehe hierzu S. 266 ff.

Plötzlicher Verschluss des Ductus arteriosus (Abb. 3.13)

Herzfehler mit duktusabhängiger Systemperfusion (Körperkreislauf)

Ät.: AoVS, HLH, IAA, hochgradige präduktale CoA.

Kl.:
- *Schock in der 1. (– 2.) Lebenswoche als Leitsymptom:*
  - blass-gräuliches Hautkolorit,
  - kühle Peripherie, Capillary Refill > 2 s, schwache oder keine Pulse (v. a. an unterer Extremität),
  - evtl. Lungenödem,
  - evtl. Hepatomegalie.
- Bei hochgradiger Linksobstruktion (CoA, IAA, AoVS) evtl. sogar *„differential cyanosis"* (S. 104 f.) als Zeichen eines Rechts-links-Shunts v. a. auf Duktusebene.
- Azidose.

DD: Sepsis (v. a. DD bei HLH), Herzrhythmusstörung (S. 266 ff.), Herzinsuffizienz.

Di. im Kreißsaal/im Kinderzimmer:
- Pulsoxymeter (Hf, SaO$_2$),
- BD (jeweils rechter Arm/Bein),
- Pulsstatus,
- präduktale BGA (ggf. arteriell), BZ, Lactat,
- rektale Temperatur,
- Hyperoxietest vermeiden (!),
- Blutabnahme inkl. Gerinnung, Blutkultur, Blutgruppe, Kreuzblut,
- ggf. Echokardiographie.

Th. im Kreißsaal/im Kinderzimmer:
- *Vorsicht mit Sauerstoff,* da dieser den Lungenfluss erhöht, folglich den Systemfluss aber (weiter) vermindert! Nach der Erstversorgung FiO_2 von 0,21
anstreben (auch nach Intubation)! Für NG mit HLH liegt der optimale paO_2
bei 40 mmHg und die Ziel-SaO_2 bei 75 % (bei schlechter peripherer Perfusion
ist nur die arterielle Messung verlässlich)! Ein HLH ist oft bereits pränatal
bekannt.
- *Prostaglandin E* (PGE1 oder PGE2): Initial 50 ng/kg/min als DTI (maximal
100ng/kg/min; in US-Literatur PGE1 bis maximal 400ng/kg/min), nach Verbesserung der peripheren Perfusion unter PGE dieses schrittweise auf minimal nötige Dosis reduzieren, jedoch i. d. R. nicht unter 10ng/kg/min. Cave:
Apnoen, BD-Abfall, Bradykardie!
- *Ggf. Intubation*, dann Analgosedierung und ggf. Relaxierung. Bei Transportzeiten über 30 min und PGE-DTI sollte das NG vorher intubiert werden, ansonsten – nach Abwägung – Transport in Intubationsbereitschaft.
- Eher *zurückhaltend mit Volumen* bis die Pumpfunktion echokardiographisch
quantifiziert wurde.
- *Furosemid zur Vorlastsenkung* (0,5–1 mg/kg i. v.; selten bereits im Kreißsaal
indiziert).

Monitoring: SaO_2 (Pulsoxymeter), Blutdruck, EKG, ggf. Tubuslage. BGA und BZ
vor Abfahrt.

Di. auf NIPS/in KKA:
- BGA, Lactat, BZ, Labor (inkl. Kreatinin, Harnstoff, Transaminasen, Gerinnung,
CK, Troponin), ggf. Blutkultur, HIV-/Hepatitis-Serologie, Blutgruppe, Kreuz-
blut. Bei DD Sepsis → Septic Work-up (Blutkultur/-en, LP, Blasenpunktion).
- Rö.-Thorax.
- Echokardiographie.
- EKG.
- HB_sAg-Status und Blutgruppe der Mutter erfragen.
- Stoffwechselscreening (> 48 h post partum), evtl. Chromosomenanalyse.

Proz./Th. auf NIPS/in KKA:
- PGE-Dosis entsprechend Klinik, Systemperfusion, SaO_2 und Echokardiographiebefund anpassen,
- i. d. R. zentralvenöser (V. jugularis interna, V. subclavia, NVK) und arterieller
Zugang (A. radialis, A. femoralis, NAK),
- ggf. Katecholamine nach Blutdruck und Pumpfunktion, jedoch insbesondere
Vorsicht bei subvalvulärer LVOTO,
- ggf. Herzkatheteruntersuchung/-intervention:
  - Ballonvalvuloplastie bei hochgradiger AoVS,
  - bei HLH mit flussrestriktivem PFO/ASD ggf. Erweiterung der Vorhoflücke
- Furosemid zur Vorlastsenkung (0,5–1 mg/kg i. v.),
- ggf. breite antibiotische Therapie,
- differenzierte Therapie der häufigsten kritischen Herzfehler im NG-Alter
siehe S. 299.

Herzfehler mit duktusabhängiger Lungenperfusion (Lungendurchblutung)

Ät.: Pulmonalatresie (PaVA), kritische valvuläre Pulmonalstenose des NG (PaVS), Extremformen der ToF (ToF mit funktioneller PA), hypoplastisches Rechtsherz/Trikuspidalatresie (TA). Vorherrschende Zyanose auch bei d-TGA ohne VSD mit flussrestriktivem (zu kleinem) PFO/ASD.

Kl.:
- *Zentrale Zyanose in der ersten Lebenswoche als Leitsymptom.*
- Azidose.
- Ggf. Zeichen der Rechtsherzinsuffizienz (u. a. Hepatomegalie). Bei d-TGA ohne VSD ("simple TGA") – und (frühzeitiger) bei der weniger zyanotischen d-TGA mit VSD bzw. großem PDA – kommt es zur Entwicklung einer Herzinsuffizienz (u. a. Tachypnoe/Dyspnoe, Lungenödem, Hepatomegalie).

❗ DD der zentralen Zyanose
- kardiale Ursachen: d-TGA, HLH, kritische PaVS/PaVA, ToF, TA, PDA + PS, Ebstein-Anomalie u. a.
- pulmonale Ursachen: Pneumothorax RDS/Atelektase, Pleuraerguss, Zwerchfellhernie, PPHN
- ZNS-Störungen: perinatale Asphyxie, Analgetika-/Sedativa-Überhang, intrauteriner fetaler Stress
- Blut- und Stoffwechselstörungen: Polyglobulie, Methämoglobinämie (paO_2 normal, MetHb erhöht)
- periphere Zyanose z. B. bei septischem Schock, Unterkühlung

---

Di. im Kreißsaal/im Kinderzimmer:
- Pulsoxymeter (Hf, SaO_2),
- BD (jeweils rechter Arm/Bein),
- Pulsstatus,
- präduktale BGA (ggf. arteriell), BZ, Lactat,
- rektale Temperatur,
- Hyperoxietest,
- Blutabnahme inkl. Gerinnung, Blutgruppe, Kreuzblut, ggf. Blutkultur,
- ggf. Echokardiographie.

Th. im Kreißsaal/im Kinderzimmer:
- *Prostaglandin E* (PGE1 oder PGE2): Initial 50 ng/kg/min als DTI (maximal 100 ng/kg/min; in US-Literatur PGE1 sogar bis maximal 400 ng/kg/min), nach SaO_2-Anstieg unter PGE dieses schrittweise auf minimal nötige Dosis reduzieren, jedoch i. d. R. nicht unter 10 ng/kg/min. Cave: Apnoen, BD-Abfall, Bradykardie!

- *Sauerstoffvorlage* nach SaO_2 (cave: iatrogener Duktusverschluss möglich!). Ggf. Intubation, dann Analgosedierung und ggf. Relaxierung. Bei Transportzeiten über 30 min und PGE-DTI sollte das NG vorher intubiert werden, ansonsten – nach Abwägung – Transport in Intubationsbereitschaft.
- *Volumen* (zunächst 10 ml/kg i. v.) erhöht bis zu einem gewissen Grad das Schlagvolumen und damit den Fluss über den Duktus. Vorsichtig mit Volumen bei (de-) kompensierter Herzinsuffizienz! Der Volumenbedarf bei d-TGA ohne VSD und flussrestriktivem PFO (vor BAS) kann in der Notfallsituation enorm sein (insgesamt: 20–50 ml/kg i. v.).
- *Natriumbicarbonat 8,4%* (1 ml = 1 mmol), Bedarf in mmol = (negativer BE $\times$ kg KG) : 3; immer 1 : 1 verdünnt in Aqua destillata. Indikation zum Puffern großzügig stellen.

Patienten mit d-TGA ohne VSD und sehr kleiner (flussrestriktiver) Vorhoflücke oder solche mit ToF/PA verbessern sich nach Intubation unter 100% Sauerstoffzufuhr nicht zwangsläufig mit ihrer arteriellen SaO_2: Mischungsproblem (Vorhoflücke, Duktus?) bei d-TGA, Lungenflussproblem bei ToF/PA. Anstieg des intrathorakalen Drucks durch IPPV!

Monitoring: Pulsoxymeter, Blutdruck, EKG. Aktuelle BGA und BZ vor Abfahrt. Ggf. Tubuslage.

Di. auf NIPS/in KKA:
- BGA, Lactat, BZ, Labor (inkl. Kreatinin, Harnstoff, Transaminasen, Gerinnung, CK, ggf. Troponin), ggf. Blutkultur, HIV-/Hepatitis-Serologie, Blutgruppe, Kreuzblut. Bei DD Sepsis → Septic Work-up (Blutkultur/-en, LP, Blasenpunktion),
- Rö.-Thorax (bei d-TGA: fakultativ Kardiomegalie, „egg-shaped heart", vermehrte Lungengefäßzeichnung),
- Echokardiographie,
- EKG,
- HB_sAg-Status und Blutgruppe der Mutter erfragen.
- Stoffwechselscreening (> 48 h post partum), evtl. Chromosomenanalyse.

Proz./Th. auf NIPS/in KKA:
- PGE-Dosis entsprechend Klinik, SaO_2 und Echokardiographiebefund anpassen,
- ggf. zentralvenöser (V. jugularis interna, V. subclavia, NVK) und arterieller Zugang (A. radialis, A. femoralis, NAK),
- bei Indikation → Pufferung (Natriumbicarbonat) beginnen bzw. fortführen: Indikation großzügig stellen.
- ggf. Herzkatheteruntersuchung/-intervention:
  - Ballonvalvuloplastie bei hochgradiger PaVS,
  - Ballonatrioseptostomie (Rashkind-Manöver) bei TGA und flussrestriktivem PFO/ASD (s. S. 150, Abb. 2.**35**),
- ggf. Katecholamine (Noradrenalin, Dopamin) zur Erhöhung des Systemwiderstands (Rs) und damit Zunahme des Lungenflusses,

- ggf. Notfall-OP: z. B. Anlage eines aortopulmonalen Shunts,
- ggf. breite antibiotische Therapie,
- differenzierte Therapie der wichtigsten kritischen Herzfehler im NG-Alter siehe S. 299 ff.

! Vermeide Katecholamine bei Ausflusstraktobstruktionen (z. B. Fallot-Tetralogie)!
Vermeide eine (weitere) Zunahme des Lungenflusses bei Linksobstruktionen (HLH, CoA, IAA, AoVS) und d-TGA mit flussrestriktiver Vorhoflücke.

Schwere Herzinsuffizienz durch Rp-Abfall und Zunahme des Links-rechts-Shunts (Symptomatik meist zwischen 4. und 6. Lebenswoche)

Ät.: Großer VSD, AVSD, weit offener PDA (meist FG – Herzinsuffizienz oft nach Verbesserung von RDS/BPD), TAC, komplexe Herzfehler ohne Obstruktion zwischen Ventrikel und Pulmonalarterie (z. B. DORV + subaortaler VSD ohne PS).
PPh.: Großer Links-rechts-Shunt ohne Pulmonalstenose(n) → Herzinsuffizienz.
Kl.:
- *Zeichen der Herzinsuffizienz mit (Prä-) Schock zwischen 4. und 6. Lebenswoche als Leitsymptom:*
  - blass-gräuliches Hautkolorit,
  - kühle Peripherie, Capillary Refill > 2 s, schwache Pulse,
  - evtl. Lungenödem,
  - evtl. Hepatomegalie.
- Azidose (eher gemischt oder überwiegend respiratorisch).

▎ DD der Herzinsuffizienz im NG-/SG-Alter
- Herzrhythmusstörung (S. 266 ff.: SVT, Vorhofflimmern/-flattern, AV-Block III. Grades)
- strukturelle Herzfehler (s. oben), DD nach Manifestationszeitpunkt:
  - Herzinsuffizienz (oft) bereits am 1. Lebenstag: HLH, schwere TI oder PI, transiente Myokardischämie, große AV-Fistel
  - Herzinsuffizienz in 1. Lebenswoche: TGA, FG mit großem PDA und relativ niedrigem Rp, TAPVC
  - Herzinsuffizienz in 1.–4. Woche: hochgradige AoVS oder PaVS, IAA, CoA
- transiente Myokardischämie nach Geburtsasphyxie
- Kardiomyopathie (z. B. Fetopathia diabetica)
- Myokarditis
- Übertransfusion/-hydration
- schwere Anämie (z. B. Hydrops fetalis)
- metabolische Ursachen (u. a. Hypoglykämie, Hypokalzämie)
- Sepsis (initial erhöhtes HMV mit warmer Peripherie)

Di. im Kinderzimmer:
- Pulsoxymeter (Hf, SaO_2),
- BD (jeweils rechter Arm/Bein),
- Pulsstatus,
- präduktale BGA (ggf. arteriell), BZ, Lactat,
- rektale Temperatur,
- Hyperoxietest vermeiden (!),
- Blutabnahme inkl. Gerinnung, Blutkultur, Blutgruppe, Kreuzblut,
- ggf. Echokardiographie.

Th. im Kinderzimmer:
- *Vorsicht mit Sauerstoff*, da dieser den Lungenfluss (weiter) erhöht und somit den Systemfluss vermindert!
- *Kein Prostaglandin E!*
- *Ggf. Intubation* bei instabilem NG/SG (selten der Fall). Bei Transportzeiten über 30 min und grenzwertigem kardiopulmonalen Zustand sollte eine Intubation erwogen werden.
- Eher *zurückhaltend mit Volumen.*
- *Furosemid zur Vorlastsenkung* (0,5–1 mg/kg i. v.; sehr selten bereits im Kinderzimmer indiziert).

Monitoring: Ggf. Tubuslage, Pulsoxymeter, Blutdruck, EKG. Aktuelle BGA und BZ vor Abfahrt.

Di. auf NIPS/in KKA:
- BGA, Lactat, BZ, Labor (inkl. Kreatinin, Harnstoff, Transaminasen, Gerinnung, ggf. CK und Troponin), Blutkultur, HIV-/Hepatitis-Serologie, Blutgruppe, Kreuzblut. Bei DD Sepsis → septic work-up (Blutkultur/-en, LP, Blasenpunktion),
- Rö.-Thorax,

- Echokardiographie zur exakten Diagnosestellung (Abb. 3.**14a u. b**),
- EKG,
- HB_sAg-Status und Blutgruppe der Mutter erfragen,
- ggf. Stoffwechselscreening (> 48 h post partum), evtl. Chromosomenanalyse.

Proz./Th. auf NIPS/in KKA:

- ggf. zentralvenöser (V. jugularis interna, V. subclavia, NVK) und arterieller Zugang (A. radialis, A. femoralis, NAK),
- ggf. Herzkatheteruntersuchung,
- Furosemid zur Vorlastsenkung (0,5–1 mg/kg ED i. v. alle 6–12 h),
- ggf. Digitalisierung,
- ggf. breite antibiotische Therapie,
- differenzierte Therapie der häufigsten kritischen Herzfehler im NG-Alter siehe S. 299 ff..

Abb. 3.**14a u. b** Schallkopfpositionen und sich ergebende Ebenen in der Echokardiographie (a) sowie Darstellung der Schallkopfpositionen (b). ▷
1 = 2.–4. ICR links parasternal, entsprechend lange Achse = II (längs), kurze Achse = VI (quer)
2 = 5. ICR links in MCL, entsprechend apikaler 4-Kammer-Blick = III (quer)
3 = subxiphoidal, entsprechend subkostaler 4-Kammer-Blick = III (quer)
4 = jugulär = IV (quer)
5 = 2. ICR links parasternal, entsprechend hohe linksparasternale Achse = V (quer, „ductal view").
RA = rechter Vorhof
RV = rechter Ventrikel
LA = linker Vorhof
LV = linker Ventrikel
M = Mitralklappe
Fo = Foramen ovale
Ao = Aorta
DAo = Aorta descendens
PA = A. pulmonalis
lpa = A. pulmonalis sinistra
SVC = V. cava superior

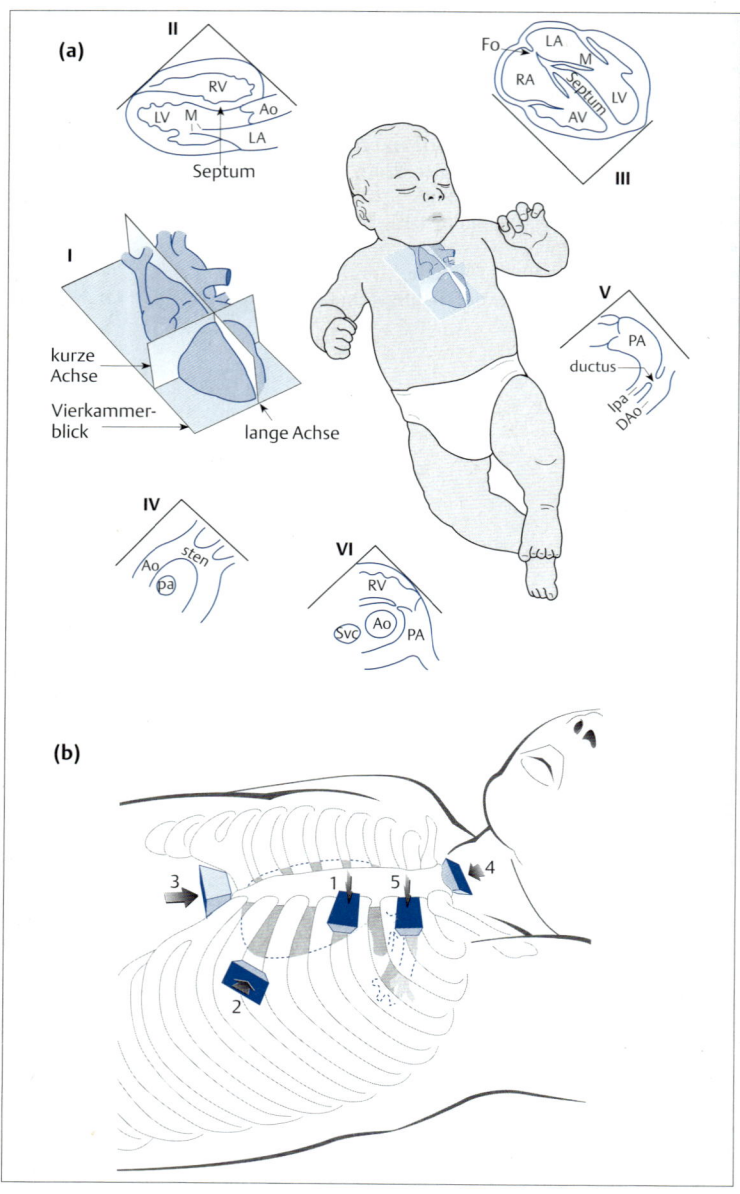

Persistierender Ductus arteriosus (PDA) des Frühgeborenen

Def.: Ein bis zum 3. Lebenstag persistierender Ductus arteriosus gilt bei gesunden NG und FG als physiologisch (167).

Unter PDA des FG versteht man ein typisches FG-Problem in der Erholungsphase eines Atemnotsyndroms (RDS) aufgrund eines primären (oder sekundären) Surfactantmangels: Mit der Verbesserung von Ventilation und Oxygenierung fällt Rp – v. a. bei beatmeten FG < 1000 g – frühzeitig und rasch ab (u. U. in den ersten Lebensstunden). Der Links-rechts-Shunt über Ductus arteriosus (und PFO) – und damit der Lungenfluss – nehmen somit zu und die respiratorische Situation verschlechtert sich erneut.

Vo.:

- PDA haben 31 % der FG mit GG von 501–1500 g (ELBW, VLBW).
- Einen signifikanten PDA mit Herzinsuffizienz haben 15 % der FG < 1750 g, aber bereits 40–50 % der FG < 1500 g GG (VLBW; 131).
- 70 % der FG < 28 SSW (GG ca. < 1250 g) benötigen einen medikamentösen oder chirurgischen Duktusverschluss (36).

Ät./PPh.:

Bei reifen NG führen u. a. paO_2-Anstieg und PGE-Abfall zur Konstriktion der duktalen Gefäßmuskulatur und damit zum „funktionellen Duktusverschluss". Dieser hat wiederum lokal eine „hypoxische Zone" zur Folge, die den „anatomischen Verschluss" durch eine Neointimaproliferation (remodelling) triggert. Bei FG ist in diesem Fall die Sensitivität für Sauerstoff vermindert, während sie für PGE und NO erhöht ist (36). Anatomischer – und häufig auch funktioneller – Duktusverschluss bleiben daher bei VLBW-FG zunächst aus.

Ein so genannter „winking ductus", der sich periodisch schließt und öffnet, ist eher selten und meist bei ELBW-FG mit Zustand nach medikamentösem Duktusverschluss zu beobachten (167).

Prinzipiell fällt Rp bei FG (v. a. bei FG < 1000 g) – aufgrund der Unreife der Gefäßmuskulatur – früher und schneller als bei reifen NG. Dies gilt v. a. dann für FG, wenn mit Verbesserung des RDS/der BPD pH-Wert und paO_2 ansteigen und folglich Rp und PAP sinken: Abhängig von der Schwere der Lungenerkrankung mit entsprechender Rp-Erhöhung, kann es bei FG entweder bereits in der ersten Lebenswoche (z. B. verbessertes RDS) oder nach wochenlanger Beatmung (BPD) zum signifikanten Rp-Abfall kommen. Ist der Fluss in die Lunge ungehindert, kommt es dann zur Zunahme des Links-rechts-Shunts über den Duktus (Aorta $\rightarrow$ Duktus $\rightarrow$ PA $\rightarrow$ LA $\rightarrow$ LV) und damit bei 40–50 % der FG < 1500 g GG zur Herzinsuffizienz durch *Volumenüberladung des LV*.

Der *erhöhte Lungenfluss* kann zu *pulmonalem Hypertonus*, interstitiellem/alveolärem *Lungenödem* und *Verminderung der Lungencompliance* führen, was wiederum in der Regel eine Anhebung von PIP und FiO_2 am Beatmungsgerät zur Folge hat und schließlich zu *BPD/chronischer Lungenerkrankung* führen kann. Bei ELBW und VLBW kommt nicht selten eine primäre *myokardiale Insuffizienz*

hinzu, die zusammen mit dem *duktalen Steal-Phänomen* (funktionelle Aortenin-suffizienz) die Systemperfusion weiter verschlechtert. Die Gefahren liegen dann in der (v. a. diastolischen) *Minderperfusion der Organe* mit den Folgen:
- zerebrale Ischämie/PVL/ICH,
- NEC,
- Nierenversagen,
- Myokardischämie.

Kl.:
- Verschlechterung der respiratorischen Situation (erneute Beatmungsindikation, Erhöhung der Beatmungsparameter, Erstbeatmung am 2.–5. Lebenstag oder selten auch später).
- Herzgeräusch (in 75 % mid-systolisch, nur in 25 % zusätzlich diastolische Komponente = sog. Maschinengeräusch) *plus* präkordiales Schwirren (akzeptable Spezifität, schwache Sensitivität). Wenn vorhanden, zeigen sie 3–7 d später als das Echokardiogramm einen großen Links-rechts-Shunt an.
- Weitere klinische Zeichen wie Tachykardie, weite Pulsamplitude mit niedrigem diastolischen Blutdruck, apikales Mesodiastolikum (relative Mitralstenose als Zeichen der übermäßigen LA-Füllung), Galopprhythmus (Zeichen der Herzinsuffizienz) und Hepatomegalie sind allesamt und v. a. bei – teils beatmeten – FG < 1500 g GG unzuverlässig (167).

> Bei jedem FG < 32. SSW muss an einen hämodynamisch wirksamen bzw. bereits symptomatischen PDA gedacht werden!
> Ein hämodynamisch wirksamer Duktus kommt selten allein: Er bringt pulmonale, zerebrale, gastrointestinale und renale Probleme mit sich – oder einen angeborenen Herzfehler!

DD:
- Angeborene Herzfehler mit duktusabhängiger Lungenperfusion, z. B. PaVA oder hochgradige PavS (cave: Zyanose kann bei großem Duktus fehlen!); Herzfehler mit erhöhtem Lungenfluss und im Vordergrund stehender Herzinsuffizienz (TAC, TAPVC, TGA + VSD, TA + VSD + TGA ohne PS); azyanotische Herzfehler mit LV-Dysfunktion (AoVS, CoA, IAA).
- Andere Ursachen für Atemnotsyndrom (primäres RDS, sekundärer Surfactantmangel durch Hypoxie/Asphyxie, Pneumonie/Sepsis, Aspirationssyndrom), BPD, Wet Lung, Fehlbildungen (v. a. obere und untere Atemwege), Pneumothorax, Chylothorax.

Vor Verlegung: ABCD-Maßnahmen, sofern erforderlich. Abhängig von SSW, GG und RDS-Symptomatik zügige Verlegung auf NIPS (mit angeschlossener Herzchirurgie). Evtl. Intubation vor Transportbeginn.

Monitoring: Pulsoxymeter, Blutdruck, EKG, ggf. Tubuslage. Aktuelle BGA und BZ vor Abfahrt.

Di. auf NIPS:
- *Echokardiographie:* Goldstandard. Ausschluss eines duktusabhängigen Vitiums. Noch 24 h postnatal Duktusnachweis mit überwiegendem oder

reinem Links-rechts-Shunt. Großer linker Vorhof (LA), weite Lungenvenen (3.**15a u. b**).

> *Wann ist ein PDA hämodynamisch wirksam und verschlussbedürftig?*
> Derzeit gibt es keine harten Kriterien, um die Indikation zum Duktus-verschluss frühzeitig zu stellen: Ein Duktus, der noch am 2. Lebenstag genauso groß oder größer als der Pulmonalisstamm imponiert, sollte sicher frühzeitig medikamentös oder chirurgisch angegangen werden. Häufig wird auch ein Verhältnis von LA-/Aorten-Durchmesser > 1,3 (1,1) in der parasternalen langen Achse oder ein Resistance Index (RI) > 0,9 im zerebralen Doppler (A. cerebri anterior) als Zeichen für einen signifikan-ten Shunt angesehen. Sicherlich sollte ein PDA vor einer manifesten Herz-insuffizienz und vor einer substanziellen respiratorischen Verschlechte-rung medikamentös oder chirurgisch verschlossen werden.

- Schädelsonographie inkl. Doppler-Messung von $v_{max.-systol.}$ und $v_{enddiastol.}$ + Resistance Index zerebral und mesenterial. Diastolischer Minder-, Null- oder Rückfluss in den Hirnarterien (z. B. A. cerebri anterior). Der Resistance Index allein reicht nicht zur Beurteilung – er kann falsch normal sein!
- Rö.-Thorax: Unspezifisch, oft Kardiomegalie, evtl. Lungenödem,
- EKG: unspezifisch, evtl. Repolarisationsstörungen,
- BGA, Lactat, BZ, Labor inkl. Gerinnung, HIV-/Hepatitis-Serologie, Blutgruppe, Kreuzblut, ggf. mikrobiologische Diagnostik/Septic Work-up,
- HB$_s$Ag-Status und Blutgruppe der Mutter erfragen,
- Stoffwechselscreening (> 48 h postnatal).

Pitfalls bei der Beurteilung und Behandlung Frühgeborener mit PDA

- Leiserwerden oder Verschwinden des Systolikums bedeutet keinesfalls auto-matisch, dass sich der Duktus verschließt. Stattdessen können sich sowohl die LV-Funktion verschlechtert als auch der PAP auf hohem Niveau einge-stellt haben, sodass der Druckgradient über den PDA kleiner geworden ist. Anstatt einen Duktusverschluss zu vermuten, sollte man dann zum ECHO-Gerät greifen.
- Lauterwerden des Systolikums kann auf einen größeren duktalen Fluss nach Volumengaben, eine Anämie oder einen frühzeitigen Abfall von Rp (v. a. bei beatmeten FG < 1000 g) zurückzuführen sein. In letzterem Fall war der Duk-tus bereits offen (*„remaining patent ductus"*) und führt nun ein größeres Shuntvolumen in die Lunge: → niedrigere pulmonale Compliance → cave: Nach Extubation ist eine Dekompensation durch den dann fehlenden CPAP/ PEEP möglich – auch ohne vorherige klinische Zeichen für einen signifikanten Links-rechts-Shunt über den PDA (sog. *„silent dangerous ductus"*).
- Ein so genannter *„winking ductus"*, der sich periodisch schließt und öffnet, ist eher selten und meist bei ELBW-FG mit Zustand nach medikamentösem Duktusverschluss zu beobachten (167).

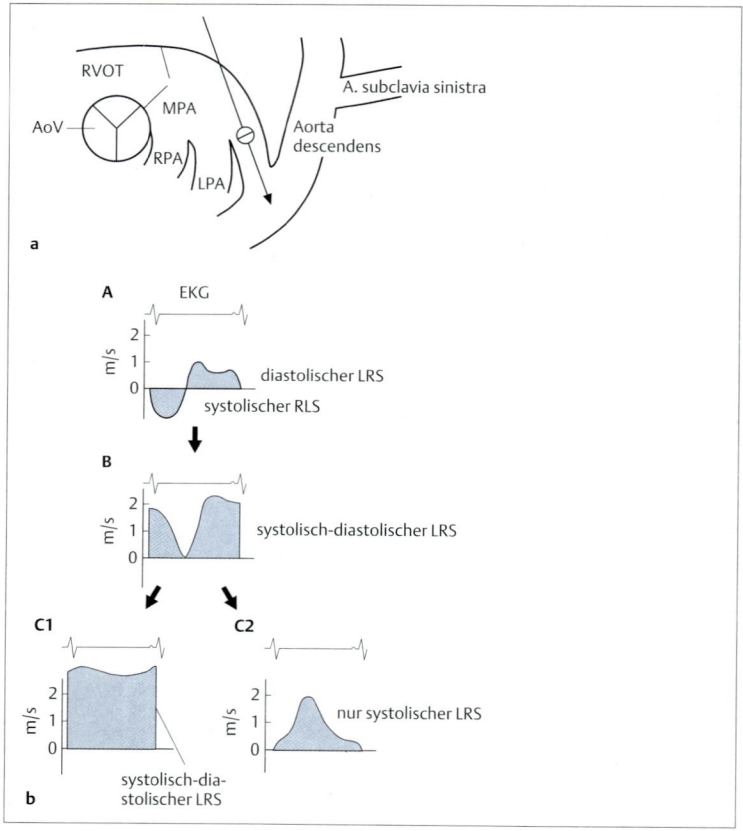

- War der linke Ventrikel zunächst hyperdynam und zeigt nun eine normale (oder bereits gering reduzierte) LV-Funktion, ist dies immer ein Alarmsignal, v. a. wenn alle anderen ECHO-Parameter einen großen Links-rechts-Shunt anzeigen.
- Normalisiert sich der Resistance Index (RI = [$v_{max.-systol.}$ - $v_{enddiast.}$] : $v_{max.-systol.}$) im zerebralen (A. cerebri anterior) oder abdominalen (Truncus coeliacus, Aorta descendens) U/S-Doppler, bedeutet das nicht zwangsläufig, dass sich der duktale Steal, also der Links-rechts-Shunt, verringert hat: Stattdessen kann auch eine erniedrigte maximal-systolische Flussgeschwindigkeit ($v_{max.-systol.}$) vorliegen und eine verschlechterte LV-Funktion anzeigen: → Immer absolute Flussgeschwindigkeiten protokollieren und richtig einordnen.

◁ **Abb.** 3.15a u. b Positionierung des Schallkopfs in hoher linksparasternaler Achse („ductal view") (**a**) zur Darstellung der Veränderungen des duktalen Flussbilds (**b**) in den ersten Lebenstagen bei einem gesunden Neugeborenen (C1) und einem ateminsuffizienten NG/FG mit PDA (**C2**) mittels PW-Doppler. Im Farb-Doppler imponiert ein duktaler Links-rechts-Shunt (LRS) als „rote Fahne" links der linken Pulmonalarterie (LPA).

A Bidirektionaler Fluss unmittelbar nach Geburt.

B Abfall des pulmonalarteriellen Druckes (PAP) im Verhältnis zum Aortendruck wenige Stunden postnatal.

C1 Beim gesunden NG fällt der PAP weiter während sich der Ductus arteriosus verschließt. Die Flussgeschwindigkeit ist hoch (Duktuskonstriktion) bei systolisch-diastolischem Links-rechts-Shunt (Aorta $\rightarrow$ PA).

C2 Beim kranken NG/FG mit persistierendem Ductus arteriosus (PDA) entwickelt sich v. a. ein systolischer Links-rechts-Shunt mit großem Volumenshift in die Lunge (Aorta $\rightarrow$ PA $\rightarrow$ LA-Dilatation). Diastolisch liegt der PAP nahe dem Aortendruck. Dies erklärt, warum man bei einem großen duktalen Links-rechts-Shunt meist kein Diastolikum auskultiert.

RVOT rechtsventrikulärer Ausflusstrakt (right ventricular outflow tract)
AoV Aortenklappe (quer)
MPA Truncus pulmonalis (main pulmonary artery)
RPA rechte Pulmonalarterie
LPA linke Pulmonalarterie

Modifiziert nach: Skinner J (2001) Diagnosis of patent ductus arteriosus. Semin Neonatol 6: 49–61.

- Im Echokardiogramm werden bei weitem PDA leicht übersehen:
  - CoA (Fußpulse? Ganzen Aortenbogen gesehen? Duktal ausschließlich Links-rechts-Shunt?),
  - PaVA/PaVS (100 % SaO$_2$ möglich, PV-Öffnung normal?).
- Weitere Pitfalls im Echokardiogramm:
  - Angeblicher „PDA" ist tatsächlich eine diastolische Turbulenz durch a) aortopulmonale Kollateralen bei chronischer Lungenerkrankung, b) ein aortopulmonales Fenster oder c) eine abnormal verlaufende Koronararterie.
  - Der LV ist bei großem duktalen Links-rechts-Shunt hyperdynam. Ist er es nicht, muss unbedingt eine Aortenstenose, CoA oder arterielle Hypertonie (Nachlasterhöhung) ausgeschlossen werden.

Proz./Th. auf NIPS:
- *Supportive Therapie:*
  - Monitoring der Vitalparameter einschließlich Temperatur (36,6–37,2° C), tcpO$_2$, tcpCO$_2$.
  - Minimal Handling.
  - Optimierung der respiratorischen Situation, v. a. der Oxygenierung (Hypoxie steigert die PGE-Synthese), bei sehr unruhigem Kind ggf. Analgosedierung.
  - Korrektur von Anämie (Ziel: Hkt-Wert > 45 %) und Elektrolytstörungen.
  - Vitamin K (falls noch nicht gegeben).

- Flüssigkeitsrestriktion bei normaler Nierenfunktion über 24 h (bis maximal 48 h): Abhängig von GG/SSW, Kreatinin und Urinausscheidung: Am 2. Lebenstag 70–100 ml/kg/d, dann steigern bis maximal 130 ml/kg/d am Ende der 1. Lebenswoche. Cave: NEC + Niereninsuffizienz!
- Diuretika (umstritten).

> **!** Flüssigkeitsrestriktion vor, aber nicht während einer Indometacin- oder Ibuprofentherapie (u. a. Gefahr der Niereninsuffizienz)!
> Zurückhaltend mit Furosemid (Lasix), da es die Prostaglandinsynthese steigern kann!

Duktusverschluss

Randomisierte, kontrollierte, überwiegend aus den 80er Jahren stammende Studien haben 3 spezifische Therapieansätze zum Duktusverschluss (überwiegend medikamentös mit Indometacin), untersucht (94):
- prophylaktische Therapie in den ersten 24 h (z.B. Indometacin i.v., fortgeführt bis zum 6 Lebenstag),
- „präsymptomatische" Therapie bei echokardiographisch nachgewiesenem PDA oder ersten klinischen Zeichen,
- spezifische Therapie bei echokardiographisch als hämodynamisch relevant eingeschätztem PDA (meist sog. „symptomatischer" PDA).

> **!** Bislang konnte nicht gezeigt werden, dass sich das langfristige, pulmonale Outcome durch einen dieser Ansätze verbessert (94).

Medikamentöser Duktusverschluss mit Cyclooxygenase-(COX-)Hemmern

- Sichere Indikation zum kurzfristigen Duktusverschluss bei FG mit ELBW, großem Links-rechts-Shunt und schlechter Lungenfunktion.
- Bei kleinem Shunt oder nur geringen pulmonalen Problemen ist die Indikation zum Duktusverschluss nicht gesichert.
- In vielen Kliniken wird nur der symptomatische PDA (pulmonale Verschlechterung/Stagnation, Herzinsuffizienz, diastolische Flussminderung zerebral bzw. mesenterial) angegangen.
- Die prophylaktische Indometacingabe (0,1 mg/kg i. v. in den ersten 24 h p. n., fortgeführt im 24-h-Intervall über bis zu 5 d) ist nicht indiziert, um die respiratorische Situation oder das langfristige neurologische Outcome zu verbessern. Sie senkt jedoch die ICH-Inzidenz (19, 94, 126,155).

Vorbedingungen und Ausschlusskriterien für eine Ibuprofen- bzw. Indometacintherapie

- Echokardiographie zur Bestätigung des PDA und Ausschluss eines duktusabhängigen Vitiums,
- Ausschluss einer Gerinnungsstörung,
- Kreatinin, Harnstoff: Kontraindikation, falls Kreatinin i. S. $> 1,5$ (2,0) mg/dl oder Diurese $< 0,8$ ml/kg/h in den letzten 8 h,
- Blutbild: Ausschluss von Thrombozytopenie ($< 60\,000/\mu l$) und Infektion (umstrittene Kontraindikation),
- Schädelsonographie (inkl. U/S-Doppler mit $v_{max.\text{-}systol.}/v_{enddiastol.}$ + Resistance Index zerebral und mesenterial),
- progrediente Hirnblutung (umstrittene Kontraindikation),
- Kontraindikation: Hyperbilirubinämie an der Austauschgrenze (Freisetzung von Bilirubin),
- keine gleichzeitige Gabe von Dexamethason,
- Kontrolle einer okkulten Blutung: Urinstix und Hämokkult solange Behandlung läuft (NEC?).

Ibuprofen (Fa. Orphan Europe: 2 ml = 10 mg) i. v. zum Duktusverschluss:
(Cave: Zeitverzögerung, falls Bestellung über Sonderanforderung erforderlich! Ibuprofen ist derzeit noch nicht für diese Indikation zugelassen!)
- 1. ED: 10 mg/kg als KI in 30 min am 1. Behandlungstag $\rightarrow$ 24-h-Intervall
- 2. ED: 5 mg/kg als KI in 30 min am 2. Behandlungstag $\rightarrow$ 24-h-Intervall
- 3. ED: 5 mg/kg als KI in 30 min am 3. Behandlungstag $\rightarrow$ 24-h-Intervall

Bei Ibuprofenversagen: Entweder Ibuprofendosierungsschema (s. oben) wiederholen oder auf Indometacintherapie (s. unten) umstellen.

Indometacin (Confortid, 1 ml = 50 mg) i. v. zum Duktusverschluss:
- 1. ED: 0,2 mg/kg als KI über 6 h (weniger renale NW als 30-min-KI) am 1. Behandlungstag $\rightarrow$ 12-h-Intervall nach Beginn der 1. ED
- 2. ED: 0,2 mg/kg als KI über 6 h $\rightarrow$ 12-h-Intervall nach Beginn der 2. ED
- 3. ED: 0,2 mg/kg als KI über 6 h $\rightarrow$ 12-h-Intervall nach Beginn der 3. ED
- Indometacintalspiegel: 0,7–1 µg/ml (Bestimmung noch kein Standard)

Umstritten ist, ob eine prolongierte niedrigdosierte Indometacingabe ($6\times0,1$ mg/kg i. v. alle 12 h) seltener mit einer Kreatininretention bei gleichzeitig höherer Verschlussrate (klinisch bis 90 %) verbunden ist (142).

Nach initialem Therapieerfolg wird derzeit eine Erhaltungstherapie über (3–)5 Tage für erforderlich gehalten: Indometacinerhaltungsdosis: Jeweils: 0,1(–0,2) mg/kg/d über 6 h i. v., 24-h-Intervall nach Beginn der letzten ED (19, 126).

> **!** Indometacin und Ibuprofen immer exakt aufziehen und sicherstellen, dass die gesamte ED den Patienten erreicht (z.B. Nachspülen mit Glucose-5%-DTI, falls am Ende der KI noch ein Teil der ED in der Perfusorleitung steht).

Nebenwirkungen der Cyclooxygenase- (COX-)Hemmer:
- Niereninsuffizienz/Oligurie: Indometacin ca. 19% (wirkt stärker auf COX-1), Ibuprofen ca. 7%,
- gelegentlich Mikrohämaturie,
- Nahrungsintoleranz,
- okkultes Blut im Stuhl,
- NEC-Risiko erhöht: v.a. bei Auftreten einer Oligurie, häufiger bei Indometacin,
- blande Darmperforation,
- Thrombozytopenie (4%).

Ibuprofen versus Indometacin:
- Primäre Duktusverschlussrate bei beiden Substanzen etwa gleich hoch: 66–80%. Sekundärer Verschluss durch 2. Zyklus mit Indometacin bei $\frac{1}{4}$–$\frac{1}{3}$ der primären Therapieversager.
- Ibuprofen hat gegenüber Indometacin den Vorteil, dass es die gastrointestinale und zerebrale Perfusion nicht vermindert sowie einen geringeren Effekt auf die Nierendurchblutung hat (seltener Oligurie, s.oben). Zudem verbessert Ibuprofen die zerebrovaskuläre Autoregulation (36).
- Die Nebenwirkungsraten von Indometacin und Ibuprofen hinsichtlich Blutung, BPD und NEC unterscheiden sich nicht signifikant voneinander – allerdings war in der derzeit größten, prospektiven Studie unter Indometacintherapie eine NEC doppelt so häufig (129).
- Lässt man Indometacin langsam, d.h. als KI über 6 Stunden, laufen, hat es weniger renale NW.
- Die prophylaktische Indometacingabe senkt bei FG die zerebrale Blutungsrate (ICH).
- Ibuprofen ist z.Zt. deutlich teurer als Indometacin, hat aber keine bessere Wirksamkeit.
- Fraglich bleibt, ob – und wenn ja, wann – man primär mit Ibuprofen anstelle von Indometacin behandeln sollte: Es gibt bislang keine Daten darüber, ob man diese Entscheidung z.B. von der Urinmenge oder dem Kreatinin i.S. am 2./3. Lebenstag abhängig machen sollte (129).

Chirurgischer Duktusverschluss

- Prä-OP:
  - sicherer peripher-venöser Zugang,
  - Kreuzblut und Gerinnung abnehmen, Erythrozytenkonzentrat bestellen,
  - Wärmebett/Wärmestrahler.

- Vor/während OP: kontrollierte Beatmung, Analgosedierung.
- Post-OP: Rö.-Thorax, BZ, BGA, Hkt-Wert.

> ❗ Postoperativ akute Änderung der Hämodynamik: R_S steigt schnell an und kann durch Nachlasterhöhung zu LV-Dysfunktion führen → dann ggf. Dobutamin erwägen.

Chirurgischer Duktusverschluss versus medikamentöser Verschluss:
- Vorteil des sicheren, definitiven Duktusverschlusses.
- Niedrige operationsbedingte Morbidität und Mortalität.
- Operativer Eingriff auf der NIPS, der in der Regel bei Kontraindikation oder Versagen der Cyclooxygenase-Hemmer gewählt wird. Jenseits der 4. Lebenswoche nimmt die Erfolgsquote der medikamentösen Therapie rapide ab (126), sodass ein (symptomatischer) PDA 3–4 Wochen p. n. häufig operativ verschlossen wird.

Outcome: In der bislang größten, prospektiven Studie führte eine Beatmung mittels Hochfrequenzoszillation (HFOV) zu niedrigeren Verschlussraten, schwere Unreife (< 27 SSW) und ein hoher PAP besonders häufig zum Versagen der medikamentösen Therapie mit Indometacin oder Ibuprofen (129).

Häufigste Todesursachen bei FG mit PDA sind refraktäre Hypoxämie und Sepsis.

Differenzierte Therapie kritischer Herzfehler im Neugeborenenalter

In diesem Kapitel sollen die häufigsten angeborenen Herzfehler kurz angesprochen werden. Mit Verbesserung der pränatalen Diagnostik (insbesondere Echokardiographie) werden Herzfehler immer früher und exakter diagnostiziert. Dies kann bei komplizierten Fehlbildungen einerseits zu einem Schwangerschaftsabbruch, andererseits zu einer geplanten Geburt in einem Zentrum mit angeschlossener Neonatologie/Kinderkardiologie führen.

Die Komplexität der Vitien erlaubt keine umfassende, detaillierte Beschreibung von Anatomie, Hämodynamik, Therapie und Outcome, sondern soll als Orientierung dienen. Detailliertere Informationen können entsprechenden kinderkardiologischen Standardwerken (4, 69, 124, 131, 160) entnommen werden. In jedem Fall ist ein kinderkardiologisches Konsil einzuholen!

Kritische valvuläre Aortenstenose (AoVS)

Def.: Obstruktion des LVOT auf Klappenebene. Gruppe: Duktusabhängiges Vitium mit kritischer Linksobstruktion. Einteilung der Aortenstenose (AS) in:

- *valvulär:* etwa 70 % der Aortenstenosen,
- *subvalvulär:* etwa 25 % der Aortenstenosen,
- *supravalvulär:* etwa 5 % der Aortenstenosen (u. a. bei Williams-Beuren-Syndrom).

Vo.: Selten.

Ät./PPh.: Morphologisch häufig bikuspide, stenotische Klappe mit fusionierter Kommissur, LV-Hypoplasie möglich, fakultativ Endokardfibroelastose. Duktus mit überwiegendem Rechts-links-Shunt. Nachlasterhöhung des LV (valvuläre Stenose, postnataler Anstieg von Rs) $\rightarrow$ Dekompensation des LV und Abfall des HZV $\rightarrow$ Abnahme der ohnehin kritischen Koronarperfusion. Duktusverschluss löst Minderung der Systemperfusion und damit meist den Symptombeginn aus (s. unten).

Kl.: NG mit kritischer valvulärer AS werden in den ersten Lebenstagen bzw. -wochen auffällig:

- Herzinsuffizienz,
- schwache periphere Pulse, Capillary Refill > 2 s
- Kaltschweißigkeit und Tachydyspnoe (erst bei Belastung, dann in Ruhe),
- (meist) keine oder geringe Zyanose,
- kein (oder sehr leises) Herzgeräusch (spindelförmiges Systolikum, wird lauter mit Besserung der LV-Funktion, ggf. ejection click).

DD: Sepsis, andere Herzfehler mit kritischer Linksobstruktion (HLH, CoA, IAA).

Di. im Kreißsaal/im Kinderzimmer: Typischerweise Symptombeginn oder -zunahme erst im Kinderzimmer oder zu Hause:

- klinische Untersuchung, v. a. Auskultation, Pulsstatus,
- BD, EKG, SaO$_2$,
- Sepsiszeichen (?), Capillary Refill (> 2 s?),
- Temperatur,
- BGA, Lactat, BZ, Labor, ggf. Blutkultur,
- ggf. Echokardiographie.

Th. im Kreißsaal/im Kinderzimmer:

- Versuchsweise PGE-DTI: Initial 50 ng/kg/min.
- Katecholamine vermeiden (weitere Zunahme des myokardialen O$_2$-Verbrauchs). Wenn, dann Adrenalin oder Dopamin verwenden.
- Diuretika.
- Sedierung, ggf. Intubation und (milde) Beatmung (keine Hyperventilation, da sonst Lungenfluss zu- und Systemperfusion weiter abnimmt).

Monitoring: Pulsoxymeter, EKG, Blutdruck. Aktuelle BGA und BZ vor Abfahrt. Ggf. Tubuslage.

Di. auf NIPS/in KKA:

- Rö-Thorax (zeigt evtl. Lungenödem bei fakultativ vergrößertem Herzschatten),
- BGA, BZ, Lactat,
- Echokardiographie,
- EKG: LVH, ggf. Repolarisationsstörungen, evtl. Rhythmusstörungen,
- Labor, ggf. Blutkultur, HIV-/Hepatitis-Serologie, Blutgruppe, Kreuzblut,

- ggf. mikrobiologische Diagnostik vervollständigen: Abstriche, Trachealsekret, Magensaft, Blutkultur(en),
- ggf. Herzkatheter.

Proz./Th. auf NIPS/in KKA:
- weiter mit PGE-DTI, Dosis entsprechend Klinik und Echokardiographiebefund anpassen,
- Ballonvalvuloplastie – falls anatomisch machbar (anschließend jedoch häufig Aorteninsuffizienz, die mit Verbesserung der LV-Funktion zunimmt),
- operative Valvulotomie,
- oder: Norwood-/Fontan-Variante, d. h. (definitive) palliative OP.

Hypoplastisches Linksherz (HLH)

Def.:
- Symptomenkomplex mit variierender Ausprägung von:
  - Aortenstenose oder -atresie,
  - Hypoplasie von aszendierender Aorta/Aortenbogen,
  - Mitralstenose oder -atresie,
  - Hypoplasie des LV.
- Gruppe: Duktusabhängiges Vitium mit kritischer Linksobstruktion.

Vo.: 0,164/1000 Lebendgeborene (56), ca. 1 % aller angeborenen Herzfehler, ca. 9 % aller angeborenen Herzfehler, die im NG-Alter auffällig werden. Häufigste kardiale Todesursache im 1. Lebensmonat.

Ät./PPh.: LA klein, Vorhofseptum intakt (d. h. nur PFO) oder ASD vorhanden, Links-rechts-Shunt über Vorhoflücke. Intrauterin werden aszendierende Aorta, Koronarien und ZNS retrograd, die deszendierende Aorta und damit der Systemkreislauf vom dominanten RV via Pulmonalarterie und Ductus arteriosus versorgt. Postnatal ändert sich die hämodynamische Situation praktisch nicht, solange der Ductus arteriosus offen bleibt. Probleme: a) Duktusverschluss, b) postnatal Rs > Rp → Schock, metabolische Azidose.

Begleitdefekte: ASD (15 %), VSD (10 %), CoA (bis zu 75 %).

Kl.: Symptomatik meist in den ersten Lebensstunden bis -tagen:
- Tachykardie,
- Dyspnoe, ggf. feuchte RG über Lungen auskultierbar,
- progrediente Herzinsuffizienz bei schwerer myokardialer Dysfunktion (Ischämie) mit Hypoxie und *Schocksymptomatik:*
  - schwache bis fehlende periphere Pulse,
  - Tachykardie,
  - Kaltschweißigkeit,
  - Capillary Refill > 2 s,
  - Tachydyspnoe,
  - Zyanose unterschiedlichen Ausmaßes,
  - meist kein (oder nur sehr leises) Herzgeräusch, evtl. Galopprhythmus,
  - Hepatomegalie,

- möglicherweise rasches Auftreten eines *Lungenödems* (dann $SaO_2 \ll 80\%$), insbesondere wenn „decompression" des LA via PFO/ASD oder fehlmündende Lungenvene(n) fehlt.

DD: Sepsis, andere zyanotische Herzfehler, PPHN, Lungenerkrankungen. Ein HLH ist oft bereits pränatal bekannt (pränatale Echokardiographie?).

Di. im Kreißsaal/im Kinderzimmer: Typischerweise Symptombeginn oder -zunahme mit (beginnendem) Verschluss von Ductus arteriosus und/oder Vorhoflücke (PFO/ASD):

- Auskultation, Pulsstatus,
- BD, SaO_2, EKG,
- Capillary Refill,
- BGA, Lactat, BZ,
- Temperatur,
- ggf. Labor und Blutkultur,
- ggf. Echokardiographie.

Th. im Kreißsaal/im Kinderzimmer:
PGE-DTI:

- initial: 50 ng/kg/min

Der Lungengefäßwiderstand muss gesteigert werden ($\rightarrow$ bessere Perfusion des Körperkreislaufs)!

> ▌ Nach Stabilisierung des NG Sauerstoffgabe vermeiden (d. h. nach der Erstversorgung FiO_2 von 0,21 anstreben – auch nach Intubation)!

- Zielgrößen:
  - paO_2 40 mmHg,
  - $paCO_2$ 40 mmHg,
  - transkutane SaO_2 70–75 % (transkutane Messung nicht immer verlässlich, insbesondere bei kühler Peripherie),
- bei hohem Lungenfluss ($SaO_2 \gg 75\%$):
  - Reduktion der Beatmung, $paCO_2$ auf 50 mmHg ansteigen lassen,
  - auf NIPS CO_2-Beimischung erwägen,
- bei BE von -2 bis -5 nicht puffern (nur bei ausgeprägter metabolischer Azidose).

Monitoring: Pulsoxymeter, EKG, Blutdruck. Aktuelle BGA, Lactat und BZ vor Abfahrt. Ggf. Tubuslage.

Di. auf NIPS/in KKA:

- Rö-Thorax (zeigt evtl. Lungenödem bei fakultativ vergrößertem Herzschatten),
- BGA, BZ, Lactat,
- nach Stabilisierung des NG: Echokardiographie zur Diagnosesicherung, Ausschluss bzw. Diagnose weiterer Fehlbildungen,
- EKG (ggf. Repolarisationsstörungen),

- Labor, ggf. Blutkultur, HIV-/Hepatitis-Serologie, Blutgruppe, Kreuzblut,
- ggf. mikrobiologische Diagnostik vervollständigen: Abstriche (begrenzte Aussagekraft), Trachealsekret, Magensaft, ggf. Blutkultur(en).

Proz./Th. auf NIPS/in KKA:
- Weiter mit PGE-DTI, Dosis entsprechend Klinik und Echokardiographiebefund anpassen.
- Optimierung der Beatmung: Meist Reduktion der Beatmungsparameter (und damit des Lungenflusses) erforderlich. Zielgrößen: paO_2 40 mmHg, $paCO_2$ 40 mmHg, transkutane SaO_2 70–75 % (transkutane Messung nicht immer verlässlich, insbesondere bei kühler Peripherie). CO_2-Beimischung bei zu hohem Lungenfluss erwägen.
- Ggf. Nachlastsenkung mit Nitroglycerin-, Milrinon- oder Dobutamin-DTI (selten bereits im Kreißsaal erforderlich). Cave: Dobutamin wirkt positiv inotrop und chronotrop, verschlechtert aber die ohnehin eingeschränkte Sauerstoffversorgung des Myokards (retrograde Koronarperfusion bei HLH + verkürzte Diastole + erhöhter O_2-Verbrauch).
- Nach Stabilisierung des NG: Ausführliches Gespräch mit den Eltern über Möglichkeiten der Therapie:
  Norwood-/Fontan-Option (mit Überleben von ca. 60–75 % nach 3 Herzoperationen, unklarer Morbidität und langer/mehrfacher Hospitalisation) bzw.
  Herztransplantation (in einem entsprechenden Zentrum mit der Möglichkeit des Versterbens des Kindes auf der Warteliste bzw. dem Risiko der Organabstoßung) bzw.
  keine Therapie.

Aortenisthmusstenose (CoA)

Def.: Typischerweise Einziehung der postolateralen Wand mit signifikanter Einengung des aortalen Lumens auf Höhe der Einmündung des Ductus arteriosus (Unterscheidung präduktal vs. postduktal oder infantil vs. Erwachsenentyp wird zunehmend verlassen). Gruppe: Vitium mit kritischer Linksobstruktion. Die hochgradige, symptomatische CoA ist duktusabhängig.

Vo.: 0,239/1000 Lebendgeborene (52), 7–10 % aller angeborenen Herzfehler, Knaben : Mädchen = 2 : 1. Ca. 30 % der Patientinnen mit Turner-Syndrom haben eine CoA.

Ät./PPh.: Bei der (häufigsten) juxtaduktalen Form führt die Obliteration des Ductus arteriosus sowohl zum Wegfall des duktalen Rechts-links-Shunts in den Körperkreislauf als auch zum Verlust der „Lumenerweiterung durch den Duktus" im ohnehin verengten Isthmusbereich → schwere Obstruktion der Aorta mit antegrader Flussbehinderung → Schock/Azidämie, prärenales Nierenversagen.

Begleitdefekte/assoziierte Fehlbildungen: Bikuspide Aortenklappe (bis zu 85 %), Aortenhypoplasie, Mitralklappenveränderung, VSD, PDA, TGA, DORV, HLH.

Kl.: Entwicklung der Symptome meist in den ersten 3(–6) Lebenswochen:

- Tachydyspnoe,
- sichtbare Anstrengung beim Füttern,
- schlechtes Gedeihen,
- kühle, schlecht perfundierte untere Extremitäten,
- abgeschwächte Femoralispulse,
- rückläufige Urinausscheidung bzw. Anurie,
- Azidose, Schock,
- keine generalisierte Zyanose, ggf. SaO_2-Differenz rechter Arm/Bein,
- kein Herzgeräusch bei ca. 50 % der Patienten, sonst unspezifisches Ejektionssystolikum,
- systolischer Blutdruckgradient zwischen rechtem Arm und Bein > 10–15 mmHg (noch gute Pumpfunktion vorausgesetzt).

DD: IAA, weitere Herzfehler mit Linksobstruktion, Sepsis, Niereninsuffizienz unterschiedlicher Ätiologie (z. B. Harnabflussstörung).

Di. im Kreißsaal/im Kinderzimmer: Typischerweise Symptombeginn oder -zunahme mit (beginnendem) Verschluss von Ductus arteriosus, also erst im Kinderzimmer oder (häufiger) erst, wenn NG bereits zu Hause:

- Pulsstatus,
- BD rechter Arm/Bein,
- ggf. „Differential Cyanosis" (S. 104),
- Anurie (?),
- Capillary Refill,
- Temperatur,
- ggf. Labor, ggf. Blutkultur,
- ggf. Echokardiographie.

Th. im Kreißsaal/im Kinderzimmer:

- Versuchsweise PGE-DTI zur Wiedereröffnung des Ductus arteriosus: Initial 50 ng/kg/min.
- Azidosekorrektur nach BGA.
- Sauerstoffgabe, Intubation und Beatmung erwägen, dabei FiO_2 niedrig halten, um pulmonalvaskulären Widerstand (Rp) nicht zu senken.
- Diuretika.
- Bei schlechter Pumpfunktion Katecholamine erwägen (z. B. Dopamin, Dobutamin).
- Kinderkardiologisches Zentrum kontaktieren.

Monitoring: Pulsoxymeter (rechter Arm), EKG, Blutdruck (rechter Arm). Aktuelle BGA und BZ vor Abfahrt. Ggf. Tubuslage.

Di. auf NIPS/in KKA:

- Monitoring des Blutdruckgradienten (rechter Arm/Bein),
- pulsoxymetrische SaO_2 an rechtem Arm/Bein messen,
- Flüssigkeitsbilanz,
- Echokardiographie.
- Rö.-Thorax: Kardiomegalie, vermehrte Lungengefäßzeichnung, Lungenödem,
- EKG: LVH eher selten,
- BGA, Lactat, BZ, Labor, Urindiagnostik (Stix, Mikroskopie), ggf. Blutkultur; HIV-/Hepatitis-Serologie, Blutgruppe, Kreuzblut,

- ggf. mikrobiologische Diagnostik vervollständigen: Abstriche (begrenzte Aussagekraft), Trachealsekret, Magensaft, ggf. Blutkultur(en),
- evtl. Herzkatheteruntersuchung.

Proz./Th. auf NIPS/in KKA:
- Weiter mit PGE-DTI, Dosis entsprechend Klinik und Echokardiographiebfund anpassen.
- Ggf. Beatmung mit möglichst niedrigem FiO_2, Diuretika, ggf. Katecholamine.
- Bei Schockzustand: Indikationsstellung zur raschen Operation (z. B. Resektion der Enge und End-zu-End-Anastomose).

Unterbrochener Aortenbogen (IAA)

Def.: Komplette Unterbrechung des Lumens der Aorta. Gruppe: Duktusabhängiges Vitium mit kritischer Linksobstruktion.
Einteilung je nach Lokalisation der Unterbrechung:
- *Typ A:* Unterbrechung zwischen linker A. subclavia und Ductus arteriosus, im Isthmusbereich (20–35 %),
- *Typ B:* Unterbrechung zwischen linker A. subclavia und linker A. carotis communis (60–80 %), Vorkommen einer aberrierenden A. subclavia dextra (A. lusoria) ist bei Typ B häufig,
- *Typ C:* Unterbrechung zwischen linker A. carotis communis und Truncus brachiocephalicus (5 %).

Vo.: Sehr selten. 0,003/1000 Lebendgeborene (56), ca. 1 % aller kritisch kranken Säuglinge mit angeborenen Herzfehlern.

Ät./PPh.: Fehlentwicklung des linken Arcus aorticus IV. Schwere Obstruktion der Aorta mit antegrader Flussbehinderung (Extremform der CoA) → spätestens bei Duktusverschluss → Schock/Azidämie, prärenales Nierenversagen.
Begleitdefekte/Assoziierte Fehlbildungen:
  - 95 % der Patienten haben andere kardiale Fehlbildungen: VSD (90 %), AVSD, Subaortenstenose (20 %), evtl. Trikuspidalatresie TAC (10 %), bikuspide Aortenklappe (60 %).
  - Mikrodeletion 22q11 (DiGeorge-Syndrom) bei über 15 % der Patienten mit IAA, in 50(–90) % der Patienten mit Typ B, seltener bei Typ A und sehr selten bei Typ C.

Kl.:
- Dyspnoe,
- unterschiedlich ausgeprägte Zyanose,
- ggf. „Differential Cyanosis" (SaO_2-Differenz rechter Arm/Bein),
- schwache periphere Pulse, Capillary Refill > 2 s
- ggf. Blutdruckgradient zwischen rechtem Arm und Bein,
- ggf. Zeichen der Herzinsuffizienz bzw. Schocksymptomatik meist in den ersten Lebenstagen.

DD: CoA.

Di. im Kreißsaal/im Kinderzimmer:
- klinische Untersuchung, v. a. Auskultation,

- Pulsstatus,
- BD rechter Arm/Bein,
- ggf. „Differential Cyanosis",
- Anurie (?), Capillary Refill,
- Temperatur,
- BGA, BZ, Lactat, ggf. Labor und Blutkultur,
- ggf. Echokardiographie.

Th. im Kreißsaal/im Kinderzimmer:

- PGE-DTI: Initial 50 ng/kg/min.
- Azidosekorrektur nach BGA (nicht „überpuffern"!).
- Intubation und Beatmung erwägen. Bei Lungenödem: Beatmung mit deutlichem PEEP. FiO_2 niedrig halten, um pulmonalen Widerstand nicht zu senken. Vermeide Hyperventilation (sonst fällt Rp, zudem weiterer Abfall des ionisierten Calciums → cave: Tetanie/Krämpfe bei DiGeorge-Syndrom!).
- Katecholamine erwägen (z.B. Dopamin, Dobutamin).
- Kinderkardiologisches Zentrum kontaktieren.

Monitoring: Pulsoxymeter, EKG, Blutdruck. Aktuelle BGA und BZ vor Abfahrt. Ggf. Tubuslage.

Di. auf NIPS/in KKA:

- Rö.-Thorax:
  - Kardiomegalie,
  - vermehrte Lungengefäßzeichnung,
  - Lungenödem,
  - bei Thymusaplasie: schmales oberes Mediastinum,
- Echokardiographie,
- ggf. mikrobiologische Diagnostik/Septic Work-up vervollständigen,
- BGA, BZ, Lactat, BZ, Labor, HIV-/Hepatitis-Serologie, Blutgruppe, Kreuzblut,
- engmaschige Calciumkontrollen bis zum Ausschluss einer Mikrodeletion 22q11,
- bei Transfusion: Konserven bestrahlen lassen (falls nicht ohnehin üblich); bei Patienten mit DiGeorge-Syndrom kein Citratblut transfundieren (Verstärkung der Hypokalzämieneigung durch Chelatbildung),
- Herzkatheteruntersuchung zur Diagnosesicherung und Darstellung weiterer kardialer Fehlbildungen,
- Chromosomenanalyse, Fluoreszenz-in-situ-Hybridisierung (FISH) zur Diagnose einer Mikrodeletion 22q11.

Proz./Th. auf NIPS/in KKA:

- Weiter mit PGE-DTI, Dosis entsprechend Klinik und Echokardiographiebefund anpassen.
- Ggf. Beatmung mit möglichst niedrigem FiO_2, Diuretika, ggf. Katecholamine (s. oben).
- Je nach vorliegender Anatomie: Primäre Korrektur-OP oder ggf. Norwood-Operation.

Kritische valvuläre Pulmonalstenose (PaVS)

Def.: Obstruktion des RVOT auf Klappenebene. Gruppe: Duktusabhängiges Vitium mit kritischer Rechtsobstruktion.

Vo.: Als isolierte Form eher selten.

Ät./PPh.: Dünne trikuspide Klappe mit verklebten Kommissuren in Domstellung bei restriktivem Lumen. RV hypoplastisch bis normal groß.

Kl.: NG mit *kritischer PS* zeigen:
- Zyanose,
- Tachydyspnoe,
- Hepatomegalie,
- Probleme bei der Nahrungsaufnahme,
- $\frac{2}{6}$–$\frac{5}{6}$ Systolikum links des Sternums (kann teilweise auch am Rücken auskultiert werden; je lauter und länger das Herzgeräusch, desto hochgradiger ist die Stenose).

Komplikation: Plötzlicher Tod möglich!

DD: Sepsis, andere zyanotische Herzfehler (HLH), PPHN, Lungenerkrankungen.

Di. im Kreißsaal/im Kinderzimmer: Im KS eher selten, da Klinik (und Auskultationsbefund) erst mit Verschluss des PFO/Ductus arteriosus:
- klinische Untersuchung, v. a. Auskultation, Pulsstatus,
- SaO_2 und BD rechter Arm/Bein,
- Capillary Refill,
- BGA, Lactat, BZ, Labor,
- ggf. Echokardiographie, sonst Hyperoxietest.

Th. im Kreißsaal/im Kinderzimmer:
- PGE-DTI: Initial: 50 ng/kg/min.
- Azidosekorrektur nach BGA (großzügige Indikation).
- Intubation und Beatmung erwägen, Steigerung des peripheren Widerstands (Rs) und Förderung des pulmonalen Blutflusses durch Erhöhung des FiO_2. Eventuell Hyperventilation.
- Katecholamine notwendig? Wenn, dann Dopamin, Adrenalin oder Noradrenalin.
- Kinderkardiologisches Zentrum kontaktieren und NG verlegen.

Monitoring: Pulsoxymeter, EKG, Blutdruck. Aktuelle BGA und BZ. Ggf. Tubuslage.

Di. auf NIPS/in KKA:
- Echokardiographie: Einschätzung des Gradienten über die Stenose durch Doppler:
  - Gradient bis 40 mmHg: milde Pulmonalstenose,
  - Gradient 40–70 mmHg: mittelschwere Pulmonalstenose,
  - Gradient > 70 mmHg: schwere Pulmonalstenose,
- Rö.-Thorax: prominenter PA-Stamm (poststenotische Dilatation), bei schwerer PaVS verminderte pulmonalvaskuläre Zeichnung, evtl. Kardiomegalie,
- EKG: RAH/RVH,
- Labor, ggf. Blutkultur/Septic Work-up, HIV-/Hepatitis-Serologie, Blutgruppe, Kreuzblut,

Proz./Th. auf NIPS/in KKA:
- Weiter mit PGE-DTI, Dosis entsprechend Klinik und Echokardiographiebefund anpassen.
- Ggf. Beatmung mit hohem FiO_2 (s. oben).
- Intervention bei Herzkatheteruntersuchung: Ballonvalvuloplastie, wenn Gradient >40–50 mmHg. Verlaufskontrollen! Möglicherweise entsteht eine Pulmonalinsuffizienz.
- Re-Intervention bzw. chirurgische Maßnahmen ggf. notwendig.

Pulmonalatresie ohne VSD (PA/IVS)

Def.: Membranöse oder muskuläre Obstruktion des RVOT. Kein transvalvulärer Pulmonalisfluss im Doppler nachweisbar. Gruppe: Duktusabhängiges Vitium mit kritischer Rechtsobstruktion.

Vo.: 0,083/1000 lebendgeborene NG (52), 1 % der angeborenen Herzfehler, in ca. 3 % bei kritisch kranken NG mit angeborenen Herzfehlern.

Ät./PPh.: Der PDA stellt die Hauptquelle für den pulmonalen Blutfluss dar. Der systemvenöse Rückstrom gelangt vom RA über eine obligate interatriale Kommunikation (PFO/ASD) zum LA (Rechts-links-Shunt). Damit findet hier eine Durchmischung unterschiedlich oxygenierten Blutes statt → Folgen sind Volumenbelastung des LV und zentrale Zyanose. RV hypoplastisch mit meist hohem Druck, Koronaranomalien (Sinusoide, Stenosen) möglich. Reduktion des systolischen Drucks im RV führt bei RV-abhängiger Koronarperfusion zu Myokardischämie/-infarkt und plötzlichem Herztod.

Kl.: Deutliche Beeinträchtigung des NG:
- schwere Zyanose,
- Tachydyspnoe,
- Hepatomegalie,
- Auskultation: PDA-Geräusch, evtl. bandförmiges, systolisches TI-Geräusch hörbar.

DD: Sepsis, andere zyanotische Herzfehler, PPHN, Lungenerkrankungen.

Di. im Kreißsaal/im Kinderzimmer:
- klinische Untersuchung, v. a. Auskultation, Pulsstatus,
- SaO_2 und BD rechter Arm/Bein,
- Capillary Refill,
- BGA, Lactat, BZ,
- ggf. Echokardiographie, sonst Hyperoxietest.

Th. im Kreißsaal/im Kinderzimmer:
- PGE-DTI: Initial: 50 ng/kg/min.
- Azidosekorrektur nach BGA.
- Katecholamine erforderlich? Dann Dopamin, Adrenalin bzw. Noradrenalin.
- Intubation und Beatmung erwägen. Steigerung des peripheren Widerstands und Förderung des pulmonalen Blutflusses durch Erhöhung des FiO_2, eventuell mäßige Hyperventilation.
- Kinderkardiologisches Zentrum kontaktieren und NG verlegen.

Monitoring: Pulsoxymeter, EKG, Blutdruck. Aktuelle BGA und BZ vor Abfahrt. Ggf. Tubuslage.

Di. auf NIPS/in KKA:

- Echokardiographie,
- Rö.-Thorax: stark verminderte pulmonalvaskuläre Zeichnung („black lung"), PA-Stamm konkav, fakultativ Kardiomegalie durch RA-Vergrößerung,
- EKG: RAH und Ischämiezeichen (ST-Dynamik),
- BGA, Lactat, BZ, Labor, ggf. Septic Work-up, HIV-/Hepatitis-Serologie, Blutgruppe, Kreuzblut,
- Herzkatheteruntersuchung: Darstellung bzw. Ausschluss von Koronaranomalien,
- Chromosomenanalyse, Fluoreszenz-in-situ-Hybridisierung (FISH) zur Diagnose einer Mikrodeletion 22q11.

Proz./Th. auf NIPS/in KKA:

- Weiter mit PGE-DTI, Dosis entsprechend Klinik und Echokardiographiebefund anpassen.
- Ggf. Beatmung mit hohem FiO_2 (s. oben).
- Evtl. interventionelle Eröffnung des RVOT möglich.
- Indikationsstellung zur (kurzfristigen) herzchirurgischen OP (aortopulmonaler Shunt).

Extremformen der Fallot-Tetralogie (ToF)

Def.: Kombination aus:

- RVOTO (infundibulär 45 %, PaVS 10 %, infundibulär + valvulär 30 %, PaVA 15 %),
- großem perimembranösem VSD, i. d. R. mit Druckgleichheit in den Ventrikeln,
- deutlich über dem VSD reitender Aorta (variabel),
- rechtsventrikulärer Hypertrophie (RVH) als Folge der RVOTO.

Gruppe: kritische Rechtsobstruktion, bei Pulmonalatresie (PaVA) in der Regel duktusabhängig.

Vo.: 0,21/1000 (56) bis 0,26/1000 Lebendgeborene (52). Ca. 10 % aller angeborenen Herzfehler. Häufigster zyanotischer Herzfehler jenseits der NG-Periode.

Ät./PPh.: Abhängig vom Ausmaß der RVOTO unterscheidet man 2 Formen:

- zyanotische ToF („blue Fallot"),
- azyanotische ToF („pink Fallot").

Während eines hypoxämischen Anfalls kommt es vermutlich zum Spasmus des Infundibulums (subvalvulär), damit zur Verschlechterung der RVOTO und zum Rechts-links-Shunt über den VSD. NG können asymptomatisch sein, entwickeln im jungen Säuglingsalter jedoch – bei großem Links-rechts-Shunt über den VSD – eine (Links-) Herzinsuffizienz sowie i. d. R. eine langsam zunehmende Zyanose.

Kl.:
- *Extremformen* der ToF (= ToF mit funktioneller Pulmonalatresie; PaVA in ca. 15 % aller ToF) können bereits im NG-Alter bzw. am 1. Lebenstag mit Tachypnoe, Zyanose und hypoxämischen Anfällen symptomatisch werden. Bei NG mit ToF und (funktioneller) PaVA ist die Lungendurchblutung nahezu immer duktusabhängig.
- *Typischer hypoxämischer Anfall:*
  - Hyperventilation (schnell und tief),
  - Irritabilität,
  - verlängertes Weinen/Schreien,
  - zunehmende Zyanose, Somnolenz,
  - Leiser- und Kürzerwerden des systolischen Austreibungsgeräuschs (RVOTO).

> **!** Anfälle treten häufig am Morgen, teils aus dem Schlaf heraus, nach Füttern, Weinen/Schreien oder Defäkation auf.

> Klassischerweise kommt es bei Kindern mit ToF erst zwischen dem 3. und 6. Lebensmonat zu hypoxämischen Anfällen. Dies ist jedoch kein Dogma, d. h. NG mit höchstgradiger RVOTO/funktioneller Pulmonalatresie können bereits in ersten Lebenstagen symptomatisch werden!

> **!** Die Zyanose kann bei anämischen NG/SG fehlen (z. B. bei SG in Trimenonreduktion)!

- *Herzgeräusche und Zyanose:*
  - Zyanotische ToF: holosystolisches VSD-Geräusch und harsches, spindelförmiges Austreibungsgeräusch (RVOTO) 2.–4. ICR links parasternal: Je enger der RVOT, desto leiser, kürzer und weicher wird das Systolikum. Bei zyanotischen NG mit PaVA kann das Austreibungsgeräusch ganz fehlen, dafür aber ein Duktusgeräusch vorhanden sein.
  - Azyanotische ToF: langes Systolikum links parasternal, ggf. Zeichen der Herzinsuffizienz, keine Zyanose als NG, progrediente Zyanose im 1. Lebenshalbjahr.

Komplikationen: V. a. Krampfanfall, zerebrovaskulärer Insult, letaler hypoxämischer Anfall (selten!). Weitere Komplikationen aller zyanotischen Herzfehler, u. a. Endokarditis, Hirnabszess, Polyglobulie, Koagulopathie, Wachstumsretardierung.

DD: Zerebraler Krampfanfall (cave: Krampfanfall kann durch die Hypoxämie getriggert werden!), Aspiration, akuter Shuntverschluss bei herzoperiertem Kind.

Di. im Kreißsaal/im Kinderzimmer:
- klinische Untersuchung, v. a. Auskultation Pulsstatus,
- SaO_2 und BD rechter Arm/Bein,
- Capillary Refill,
- BGA, Lactat, BZ, ggf. Labor und Blutkultur,
- ggf. Echokardiographie, sonst Hyperoxietest.

> Jeden hypoxämischen Anfall kausaldiagnostisch abklären! Im Anfall: Pupillenreaktionen/Bewusstsein? Ansonsten gilt im Anfall: Keine Diagnostik sondern Therapie (s. unten)!

Th. im Kreißsaal/im Kinderzimmer:
- PGE-DTI: Initial: 50 ng/kg/min.
- Taschenmessergriff (Knie auf die Brust → Nachlasterhöhung für LV, damit mehr Fluss in die Lunge), Aspiration verhindern, darüber hinaus Minimal Handling.
- Sauerstoffgabe.
- Azidosekorrektur nach BGA.

> Keine Katecholamine applizieren (Verstärkung der RVOTO)!

- Intubation und Beatmung möglichst vermeiden. Steigerung des peripheren Widerstands und Förderung des pulmonalen Blutflusses durch Erhöhung des FiO_2, eventuell Hyperventilation.
- Kinderkardiologisches Zentrum kontaktieren und NG verlegen.

Monitoring: Pulsoxymeter, EKG, Blutdruck. Aktuelle BGA und BZ vor Abfahrt. Ggf. Tubuslage.

Di. auf NIPS/in KKA:
- BGA vor und während Azidoseausgleich, BZ, Lactat, Labor, ggf. Blutkultur, präoperativ: HIV-/Hepatitis-Serologie, Blutgruppe, Kreuzblut.
- Rö.-Thorax: Zyanotische ToF: Keine Kardiomegalie, verminderte pulmonalvaskuläre Zeichnung, „black lung" bei PaVA, „boot shaped heart" durch hypoplastischen PA-Stamm, konkave PA und angehobenen Apex.
- Echokardiographie zur exakten Diagnose (cave: Koronaranomalien; bei ToF in 25 % rechter Aortenbogen).
- EKG: QRS-Achse +120° bis 150° (Rechtstyp). RVH, bei azyanotischer ToF evtl. biventrikuläre Hypertrophie.
- Chromosomenanalyse, Fluoreszenz-in-situ-Hybridisierung (FISH) zur Diagnose einer Mikrodeletion 22q11.

Proz./Th. auf der NIPS/in KKA:
- Weiter mit PGE-DTI (bei NG), Dosis entsprechend Klinik und Echokardiographiebefund anpassen.
- Bei hypoxämischen Anfall: Taschenmessergriff (s. oben), darüber hinaus Minimal Handling.
- Sauerstoffgabe; eher zurückhaltend mit Intubation.
- (Analgo-) Sedierung: Chloralhydrat 100 mg/kg rektal oder Morphin 0,1–0,2 mg/kg s. c./i. m. bzw. 0,05 mg/kg i. v., falls bereits i. v. Zugang. Bei Versagen: Ketamin (Ketanest) 1–2 mg/kg in 1 min i. v.
- Weitere Therapie nötig?
- Vorsichtig Volumenersatz: 5 ml/kg i. v., ggf. wiederholen.
- Ausgleich einer metabolischen Azidose (großzügige Indikation).
- In der Akutsituation empfehlen einige Autoren β-Blocker zur Manipulation des infundibulären Spasmus:
  - Esmolol (Brevibloc; kurze HWZ) 0,5 mg/kg langsam i. v. als Bolus, anschließend 0,1–0,2 mg/kg/min als DTI,
  - (oder) Propranolol (0,01–)0,05(–0,25) mg/kg langsam i. v. als Bolus.
- Bei Verdacht auf symptomatische ToF umgehende Verlegung in eine KKA/ Herzchirurgie, da Indikation zur dringlichen OP → zentraler aortopulmonaler Shunt bzw. modifizierter Blalock-Taussig-Shunt, (primäre) Korrektur-OP.
- Propranolol (0,5–1,5 mg/kg alle 6 h p. o.) zur Anfallsprophylaxe bis zur OP.

Trikuspidalatresie (TA)

Def.: Fehlen einer Verbindung zwischen RA und RV, damit meist hypoplastischer RV. Gruppe: Vitium mit kritischer Rechtsobstruktion, meist duktusabhängig (Ausnahmen sind Typ IIc und Typ III: Bei Transpositionsstellung, großem VSD und fehlender PS ist der Lungenfluss meist erhöht und somit nicht duktusabhängig).
Vo.: Selten. 0,039/1000 (52) bis 0,057/1000 (56) Lebendgeborene, ca. 1,2 % aller angeborenen Herzfehler.
Ät./PPh.: Einteilung, modifiziert nach Edwards & Burchell (46):
- *Typ I:* normale Stellung der großen Gefäße (69 %):
  - A: intaktes Ventrikelseptum und Pulmonalatresie,
  - B: kleiner VSD und Pulmonalklappenstenose (ca. 50 %),
  - C: großer VSD ohne Pulmonalklappenstenose.
- *Typ II:* d-Transpositionsstellung der großen Gefäße (28 %):
  - A: intaktes Ventrikelseptum und Pulmonalatresie,
  - B: VSD und Pulmonalklappenstenose,
  - C: VSD ohne Pulmonalklappenstenose (ca. 20 %).
- *Typ III:* l-Transpositionsstellung der großen Gefäße (3 %):
  - meist großer VSD,
  - fakultativ: subvalvuläre Pulmonal- oder Aortenstenose.
Systemvenöses Blut gelangt über die Vorhoflücke vom RA zum LA (Rechtslinks-Shunt) → Volumenbelastung und Dilatation von LA und LV. Die SaO$_2$ ist

in Aorta und Pulmonalarterie identisch, da eine komplette Durchmischung des Blutes im LV stattfindet und sowohl Körper- als auch Lungenkreislauf vom LV perfundiert werden (RV hypoplastisch). Je nach Ausmaß der Pulmonalstenose sind die Pulmonalarterien hypoplastisch.

Begleitdefekte: PFO/ASD (> 80%), VSD, PDA, CoA (insbesondere bei Transpositionsstellung), links-persistierende obere Hohlvene (LPSVC).

Kl.:
- signifikante Zyanose unmittelbar nach Geburt,
- Tachydyspnoe,
- Hepatomegalie,
- Zeichen der Herzinsuffizienz,
- $\frac{2}{6}$–$\frac{3}{6}$ Systolikum (VSD) links parasternal.

DD: Andere zyanotische Herzfehler (HLH), Sepsis, PPHN, Lungenerkrankungen.

Di. im Kreißsaal/im Kinderzimmer:
- BGA, BZ, Lactat, ggf. Labor und Blutkultur,
- ggf. Echokardiographie, sonst Hyperoxietest (S. 104 ff.).

Th. im Kreißsaal/im Kinderzimmer:
- Sauerstoff, Diuretika (falls Diagnose bekannt).
- PGE-DTI: Initial: 50 ng/kg/min.
- Ggf. Intubation und Beatmung.
- Azidosekorrektur nach BGA.
- Kinderkardiologische Abteilung kontaktieren und NG verlegen.

Monitoring: Pulsoxymeter, EKG, Blutdruck. Ggf. Tubuslage. Aktuelle BGA, Lactat, BZ vor Abfahrt.

Di. auf NIPS/in KKA:
- Rö.-Thorax: RA und LV vergrößert, evtl. „boot shaped heart" durch konkave PA und angehobenen Apex, Lungengefäßzeichnung meist vermindert (Ausnahmen: Transpositionsstellung der großen Gefäße, großer VSD).
- Echokardiographie: RV-Hypoplasie, TA, LV-Vergrößerung, VSD, Vorhofseptum wölbt sich nach links (PFO-/ASD-Größe? PS? TGA? Subaortenstenose? Aortenbogen gesehen?).
- BGA, Lactat, BZ, Labor, ggf. Blutkultur, präoperativ: HIV-/Hepatitis-Serologie, Blutgruppe, Kreuzblut.
- EKG: LVH, RAH, QRS-Achse: 0° bis -90° (Linkstyp bis überdrehter Linkstyp).

Proz./Th. auf NIPS/in KKA:
- PGE-DTI weiter/beginnen, Dosis entsprechend Klinik und Echokardiographiebefund anpassen.
- Azidosekorrektur nach BGA.
- Ballonatrioseptostomie (Rashkind-Manöver), falls Vorhoflücke nicht ausreichend groß.
- Kontrolle der Herzinsuffizienz.
- Später in mehreren OP-Schritten: Zentraler aortopulmonaler Shunt oder modifizierter Blalock-Taussig-Shunt, bidirektionale Glenn-OP (PCPC) und modifizierte Fontan-Operation (TCPC).

D-Transposition der großen Arterien (d-TGA)

Def.: Die Aorta entspringt ventral aus dem ihr nicht zugehörigen morphologisch rechten Ventrikel, die Pulmonalarterie entspringt dorsal aus dem morphologisch linken Ventrikel (atrioventrikuläre Konkordanz, ventrikuloarterielle Diskordanz).

Vo.: 0,215/1000 Lebendgeborene (56), ca. 5 % aller angeborenen Herzfehler (131). ⅔ der Patienten sind männlich.

Ät./PPh.: Systemvenöses, deoxygeniertes Blut fließt über RA → RV in die Aorta, gut oxygeniertes Blut fließt aus der Lunge über LA → LV in die Pulmonalarterie: Somit befinden sich die beiden Kreisläufe in „Parallelschaltung" statt in „Serie".

> **!** Eine Kommunikation zwischen den Kreisläufen (auf Vorhof-, Ventrikelebene bzw. über den Ductus arteriosus) ist für das Überleben notwendig.

Begleitdefekte: VSD (bis zu 50 %, von sehr klein – damit hämodynamisch/klinisch unbedeutsam – bis sehr groß – damit hämodynamisch/klinisch meist bedeutsam), ASD II, Unterentwicklung des RV mit kleiner Trikuspidalklappe (in dieser Konstellation häufig CoA), LVOTO, Koronaranomalien.

Kl.:
- generalisierte Zyanose bei (beginnendem) Verschluss von PFO und/oder PDA,
- trotz O_2-Zufuhr bleibt $paO_2 < 30$ mmHg,
- Schocksymptomatik mit Azidose.

Di. im Kreißsaal/im Kinderzimmer: Diagnose im Kreißsaal eher selten, typischerweise Auftreten der Symptome mit (beginnendem) Verschluss des PFO/PDA 6–48 h post partum:
- BGA, Lactat, BZ, ggf. Labor und Blutkultur,
- ggf. Echokardiographie, sonst Hyperoxietest (S. 104 ff. cave: Induktion eines Duktusverschlusses prinzipiell möglich).

Th. im Kreißsaal/im Kinderzimmer:
- PGE-DTI: Initial: 50 ng/kg/min.
- Fraktionierte Volumentherapie (5–10–15 ml/kg i. v.), ggf. wiederholen.
- Azidosekorrektur nach BGA.
- Eher zurückhaltend mit Sauerstoff (cave: iatrogener Duktusverschluss). Ausnahmen: Schwer zyanotisches NG mit vermutlich bereits erfolgtem Duktusverschluss oder zyanotisches NG mit weit offenem Duktus (aber flussrestriktivem PFO/ASD) vor bzw. nach effektivem Rashkind-Manöver.
- Intubation und Beatmung erwägen.
- Katecholamine (Dopamin, Noradrenalin) erforderlich?
- Umgehend kinderkardiologische Abteilung mit angeschlossenem Herzkatheterlabor und Herzchirurgie kontaktieren (NOTFALL), NG rasch verlegen!

Patienten mit d-TGA ohne VSD und sehr kleiner (flussrestriktiver) Vorhoflücke verbessern sich nach Intubation unter 100 % Sauerstoffzufuhr nicht zwangsläufig mit ihrer arteriellen SaO_2, da ein Mischungsproblem (Vorhoflücke, Duktus?) vorliegt und der intrathorakale Druck durch die maschinelle Beatmung steigt!

❗ Der Volumenbedarf bei d-TGA ohne VSD kann in der Notfallsituation enorm sein (insgesamt 20–50 ml/kg fraktioniert i. v.). Typische Situation: Schwer zyanotisches NG ohne pränatale Diagnose!
Bei bereits eingeschränkter Pumpfunktion ist eine Volumenüberladung zu vermeiden!

Monitoring: Pulsoxymeter, EKG, Blutdruck. Aktuelle BGA, Lactat und BZ vor Abfahrt. Ggf. Tubuslage.

Di. auf NIPS/in KKA:
- Rö.-Thorax: „egg-shaped heart" mit schlankem oberen Mediastinum, fakultativ Kardiomegalie und vermehrter pulmonalvaskulärer Zeichnung.
- Echokardiographie:
  - Parasternale lange Achse: Die Arterien verlaufen proximal parallel zueinander. Die hinten liegende Arterie (PA) gibt einen nach dorsal gerichteten Ast in Richtung Lunge ab.
  - Parasternale kurze Achse: „double circle" statt wie normalerweise „circle (Aorta) and sausage (PA)".
- Mikrobiologische Diagnostik vervollständigen: Abstriche, Trachealsekret, Magensaft, ggf. Blutkultur.
- BGA, BZ, Lactat, Labor, ggf. Blutkultur, HIV-/Hepatitis-Serologie, Blutgruppe, Kreuzblut.

DD: Zentralnervös oder pulmonal bedingte zentrale Zyanose, andere zyanotische Herzfehler, z. B. Double Outlet right Ventricle (DORV) mit subpulmonalem VSD (Taussig-Bing-Malformation). Steht die Herzinsuffizienz im Vordergrund (TGA mit VSD bzw. großem PDA) ergeben sich folgende DD: Herzrhythmusstörung, Perikarderguss, andere Herzfehler, Stoffwechselstörung, u. a.

Proz./Th. auf NIPS/in KKA:
- PGE-DTI weiter, Dosis entsprechend Klinik und Echokardiographiebefund anpassen.
- NG mit d-TGA ohne VSD („simple TGA") gehören zur kränksten (hypoxämischsten) TGA-Gruppe, profitieren aber deutlicher von einer Ballonatrioseptostomie (BAS, sog. Rashkind-Manöver), falls die Vorhoflücke nicht ausreichend groß ist. Nach BAS meist dramatischer SaO_2-Anstieg; Erfolgskontrolle: SaO_2-Anstieg um mindestens 10 %, minimaler oder fehlender Druckgradient zwischen LA und RA. Anpassung der Beatmung nach BGA.
- Operation: Arterielle Switch-OP (anatomische Korrektur nach Jatenne). Bei d-TGA mit VSD und schwerer PS: Rastelli-CP (intrakardialer Tunnel mit Blutfluss vom LV über VSD zur Aorta, Conduit von RV zur PA).

- NG mit d-TGA und (größerem) VSD sind weniger zyanotisch, entwickeln aber schneller eine Herzinsuffizienz und eine pulmonalvaskuläre Erkrankung (3.–4. Monat), falls eine frühe Korrektur-OP im NG-Alter verpasst wurde.

Atrioventrikulärer Septumdefekt (AVSD)

Syn.: Endokardkissendefekt, AV-Kanal.
Def.: Unvollständige Ausbildung der Endokardkissen und des atrioventrikulären Septums.
Vo.: 0,12/1000 (56) bis 0,36/1000 Lebendgeborene (52), 2 % der angeborenen Herzfehler. Ca. 40 % aller Kinder mit Trisomie 21 haben einen AVSD, ca. 30–40 % aller Patienten mit AVSD sind Kinder mit Trisomie 21.
Ät./PPh.:
- Unterscheidung: Partieller bzw. kompletter AVSD, balancierte bzw. unbalancierte Ventrikel.
- Fehlbildungen betreffen in unterschiedlichem Ausmaß:
  - Ostium-primum-ASD (ASD I),
  - VSD im Inlet-Bereich des Ventrikelseptums,
  - gemeinsamer AV-Klappen-Ring bzw. bei separater Klappenanlage: linke AV-Klappe (cleft im vorderen Segel).
  - Damit → intrakardiale Shunts, AV-Klappeninsuffizienz.
Kl.: Zeichen der Herzinsuffizienz mit Tachydyspnoe, Tachykardie, Hepatomegalie; wiederholte Infekte der oberen Luftwege, Gedeihstörungen.
DD: VSD.
Di. im Kreißsaal/im Kinderzimmer:
- Anamnese (u. a. Gewichtsverlauf ?),
- BGA, BZ, Lactat, Labor inkl. Schilddrüsenhormonstatus bei Trisomie 21.

> ❗ Bei Trisomie 21 an AVSD denken und frühzeitig Diagnostik (Echokardiographie) veranlassen!

Monitoring: Pulsoxymeter, EKG, Blutdruck. BGA, Lactat, BZ vor Abfahrt.
Proz./Th. im Kreißsaal/im Kinderzimmer:
- Kinderkardiologisches Konsil, ggf. ambulante Vorstellung und Anbindung an ein entsprechendes Zentrum.
Di. auf NIPS/in KKA:
- Rö.-Thorax: Kardiomegalie, vermehrte pulmonalvaskuläre Zeichnung, prominenter PA-Stamm,
- Echokardiographie: Befund s. oben,
- EKG: QRS-Achse -40° bis -150° (überdrehter Linkstyp/überdrehter Rechtstyp, sog. superiore QRS-Achse),
- Labor inkl. Gerinnung, Schilddrüsenhormonstatus bei Trisomie 21, HIV-/Hepatitis-Serologie, Blutgruppe, Kreuzblut,

- mikrobiologische Diagnostik (ggf. septic work-up) vervollständigen,
- Gewichtsverlauf (anamnestisch und im stationären Verlauf).

Proz./Th. auf NIPS/in KKA:
- Medikamentöse Therapie der Herzinsuffizienz: Diuretika, ACE-Hemmer.
- Korrektur-OP meist im Alter von 4–8 Monaten (früher bei ausgereizter konservativer Therapie).

Totale Lungenvenenfehlmündung (TAPVC)

Def.: Alle Lungenvenen münden in das systemvenöse Gefäßbett (statt in den linken Vorhof).

Vo.: 0,083/1000 Lebendgeborene (52), als isolierte Fehlbildung: 0,058/1000 Lebendgeborene (56).

Ät./PPh.: Fehlende Entwicklung der gemeinsamen Pulmonalvene. Klassische Form: Konnektion der Lungenvenen von beiden Lungen zu einem Confluens hinter dem linken Vorhof und mit einem venösen Gefäß von diesem Confluens entweder zu einer Systemvene oder in den RA oder beides.

Begleitdefekte: Häufig vergesellschaftet mit komplexem Vitium (z.B. Heterotaxie); PFO/ASD II.

Unterschiedliche TAPVC-Typen:
- *suprakardial (50%):*
  - zur V. brachiocephalica (= V. anonyma),
  - zur (rechten) V. cava superior,
  - zur V. azygos (rechts),
  - zur V. hemiazygos (links),
  - zur links-persistierenden V. cava superior (= LPSVC),
- *kardial (20%):*
  - zum Sinus coronarius,
  - zum RA,
- *infrakardial (20%):*
  - supradiaphragmal: zur V. cava inferior,
  - infradiaphragmal: zur V. cava inferior, zur V. portae, zur V. gastrica sinsitra,
- *gemischte Formen (10%).*

Bei TAPVC mit venöser Obstruktion ähnelt die Hämodynamik einer Mitralstenose: Pulmonalvenöser und pulmonalarterieller Druck sind erhöht, was zu einem verminderten pulmonalen Blutfluss und einem erheblichen Rechts-links-Shunt auf Vorhof- und Duktusebene führt (Zyanose). Obstruktion des lungenvenösen Abstroms führt zu Anstieg des pulmonalvenösen Drucks, Lungenödem und damit zu einer (Tachy-) Dyspnoe.

Die nichtobstruktive Form der TAPVC ähnelt hämodynamisch einem großen ASD: Der Blutfluss wird einerseits durch die Größe der Vorhoflücke und andererseits durch die Compliance des RV bestimmt. Bei kleinem PFO/ASD und zunehmendem Abfall des Lungengefäßwiderstands nach Geburt kommt es zu einer Volumenüberladung von RA, RV und Pulmonalarterie.

> ❗ Eine interatriale Kommunikation via PFO/ASD ist notwendig für das Überleben eines NG mit TAPVC!

Kl.: NG mit TAPVC sind unmittelbar postnatal meist unauffällig, entwickeln im Verlauf eine milde bis schwere Zyanose (häufig beim Trinken), (Tachy-) Dyspnoe und Gedeihstörung. Zudem Hepatomegalie, Rasselgeräusche über den Lungen. Meist kein Herzgeräusch. Klinik ist abgängig vom Ausmaß der Obstruktion: Der Großteil der NG entwickelt innerhalb der ersten 7 Lebenstage entsprechende Symptome.

DD: Sepsis, andere zyanotische Herzfehler (HLH), Lungenerkrankungen, PPHN.

Di. im Kreißsaal/Kinderzimmer: Symptomatik meist erst im Kinderzimmer:
- Auskultation (feuchte RG?),
- BGA (S. 105), Lactat, BZ, Labor und ggf. Blutkultur,
- pulsoxymetrische SaO_2,
- Pulsstatus,
- Blutdruck.

Th. im Kreißsaal:
- Sauerstoff, Diuretika (falls Diagnose bekannt), Azidosekorrektur nach BGA.
- Kein PGE!
- Intubation und Beatmung mit niedriger Frequenz und deutlichem PEEP (> 3 mbar, insbesondere bei Lungenödem).

> ❗ Bei Obstruktion können Katecholamine das Lungenödem aggravieren!

- Umgehend kinderkardiologische Abteilung/Herzchirurgie kontaktieren (NOTFALL)!

Monitoring: Pulsoxymeter (SaO_2, Hf), EKG, Blutdruck. BGA, Lactat und BZ. Ggf. Tubuslage.

Di. auf NIPS/in KKA:
- Rö.-Thorax: Lungenödem bei Obstruktion. „Snowman-Zeichen" beim suprakardialen Typ (durch teils dilatierte rechtsliegende V. cava superior, LPSVC und linke V. anonyma), selten bereits in den ersten 4 Lebenswochen erkennbar.
- Echokardiographie: Großer RV mit „relativer LV-Hypoplasie", großer RA/kleiner LA, Vorhofseptumdeviation nach links. U. a. Darstellung/Ausschluss einer LPSVC, des Koronarsinus sowie aller 4 Lungenvenen und ihrer Mündung in den Confluens. Begleitdefekte? Heterotaxie?
- BGA, BZ, Lactat, Labor, ggf. Blutkultur, HIV-/Hepatitis-Serologie, Blutgruppe, Kreuzblut.
- Mikrobiologische Diagnostik/ggf. Septic Work-up vervollständigen.
- Eventuell Herzkatheter.

Proz./Th. auf NIPS/in KKA:
- Sauerstoff, Diuretika, Azidosekorrektur nach BGA.
- Ggf. Beatmung mit niedriger Frequenz und deutlichem PEEP ($>$ 3 mbar, insbesondere bei Lungenödem). Bei erhöhtem pulmonalen Widerstand (Rp): Hyperventilation und FiO_2-Erhöhung.
- Abklärung von kardialen (und anderen somatischen) Fehlbildungen.
- Korrekturoperation mit Konnektion der Lungenvenen an LA.

> **!** Eine obstruktive TAPVC ist ein NOTFALL und muss so schnell wie möglich operativ angegangen werden!

- Bei kleiner Vorhoflücke und verzögerter chirurgischer Korrektur kann eine Ballonatrioseptostomie (BAS; sog. Rashkind-Manöver) erwogen werden.

Persistierende pulmonale Hypertension des Neugeborenen (PPHN)

G. Hansmann

Def.: Die persistierende pulmonale Hypertension des Neugeborenen (PPHN) ist Folge eines erhöhten pulmonalen Gefäßwiderstands (Rp) und führt zu Rechts-links-Shunts über den Ductus arteriosus, das Foramen ovale und intrapulmonale Kurzschlüsse. Es liegt *kein angeborener Herzfehler* sondern eine primäre oder sekundäre Lungenerkrankung vor (Tab. 3.**7**).

Syn.: Persistierende fetale Zirkulation (PFC).

Vo.: 0,67/1000 (131) bis 1,9/1000 (190) Lebendgeborene.

Ät./PPh.:

- Siehe auch S. 62 ff. „Postnatale kardiopulmonale Adaptation".
- Bei der PPHN ist der pulmonale Gefäßwiderstand (Rp) postnatal aus unterschiedlichen Ursachen weiterhin erhöht (Tab. 3.**7**), sodass *signifikante Rechts-links-Shunts über den Ductus arteriosus (PA → Aorta) und das Foramen ovale (RA → LA) sowie intrapulmonale Kurzschlüsse* entstehen und die NG zyanotisch (S. 103 ff.) sind. Diese hämodynamische Situation wird durch einen niedrigen Systemdruck (z. B. fortbestehende Hypovolämie, low output) verstärkt. Weitere Zunahme des intrapulmonalen Shunting durch hohe Reagibilität der neonatalen Lungengefäße infolge eines Regelsystems vasoaktiver Substanzen (Endothelin, Angiotensin II, Prostaglandine, Leukotriene, Bradykinin, Histamin, Adenosin/Nukleotide) und durch den Euler-Liljestrand-Reflex (lokal verminderte Ventilation führt zu reduzierter Lungenperfusion).
- Bei der Pathogenese der PPHN scheint eine verminderte endogene NO-Produktion und eine genetisch determinierte Funktionseinschränkung des Harnstoffzyklus eine Rolle zu spielen (133).

Kl.:

- Meist reifes oder übertragenes, unter-, normal- oder übergewichtiges, blasses oder zyanotisches NG mit Tachypnoe, Unruhe, Kreislaufdepression. Nicht selten Hypothermie.
- Symptombeginn ca. 6–12 h postnatal. Häufig wird die Zyanose erst später, d. h. im Kinderzimmer, bemerkt.
- Auskultatorisch evtl. Galopprhythmus, Trikuspidalklappeninsuffizienz-Geräusch.
- Die Kombination aus PPHN und RDS bei FG ist möglich, aber nicht typisch.
- Zeitdauer der symptomatischen PPHN: ca. 3–5 Tage.

ASS = Acetylsalicylsäure (z. B. Aspirin), ECMO = extrakorporale Membranoxygenierung, GBS = Gruppe-B-Streptokokken, ICH = intrakranielle Hämorrhagie, iNO = inhalatives Stickstoffmonoxid, MAS = Mekoniumaspirationssyndrom, PPHN = persistierende pulmonale Hypertension des Neugeborenen

Tabelle 3.7 Persistierende pulmonale Hypertension des Neugeborenen (PPHN)

	PPHN		
Ät.	• alveoläre Hypoxie (MAS, RDS, Pneumothorax) • sehr selten neurologisch bedingte Hypoventilation (z. B. spinale Muskelatrophie Typ Werdnig-Hoffmann, Phrenikusaplasie) • Geburtsasphyxie • LV-Dysfunktion/ kardiovaskulärer Schock • Sepsis (z. B. GBS) • Hyperviskositätssyndrom (Polyglobulie) • Hypoglykämie • Hypokalzämie	• chronische intrauterine Hypoxie (z. B. Plazentainsuffizienz) • mütterlicher Konsum von PGE-Synthese-Hemmern (ASS, Indometacin, Ibuprofen) v. a. im letzten Schwangerschaftsdrittel führt zu vorzeitigem Duktusverschluss und (drohendem) Tod des Feten • Lithiumtherapie	• Zwerchfellhernie • primäre Lungenhypoplasie • Hydrops fetalis • Anhydramnion
PPh.	• pulmonale Vasokonstriktion bei normal entwickeltem Lungengefäßbett	• Mediahypertrophie der Lungenarteriolen	• abnorm entwickelte Lungenarteriolen mit vermindertem Durchmesser des Lungengefäßbetts
Outcome	• variabel • bei PPHN + MAS Mortalität bis 80 %	• variabel • Mortalität 10–50 %	• schlecht
Beachte	• primäre Surfactanttherapie v. a. bei MAS sinnvoll • iNO-Therapie verbessert in erster Linie die Oxygenierung und senkt die ECMO-Häufigkeit	• iNO-Therapie verbessert in erster Linie die Oxygenierung und senkt die ECMO-Häufigkeit	• primäre Surfactanttherapie v. a. bei NG mit Zwerchfellhernie/ Lungenhypoplasie sinnvoll • iNO-Therapie verbessert in erster Linie die Oxygenierung und senkt die ECMO-Häufigkeit • keine Outcomeverbesserung durch iNO bei Vorliegen einer Zwerchfellhernie (54)

❗ Bei ausgeprägter Anämie kann die Zyanose fehlen (S. 103 ff.)!

DD: Zyanotische Herzfehler (S. 281 ff.), NG-Sepsis (S. 227), RDS ohne PPHN, Anämie.

Di. im Kreißsaal/im Kinderzimmer:
- SaO_2 mittels Pulsoxymeter an rechtem Arm und Bein messen:
  - Falls die periphere Perfusion nicht vermindert ist, kann man eine SaO_2-Differenz von 10 Prozentpunkten als signifikant ansehen.
  - Bei Akrozyanose ggf. die SaO_2- und pO_2-Differenz durch 2 (am besten arterielle) BGA bestätigen (z. B. rechte A. radialis und A. umbilicalis [A. tibialis posterior]).
  - Bei signifikantem Rechts-links-Shunt über den Duktus entsteht eine sichtbare „differential cyanosis" durch eine SaO_2-Differenz zwischen oberer (rechter) und unterer Extremität.
  - Auch wenn klinisch keine „differential cyanosis" imponiert, ist eine paO_2-Differenz von 10–15 mmHg zwischen oben und unten als signifikant anzusehen.

Eine SaO_2- bzw. paO_2-Differenz fehlt, wenn der intrakardiale Rechts-links-Shunt über das PFO gegenüber dem duktalen Shunt deutlich überwiegt.

- BGA (Azidose), BZ (nicht selten Hypoglykämie), wenn möglich Elektrolyte (verlässliche Werte ab 6 h postnatal), Lactat, Labor und ggf. Blutkultur, Abstriche.
- Ggf. Echokardiographie.
- Ggf. Hyperoxietest (S. 104 ff.).

❗ *DD: PPHN versus zyanotischer Herzfehler*
- Steigen SaO_2 und paO_2 durch Sauerstoffvorlage bzw. Intubation/IPPV signifikant an und ist ein lautes Duktusgeräusch auskultierbar, spricht dies eher gegen einen duktusabhängigen zyanotischen Herzfehler.
- Eine SaO_2- und paO_2-Differenz zwischen oberer (rechter Arm) und unterer Körperhälfte unterstützt den Verdacht auf PPHN – kann aber auch fehlen.
- Die Echokardiographie sichert die Diagnose.
  Bei Verdacht auf PPHN kein Prostaglandin E ex juvantibus anhängen!

Th. im Kreißsaal/im Kinderzimmer: Sofern nicht bereits geschehen: Allgemeine ABCD-Regeln der NG-Reanimation (S. 123 ff.), insbesondere Absaugen und Sauerstoffvorlage, ggf. Intubation/IPPV, Volumensubstitution bei Kreislaufdepression. Katecholamine sind selten bereits im Kreißsaal erforderlich.

Vermeide die 5 „H": Hypoxie, Hyperkaprie, Hypoglykämie, Hypothermie, (arterielle) Hypotonie!

Wenn NG stabil, frühzeitiger Transportbeginn!

> **!** Volumengaben können den duktalen Rechts-links-Shunt verstärken! Dennoch ist das Ziel: MAD > SSW.

Monitoring: Prä- (rechter Arm) und postduktale (Bein) SaO_2- und BD-Messung, rektale Temperatur. Ggf. EKG. Auf NIPS zusätzlich kontinuierliche transkutane pO_2- und pCO_2-Messung ($tcpO_2$, $tcpCO_2$).

Di. auf NIPS: Vorgeschichte, Klinik und Echokardiographie sichern die Diagnose:

- BGA, Lactat, Labor, ggf. Blutkultur, SaO_2- und BD-Messung prä- und postduktal (rechter Arm/Bein), kontinuierliche transkutane pO_2- und pCO_2-Messung ($tcpO_2$, $tcpCO_2$), kontinuierliche Temperaturmessung.
- Rö.-Thorax (Gefäßzeichnung, Transparenz und Herzgröße abhängig von Grunderkrankung): Oft Diskrepanz zwischen „schönem Röntgen-Bild" und schlechtem AZ.
- Echokardiographie: Ausschluss einer kardialen Grunderkrankung. Bei PPHN überwiegender Rechts-links-Shunt über Ductus arteriosus und PFO, rechtsventrikulärer Druck (RVP) aufgrund des hohen PAP erhöht, RV-Hypertrophie/-Dilatation, ggf. Ventrikeldysfunktion.
- Eine Herzkatheteruntersuchung ist bei PPHN nicht indiziert (zudem hohe Letalität)!
- Nähern sich prä- und postduktale Parameter (SaO_2, paO_2, BD) aneinander an und verbessern sich (präduktale) BGA und Echokardiographiebefund (Abnahme der TI/des RVP/der Rechts-links-Shunts) spricht dies für einen Abfall von Rp bei gleichzeitig verbessertem Lungenfluss!

Proz./Th. auf NIPS:

Therapieziele (spärliche Studiendaten):

- *Supportive Therapie:* Dem NG Stress ersparen (minimal handling, nach gründlicher Abwägung ggf. Analgosedierung), Optimierung von Metabolismus, intravasalem (Blut-) Volumen (ausreichend Intravasalvolumen, Polyglobulie vermeiden) und Hämostase, Therapie von Begleiterkrankungen.
- *Senkung von Rp und PAP* mittels optimaler Oxygenierung ($FiO_2 = 1,0$) und Ventilation, ggf. Analgosedierung, ggf. Relaxierung, ggf. mäßige Hyperventilation ($\rightarrow$ respiratorische Alkalose, cave: v. a. bei FG). Ggf. Pufferung und pulmonale Vasodilatatoren (iNO etc., s. ff.).

- *Ggf. Behandlung einer myokardialen Dysfunktion/arteriellen Hypotonie* mit Katecholaminen (Dopamin, Noradrenalin, evtl. Dobutamin) und ggf. Diuretika.

Supportive Therapie:
- Monitoring der Vitalparameter einschließlich Temperatur (36,6–37,2 °C), $tcpO_2$, $tcpCO_2$.
- minimal handling!
- Bei sehr unruhigem Kind analgosedieren und bei sehr hohem PIP auch relaxieren. Diese Maßnahmen sind *Einzelfallentscheidungen*, da man auf der einen Seite so die respiratorische Situation (Oxygenierung, Ventilation, Rp-Abfall → theoretisch größerer duktaler Links-rechts-Shunt in die Lunge) verbessert, auf der anderen Seite – insbesondere bei bereits grenzwertigem Blutdruck – den peripheren Widerstand (Rs) weiter senkt und der duktale Rechts-links-Shunt sogar zunehmen kann (→ Zyanose, PPHN).
  - Falls Entscheidung für *Analgosedierung*: Morphin-DTI (0,02–0,05 mg/kg/h) und Diazepam-ED (0,3–1 mg/kg/ED); alternativ: Fentanyl-/Midazolam-DTI. Bzgl. Midazolam siehe S. 225.
  - Falls Entscheidung für *Relaxierung*: z.B. Pancuronium-DTI 0,05–0,1 mg/kg/h; alternativ: cis-Atracurium (0,1–0,2 mg/kg/h i.v., v.a. bei Leber-/Niereninsuffizienz wählen) oder Rocuronium (0,3–0,6 mg/kg/h i.v.). Prüfe Beipackzettel und Zulassung für NG!
- Kreislaufstabilisierung mit Volumensubstitution und/oder Katecholaminen (s. ff.; Ziel: MAD ca. 45–50 mmHg, diastolischer BD > 25–30 mmHg bzw. ca. 15 mmHg über Beatmungsmitteldruck).

Zur Ulkusprophylaxe eher Protonenpumpenblocker wie z.B. Omeprazol (Antra) als H_2-Rezeptorenblocker (z.B. Ranitidin) verwenden (Histamin ist ein Vasodilatator).

- Erkennung und Behandlung von metabolischen Entgleisungen (v.a. BZ, Calcium, Magnesium, Phosphat; pH-Wert immer > 7,45 aber < 7,60 halten!).
- Therapie von Anämie und Polyglobulie: 13 g/dl < Hb-Wert < 20 g/dl.
- Breite antibiotische Abdeckung.

Optimierung der Beatmung:
- *Ziel:* präduktaler $paCO_2$ 35 mmHg, präduktaler paO_2 90–100 mmHg (mindestens > 75 mmHg; Beginn mit FiO_2 = 1,0 d.h. 100% Sauerstoff), möglichst niedriger PEEP; pH-Wert mittels Hyperventilation und ggf. Pufferung immer > 7,45 aber < 7,60 halten.
- Bei schwerer PPHN senkt eine *High Frequency Oscillatory Ventilation* (HFOV) die ECMO-Häufigkeit erheblich (131).

> **!** • Never change a winning team! D. h. in diesem Fall nicht mehrere Beatmungsparameter gleichzeitig oder kurz hintereinander ändern! Jede Änderung bedeutet auch Stress für das NG.
> • Eine übermäßige Hyperventilation senkt die Hirnperfusion in den kritischen Bereich!
> • Bei der Therapie immer hinterfragen, ob man die Ursache(n) der PPHN erkannt hat und adäquat behandelt. Hypoxie, Azidose, Infektion, LV-Dysfunktion, arterielle Hypotonie etc. können sowohl Ursache als auch Folge der PPHN sein!

Pharmakotherapie:
- *NO-Inhalation (iNO):*
  - Verbessert v. a. die Oxygenierung und senkt die ECMO-Häufigkeit bei nahezu reifen NG (54, 150).
  - Bei Vorliegen einer Zwerchfellhernie durch iNO keine Outcomeverbesserung hinsichtlich Oxygenierung, ECMO-Indikation und Mortalität (54)!

> *iNO:*
> • Start mit 20 ppm (185)
> • bei unzureichendem Systemdruck ggf. schrittweise Dosisreduktion oder Dopamin- bzw. Noradrenalin-DTI additiv, dabei Monitoring von Methämoglobin und NO_x
> • Therapieende immer durch ausschleichende Reduktion der NO-Dosis (Cave: Rebound-Hypoxämie)

  - Cave: Bei LV-Dysfunktion und effektiver NO-Therapie kann u. U. der dann erhöhte Lungenfluss zur Volumenbelastung und Dekompensation des LV mit Lungenödem führen.
  - Cave: Unter Therapie mit Vasodilatatoren (iNO, Prostazyklin etc.) immer auf einen ausreichenden Koronarperfusionsdruck achten, d. h. für Koronarperfusion des LV den diastolischen BD $> 25-30$ mmHg bzw. ca. 15 mmHg über Beatmungsmitteldruck sowie den MAD $> 45-50$ mmHg halten. Tachykardie (Volumenmangel? Dobutamin-NW?) vermeiden!
  - In Zukunft möglicherweise iNO-Therapie in Kombination mit einem Phosphodiesterase-5-Hemmer (PDE-5-Hemmer), z. B. Sildenafil inhalativ (81) oder p. o. (202). PDE-5-Hemmer führen zu einer Wirkverstärkung der iNO-Inhalation und mildern den Rebound-Vasospasmus beim Absetzen von iNO (193).
  - Weitere – noch nicht für NG zugelassene – Vasodilatatoren sind *Prostazyklin (PGI₂)*, das sowohl p. o., i. v. (Flolan: 5–20 ng/kg/min), endotracheal instilliert als auch inhalativ (Iloprost; 77) appliziert werden kann, und *Endothelin-A-Rezeptor-Antagonisten*, die wahrscheinlich pulmonalvaskuläre Krisen, v. a. nach Beendigung der NO-Inhalation (NO-rebound), entschärfen können (192, 193).

- Bzgl. einer Auflistung pulmonaler Vasodilatatoren und ihrer NW siehe weiterführende Literatur (76, 116, 192, 193, 194).
- *Surfactantgabe:* Frühzeitige (vor iNO), hoch dosierte Surfactantgabe (bei MAS ggf. zunächst Surfactantlavage), v. a. bei:
  - FG mit PPHN,
  - PPHN + Mekoniumaspirationssyndrom (MAS),
  - PPHN + angeborene Zwerchfellhernie (193).
- Ziel dabei ist das Erreichen eines optimalen Lungenvolumens (cave: alveolärer Kollaps vs. Überdehnung, d. h. Atelekt- vs. Barotrauma).
- *Katecholamine und Diuretika:* Bei myokardialer Dysfunktion/persistierender arterieller Hypotonie:

Dopamin:
- 5–10(–20) µg/kg/min i. v.
- wenn unter Prostazyklin-DTI oder NO-Inhalation der Systemdruck abfällt, Dopamin (und nicht primär Dobutamin!) beginnen bzw. Dopamindosis erhöhen

Noradrenalin:
- (0,1–)0,5–1(–2) µg/kg/min
- anstelle von Dopamin bei im Vordergrund stehender arterieller Hypotonie

Dobutamin:
- 5–10(–20) µg/kg/min i. v.
- v. a. bei deutlichen Zeichen der Linksherzinsuffizienz (131)
- nicht als Monotherapie sondern in Kombination mit Dopamin oder Noradrenalin
- Ziel: MAD ca. 45–50 mmHg, diastolischer BD > 25–30 mmHg bzw. ca. 15 mmHg über Beatmungsmitteldruck (cave NW: diastolischer BD-Abfall, Tachykardie)

Furosemid (ggf.):
- 0,5–1 mg/kg i. v. alle 6–8 h

- Supportive Therapie (s. oben) verbessert die myokardiale Kontraktilität.

!
- Sowohl Dopamin als auch Noradrenalin erhöhen Rp! *Dopamin bzw. Noradrenalin über eine Vene der unteren Körperhälfte* (zentral-venös, z. B. V. umbilicalis) geben, da so mehr Wirkstoff an der Lunge vorbei (über PFO → LA) direkt in den Körperkreislauf gelangt!
- Falls eine NO-Inhalation indiziert, aber nicht möglich ist, sollten *Vasodilatatoren wie Prostazyklin über eine Vene der oberen Körperhälfte* gegeben werden: Es gelangt so eine größere Dosis in die PA, sodass Gesamtdosis und systemische NW entsprechend reduziert werden können! Ein ausreichend oxygeniertes, kreislaufstabiles Kind mit hohem FiO_2 und akzeptablen Beatmungsdrücken ist besser als ein hypotones Kind unter Vasodilatatoren mit etwas niedrigerem FiO_2 (149)!

Extrakorporale Membranoxygenierung (ECMO):
- *ECMO-Indikationen (126, 194):*
  - U. a. Oxygenierungsindex (OI) > 40 (OI = $FiO_2 \times$ mittlerer Beatmungsdruck $\times$ 100 : paO_2) über mehr als 2 h. Falls OI in 3 BGA > 40, liegt Mortalität $> 80\%$.
  - $paO_2 < 40$ (50) mmHg über mehr als 2 h bei maximaler Beatmung (d. h. PIP > 35 (40) mmHg; Frequenz > 80/min; $FiO_2 = 1,0$).
  - Lactat persistierend > 15 mmol/l.
- *Kontraindikationen:*
  - U. a. ICH $\geq$ II. Grades, schwere HIE, schwere Begleitfehlbildungen, GA < 32 + 0 SSW, GG < 1800 g (?).

ECMO-Zentrum Mannheim: Tel.: 0621-3832659, FAX: 0621-3832023, http://www.ecmo.de

Prophylaxe:
- *Primärprophylaxe* ist entscheidend, d. h. Verhinderung der sekundären Auslöser der PPHN:
  - vermeide: Einnahme von Prostaglandinsynthesehemmern (ASS/Aspirin, Indometacin, Ibuprofen) oder Lithium seitens der Schwangeren, (chronische) prä- und perinatale Hypoxie/Asphyxie, Schock, (Mekonium-) Aspiration, schwere Infektionen (z. B. GBS), NG-Stress, Polyglobulie, Hypoglykämie, Hypokalzämie.
- *Sekundärprophylaxe:*
  - allgemeine Hygienemaßnahmen zur Infektionsprävention durchführen,
  - bei Infektionsverdacht breite antibiotische Therapie – auch ohne Keimnachweis,
  - Infektionsprophylaxe: Influenzavakzine, ggf. RSV-Immunprophylaxe (Palivizumab; cave: NW) beim NG.

Outcome:
- In der Regel gute Prognose für NG mit mäßiger PPHN und frühzeitigem Therapieansprechen.
- NG, die nur mit maximaler Respiratoreinstellung ausreichend oxygeniert werden konnten, entwickeln häufig eine BPD, u. U. mit chronischem Sauerstoffbedarf nach Entlassung. Die Morbidität ist gekennzeichnet durch eine – v. a. neurologische – Entwicklungsverzögerung mit sensorischem Hörverlust (Inzidenz: ca. 20–50%. Cave: übermäßige Alkalose, Furosemid, Aminoglykoside!), Hirninfarkt mit Paresen und EEG-Abnormalitäten.
- Bezüglich des neurologischen Outcome ist der Oxygenierungsindex kein verlässlicher Parameter.
- Die Patienten mit einem deutlich verminderten Lungengefäßquerschnitt (z. B. primäre Lungenhypoplasie oder Zwerchfelldefekt; S. 328 ff.) sowie solche mit MAS (S. 216 ff.) haben eine schlechte Prognose (131, 150).

Zwerchfelldefekt

A. Zimmermann

Def.: Defekt im Zwerchfell mit Verlagerung von Bauchorganen in den Thorax. In ca. 80 % linksseitig.
- Bei einer Hernie sind Bauchorgane innerhalb eines Bruchsacks aus Pleura und Peritoneum in den Thorax verlagert.
- Bei einem Prolaps fehlt ein Bruchsack.

Vo.: Inzidenz ca. 1 : 2000 bis 1 : 3000 (0,3–0,5/1000) (40).

Ät./PPh.:
- Hemmungsfehlbildung bei der Entwicklung des Zwerchfells in der 8.–10. SSW,
- sehr häufig Defekt posterolateral links im Bochdalek-Dreieck oder Zwerchfellaplasie,
- ipsilaterale Lungenhypoplasie mit Verminderung von Lungenvolumen und -gewicht (Bronchien, Bronchiolen, Alveolen),
- Mediahyperplasie der Lungenarteriolen,
- in 50–75 % der Fälle assoziierte Fehlbildungen des Herzens, der Nieren, des ZNS, der Lunge,
- gehäuft in Kombination mit intraabdominalen Anomalien wie Omphalozele, Darmmalrotation, Atresien,
- in bis zu 20 % chromosomale Aberrationen (v. a. Trisomie 13, 18, 21) oder andere Syndrome.

Pränatale Di.:
- zystische Raumforderung im Thorax,
- Verdrängung des Herzen bei linksseitigem Defekt nach rechts,
- Magen in Höhe des Herzens zu sehen,
- Polyhydramnion möglich,
- intrauterine chirurgische Therapie derzeit noch nicht etabliert,
- ungünstige Prognose bei früher Herniation/frühem Prolaps (< 24. SSW) und Vorliegen eines Polyhydramnions (99).

> **!** Ein Kind mit einem pränatal diagnostizierten Zwerchfelldefekt muss unbedingt in einem Perinatalzentrum mit angeschlossener Kinderchirurgie entbunden werden, da bei der heiklen pulmonalen Situation alle zusätzlichen Belastungen (Transport!) zu vermeiden sind!
> Bei großem Zwerchfelldefekt ist eine Verlegung der Schwangeren in eine Klinik mit angeschlossenem ECMO-Zentrum rechtzeitig in Betracht zu ziehen!

Pränatale Th.: Eine pränatale chirurgische Therapie (intrauteriner Trachaelclip) ist noch nicht etabliert.

Der Nutzen einer präpartalen Cortisongabe an die Mutter wird derzeit untersucht (99).

Kl.: Symptomatik bei der Erstversorgung ist abhängig vom Ausmaß der Lungenhypoplasie:

- pulmonale Insuffizienz mit Dyspnoe, Tachypnoe, paradoxer Atmung, Zyanose oder Hautblässe, ggf. „differential cyanosis" oder zumindest SaO_2-Unterschied zwischen rechtem Arm und Bein,
- auf der betroffenen Seite abgeschwächtes oder fehlendes Atemgeräusch,
- Auskultation von Darmgeräuschen thorakal möglich,
- kontralateraler Pneumothorax möglich,
- bei einem linksseitigen Defekt ist das Herz über der rechten Seite zu auskultieren,
- eingefallenes Abdomen,
- Bradykardie, Schock.

DD: Herzfehler, RDS, Asphyxie, Pneumothorax, Erguss, Tumor, Lungenmalformation (S. 340 ff.).

Di. im Kreißsaal:
- Auskultation/körperliche Untersuchung (bei hochgradigem Verdacht →Sofortintubation),
- BD und SaO_2 an rechtem Arm und Bein,
- präduktale BGA,
- BZ, ggf. Blutentnahme (Labor inkl. Gerinnung, Kreuzblut, Blutgruppe).

Th. im Kreißsaal:
- Maskenbeatmung kontraindiziert (Luft im Magen → Lungenkompression).
- Bei bekanntem Zwerchfelldefekt oder Verdacht darauf → Sofortintubation (1. Minute).
- Bei Indikation: kardiopulmonale Reanimation, FiO_2 zunächst immer 1,0 (100 % Sauerstoff).
- Cave: Pneumothorax auf der kontralateralen Seite. Lässt sich das Kind respiratorisch nicht stabilisieren bzw. nicht reanimieren und ist kein Atemgeräusch kontralateral bzw. beidseits zu hören: Pleuradrainage ein- oder beidseitig anlegen.
- Falls trotz IPPV mit FiO_2 1,0 keine ausreichende Oxygenierung zu erreichen ist: Surfactant 100 mg/kg e. t. bereits im Kreißsaal.
- Legen eines venösen Zuganges, dabei ggf. Blutabnahme.
- Kreislaufstabilisierung mit ausreichender Volumengabe (10 ml/kg repetitiv i. v.).
- Bei Schocksituation: Legen eines NVK/ZVK, ZVD-Messung und bei arterieller Hypotonie Gabe von Volumen und Noradrenalin (Arterenol) 0,05–0,1–1 µg/kg/min über NVK/ZVK.
- Falls kein NVK/ZVK möglich und arterielle Hypotension: Dopamin 5(–10) µg/kg/min i. v. – ggf. kurzfristig auch peripher-venös.

> ❗ Keine Monotherapie mit Dobutamin, da so Rs und damit der Lungenfluss weiter abfallen können!

- Legen eines NAK.
- Ausreichende Analgosedierung (Einzelfallentscheidung; S. 324): Diazepam 0,3–0,5 mg/kg/ED und Morphin 0,02–0,05 mg/kg/h bzw. 0,1mg/kg/ED (Morphin senkt auch Rp). Alternativ: Fentanyl-/Midazolam-DTI (bzgl. Midazolam siehe S. 225).
- Großzügige Pufferung bei metabolischer Azidose (PPHN-Gefahr durch Azidose. Durch Alkalisierung und Hyperventilation fällt Rp!).
- Große Magensonde, möglichst mit Sog (= Schlürfsonde), sonst offen lassen.
- Kinderchirurgische Abteilung spätestens jetzt informieren (falls Defekt nicht schon pränatal bekannt).

Monitoring: Pulsoxymetrische SaO_2 und BD (jeweils rechter Arm = präduktal und Bein = postduktal), präduktale BGA (möglichst arteriell), Temperatur, EKG.

Di. auf NIPS:

- Rö.-Thorax (Lage von Tubus und Magensonde? Mediastinalverschiebung? Ausmaß der Hernie/des Prolaps?, Pneumothorax ? etc.).
- BD und SaO_2 (rechter Arm und Bein, kontinuierlich).
- Aufnahmelabor inkl. Gerinnung ergänzen, BGA (vor und während Azidoseausgleich), BZ, ggf. Blutkultur, HIV-/Hepatitis-Serologie, Blutgruppe, Kreuzblut.
- Echokardiographie: Struktureller Herzfehler? PPHN mit Rechts-links-Shunt auf Duktus- und Vorhofebene? Ventrikelfunktion?
- Sonographie von Schädel und Nieren.
- Ggf. Chromosomenanalyse.

Proz./Th. auf NIPS: Es gibt bis heute keine optimale Behandlungsstrategie. Die Prognose ist abhängig vom Ausmaß der Lungenhypoplasie und der PPHN (Therapie der PPHN S. 323 ff.). Als geeignete intensivmedizinische Maßnahmen können gelten (22, 23):

Supportive Therapie:

- Minimal Handling!
- Bei sehr unruhigem Kind analgosedieren und bei sehr hohem PIP auch relaxieren. Diese Maßnahmen sind *Einzelfallentscheidungen*, da man auf der einen Seite so die respiratorische Situation (Oxygenierung, Ventilation, Rp-Abfall → theoretisch größerer duktaler Links-rechts-Shunt in die Lunge) verbessert, auf der anderen Seite – insbesondere bei bereits grenzwertigem Blutdruck – den peripheren Widerstand (Rs) weiter senkt und der duktale Rechts-links-Shunt sogar zunehmen kann (→ Zyanose, PPHN).
  - Falls Entscheidung für *Analgosedierung*: Morphin-DTI (0,02–0,05 mg/kg/h) und Diazepam-ED (0,3–1 mg/kg/ED); alternativ: Fentanyl-/Midazolam-DTI. Bzgl. Midazolam siehe S. 225.
  - Falls Entscheidung für *Relaxierung*: z.B. Pancuronium-DTI 0,05–0,1 mg/kg/h; alternativ: cis-Atracurium (0,1–0,2 mg/kg/h i.v., v.a. bei Leber-/Niereninsuffizienz wählen) oder Rocuronium (0,3–0,6 mg/kg/h i.v.). Prüfe Beipackzettel und Zulassung für NG!
- Vermeidung unnötiger Reize, Normothermie.
- ZVK/NVK, arterieller Zugang (NAK, A. radialis möglichst rechts).

- Bilanzierung, Blutdruckmonitoring: ausreichenden Systemdruck mit MAD > 40 mmHg anstreben, ggf. Volumengabe (Kristalloide/Kolloide/EK).
- *Bei persistierender arterieller Hypotonie:* Noradrenalin (Arterenol) 0,1–0,5–1 µg/kg/min oder Dopamin 2–20 µg/kg/min, bei unzureichenden Ansprechen Dopamin 2–4 µg/kg/min *und* Noradrenalin (Arterenol) 0,1–0,5–2 µg/kg/min. Bei schlechter Ventrikelfunktion Dobutamin (Dobutrex) 5–20 µg/kg/min in Kombination mit Noradrenalin oder Dopamin erwägen (maximal 2 Katecholamine gleichzeitig). Siehe PPHN, S. 326.

Lunge/Beatmung:

- IPPV mit Normoventilation bei möglichst niedrigem Spitzendruck und hoher Frequenz zur Reduktion des Lungentraumas. FiO_2 1,0. Ziel: PaO_2 > 50 mmHg, $paCO_2$ 35–45 mmHg; ggf. auch permissive Hyperkapnie in Abhängigkeit von pH-Wert und PPHN (Azidose bei PPHN vermeiden)!
- Früher Beginn mit HFOV in der Regel günstig (170).
- Bei Hypoxämie und drohender/manifester PPHN: paO_2 > 80 mmHg und pCO_2 < 40 mmHg anstreben.
- Bei PPHN (S. 323 ff.): Alkalisierung, um einen pH-Wert > 7,40 zu erreichen (Rp ist stärker pH-Wert- als pCO_2-abhängig!), ggf. Nachlasterhöhung (Rs-Steigerung) mit Noradrenalin (s. oben).
- Ggf. Surfactant (kumulativ 200 mg/kg e. t.) bei unzureichender Oxygenierung oder manifester PPHN (193).
- iNO-Therapie: Bei Vorliegen einer Zwerchfellhernie bringt eine iNO-Therapie keine Outcome-Verbesserung hinsichtlich Oxygenierung, ECMO-Indikation und Mortalität! (54). Außerhalb eines ECMO-Zentrums wird bei Zwerchfelldefekt jedoch häufig eine iNO-Therapie als Therapieversuch angewendet (26).
- Bei PPHN ggf. Prostazyklin (PGI, Flolan) versuchen: 5–20 ng/kg/min i. v. (26, 48, 126, 149). Prostazyklin ist auch als Aerosol zur endotrachealen Applikation erhältlich. PGI-NW: u. a. BD- Abfall, Thrombozytenaggregationshemmung.

Operation:

- Elektive Operation nach Stabilisierung der Lungen- und Kreislaufsituation und Überwinden der PPHN mit niedrigem Katecholaminbedarf und FiO_2 von maximal 0,6; d. h. meist nach 2–3 Tagen und keinesfalls notfallmäßig (42). Postoperativ ipsilaterale Pleuradrainage mit geringem bzw. ohne Sog (cave: Mediastinalverschiebung in Richtung Drainage!).
- Bei instabilem Kreislauf mit hohem Katecholaminbedarf und maximaler Beatmung: Fortführung der konservativen Therapie über mehrere Tage bis zur Stabilisierung, ggf. ECMO.

ECMO:

- *ECMO-Indikationen (126, 164):*
  - U. a. Oxygenierungsindex (OI) > 40 (OI = FiO_2 × mittlerer Beatmungsdruck × 100 : paO_2) über mehr als 2 h. Falls OI in 3 BGA > 40, liegt Mortalität > 80 %.
  - paO_2 < 40 (50) mmHg über mehr als 2 h bei maximaler Beatmung (d. h. PIP > 35 (40) mmHg; Frequenz > 80/min; FiO_2 = 1,0).
  - Lactat persistierend > 15 mmol/l.

- *Kontraindikationen:*
  - U. a. ICH $\geq$ II. Grades, schwere HIE, schwere Begleitfehlbildungen, GA < 32 + 0 SSW, GG < 1800 g (?).

ECMO-Zentrum Mannheim: Tel.: 0621-3832659, FAX: 0621-3832023, http://www.ecmo.de

Outcome:
- Mortalität kumulativ ca. 40%.
- *Günstig:* ausreichendes Lungenparenchym mit gutem Ansprechen auf konventionelle Maßnahmen.
- *Ungünstig:* unzureichendes Ansprechen auf maximale Therapie infolge Lungenhypoplasie, PPHN und ECMO-Notwendigkeit (117).

Pneumothorax

A. Zimmermann

Def.: Luft im Pleuraspalt mit totalem oder partiellem Lungenkollaps. Pneumothorax und interstitielles Lungenemphysem sind die häufigsten Manifestationen eines pulmonalen *Air Leak*.

Vo.: Spontaner asymptomatischer Pneumothorax bei 0,5–1 % aller NG (173). Symptomatischer Pneumothorax bei 8–9 % aller beatmeten Früh- und Neugeborenen (191).

Ät./PPh.:
- Nach Alveolarruptur gelangt Luft in das perivaskuläre Bindegewebe (interstitielles Emphysem), in die Pleurahöhle (Pneumothorax), ins Perikard (Pneumoperikard) und/oder Mediastinum (Pneumomediastinum), selten in den Peritonealraum (Pneumoperitoneum).
- Zu den zugrunde liegenden Erkrankungen gehören:
  - Atemnotsyndrom (RDS),
  - Aspiration (insbesondere Mekonium- oder Blutaspiration),
  - Lungenhypoplasie, z.B. bei Potter-Sequenz (beidseitige Nierenagenesie) oder lange bestehendem Oligohydramnion,
  - Zwerchfelldefekt,
  - Pneumonie (insbesondere Staphylokokkenpneumonie),
  - lobäres Lungenemphysem,
  - zystisch adenomatoide Malformation der Lunge (CAML),
  - transitorische Tachypnoe,
  - Unreife.
- Pneumothorax als Behandlungskomplikation bei:
  - Reanimation,
  - maschineller Beatmung (insbesondere bei hohem PIP und langer Inspirationszeit),
  - endotrachealem Absaugen.

> ❗ Ein *Spannungspneumothorax* ist infolge der Einschränkung der Lungenexkursion und der kardialen Auswurfleistung ein absoluter NOTFALL und führt unbehandelt zum Tod!

Kl.:
- kleine Pneumothoraces verlaufen in der Regel asymptomatisch,
- bei größeren Pneumothoraces:
  - Unruhe,
  - Atemnot, Tachypnoe, Einziehungen,

- Zyanose oder Blässe,
- Tachykardie,
- bei Spannungspneumothorax:
  - akute Zyanose,
  - Bradykardie oder Tachykardie,
  - Atemnot, Hypoxie, Hyperkapnie,
  - respiratorische Azidose,
  - BD-Abfall mit kleiner BD-Amplitude,
  - Schock,
- auf der betroffenen Seite abgeschwächtes oder fehlendes Atemgeräusch,
- ein- oder beidseitig hoch stehender Thorax mit fehlender Thoraxexkursion,
- bei linksseitigem Pneumothorax sind die Herztöne auf der rechten Seite auskultierbar,
- aufgetriebenes Abdomen mit nach kaudal verschobener Leber bzw. Milz,
- obere Einflussstauung und Hautemphysem möglich.

Komplikationen: Spannungspneumothorax (Ventilmechanismus, Mediastinalverlagerung zur Gegenseite; ohne Maßnahmen letal), intrazerebrale Blutung (ICH), Luftembolie.

> **!** Insbesondere bei Frühgeborenen besteht ein erhebliches Hirnblutungsrisiko aufgrund von Bradykardie, Blutdruckabfall, Hyperkapnie, Hypoxie und respiratorischer Azidose sowie venöser Einflussstauung bei (Spannungs-)Pneumothorax.

DD:
- *Klinisch:*
  - Atemnotsyndrom (S. 170 ff.),
  - Tubusobstruktion,
  - Aspiration (S. 216 ff.),
  - Herzfehler (S. 279 ff.),
  - Asphyxie (S. 253 ff.),
  - Zwerchfelldefekt (S. 328 ff.),
  - Pleuraerguss (S. 342 ff.),
  - Tumor,
  - Lungenmalformation (S. 340 f.).
- *Röntgenologisch:*
  - Lobäremphysem,
  - große Lungenzyste.

> **!** Der linksseitige Spannungspneu kann gegenüber einem (typischerweise linksseitigen) Zwerchfelldefekt durch die ipsilateral tastbare Milz abgegrenzt werden (bei Zwerchfelldefekt eingefallenes Abdomen).

Di. im Kreißsaal:
- Auskultation, körperliche Untersuchung,
- Transillumination mit Kaltlicht (thorakale Diaphanoskopie), wenn vorhanden,
- BGA, BZ, ggf. Labor.

Monitoring: SaO_2, Atmung, EKG (evtl. Niedervoltage im Monitor-EKG), BD, ggf. Tubuslage.

Proz./Th. im Kreißsaal:

> ❗ Bei jeder ineffektiven Reanimation muss an das Vorliegen eines Pneumothorax gedacht und bei nicht auszuschließendem Verdacht eine Pleurapunktion/-drainage durchgeführt werden!

→ Erstversorgung und Reanimation zunächst nach Algorithmus (Abb. 3.**3**, S. 171), Maskenbeatmung bei Verdacht auf Pneumothorax jedoch kontraindiziert → rasche Intubation.

Lässt sich das Kind respiratorisch nicht stabilisieren bzw. nicht reanimieren und ist ein Atemgeräusch kontralateral oder beidseits nicht auskultierbar?

Ja:
- Laryngoskopie und Ausschluss einer Fehlintubation,
- notfallmäßige Dekompression der Lunge durch Punktion des Pleuraraums (Abb. 3.**16a–c**) mittels Abbocath G 18 oder durch Anlegen einer Pleuradrainage (s. unten).

Pleurapunktion

- Mit einer Venenverweilkanüle 18–20 G wird nach Hautdesinfektion (und Lokalanästhetikainfiltration) der Pleuraraum am Schnittpunkt 4., 5. oder 6. ICR mit der vorderen Axillarlinie punktiert. d. h. oberhalb oder knapp unterhalb (ca. 0,5 cm kaudal) und lateral der Mamille (145).
- Nach Zurückziehen des Mandrins wird ein Dreiwegehahn angebracht, eine 10- bis 20-ml-Spritze aufgesetzt und Luft aspiriert, der Dreiwegehahn umgedreht und die Luft entfernt. Dies wird wiederholt bis keine Luft mehr zu aspirieren ist. Anschließend kann eine Thoraxdrainage gelegt werden.

Pleuradrainage
(107, 126, 149)

- 2 breite und 1 schmaler Pflasterstreifen, steriles Pflaster z. B. SteriStrip 12 × 100 mm zum Befestigen mittels Pflaster, alternativ Nahtmaterial und Nadelhalter.

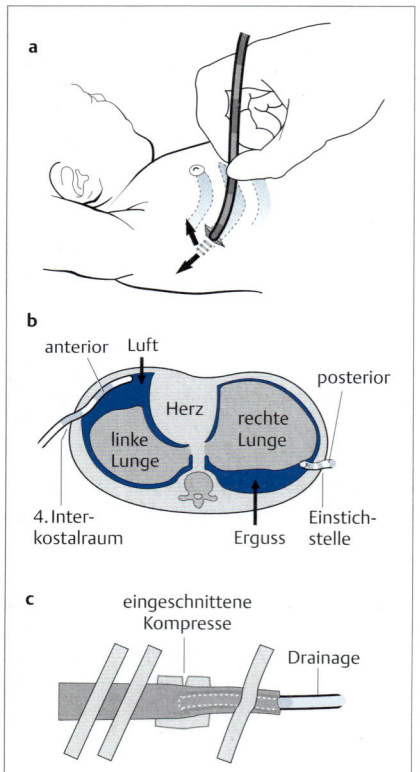

Abb. 3.16a–c Anlage einer Pleuradrainage.
a Einführen der Drainage bei Pleuraerguss.
b Anlage bei Pneumothorax links, ideale Lage bei Pleuraerguss rechts.
c Fixieren der Drainage.
Modifiziert nach: Roos R, Proquitté H, Genzel-Boroviczény O (2000) Checkliste Neonatologie. Das Neo-ABC. Georg Thieme Verlag, Stuttgart (149)

- Sterile Handschuhe, Mundschutz, Haube, Hautdesinfektion, steriles Lochtuch.
- Beim lebensbedrohlichen Spannungspneumothorax – um Zeit zu gewinnen – nur mit sterilen Handschuhen und Hautdesinfektion arbeiten.
- *Lokalanästhesie:*
  - Bei schwer kreislaufdeprimiertem, bewusstlosem, reanimationspflichtigem Kind im Kreißsaal ohne Zugang kann die Pleuradrainage ohne Lokalanästhesie gelegt werden.
  - Beim wachen Kind s. c. Infiltration mit Licocain 1 % (ohne Adrenalinzusatz) und/oder allgemeine Analgesie mit Morphin, alternativ Fentanyl, Pethidin (Dolantin) oder Piritramid (Dipidolor).
- Als *Inzisionsstelle* kann der Schnittpunkt der vorderen Axillarlinie mit dem 4., 5. oder 6. ICR gewählt werden, oder der Schnittpunkt Medioklavikularlinie mit dem 2. oder 3. ICR.
- Ca. 3–4 mm langen *Hautschnitt* in Höhe des Schnittpunkts 4., 5. oder 6. ICR mit der vorderen Axillarlinie (oberhalb oder knapp unterhalb, d. h. 0,5 cm kaudal, und lateral der Mamille) anlegen.

> **!** Vorsicht: Es kann bluten, Tupfer bereithalten!

- *Drainage* (z. B. Fa. Vygon 2,5 mm/8 cm oder Fa. Argyle 8 bzw. 10 Ch oder Fa. Intra Special Catheters) senkrecht zur Thoraxoberfläche mit einer drehenden Bewegung durch die Zwischenrippenmuskulatur in den Pleuraraum *einführen.*
- Nach Überwinden des festen Widerstands der Zwischenrippenmuskulatur entsteht ein abrupter Widerstandsabfall. Damit man nicht in den Pleuraraum „fällt", mit der Hand am Brustkorb abstützen und von 1 Helfer die kontralaterale Seite abstützen lassen (Widerlager).
- Sobald die Spitze der Drainage im Pleuraraum ist, Mandrin zurückziehen, um eine Lungenperforation zu vermeiden.
- Sterile Spritze aufsetzen und die Drainage etwa 4–5 cm unter der vorderen Thoraxwand in Richtung Fossa jugularis vorschieben, Luft abziehen. Die Spitze der Drainage kann u. U. im 3. ICR getastet werden. War ein Pneumothorax die Ursache für einen schlechten kindlichen Zustand, kommt es zu einem raschen Anstieg von Herzfrequenz und SaO_2 sowie rosigem Hautkolorit.
- Eine Drainage kann mit Pflaster befestigt oder angenäht werden. Beim Kleben wird die Einstichstelle mit sterilem SteriStrip abgedeckt und die Drainage mit 2 eingeschnittenen breiten Pflasterstreifen sowie einem schmalen Streifen (Zügel) befestigt. Beim Annähen wird nach Setzen eines Hautknotens ein Luftknoten gemacht und in 1 cm Höhe die Drainage mit einem Knoten befestigt.

- Für den Transport Drainage an eine Absaugung mit Wasserschloss und Sog von -2 bis -5 cmH_2O anschließen.

Weiteres Prozedere:
- Legen eines venösen Zugangs, BGA, Blutentnahme,
- Kreislaufstabilisierung: Gabe von Volumen: repetitiv 10 ml/kg i. v. bis BD messbar und stabil.

> ! Katecholamine sind nach effektiver Punktion/Drainage nur sehr selten erforderlich und zeigen eher ein nicht behobenes Problem an!

- Legen eines NAK,
- Pufferung nur bei metabolischer Azidose erwägen,
- Magensonde legen,
- ausreichende (Analgo-)Sedierung, z. B. Diazepam, Morphin/Fentanyl i. v.,
- bei Spontanatmung und Verdacht auf Mantelpneumothorax: $SaO_2 > 90\%$ halten (cave: bei FG: RoP $\rightarrow$ paO_2-Kontrolle).

> ! Keine Surfactantgabe bei Pneumothoraxverdacht: Durch einseitige Verteilung ist eine Zunahme der kontralateralen Überblähung möglich!

Di. auf NIPS:
- In Akutsituation ggf. thorakale Diaphanoskopie (Aufleuchten über dem betroffenen Hemithorax).
- Rö.-Thorax: Sicherung der Diagnose, Lagekontrolle der Drainage, Grunderkrankung?
- Echokardiographie: struktureller Herzfehler? Pulmonaler Hochdruck?
- Sonographie der Pleura: Erguss? Atelektase?
- Nur bei Indikation: CT Thorax.

Proz./Th. auf NIPS:
- *Lunge/Beatmung:*
  - IPPV/SIMV: Normoventilation mit möglichst niedrigem PIP, kurzer T_I, hoher Frequenz (Reduktion des Lungentraumas), PEEP eher niedrig; Ziel: paO_2 50–80 mmHg, SaO_2 86–96%, permissive Hyperkapnie in Abhängigkeit vom pH-Wert (und PPHN).
  - Früher Beginn mit HFOV in der Regel günstig.
  - Sog an Pleuradrainage -2 bis -5 mbar (cave: Insbesondere nach Operation eines Zwerchfelldefekts sollte der Sog niedrig eingestellt werden, da es sonst zur raschen Mediastinalverlagerung in Richtung Drainage kommen kann).
  - Nach 24-stündigem Abklemmen: Rö.-Thorax und Entfernen der Drainage, falls keine Luft im Pleuraraum nachweisbar.
  - Bei spontan atmenden NG/FG: Sauerstoffvorlage ($SaO_2 > 90\%$) unter $tcpO_2$/paO_2-Kontrolle (cave: RoP- und BPD-Risiko bei FG), evtl. vorsichtige Sedierung (s. unten).

- *Weitere Maßnahmen:*
  - Analgosedierung, z. B. mit Diazepam 0,3–1 mg/kg/ED i. v. und Fentanyl 1–5 µg/kg/h als DTI i. v.
  - Ggf. Relaxierung (z. B. Pancuronium, cis-Atracurium, Rocuronium oder Mivacurium als DTI).
  - Vermeidung unnötiger Reize (minimal handling).
  - Ggf. NVK/ZVK, arterieller Zugang.
  - Bilanzierung.
  - Blutdruckmonitoring: Ausreichenden Systemdruck, d. h. MAD > 40 mmHg bzw. > SSW anstreben, ggf. Volumengabe.
  - Sehr selten sind Katecholamine (bei persistierender arterieller Hypotonie) indiziert.

Prognose:
- abhängig von der Grunderkrankung, dem Ausmaß der (möglichen) PPHN und den Folgezuständen der begleitenden Hypoxie/Azidose,
- abhängig von Komplikationen wie ICH oder PVL,
- Rezidivgefahr.

Zystisch adenomatoide Malformation der Lunge

A. Zimmermann

Syn.: Cystic adenomatoid Malformation of the Lung (CAML), Congenital cystic adenomatoid Malformation of the Lung (CCAM).

Def.: Meist unilaterales, pulmonales Hamartom mit überschießendem Wachstum terminaler Bronchioli zu Ungunsten der Alveolen. Das Hamartom, mit Luft oder Flüssigkeit gefüllt, hat Verbindung zum Bonchialsystem. Die Blutversorgung erfolgt über den pulmonalen Kreislauf. Assoziierte Fehlbildungen (in bis zu 20 %): Zwerchfelldefekt, Hydrozephalus, Malformation von Skelett, Nieren, Dünndarm.

Vo.: Selten (110).

Pränat. Di.:
- U/S: Makro- ($\varnothing > 5$ mm) und mikrozystische Formen ($\varnothing < 5$ mm) (11).

PPh.:
- Kompression umgebender Organe, Herzinsuffizienz, Hydrops und Lungenhypoplasie möglich,
- Größenrückgang oder -zunahme der Raumforderung möglich,
- ungünstige Prognose bei fetalem Hydrops und Polyhydramnion.

Pränatale DD: Lungensequester, Tumor, Zwerchfelldefekt (S. 328 ff.), lobäres Lungenemphysem, bronchogene Zyste.

> **!** Eine zystisch adenomatoide Malformation der Lunge (CAML) ist pränatal diagnostizierbar. Falls keine Notfallindikation zur Entbindung vorliegt, muss die Schwangere unbedingt rechtzeitig in ein Perinatalzentrum verlegt werden!

Pränatale Th.:
- ggf. pränatale Punktion einer makrozystischen Malformation,
- im Einzelfall Erwägung einer zystoamnialen Shuntanlage (146),
- pränatale Chirurgie noch nicht etabliert.

Kl.:
- (Tachy-)Dyspnoe,
- Blässe/Zyanose,
- variabler O_2-Bedarf (11),
- Hydrops fetalis und PPHN möglich (2).

Postnatale DD: Ohne pränatale Diagnose: RDS, Pneumothorax, Aspiration, Zwerchfelldefekt, Pleuraerguss.

Di. im Kreißsaal:
- Auskultation: abgeschwächtes Atemgeräusch ipsilateral,
- BGA, BZ, Labor, ggf. Blutkultur,
- HIV-/Hepatitis-Serologie, Blutgruppe, Kreuzblut.

Proz./Th. im Kreißsaal:
- symptomatisches Vorgehen: Intubation (FiO_2 1,0) und ggf. kardiopulmonale Reanimation,
- peripher-venösen Zugang legen, ggf. NVK-/ZKK-Anlage,
- Surfactantgabe bei unzureichender Oxygenierung (nicht bei Verdacht auf Pneumothorax),
- bei arterieller Hypotension mit MAD $<<$ SSW:
  - Volumen 10 ml/kg i. v., ggf. wiederholen,
  - sehr selten sind Katecholamine erforderlich (Dopamin, Noradrenalin, Dobutamin).

Monitoring: SaO_2, EKG, BD-Messung, BGA/BZ vor Abfahrt.

Di. auf NIPS:
- Rö.-Thorax: Multiple kleine Luftblasen – evtl. mit Flüssigkeitsspiegeln – in einer Lungenregion.
- Ultraschall des Thorax mit Frage nach Flüssigkeit in den Zysten, Pleuraerguss.
- CT Thorax bei symptomatischen Patienten erforderlich (11).
- Kinderradiologisches und -chirurgisches Konsil.

Proz./Th. auf NIPS:
- großzügige Indikation zur HFOV,
- Therapie einer PPHN, siehe S. 324 ff.,
- abhängig von der Symptomatik Indikation zur Lobektomie (11),
- spontaner Rückgang der CAML möglich (146, 196).

Chylothorax

A. Zimmermann

Def.: Ansammlung chylöser Flüssigkeit im Pleuraraum.

Vo.: Geschätzte Häufigkeit 1 : 10 000 (0,1/1000) Geburten (63, 173). Häufigste Ursache für einseitigen angeborenen Pleuraerguss, ca. 50 % rechtsseitig, 50 % links- und beidseitig. Jungen : Mädchen = 2 : 1.

Ät. (75):

- *Anlagestörung:*
  - Fehlbildung des Lymphgefäßsystems:
    erhöhte Durchlässigkeit des Ductus thoracicus,
    fehlende lymphovenöse Anastomosen,
  - Lungenfehlbildung.
- *Traumatisch/postoperative Verlegung oder Ruptur des Ductus thoracicus* (häufigste Ursache; 27) durch:
  - Geburtstrauma (Überstreckung, erhöhter intrathorakaler Druck) oder Tumoren,
  - intrathorakale Operationen,
  - Thrombose der oberen Hohlvene oder der V. subclavia.
- *Weitere Ursachen:*
  - Ursache oder Folge eines Hydrops fetalis (S. 345 ff.),
  - Assoziation mit Syndromen: M. Down, Noonan- oder Turner-Syndrom (201),
  - entzündlich (konnatale oder sekundär erworbene Infektionen).
- *Idiopathisch* (in bis zu 25 %).

Pränat. Di.: Sonographisch möglich. Die Anlage eines pleuroamnialen Shunts kann erwogen werden.

> **!** Ein Kind mit einem pränatal diagnostizierten Pleuraerguss sollte unbedingt in einem Perinatalzentrum entbunden werden.

PPh.: Risiken und Folgen für den Feten bzw. das Neugeborene:

- *Pränatal:*
  - Behinderung der fetalen Atemexkursionen → Lungenhypoplasie möglich,
  - nichtimmunologischer Hydrops fetalis,
  - weitere Risiken: siehe ff.
- *Postnatal:*
  - Atemnot,
  - Herzinsuffizienz,
  - Mediastinalverschiebung,

- Volumenmangel,
- Behinderung des venösen Rückstroms/Einflussstauung,
- Verlust von Eiweiß, Fett und Lymphozyten,
- generalisierter Ödemstatus (Anasarka).

Kl.: In Abhängigkeit vom Ausmaß des Ergusses:
- pulmonale Insuffizienz mit Dyspnoe/Tachypnoe, Zyanose oder Blässe,
- auf der betroffenen Seite abgeschwächtes oder fehlendes Atemgeräusch,
- Brady- oder Tachykardie,
- arterielle Hypotonie,
- Ödeme bis hin zum Hydrops fetalis.

DD.: RDS (S. 170ff.), Asphyxie (S. 247ff., S. 253ff.), Pneumothorax (S. 333ff.), Tumor, Lungenmalformation (S. 340f.).

Di. im Kreißsaal:
- Auskultation,
- BGA, BZ, Hkt, Blutabnahme (weitere Diagnostik auf der NIPS).

Monitoring: Pulsoxymeter (SaO$_2$, Hf), EKG, BD, Temperatur. Ggf. Tubuslage. BGA/BZ vor Abfahrt.

Th. im Kreißsaal:
- Freimachen und Sichern der Atemwege (bei Hydrops ggf. orale Intubation mit Führungsstab).
- Bei Indikation: kardiopulmonale Reanimation,
- Lässt sich das Kind respiratorisch nicht stabilisieren bzw. nicht reanimieren und ist ein- oder beidseits kein Atemgeräusch zu hören: Pleuradrainage ein- oder beidseitig anlegen und so viel Erguss abziehen, dass Thorax sich hebt und Atemgeräusch auskultierbar wird (Abb. 3.**16a–c**, S. 336).
- Legen eines venösen Zuganges, BGA/BZ, Blutentnahme.
- Pleural entnommenes Volumen ersetzen, z.B. durch Serumproteinlösung (Biseko), Fresh frozen Plasma (FFP), EK.
- Asservierung des Punktats.
- Falls trotz IPPV mit FiO$_2$ 1,0 keine ausreichende Oxygenierung zu erreichen ist: Ggf. Surfactant 100 mg/kg e.t.
- Kreislaufstabilisierung:
  - Volumen repetitiv 10 ml/kg i.v.
  - Selten sind trotz Volumengabe Katecholamine erforderlich. Ggf. Legen eines NVK und Gabe von Dopamin 2–20 µg/kg/min oder Noradrenalin (Arterenol) 0,05–0,5–1 µg/kg/min zentralvenös, Steuerung der Volumenzufuhr nach ZVD und BD.
- Magensonde legen.
- Ausreichende Analgosedierung: Diazepam, Morphin oder Fentanyl i.v.

Di. auf NIPS:
- Rö.-Thorax,
- Analyse des Pleurapunktats:
  - Aussehen eines chylösen Ergusses vor Beginn einer enteralen Ernährung bernsteinfarben, unter oraler Ernährung mit Muttermilch oder Pré-Nahrung milchig-trübe,

- Erguss wird als chylös bezeichnet bei hoher Zellzahl ($\geq 1000/\mu l$) mit $> 80\%$ Lymphozyten und Triglyceriden > 100 mg/dl bzw. $> 1,1$ mmol/l (27),
- BGA, BZ, Labor (inkl. Gesamteiweiß, Albumin, Triglyceride, Transaminasen, Gerinnung), ggf. Blutkultur, HIV-/Hepatitis-Serologie, Blutgruppe, Kreuzblut,
- Sonographie von Schädel, Pleura, Abdomen,
- Echokardiographie,
- ggf. CT,
- ggf. Chromosomenanalyse und Ausschluss weiterer Fehlbildungen.

Proz./Th. auf NIPS:
- Falls Erguss zum Atemhindernis wird oder bei anhaltender Ergussproduktion: Wiederholte Punktionen oder Anlegen einer Drainage mit niedrigem Sog (-1 bis -2 cmH$_2$O).
- Wird die Ergussmenge geringer: stundenweises Abklemmen der Drainage.
- Ersatz der Eiweiß- und Fettverluste (teilparenterale Ernährung).
- Nahrungsaufbau mit mittelkettigen Fetten (MCT, z. B. Basic F von Milupa plus Zusatz von MCT Diätspeiseöl) zur Verminderung der Chylusproduktion (MCT werden im Portalsystem resorbiert und gelangen nicht via Chylomikronen in die Lymphbahn (Ductus thoracicus). Keine langkettigen Fette p. o., keine Muttermilchernährung (75, 194).
- Bei anhaltender Ergussproduktion > 2 Wochen trotz MCT-Diät → totale parenterale Ernährung.
- Bei Verlauf über 2–4 Wochen ist ein operatives Vorgehen (Pleurodese, Ductus-thoracicus-Ligatur, Pleurektomie oder pleuroperitonealer Shunt) zu erwägen.

Verlauf:
- Chronische Gefährdung durch Verlust von Eiweiß, Immunglobulinen und Lymphozyten.
- Chylusproduktion kann > 10 Wochen und länger anhalten (27).

Hydrops fetalis

A. Zimmermann

Def.: Generalisiertes Hautödem plus Erguss in 1 serösen Körperhöhle *oder* Ergüsse in 2 serösen Körperhöhlen. Ein isolierter Pleura-/Perikarderguss oder Aszites entspricht *keinem* Hydrops. Es kann ein immunologischer (IHF) von einem nichtimmunologischen Hydrops (NIHF) abgegrenzt werden.

> ❗ Ein fetaler Hydrops ist pränatal diagnostizierbar. In einigen Fällen ist eine pränatale Therapie möglich (SVT, fetale Anämie, u. U. auch bei AV-Block III. Grades). Falls keine Notfallindikation zur Entbindung vorliegt, muss die Schwangere unbedingt rechtzeitig in ein Perinatalzentrum verlegt werden! Liegt ein größerer Pleuraerguss vor, sollte dieser durch den Geburtshelfer vor Entbindung abpunktiert werden.

Vo.: NIHF ca. 1 : 2500 bis 1 : 5000 (0,2–0,4/1000) Schwangerschaften (50).

Ät./PPh.:

- *Immunologischer Hydrops fetalis (IHF):*
  Fetomaternale Blutgruppeninkompatibilität führt infolge hämolysierender Antikörper zu fetaler Anämie. Folgen sind Hypoxie ($\rightarrow$ u. a. zentrale Atemlähmung), Herzinsuffizienz und „capillary leak syndrome" mit generalisiertem Ödemstatus, Ergüssen in den Körperhöhlen, Hypoproteinämie und Hepatosplenomegalie unterschiedlichen Ausmaßes. Stark gesteigerte extramedulläre Erythropoese bei Hämolyse.

- *Nichtimmunologischer Hydrops fetalis (NIHF):*
  Fetale Anämie, Hypoxie, Hypoproteinämie und/oder Herzinsuffizienz unterschiedlicher Genese führen zu generalisiertem Ödemstatus und Ergüssen (85, 171).

  – *Anämie (hämolytisch, nichthämolytisch):* Virusinfektion (z. B. Parvovirus B 19); α-Thalassämie; Glucose-6-Phosphat-Dehydrogenasemangel, fetale Leukämie, aplastische Anämie; fetomaternale oder (bei monochorialer Zwillingsschwangerschaft) fetofetale Transfusion (S. 20 ff.).
  – *Pulmonale Ursachen:* Chylothorax (S. 342 ff.), Hydrothorax, Zwerchfelldefekt (S. 328 ff.), zystisch adenomatoide Malformation der Lunge (S. 340 f.), Lymphangiektasie, Tumor.
  – *Kardiale Ursachen:* Tachykarde (SVT) oder bradykarde Rhythmusstörung des Fetus (S. 266 ff.), Herzinsuffizienz bei strukturellem Herzfehler (S. 288) oder Myokarditis, Tumor, Thrombose, Endokardfibroelastose, kardiovaskuläre Fehlbildungen (S. 279 ff.), AV-Malformation, prämaturer Verschluss des Foramen ovale.

- *Infektionen:* Toxoplasmose, Röteln, Zytomegalie, Lues, Hepatitis, Adenoviren, Leptospirose, RS-Virus, Coxsackie-Virus, möglicherweise auch Hepatisviren und HIV (S. Tab. 3.**6**, S. 232).
- *Hepatisch:* Fibrose, Zysten, Dysfunktion (Hypalbuminämie).
- *Renale Ursachen:* Nephrotisches Syndrom, Nierenvenenthrombose.
- *Chromosomale Ursachen und Syndrome:* Trisomie 13, 18, 21, Triploidie, Achondroplasie, Turner-Syndrom, Noonan-Syndrom (u. a. PaVS, LVH).
- *Sonstiges:* Mekoniumperitonitis, Volvulus, intestinale Atresie, Tumoren, Chorionangiom, Stoffwechselerkrankungen wie M. Gaucher, Mukopolysaccharidosen, Osteopetrosis.
- *Idiopathisch:* Bei bis zu 30 % der Feten mit Hydrops fetalis wird keine Ursache gefunden.

Vorbereitung der Erstversorgung:
- *Abklären:*
  - Zeitpunkt der Entbindung,
  - Team (u. a. 2 Neonatologen),
  - Aufgabenverteilung,
  - NIPS informiert?
- *Ausrüstung:*
  - Tubus ohne und mit Führungsstab in verschiedenen Größen, Intubationsbesteck,
  - Abbocath oder Pleuradrainage zur Thorakozentese oder Aszitespunktion (Set komplett?),
  - Nabelkatheterset (NAK und NVK),
  - Austauschbesteck; falls kein Austauschbesteck verfügbar: 2 Dreiwegehähne und Spritzen verschiedener Größe,
  - Surfactant,
  - Katecholamine (1. Wahl: Adrenalin, Dobutamin),
  - Natriumbicarbonat 8,4 % 1 : 1 mit Aqua destillata verdünnt,
  - Furosemid,
  - 0-Rhesus-negatives Erythrozytenkonzentrat (200 ml), lysinfrei, gegen mütterliches Serum gekreuzt, bestrahlt, CMV-IgG negativ,
  - Frischplasma: FFP „AB".

Kl.:
- generalisierter Ödemstatus,
- hochgradiges Atemnotsyndrom,
- Tachy- oder Bradykardie,
- ausladendes Abdomen infolge Aszites und Hepatosplenomegalie,
- Hautkolorit zyanotisch oder blass-grau,
- Hypoglykämie möglich,
- arterielle Hypotension möglich.

Di. im Kreißsaal:
- Oszillometrische BD-Messung (Messung kann infolge Ödemstatus unzuverlässig sein).
- Orientierende Messung des ZVD durch Abschätzung mittels Maßband neben vertikal gehaltenen NVK. ZVD-Messung nur aussagekräftig, wenn NVK in den

rechten Vorhof vorgeschoben werden kann. Dies lässt sich im Kreißsaal nicht überprüfen, sondern nur einschätzen. Normaler ZVD 3–8 cmH$_2$O, große Schwankungsbreite, abhängig von kardiopulmonaler Situation (126).
- Gewichtsschätzung: Für therapeutische Maßnahmen nicht erhobenes Gewicht oder geburtshilfliches Schätzgewicht nehmen, sondern gestationsalterbezogenes „Trockengewicht" auf der 50er Perzentile.
- BGA, BZ, Hämatokritwert, ggf. Blutabnahme.
- Pleura- oder Aszitesflüssigkeit (mikrobiologische Diagnostik, Zellzahl und -art, Eiweiß- und Triglyceridgehalt) für weitere Diagnostik asservieren.

Monitoring: Tubuslage, SaO$_2$, BD, EKG, Temperatur, EGA/BZ vor Abfahrt.

Th. im Kreißsaal:

> **!** Grundsätzlich wird bei allen hydropischen Neugeborenen eine Reanimation versucht – und sei es nur zur Diagnosesicherung und späteren Beratung der Eltern.

- Primäre Intubation, Beatmung mit hohem PIP und PEEP, FiO$_2$ 1,0 bzw. nach SaO$_2$.
- Problematische Intubation infolge von Larynx-, Trachea- und Weichteilödemen → kleineren Tubus sowie Tubus mit Führungsstab bereithalten (103).
- Hf < 60/min? HDM, Adrenalin 1 : 10 000 (Suprarenin 1 : 10 000) 0,2 ml/kg/ED e. t., nach Schaffung eines peripher-venösen Zugangs 0,1–0,3 ml/kg/ED i. v. (= 0,01–0,03 mg/kg/ED i. v.).
- Ergüsse bekannt und pränatal nicht abpunktiert? Bei unzureichender Oxygenierung trotz IPPV mit FiO$_2$ 1,0 *Pleuraraum* mit Abbocath 16 G oder 18 G *punktieren*, Mandrin zurückziehen, Plastikkanüle in Pleuraraum vorschieben, Spritze aufsetzen und Flüssigkeit abziehen. Bei ausreichend stabilem NG direkt Anlage einer *Pleuradrainage* (Abb. 3.**16a–c**, S. 336). Aszitespunktion/drainage im linken Unterbauch (am besten unter U/S-Kontrolle), falls Zwerchfellhochstand als Ursache für die Oxygenierungsprobleme anzunehmen ist. Vorsicht: 10–20 ml/kg *Pleuraerguss bzw. Aszitesflüssigkeit* abziehen und mit FFP und/oder Serumproteinlösung (z. B. Biseko) *ersetzen*. Ergussflüssigkeit zur Diagnostik asservieren (s. oben; 103),
- Surfactant bereithalten: 100 mg/kg e. t. bei fortbestehenden Oxygenierungsproblemen.
- Legen eines (2.) peripheren Zugangs (falls nicht schon geschehen).
- Volumengabe: 10 ml/kg in 30–60 min i. v. mit Repetitionsdosen.
- Bei erfahrenem Team *frühzeitige NVK-/ZVK-Anlage*, Volumengabe und ZVD-Messung (normal 3–8 cm H$_2$O). *Steuerung der Volumentherapie nach ZVD und BD* (126).
- Erhaltungs-DTI mit Glucose 10 % 3 ml/geschätztes „Trockengewicht" in kg/h i. v.
- Furosemid 1–2 mg/kg i. v.
- Natriumbicarbonat 8,4 % 1 : 1 in Aqua destillata bei metabolischer Azidose mit pH-Wert < 7,15.

- Katecholamine sind nach ausreichender Volumengabe selten indiziert: Bei persistierender arterieller Hypotension mit MAD $<<$ SSW: Dopamin 2–20 µg/kg/min oder Noradrenalin 0,05–0,5–1 µg/kg/min über NVK/ZVK; notfalls Dopamin zunächst peripher-venös.

■ *Kind stabil (d. h. MAD $\geq$ SSW, ausreichende Oxygenierung, Hkt-Wert $> 30\,\%$)?*

Ja:
- rascher und schonender Transport zur nächstgelegenen NIPS,
- bei immunologischem Hydrops mit erhöhtem Bilirubin > 6 mg/dl und Anämie mit Hkt-Wert $< 30\,\%$: Vorabinformation an die NIPS, dass sofortiger Blutaustausch mit Negativbilanz bevorsteht.

Nein:
- Bluttransfusion erforderlich?
  - Bei Hkt-Wert $< 30\,\%$ und normalem ZVD: Transfusion mit 0-Rhesus-negativem EK 10 ml/kg; davon die Hälfte rasch i. v. und die andere Hälfte langsam über 1 h.
  - Wenn Hkt-Wert $<< 30\,\%$ und keine ZVD-Messung möglich: Transfusionsbeginn bei arterieller Hypotonie.
- Teilaustausch erforderlich?
  - Hkt-Wert $<< 30\,\%$ und erhöhter ZVD: Teilaustausch mit 40 ml/kg 0-Rhesus-negativem EK plus AB-Plasma (FFP) mit dem Ziel, einen Hkt-Wert von 40–50 % zu erreichen.
  - Hierzu je 3–5 ml/kg Einzelportionsentnahme von kindlichem Blut und Ersatz durch Austauschblut.
  - Minusbilanz anstreben.
  - ZVD- und/oder BD engmaschig kontrollieren.
- Wenn Hkt-Wert $<< 30\,\%$ und keine ZVD-Messung möglich $\rightarrow$ BD messen: Ist BD erhöht$\rightarrow$Teilaustausch durchführen.

Verlegung wenn:
- MAD $\geq$ SSW,
- ausreichende Oxygenierung,
- Hämatokritwert $> 30\,\%$.

Di. auf NIPS:
- Labor (inkl. BB, Gerinnung, Eiweiß, LDH, Transaminasen, Bilirubin direkt/indirekt), Blutgruppe/direkter Coombs-Test, Kreuzblut, ggf. mikrobiologische Diagnostik.
- Rö-Thorax und -Abdomen.
- Echokardiographie: Struktureller Herzfehler? Pulmonaler Hochdruck?
- Sonographie von Pleura, Abdomen, Schädel.
- Chromosomen, Stoffwechseldiagnostik.

Proz./Th. auf NIPS (195):
- Legen von NVK/ZVK und eines arteriellen Zugangs (A. umbilicalis, A. radialis),
- Transfusion/Teilaustausch oder Austausch (siehe [126]),
- Diagnostik ergänzen,

- Pleuradrainage durch Abbocath bei Indikation durch Drainage ersetzen; Abziehen von Pleuraerguss unter sonographischer Kontrolle,
- Pleuraerguss bzw. Aszites durch Serumproteinlösung oder FFP ersetzen,
- Beatmungssituation kann durch pulmonale Hypertension, Lungenhypoplasie oder Lungenödem erschwert sein, bei hohem PAP: NO-Inhalation erwägen,
- Pufferung bei metabolischer Azidose nach BGA,
- Digitalisierung (nicht bei bradykarden Rhythmusstörungen oder Hypokaliämie),
- kontinuierliche Phototherapie,
- Flüssigkeitsbilanzierung,
- Furosemid 1–2 mg/kg i. v.,
- bei persistierender arterielle Hypotension ggf. Katecholamine (Dopamin, Noradrenalin).

Prognose:
- Ungünstig bei Unreife, Pleuraergüssen, Lungenhypoplasie, assoziierten Fehlbildungen, Chromosomenanomalie, Beginn vor der 24. SSW, Vorliegen eines strukturellen Herzfehlers und schwerer Anämie (126).
- Mortalität in Abhängigkeit von der Ursache > 50%.

Choanalatresie

A. Zimmermann

Vo.: 1 : 7000 (0,14/1000) Neugeborene (55), beidseitig : einseitig = 2 : 1.

Ät./PPh.:
- ein- oder beidseitiger, knöcherner (90%) oder membranöser (10%) Verschluss der Choanen,
- kann isoliert oder mit weiteren Anomalien z. B. in sog. *CHARGE-Assoziation* auftreten (Akronym: C für coloboma, H für heart disease, A für atresia choanae, R für retarded growth and development, G für genital hypoplasia, E für ear malformation and/or deafness; 183).

Kl.:
- unmittelbar nach Geburt beim schreienden NG keine Symptome,
- beim Versuch der Nasenatmung (häufig also in Ruhe) Zeichen einer Obstruktion der oberen Atemwege und Atemnot bei beidseitigem Choanalverschluss,
- bei einseitiger Atresie werden die Kinder durch die nur teilblockierte Nasenatmung erst später auffällig,
- zäher Schleimpfropf in der atretischen Nasenöffnung.

Di. im Kreißsaal:
- körperliche Untersuchung:
  - Dyspnoe infolge Unfähigkeit zur Nasenatmung bei geschlossenem Mund,
  - Spiegel/polierte Schere (beschlägt nicht?),
  - Stethoskop vor die Nasenlöcher halten (Stille?),
- Sondierung der Nase – auch mit kleinem Absaugkatheter (Ch 6, Ch 4) – nicht möglich,
- cave: nur geringe Symptome bei einseitiger Atresie.

Th. im Kreißsaal:
- Offenhalten der Atemwege durch Guedel-Tubus,
- selten Indikation zur orotrachealen Intubation (62).

Di./Proz./Th. auf NIPS:
- Ausschluss weiterer Fehlbildungen:
  - körperliche Untersuchung,
  - augenärztliches Konsil,
  - OAE/AEP,
  - HNO-ärztliches Konsil,
  - kinderkardiologisches Konsil,
  - Sonographie Abdomen/Genitale etc.,
- bei Indikation cCT zum Ausschluss nasaler Tumoren, einer Septumdeviation oder anatomischer Besonderheiten,
- operative transnasale endoskopische Korrektur und i. d. R. Stenteinlage.

Ösophagusatresie

A. Zimmermann

Def.:
- angeborener Verschluss der Speiseröhre mit oder ohne tracheoösophageale Fistel,
- Unterteilung in 5 Typen nach Vogt:
  - mit 87 % am häufigsten ist Typ IIIb mit tracheoösophagealer Fistel zum distalen Ösophagusblindsack,
- bei Vorliegen einer tracheoösophagealer Fistel bestehen in 50 % weitere Fehlbildungen, v. a.:
  - urogenitale Fehlbildungen,
  - Malrotation (186),
  - chromosomale Aberrationen (74),
- in 15–30 % liegt eine *VACTERL-Assoziation* vor (Akronym: V für vertebral, vertebrale Fehlbildung; A für atresia, v. a. Analatresie; C für cardiac, d. h. Herzfehler, Gefäßfehlbildung; T für tracheal, tracheale Fehlbildung; E für esophageal, Ösophagusatresie; R für renal, Nierenfehlbildung; L für limbs, Gliedmaßenfehlbildung),
- assoziiert mit Frühgeburtlichkeit und Untergewicht (34).

Vo.: 1 : 3500 (0,29/1000) (24).

Ät./PPh.: Unvollständige Trennung zwischen Ösophagus und Trachea während der Embryonalphase.

Pränat. Di.:
- Polyhydramnion,
- fetale Magenblase kann im U/S fehlen oder nachweisbar sein.

Kl.:
- Speicheln, schaumiges Fruchtwasser im Nasen-Rachen-Raum,
- Verschlucken, Husten, Aspiration,
- Sondieren des Ösophagus nach Geburt mit Magensonde gelingt nicht, Spitze erscheint wieder im Mundraum.

Vorsicht: Die Magensonde kann sich im Blindsack aufrollen und erfolgreiches Sondieren des Ösophagus vortäuschen. Deshalb dicke Magensonde verwenden, die sich nicht aufrollt. Ist man nicht sicher, ob die Sonde im Magen platziert ist, sollte man beim Absaugen in der Magengegend auskultieren! Falls kein Absauggeräusch hörbar, Luftinsufflation in die Magensonde: → Bei Ösophagusatresie ist das Lufteinspritzen dorsal zwischen den Schulterblättern und nicht über dem Magen auskultierbar, Luft entweicht sofort über die Nase.

Di. im Kreißsaal:
- körperliche Untersuchung (besonderer Augenmerk auf Wirbelsäule, Anus, Herz-Lungen-Auskultation, Nierenlager und Extremitäten),
- Auskultation u. a. links subkostal beim „gastralen" Absaugen,
- BGA,
- BZ.

Monitoring:
- Pulsoxymeter (Hf, SaO_2),
- EKG,
- BD-Messung,
- Temperatur (Anus angelegt?).

Th. im Kreißsaal:
- Absaugen, Vermeiden von Maskenbeatmung, kein R-CPAP,
- bei strenger Indikation: Intubation (cave: gastrointestinale Überblähung), tracheales Absaugen,
- Beatmung mit hoher Frequenz und niedrigem PIP zur Vermeidung der o. g. Überblähung,
- Legen einer doppellumigen Absaugsonde (Replogle-Sonde bzw. Schlürfsonde) mit Sog von -100 mbar,
- falls keine Replogle-Sonde vorhanden ist: großlumige Magensonde, die offen bleibt und evtl. intermittierend abgesaugt wird,
- venöser Zugang und Gabe von Glucose 10 % 3 ml/kg/h (Erhalt), bei Indikation Volumen i. v.,
- Transport in Linksseitenlage mit erhöhtem Oberkörper (126).

Transport:
- Oberkörper hoch lagern (45°), Linksseiten- oder Bauchlage (126),
- Ablaufsonde (s. oben),
- ggf. Speichelsekretion mit Atropin (0,02 mg/kg i. v.) hemmen.

Di. auf NIPS:
- Rö.-Thorax und -Abdomen:
  - Magensonde liegt im luftgefüllten Ösophagusblindsack,
  - bei Vorliegen einer Fistel: Luft im Magen,
- Ausschluss weiterer Fehlbildungen (u. a. ECHO, Sonographie, Rö. des Skeletts).

Proz./Th. auf NIPS: Operative Korrektur (rechtsseitige Thorakotomie, End-zu-End-Anastomose) am 1. Lebenstag (41).

Prognose:
- abhängig von Begleitfehlbildungen, Unreife, Geburtsgewicht, Aspirationspneumonie (35),
- postoperative Anastomoseninsuffizienz oder Strikturen möglich.

Verdacht auf Ileus – was steckt dahinter?

A. Zimmermann

Ät./PPh.: Klassische Einteilung in:
- *Paralytischer (funktioneller) Ileus (akut, passager, chronisch; primär, sekundär)* durch:
  - Peritonitis,
  - mesenteriale Hypoperfusion (Hypovolämie, PDA mit „steal", Embolie/Thrombose),
  - Bauch-OP oder Trauma,
  - Sepsis,
  - nekrotisierende Enterokolitis (NEC)/bakterielle Enteritis,
  - extraperitoneale Infektionen (Nabelentzündung, Pneumonie),
  - Nierenvenenthrombose,
  - Nebennierenblutung,
  - diaplazentare Pharmaka-/Drogenwirkung (Opioide/Heroin, Neuroleptika, Antidepressiva, Magnesium [Tokolytikum]),
  - Hypermagnesiämie, Hypokaliämie,
  - Medikamente wie Morphin, Theophyllin,
  - endokrine Erkrankungen: Hypothyreose, Diabetes mellitus, Hypoparathyreoidismus, Nebenniereninsuffizienz,
  - sekundär u. a. bei Mekoniumpassagestörung (s. ff.).
- *Mechanischer Ileus* infolge:
  - Obturation/Obstruktion/Okklusion:
    Stenose, Atresie, Mekoniumpfopf, Meckel-Divertikel, Briden, Tumore, geschluckte Fremdkörper, Invagination,
  - Strangulation:
    Volvulus, Hernien (Leistenhernie, Zwerchfelldefekt, Gastroschisis), ligamentäre Strangulation, (seltener) Invagination.

Kl.: Die Symptomatik ist abhängig von Höhe und Ausmaß des Passagehindernisses, Blutversorgung des betroffenen Darmsegments und begleitenden entzündlichen Veränderungen bzw. Nekrosen:
- Trinkunlust, Schreien, Jammern, kläglicher Gesichtsausdruck,
- Erbrechen von klarem, angedautem oder galligem Mageninhalt:
  - Beginn abhängig von Höhe des Verschlusses (bei Dünndarmileus frühzeitig, d. h. nach 8–10 h und vehement),
- aufgetriebenes Abdomen,
- fehlende oder verstärkte Darmperistaltik (paralytisch vs. mechanisch),
- Druckdolenz,
- ödematöse, gerötete oder grünlich verfärbte Bauchdecken,

- auffällige Stühle:
  - fehlender Stuhlabgang nach initial unauffälligem Mekoniumabgang,
  - Stuhlabgang, der > 24 h p. n. verzögert ist oder ganz fehlt,
  - schleimiger, blutiger Stuhl,
  - entfärbter/weißlicher zäher Stuhl, Schleimpfropf,
- Flüssigkeitsverlust/Exsikkose:
  - eingesunkene Fontanelle,
  - reduzierter Hautturgor,
- Elektrolytimbalance mit erniedrigtem oder erhöhtem Kalium (Natrium, Chlorid),
- Störung des Säure-Basen-Haushalts, ggf. Laktatazidose,
- Schock.

> Der paralytische wie auch der mechanische Ileus können sowohl Ursache als auch Folge des anderen sein. Initial sind beide Ileusformen durch Auskultation zu unterscheiden:
> - *paralytischer Ileus* → fehlende Darmgeräusche
> - *mechanischer Ileus* → vermehrte, hochgestellte/metallische Darmgeräusche (Hyperperistaltik)
>
> Nahezu jedes akute Abdomen geht – zumindest passager – mit einem paralytischem Ileus einher, sodass zunächst ein primär mechanischer Ileus, insbesondere eine Strangulation mit konsekutiver Ischämie, ausgeschlossen werden muss – notfalls durch explorative Laparotomie.

Im NG-Alter ist eine akute abdominale Symptomatik aufgrund intestinaler Obstruktion, Hypoperfusion oder Entzündung am häufigsten bedingt durch:
- intestinale Atresie oder Stenose,
- Volvulus (Strangulationsileus),
- Mekoniumpassagestörung: Mekoniumileus, Mekoniumpfropf,
- nekrotisierende Enterokolitis (NEC),
- Morbus Hirschsprung (primäre Aganglionose eines Dickdarmsegments).

> Foudroyante Symptomatik v. a. bei Strangulation (Volvulus u. a.) und NEC, langsam fortschreitende Symptomatik bei tiefem Ileus!

> **Verlegung:** Die Verlegung erfolgt auf eine kinderchirurgische Intensivstation bzw. auf eine NIPS mit kooperierender Kinderchirurgie. Aufnehmende Station rechtzeitig informieren.

Gastrointestinale Atresien

Pylorusatresie

Vo.: Selten, ca. 3 % aller gastrointestinalen Atresien (24).
Kl.: Erbrechen, Trinkunlust.
Di. im Kreißsaal:
- körperliche Untersuchung: tastbare große Magenblase,
- BGA, BZ,
- wenn möglich: Elektrolyte.

Th. im Kinderzimmer: Legen von Magensonde und venösem Zugang, Verlegung.
DD:
- hypertrophische Pylorusstenose (3/1000 Lebendgeborene; meist männliche SG im 2.–3. Lebensmonat),
- adrenogenitales Syndrom (AGS),
- Infektion.

Di./Proz./Th. auf NIPS:
- Rö.-Abdomen,
- Sonographie,
- Elektrolytkorrektur,
- Operation.

Duodenalatresie

Vo.: 1 : 7500 (0,13/1000) (24):
- 50 % der Patienten sind FG (126),
- 30 % der NG mit Trisomie 21 haben eine Duodenalatresie,
- häufige Assoziation mit Herzfehlern/Gefäßfehlbildungen, Malrotation, Pancreas anulare, Fehlbildungen der Gallerwege, weiteren Atresien,
- Teil der *VACTERL-Assoziation* (Def. S. 351).

Pränat. Di.:
- Ultraschall: „double-bubble"-Zeichen,
- Polyhydramnion.

Kl.:
- Erbrechen, Trinkunlust, aufgetriebenes Abdomen,
- zunächst kann Mekonium abgesetzt werden, im Verlauf kein Mekoniumabgang mehr.

Di./Proz./Th. im Kinderzimmer:
- körperliche Untersuchung,
- Legen von Magensonde und venösem Zugang,
- BGA (wenn möglich mit Elektrolyten), BZ,
- Verlegung.

DD: Ileus anderer Genese/Volvulus, duodenale Obstruktion infolge Pancreas anulare.

Di./Proz./Th. auf NIPS:
- Rö.-Abdomen-Übersicht: 2 („double bubble") bzw. 3 Spiegel,
- Abdomensonographie,
- Ausschluss VACTERL-Assoziaton oder anderer Fehlbildungen,
- Operation nach Diagnostik meist am 1. Lebenstag.

Dünndarmatresie bzw. -stenosen

Vo.: 1 : 750 bis 1 : 3000 (0,33–1.33/1000) (24):
- Verteilung: zu je 50 % im Jejunum und Ileum,
- häufig in Verbindung mit Gastroschisis, Omphalozele oder Malrotation mit Volvulus,
- multiple Atresien möglich,
- in 10 % pränatale Darmperforation und Mekoniumileus.

Kl.:
- Trinkunlust, galliges Erbrechen, fehlender oder farbloser Mekoniumabgang (bei sekundärer Atresie kann zunächst gefärbtes Mekonium abgesetzt werden),
- aufgetriebenes Abdomen mit tastbaren Darmschlingen,
- Peritonitiszeichen.

DD:
- Mekoniumileus,
- Mekoniumpfropfsyndrom,
- Volvulus,
- Morbus Hirschsprung.

Di. und Th. im Kinderzimmer:
- körperliche Untersuchung,
- Legen von Magensonde und venösem Zugang,
- BGA (wenn möglich mit Elektrolyten), BZ,
- Verlegung.

Di./Proz./Th. auf NIPS:
- Rö.-Abdomen-Übersicht: Spiegelbildung, ggf. Verkalkungen,
- bei Indikation: Kontrasteinlauf,
- Abdomensonographie,
- Ausschluss von Begleitfehlbildungen,
- Operation am selben Tag.

Analatresie

Vo.: 1 : 5000 (0,2/1000) (24, 126).
Def./Ät./PPh.: Hemmungsfehlbildung bei der Entstehung des Septum urorectale:
- Unterteilung in:
  - hohe, supralevatorische Analatresien,
  - intermediäre, translevatorische Analatresien,
  - tiefe, infralevatorische Analatresien.
- in 75 % Fistelbildung (126) zu Peritoneum, Vulva, Vagina, Urethra, Blase,
- häufig Teil der *VACTERL-Assoziation* (Def. S. 351), evtl. zusätzlich genitale Fehlbildungen, Morbus Hirschsprung.

Kl.:
- Fehlender Anus fällt meist bei U1 oder beim 1. Fiebermessen auf.
- Bei Mädchen ist bei tiefer Analatresie und Fistelbildung Stuhlabgang nach außen zu beobachten.

Di. und Th. im Kreißsaal/Kinderzimmer:
- Legen von Magensonde und venösem Zugang,
- BGA, BZ, wenn möglich Elektrolyte,
- Verlegung.

Di./Proz./Th. auf NIPS:
- Abdomensonographie,
- Ausschluss einer VACTERL-Assoziaton oder anderer Fehlbildungen:
  - Magen sicher sondiert?
  - Anus vorhanden? Mekonium/Übergangsstuhl abgesetzt? Fistel?
- Echokardiographie,
- Röntgen/Sonographie der Wirbelsäule/Extremitäten,
- bei Indikation: weitere Röntgen-Diagnostik,
- Operation.

Volvulus

Def./Ät./PPh.: Akute oder chronisch intermittierende Torsion des Dünndarms – seltener des Magens oder des Dickdarms – mit akuter Verschlusssymptomatik und hämorrhagischem Infarkt des betroffenen Darmabschnitts:
- Magenvolvulus – oft in Verbindung mit Zwerchfelldefekt oder Bänderanomalien,
- primärer Dünndarmvolvulus bei Malrotation – oft in Verbindung mit bindegewebigen Strangbildungen (Ladd-Bändern),
- sekundärer Dünndarmvolvulus bei Tumoren.

Vo.: Selten (134).

Kl.:
- *Magenvolvulus:*
  - Symptome des hoch sitzenden Ileus mit plötzlichem Erbrechen, Schmerzen,
  - Peritonitiszeichen,
  - Schocksymptomatik.
- *Dünndarmvolvulus:* Nach zunächst unauffälligem Mekoniumabgang akute Symptomatik mit:
  - Trinkunlust,
  - galligem Erbrechen,
  - aufgetriebenem und zunehmend druckdolentem Abdomen,
  - blutigem Stuhl,
  - Peritonitiszeichen,
  - Schocksymptomatik.

Di. und Th. im Kreißsaal/Kinderzimmer: *Es eilt!*
- Sicherung der Vitalparameter,
- körperliche Untersuchung,
- Legen von Magensonde und venösem Zugang,
- Volumentherapie (10 ml/kg repetitiv i. v.),
- BGA, BZ, wenn möglich Elektrolyte,
- schnellstmögliche Verlegung in kinderchirurgische Abteilung (bzw. Konsil).

DD: Gastrointestinale Atresie, NEC.

Di./Proz./Th. auf NIPS:
- Abdomensonographie mit Farbdoppler,
- bei Indikation: Rö.-Abdomen,
- Elektrolytkorrektur,
- Notfalloperation.

Prognose:
- nur bei rechtzeitiger Operation gut,
- drohender hämorrhagischer Infarkt des torquierten Darmareals,
- Kurzdarmsyndrom (post OP).

Morbus Hirschsprung

Vo.: Etwa 1 : 3000 (0,33/1000) (126), gehäuft bei Trisomie 21.

Def./Ät./PPh.: Aganglionose von Rektum und Dickdarm in einem unterschiedlich langen Segment führt zu tonischer Kontraktion des betroffenen Darmabschnitts.

Kl.:
- Beginn der Symptomatik selten bereits in 1. Lebenswoche: Erbrechen, Trinkunlust,
- fehlender Stuhlabgang, aufgetriebenes Abdomen, sichtbare Darmschlingen,
- ggf. Symptome der bakteriellen Überwucherung und Entzündung,
- Peritonitiszeichen.

Di. und Th. im Kinderzimmer:
- körperliche Untersuchung (assoziierte Analatresie?),
- Legen von Magensonde und venösem Zugang,
- BGA (wenn möglich mit Elektrolyten), BZ,
- Verlegung.

DD: Intestinale Atresie, NEC.

Di./Proz./Th. auf NIPS:
- Rö.-Abdomen: Kolon mit schaumigen Stuhl gefüllt,
- ggf. auch Röntgen in Linksseitenlage,
- Abdomensonographie,
- Rektoskopie, Manometrie, Kontrasteinlauf,
- Elektrolytkorrektur,
- Operation.

Mekoniumpassagestörung

Mekoniumileus

Vo.: Etwa 1 : 20 000 (0,05/1000) (126).

Def./Ät./PPh.: Verlegung des terminalen Ileums durch eingedicktes zähes Mekonium:
- bei 20 % der NG liegt ursächlich eine Mukoviszidose vor (24),
- in 50 % ist mit Komplikationen zu rechnen (die auch bereits intrauterin auftreten können):
  - Perforation mit Peritonitis/Sepsis,
  - sekundäre Darmatresie,
  - Darmstrikturen,
  - Verkalkungen.

Kl.:
- meist ab 1. Lebenstag: Trinkunlust, Erbrechen (evtl. gallig),
- fehlender Stuhlabgang, sichtbare Darmschlingen, Hyperperistaltik,
- aufgetriebenes Abdomen,
- Peritonitiszeichen.

Di. und Th. Im Kinderzimmer:
- Untersuchung,
- Legen von Magensonde und venösem Zugang,
- BZ, BGA (wenn möglich mit Elektrolyten),
- Verlegung vorbereiten.

DD: Intestinale Atresie, NEC.

Di./Proz./Th. auf NIPS:
- rektale Einläufe mit oder ohne Kontrastmittel können in bis zu 50 % erfolgreich zur Stuhlpassage führen (172),
- Sonographie und Röntgen Abdomen,

- kinderchirurgisches Konsil,
- Elektrolytkorrektur,
- Operation bei Indikation.

Mekoniumpfropf

Vo.: > 1/1000 NG (126), häufiger bei FG.
Def./Ät./PPh.: Verlegung des Kolon oder Rektum durch eingedickten zähen weißlichen Schleimpfropf.
Kl.:
- Trinkunlust, Erbrechen, fehlender Stuhlabgang,
- aufgetriebenes Abdomen, sichtbare Darmschlingen, Hyperperistaltik.
Di. und Th. im Kinderzimmer:
- körperliche Untersuchung,
- Legen von Magensonde und venösem Zugang, BGA, Elektrolyte, BZ,
- Verlegung.
DD: Intestinale Atresie, Mekoniumileus.
Di./Proz./Th. auf NIPS:
- Rö.-Abdomen: tiefer Ileus, luftleeres Becken,
- Kontrastmitteleinlauf führt häufig zur Aufhebung des Passagehindernisses,
- Abdomensonographie,
- Elektrolytkorrektur,
- ½–1 Babylax Suppositorium,
- Operation, falls keine Stuhlentleerung in Gang kommt.

Nekrotisierende Enterokolitis (NEC)

Def.: Hämorrhagisch nekrotisierende Entzündung des Dünn- und Dickdarms.
Vo.: Häufigster abdominaler Notfall in der Neonatologie:
- betroffen sind 1–2 % aller FG (126),
- ca. 60 % der NEC-Patienten sind FG < 1500 g (126), 5–25 % sind reife NG (123),
- Vorkommen bei bis zu 13 % der FG < 1500 g GG (137).
Ät./PPh.: Multifaktoriell (Minderperfusion, Hypoxie, hyperosmolare Nahrung). Vieles ist noch unklar. Ursächlich oder begleitend werden Mikroorganismen im Stuhl nachgewiesen (21).
Bei reifen NG > 2000 g GG mit NEC liegen folgende Begleitfaktoren gehäuft vor (123):
- vorzeitiger Blasensprung,
- Chorioamnionitis (Amnioninfektionssyndrom; S. 227),
- 1- und 5-min-Apgar-Score < 7,
- respiratorische Anpassungsstörung,
- Herzfehler,

- Hypoglykämie,
- Austauschtransfusion.

Kl.: Beginn der Symptomatik beim reifen NG in den ersten Lebenstagen, beim FG in den ersten Lebenswochen. Einsetzen der Symptome langsam und diskret oder fulminant:

Stadieneinteilung der NEC nach klinischen und röntgenologischen Befunden

NEC-Stadium I: Abdominale Distension, Verdacht auf NEC
- *Kl.:* Geblähtes, druckdolentes Abdomen, ausreichender AZ, Haut marmoriert, beginnende Apnoeanfälle.
- *Rö./Sonographie:* Darmdistension (Gas), geringes Darmwandödem, beginnende Entrundung der Darmschlingen.

NEC-Stadium IIa: Intoxikation
- *Kl.:* AZ stark reduziert, Lethargie, Kreislaufzentralisation, Apnoen/Bradykardien und Druckschmerzhaftigkeit nehmen zu, galliges Erbrechen, glänzende, hyperämisierte Bauchwand (Besenreiser).
- *Rö./Sonographie:* Subileus mit Flüssigkeitsspiegeln, fixierte, durch freie Flüssigkeit separierte Darmschlingen, evtl. geringe, bläschenförmige Pneumatosis intestinalis; ohne Therapie in wenigen Stunden Übergang in Stadium IIb oder III.

NEC-Stadium IIb: Störung der Vitalfunktionen
- *Kl.:* Atem- und Herzinsuffizienz, Bradykardie, Oligurie, Somnolenz, fehlende Spontanmotorik, heftiger Druckschmerz, deutliches Bauchwandödem, Ikterus.
- *Rö./Sonographie:* Abnahme des Gasgehalts und Zunahme der freien peritonealen Flüssigkeit, bläschenförmige und lineare, ggf. ringförmige Pneumatosis intestinalis.

NEC-Stadium III: Komplikationen
- *Kl.:* Durchwanderungsperitonitis, Gangrän oder Perforation haben bereits stattgefunden. Abdomen extrem gespannt, ausladend und glänzend, Bauchwandrötung (Phlegmone), Sepsis, Herz-, Atem- und Niereninsuffizienz, „capillary leak syndrome", Multiorganversagen, Schock.
- *Rö./Sonographie:* Hepatosplenomegalie, Zunahme von freier abdominaler Flüssigkeit, freie Luft in Linksseitenlage.

Di./Th. auf Station/im Kinderzimmer:
- körperliche Untersuchung auf Minimum beschränken (Auskultation; wenn überhaupt nur kurze, schonende Palpation bei Verdacht auf NEC!),
- BGA mit Elektrolyten und Lactat, BZ, Blutabnahme inkl. Blutkultur,
- bei Indikation Intubation und Beatmung,
- Magenablaufsonde und venöser Zugang, Magen absaugen,
- Volumenersatz (Kristalloide) 10 ml/kg i. v., ggf. wiederholen,
- bei schlechtem AZ: 2 Antibiotika i. v.

- Katecholamine sind selten bei weiterhin unzureichendem BD erforderlich:
  - falls MAD $<<$ 40 mmHg beim reifen NG bzw. $<<$ SSW beim FG → Dopamin-DTI (ggf. zunächst peripher-venös),
- schnellstmögliche Verlegung in entsprechende kinderchirurgische Abteilung (bzw. kinderchirurgisches Konsil).

> **!** Keine wiederholten Palpationen des Abdomens und kein R-CPAP oder Rachen-IPPV bei Verdacht auf NEC!

DD: Volvulus, intestinale Atresie, Sepsis mit Bauchbeteiligung.

Di./Proz./Th. auf NIPS:

- kinderchirurgisches Konsil,
- Abdomensonographie und Rö.-Abdomen (a. p., seitlich):
  - distendierte Darmschlingen, freie Flüssigkeit, ggf. Pneumatosis intestinalis und/oder Pneumatosis hepatis, ggf. Pneumoperitoneum (78),
  - seitliche Aufnahmen im Stadium IIb in 4- bis 6-h-Intervallen wiederholen (126),
- Farb-Doppler-Sonographie: Anstieg des Resistance Index (RI) in der A. mesenerica superior,
- Bauchumfangskontrollen alle 2 h,
- BGA, BZ, Labor inkl. Gerinnung, Blutkultur(en)/ggf. Septic Work-up, Blutgruppe, Kreuzblut,
- Nahrungskarenz, Magenablaufsonde, Infusionstherapie, Volumenersatz, ggf. EK-Transfusion,
- antibiotische 3fach-Therapie mit:
  - Ampicillin oder Piperacillin (150 mg/kg/d in 3 ED i. v.) + Aminoglykosid (z. B. Gentamicin) + Cefotaxim (150 mg/kg/d in 3 ED i. v.), evtl. additiv Metronidazol (15 mg/kg in 2 ED i. v.),
  - bei Therapieversagen sowie nach Eintreffen des Antibiogramms ggf. Umstellung der Antibiotikatherapie,
- OP-Bereitschaft (spätestens) ab Stadium IIb, im Stadium III umgehende Laparotomie.

Prognose: Mortalität ca. 5 % (123). Cave: Rezidivgefahr, Bridenileus bei Zustand nach NEC.

Omphalozele und Gastroschisis

A. Zimmermann

Vo.:
- Omphalozele 1 : 4300 (0,23/1000) Geburten,
- Gastroschisis 1 : 10 000 (0,1/1000) Geburten (44), davon $^2/_3$ FG (126).

Def./Ät./PPh.:
- *Omphalozele* (syn.: Nabelschnurhernie, Nabelschnurbruch):
  - Hemmungsfehlbildung der Bauchwand mit unvollständiger Rückbildung des bis zur 12. SSW physiologischen Nabelschnurbruchs,
  - abhängig von Größe des Bruchsacks (bestehend aus Peritoneum und Amnion) können Magen, Darm, Leber oder nur einzelne kleine Darmanteile in die Nabelschnur gelangen,
  - häufig Frühgeburtlichkeit und Untergewicht,
  - bei sehr großen Omphalozelen droht Entwicklung einer Lungenhypoplasie,
  - *Komplikationen:* Ruptur des Bruchsacks → frei flottierende Darmschlingen, Infektion, Peritonitis, sekundäre Darmatresie,
  - *assoziierte Fehlbildungen in bis zu 70%:* Chromosomenaberrationen, Herzfehler, Zwerchfelldefekt, andere Entwicklungsstörungen der Bauchdecke, Wiedemann-Beckwith-Syndrom (Exomphalos-Makroglossie-Gigantismus-Syndrom).
- *Gastroschisis* (syn.: Laparoschisis, Bauchspalte):
  - Hemmungsfehlbildung der Bauchwand mit einem Defekt, der neben und meist rechts vom Nabelschnuransatz liegt, Bruchsack fehlt, intrauterin frei flottierende Darmschlingen,
  - offener Vorfall von Darmanteilen, des gesamten Darms und/oder Bauchorganen,
  - der prolabierte Darm ist ödematös verdickt, entzündlich verändert/ fibrinös belegt und häufig torquiert,
  - in bis zu 30% Darmatresien, möglicherweise durch ischämische Infarkte oder Strangulationen, Adhäsionen und Stenosen,
  - IUGR und Frühgeburtsbestrebungen sind möglich (44),
  - *Begleitfehlbildungen:* selten.

Pränat. Di.:
- sowohl bei Omphalozele als auch bei Gastroschisis in bis zu 80% sonographisch möglich,
- Planung der Entbindung in einem Zentrum mit kooperierender Kinderchirurgie.

Entbindungsmodus:
- *Omphalozele:* Primäre Sectio, falls Durchmesser > 5 cm oder Leber im Bruchsack.

- *Gastroschisis:* In der Regel wird eine primäre Sectio bei erreichter Lungenreife ca. 4–6 Wochen vor Termin empfohlen.

Kl.:
- *Omphalozele:*
  - Bruchsack unterschiedlicher Größe, der Teile des Darmes oder den gesamten Darm sowie Baucheingeweide beinhaltet; Nabelschnur inseriert auf dem Bruchsack,
  - Adaptationsstörungen treten in Abhängigkeit von Unreife und weiteren Fehlbildungen auf,
  - bei kleiner Omphalozele ohne weitere Fehlbildungen kann das Kind völlig unbeeinträchtigt sein.
- *Gastroschisis:*
  - Bauchwanddefekt neben der Nabelschnur mit vorliegendem Darm, der abhängig von möglichen Strikturen und Obstruktionen livide verfärbt, ödematös verändert und fibrinös belegt sein kann (Abb. 2.**36b**, S. 151),
  - weitere Organe können außerhalb der Bauchhöhle liegen.

Di. im Kreißsaal:
- i.d.R. keine ausführliche körperliche Untersuchung, da Diagnose pränatal bekannt und NG/FG bereits in sterilen, durchsichtigen Plastikbeutel verpackt,
- Abschätzung von Herniengröße und -inhalt durch den Beutel,
- BGA, BZ, präoperative Labordiagnostik inkl. Gerinnung, Blutgruppe, Kreuzblut.

DD:
- pränatal rupturierte Omphalozele,
- Gastroschisis,
- vesikointestinale Fissuren,
- Blasenekstrophie,
- persistierende Allantoisblase.

Monitoring: Pulsoxymeter (Hf, SaO_2), BD, EKG, ggf. Tubuslage.

Proz./Th. im Kreißsaal:
- Sterile Erstversorgung zur Vermeidung einer Superinfektion – insbesondere bei offen liegenden Baucheingeweiden!
- Das NG/FG wird bereits vom Geburtshelfer im OP (Sectio) nach Absaugen und Abklemmen bis zu den Armen in sterilen, durchsichtigen Plastikbeutel gepackt (Kälte- und Infektionsschutz, Abb. 2.**36a**, S. 151)!
- Ist dies noch nicht erfolgt, wird zunächst ein Urinbeutel angelegt und das NG anschließend bis zu den Armen in einen sterilen Plastiksack eingepackt (111).

> Das Anlegen feuchter NaCl-Kompressen auf die freiliegenden Darmanteile erhöht die Auskühlungsgefahr und sollte daher nur durchgeführt werden, wenn kein steriler Plastiksack vorhanden ist (149)!
> Keine Maskenbeatmung, um Darmdistension zu vermeiden!

- Stimulation und O_2-Vorlage, bei Ateminsuffizienz rasche Intubation!
- Vermeidung von Auskühlung und Austrocknung (s. oben, steriler Plastiksack, Wärmestrahler/-matte, Mütze)!
- Legen von 2 venösen Zugängen, ggf. Volumenersatz i. v., Glucose 10% 3 ml/kg/h für Transport.
- Liegen bei Gastroschisis torquierte, livide verfärbte Darmschlingen vor, sollten diese vorsichtig detorquiert werden. Bei Strangulation ist eine Erweiterung der Bruchpforte evtl. bereits im Kreißsaal erforderlich (126)!
- Legen einer Magensonde, diese offen lassen.

Transport:
- *Omphalozele:* Wegen prolabierender Leber und möglichem Abknicken der V. cava inferior in Rechtsseitenlage.
- *Gastroschisis:* (Rechts-)Seitenlage.

Di./Proz./Th. auf NIPS:
- supportive Therapie (s. oben), elektive Intubation (falls nicht schon geschehen),
- Rö.-Thorax und -Abdomen a.-p.,
- ggf. Ausschluss weiterer Fehlbildungen,
- präoperative Labordiagnostik ergänzen (s. oben),
- antibiotische Behandlung, z. B. Piperacillin (150 mg/kg/d) + Cefotaxim (150 mg/kg/d) + evtl. Metronidazol (15 mg/kg/d) i. v.,
- *operative Korrektur, die bei Gastroschisis und freiliegendem Darm ohne Zeitverzug erfolgt (88):*
  - bei großer Omphalozele und Gastroschisis: Bauchhöhlenerweiterungsplastik mit Gore-Tex-Patches (Abb. 2.**36c**, S. 152),
  - bei kleiner Omphalozele: Reposition durch Twisten der Nabelschnur, Ligatur an der Basis.

Prognose:
- *Omphalozele:* Abhängig von Größe und Begleitfehlbildungen (insbesondere Herzfehler, Chromosomenaberration).
- *Gastroschisis:* Abhängig von entzündlichen Veränderungen, Peritonitis, Strikturen und Stenosen.

Neuralrohrdefekte: Meningozele, Meningomyelozele

A. Zimmermann

Syn.: Neural Tube Defects (NTD).
Vo.: Ca.1,1/1000 Lebendgeborene (140).
Ät./PPh.: Als Neuralrohrdefekte werden folgende ZNS-Fehlbildungen bezeichnet:
- *Exenzephalie:* Fehlen des knöchernen Schädels.
- *Anenzephalie:* Fehlen von Großhirnstrukturen.
- *Kraniale Enzephalozele:* Meist okzipital gelegene Verschlussstörung des Schädels, umfasst:
  - Enzephalozele,
  - Meningozele,
  - Enzephalomeningozele.
- *Spina bifida:* Dysraphische Störung im Bereich der Wirbelsäule und des Rückenmarks:
  - betrifft in 75 % die lumbale, lumbosakrale oder sakrale Region (115),
  - klinische Formen: offene Neuralplatte, zystisch vorgewölbte Meningomyelozele, zystisch vorgewölbte Meningozele mit oder ohne Hautdeckung oder Membran,
  - in 80–90 % Hydrozephalus bei Geburt infolge Aquäduktstenose bei Arnold-Chiari-Malformation Typ II (= Herniation des Vermis cerebelli in den Spinalkanal, IV. Ventrikel und Medulla oblongata lang gestreckt mit kinking am kraniozervikalen Übergang [121]),
  - assoziiert: andere Fehlbildungen der hinteren Schädelgrube (121),
  - multifaktorielle Genese, darunter genetische Ursachen mit Wiederholungsrisiko sowie exogene Ursachen wie Folsäuremangel oder Einnahme von Folsäureantagonisten,
  - perikonzeptionelle Prophylaxe: Senkung des Wiederholungsrisikos durch Folsäureeinnahme 1 Monat vor Konzeption bis Ende des 3. Schwangerschaftsmonats.

> **⚠** Neurologische Folgeprobleme entstehen durch Fehldifferenzierung des Rückenmarks mit motorischen und sensiblen Ausfällen sowie Blasen- und Mastdarmfunktionsstörungen.
> *Folgen des Hydrozephalus:*
> - in 20–30 % geminderte Intelligenz
> - in 10 % Anfallsleiden (112)

Pränat. Di.:
- Sonographie – fetale Beinbewegungen können auch bei großer Läsion bis zum 2. Trimester beobachtet werden und korrelieren nicht mit der Prognose (102),
- MRT,
- Labor: α-Fetoprotein (AFP) und Cholinesterase im Fruchtwasser erhöht (Screening durch AFP-Bestimmung im mütterlichen Serum),
- Entbindung durch primäre Sectio wird empfohlen (44, 115).

Kl.: Auffälligkeit in der Lumbosakralregion, z. B.:
- offene Neuralplatte,
- zystische vorgewölbte Meningozele mit und ohne intakte Hautbedeckung.

 Steriles Arbeiten, Vermeidung latexhaltiger Handschuhe!

Di. im Kreißsaal/Kinderzimmer:
- körperliche Untersuchung: Feststellung von Extremitätenfehlstellungen und Paresen (DD: Sichelfuß/Klumpfuß vs. Parese),
- Urinabgang(?),
- BGA, BZ.

Monitoring: Pulsoxymeter (Hf, SaO$_2$), BD, EKG.

Th. im Kreißsaal:
- Abdeckung des Neuralrohrdefekts mit trockenen, sterilen Tüchern,
- ggf. Plastiksack,
- Bauch- oder Seitenlage (126).

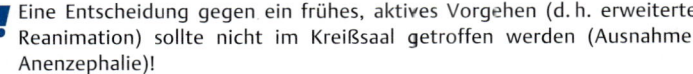 Eine Entscheidung gegen ein frühes, aktives Vorgehen (d. h. erweiterte Reanimation) sollte nicht im Kreißsaal getroffen werden (Ausnahme: Anenzephalie)!

Di./Proz./Th. auf NIPS:
- symptomatische Therapie,
- neurologischer Status,
- Sonographie von Schädel und Abdomen (inkl. Harnblase, Nieren),
- Ausschluss weiterer Fehlbildungen,
- operativer Zelenverschluss in den ersten 48 Lebensstunden,
- bei Indikation: Entlastung des Hydrozephalus (externe Ableitung, Shunt) zur Vermeidung einer Druckschädigung des ZNS in der 1. Lebenswoche (perioperativ: antibiotische Prophylaxe),
- auch bei vermutlich schlechter Prognose häufig Indikation zur operativen Deckung und Entlastung des Hydrozephalus aus pflegerischen Gründen.

Prognose: U. a. abhängig:
- von Höhe und Ausmaß der Läsion,
- vom Ausmaß des Hydrozephalus,
- von Infektionen.

Lippen-, Kiefer- und Gaumenspalten

A. Zimmermann

Def./Vo.: Spaltbildungen mit der Minimalvariante (Lippenkerbe) und der Maximalvariante (doppelseitige Lippen-Kiefer-Gaumen-Spalte [LKG]) sind mit 2/1000 NG häufige kongenitale Fehlbildungen (141). Vorkommen:
- in 97 % isoliert,
- in 3 % im Rahmen von assoziierten Malformationen (u. a. Trisomie 13 und 18, DiGeorge-Syndrom, Holoprosenzephalie, Pierre-Robin-Sequenz), Hypopituitarismus.

Ät./PPh.:
- fehlerhafte Fusionierung während der Gesichtsentwicklung vor der 10. SSW,
- tritt meist sporadisch auf,
- polygener Erbgang mit einem Wiederholungsrisiko von 4–5 % bei familiärer Belastung,
- exogenen Ursachen: Assoziation der LKG mit Lithiumeinnahme sowie der Lippenspalte mit Antiepileptikaeinnahme während der Schwangerschaft ist beschrieben (44).

Pränat. Di.: Möglich.

Kl.:
- *LKG ohne weitere Fehlbildung:* unproblematische postnatale Adaptation,
- *LKG und weitere Fehlbildungen:* Anpassungsstörung und Atemwegobstruktion möglich,
- *Pierre-Robin-Sequenz mit Gaumenspalte und Retro-Mikrognathie*: insbesondere in Rückenlage kann es – infolge instabiler oberer Luftwege und Retroglossie – zu schweren obstruktiven Apnoen kommen (41).

Di. im Kreißsaal/Kinderzimmer:
- körperliche Untersuchung, BGA, BZ,
- bei jedem NG sollte im Rahmen der U1 der Gaumen bis zur Uvula zum Ausschluss einer Gaumenspalte inspiziert werden.

Monitoring: Pulsoxymeter (Hf, SaO_2), BD, ggf. EKG.

Th. im Kreißsaal:
- Aufrechterhaltung der Vitalfunktionen (ABCD), um weitere Diagnostik/ Syndromabklärung zu ermöglichen,
- *bei Pierre-Robin-Sequenz:* Offenhalten der Atemwege durch Bauchlage oder Anlegen eines Rachentubus, ggf. Zurückfallen der Zunge durch Fixation verhindern,
- *bei Indikation:* orale Intubation, die insbesondere bei Mikrognathie oder weiteren Fehlbildungen im Mittellinienbereich schwierig sein kann.

Proz./Th. auf NIPS:
- Kontakt zu einem interdisziplinären Spaltenzentrum aufnehmen; Anfertigen/Anpassen einer Oberkieferplatte in den ersten Lebenstagen,
- orale Ernährung mit speziellen Habermann-Saugern möglich,
- Stillen mit Gaumenplatte möglich, aber schwierig,
- Folgeoperationen (166, 180):
  - Lippe: ca. 0.–3.–6. Monat,
  - weicher Gaumen: ca. 7.–12. Monat,
  - harter Gaumen: ca. 3.–7. Lebensjahr,
  - Kiefer: ca. 8.–12. Lebensjahr (Osteoplastik),
  - Abschlusskorrektur-OP/Septorhinoplastik: 17.–18. Lebensjahr,
- psychologische Führung der Familie.

Prognose:
- abhängig von weiteren Fehlbildungen,
- funktionell und kosmetisch gute Operationsergebnisse.

Geburtstraumata: Armplexusparese, Fazialisparese, Klavikulafraktur, Kephalhämatom

A. Zimmermann

Vo.:
- obere Armplexusparese (Erb): 0,05–3/1000 Geburten (161),
- untere Armplexusparese (Klumpke): selten, meist kombiniert mit oberer Plexusparese,
- Fazialisparese 10–20/1000 NG (13),
- Klavikulafraktur 2–35/1000 Geburten (90),
- Kephalhämatom 38/1000 NG (139).

Ät./PPh.:
- *Armplexusparese:*
  - infolge traumatischer Geburt kommt es zu Überdehnung, Ruptur oder Wurzelausriss des Plexus brachialis,
  - bei Wurzelbeteiligung C5–C6 entsteht die obere Plexusparese (Erb),
  - bei Beteiligung von C7–Th1 entsteht die untere Plexusparese (Klumpke),
  - Risikofaktoren: Schulterdystokie, Makrosomie, vaginal-operative Entbindung, fetale Lageanomalien (u. a. BEL-Entwicklung nach Bracht oder Veit-Smellie [43]),
  - in 25 % der Fälle sind keine Risikofaktoren zuzuordnen.
- *Fazialisparese:*
  - v. a. nach Forzepsentbindung,
  - selten durch Aufpressen des Kopfes auf das mütterliche Promontorium bei prolongierter Geburt.
- *Klavikulafraktur:*
  - assoziiert mit Schulterdystokie und Makrosomie (135),
  - in > 50 % der Fälle sind keine Risikofaktoren zuzuordnen,
  - 1 von 11 NG hat zusätzlich eine obere Armplexusparese (100).
- *Kephalhämatom:*
  - geburtstraumatisch erworbene subperiostale Blutung assoziiert mit vaginal-operativer Entbindung (v. a. Vakuumextraktion [139]).

Kl.:
- *Armplexusparese:*
  - Obere (Erb, C5–C6):
    Mangelnde Bewegung der betroffenen Seite, Adduktion, Innenrotation und Pronation des Arms sowie Streckung im Ellenbogengelenk (d. h. Arm hängt schlaff in Innenrotation bei unbeeinträchtigter Fingermotorik, sog. waiter's tip posture). Arm kann nicht über die Horizontale gehoben werden, einseitig fehlende Moro-Reaktion, fehlende Bizeps- und Radialisreflexe, evtl. Zwerchfellparese (C3–C5, N. phrenicus, Sonographie!).

- Untere (Klumpke, C7–Th1):
  Finger- und Handgelenk können nicht bewegt werden (Pfötchenstellung), der palmare Greifreflex fehlt. Bei begleitender Sympathikusläsion ist ein Horner-Syndrom (Miosis, Ptosis, Enophthalmus) möglich.
- DD: Epiphysenlösung oder Fraktur des Humerus.
- *Fazialisparese:*
  - fehlender Lidschluss auf der betroffenen Seite,
  - beim Schreien wird der Mund zur gesunden Seite verzogen,
  - auf der erkrankten Seite fehlt die Nasolabialfalte,
  - seltener ist auch der Stirnast (N. VII_1) betroffen (fehlende Stirnfalten ipsilateral).
- *Klavikulafraktur:*
  - kann in den ersten Lebenstagen der Untersuchung entgehen (80),
  - betroffene Seite geschwollen und druckdolent,
  - häufig Schonhaltung des betroffenen Armes,
  - u. U. ist Stufe oder ein „Knirschen" tastbar,
  - Kind schreit scheinbar „grundlos" bei Manipulation.
- *Kephalhämatom:*
  - fluktuierende, druckdolente, die Schädelnähte nicht überschreitende Schwellung (DD zum Caput succedaneum). Selten hämorrhagische Anämie.

Monitoring: Pulsoxymeter (Hf, SaO_2), BD, Temperatur ggf. EKG.

Verlegung: Indikation zur Verlegung sind nicht Armplexusparese, Fazialisparese, Klavikulafraktur oder Kephalhämatom, sondern die Gründe, die zum Hinzuziehen des NNAD/Pädiaters geführt haben (z. B. perinataler Stress):

- Klavikulafraktur → Rückenlage, nicht auf die betroffene Seite legen,
- Armplexusparese (Erb, Klumpke) → Rückenlage, Kopf zur betroffenen Seite gewendet,
- Kephalhämatom → nicht auf das Hämatom legen.

Di. auf NIPS:

- *Plexusparese:*
  - sonographischer Ausschluss einer Epiphyseolysis capitis humeri und einer Zwerchfellparese,
  - röntgenologischer Ausschluss knöcherner Verletzungen (Humerusfraktur, Klavikulafraktur),
  - neurologischer Status (abhängig von klinischem Zustand).
- *Klavikulafraktur:*
  - Ausschluss Plexusparese,
  - neurologischer Status,
  - ggf. Röntgen (nicht routinemäßig).
- *Kephalhämatom:* Verlaufsbeobachtung (Hkt-Wert, Bilirubin: Resorptionsikterus?). Nach VE kann in seltenen Fällen eine knöcherne Schädelverletzung vorliegen.

Proz./Th./Prognose:
- *Armplexusparese:*
  - bis zu 3 Wochen schonende Lagerung in Adduktion mit Beugung des Unterarms ohne Ausübung von Zug auf den Nervenstrang,
  - bei fehlender Rückbildung nach 3 Wochen Beginn mit Physiotherapie,
  - bei fehlender Bizepsfunktion ab dem 3. Monat: eingehende Untersuchung in spezialisierten Zentren (8, 9, 130),
  - ab 4.–6. Monat: Plexusrekonstruktion (8, 9, 130),
  - in 80–90 % Rückbildung des Parese innerhalb des 1. Lebensjahrs (8, 119).
- *Fazialisparese:*
  - bei unvollständigem Lidschluss Auge durch Salben vor Austrocknung schützen,
  - in 90 % Rückbildung der Symptome innerhalb weniger Wochen (13).
- *Klavikulafraktur:*
  - schonende Manipulationen zur Vermeidung unnötiger Schmerzen,
  - kein routinemäßiges Röntgen,
  - Kallusbildung und Restitutio ad integrum ohne Therapie (80).
- *Kephalhämatom:*
  - Anämie und – durch Hämatomabbau – auch Hyperbilirubinämie möglich (Resorptionsikterus),
  - bis auf wenige Ausnahmen Rückbildung ohne Folgen nach 2–3 Wochen,
  - selten anhaltende tastbare Hämatomverkalkung,
  - in seltenen Fällen Superinfektion des Hämatoms möglich (96).

Sudden Infant Death Syndrome (SIDS)

A. Zimmermann

Def.:
- *SIDS:* Plötzlicher und – aufgrund der Anamnese – unerwarteter Tod eines bis dahin gesunden und unauffälligen Säuglings, der bei der Obduktion keine adäquate Todesursache erkennen lässt.
- *ALTE* (apparent life threatening event): Lebensbedrohlich erscheinender Zustand mit Zyanose, Blässe, Tonusverlust, Nichtansprechbarkeit, flacher oder fehlender Atmung, der zum Aufsuchen eines Arztes oder Krankenhauses oder Alarmierung eines Notarztes und Beginn von Wiederbelebungsmaßnahmen führt.

Vo.: In Deutschland ca. 0,7/1000 (138). SIDS-Gipfel zwischen 2.–4. Lebensmonat, selten im NG-Alter oder nach dem 1. Lebensjahr.

> **!** SIDS ist häufigste Todesursache im 1. Lebensjahr jenseits der Neugeborenenperiode.

Ät.: Weiterhin unklar, multifaktorielle Genese wahrscheinlich (95, 138):
- ausgeprägtes Schwitzen im Schlaf kann hinweisend auf bevorstehendes Ereignis sein,
- erhöhtes Risiko bei ehemaligen FG mit niedrigem GG und BPD (47),
- möglicherweise auch erhöhtes Risiko bei Kindern mit verlängertem QT-Intervall im EKG (154),
- Geschwisterkinder von SIDS-Opfern sollten sorgfältig untersucht werden, obwohl nicht gesichert ist, dass diese ein erhöhtes SIDS-Risiko haben. Zwillingsgeschwister von SIDS-Opfern haben ein erhöhtes Risiko (95),
- gehäufte virale und bakterielle Infektionen (95),
- klinisch relevante obstruktiven Schlafapnoen, z.B. durch Kollaps des Hypopharynx (95),
- Zustand nach ALTE ($\rightarrow$ Heimmonitor [95]).
- erschwerte Erweckbarkeit (arousal) des Säuglings (95).

Kl.: Szenario: Ein bis dahin unauffälliges reifes Kind wird blass, pulslos und apnoisch im Bett vorgefunden. 90 % der SIDS-Fälle ereignen sich im Schlaf.

DD: Fulminante Sepsis, Herzfehler, Hirnblutung, Stoffwechselerkrankung.

Di. im Kinderzimmer:
- Feststellung des Herz-Kreislauf-Stillstands,
- BZ, BGA (im häuslichen Umfeld nicht möglich); falls möglich: Elektrolyte, BB, Gerinnung,
- exakte Dokumentation und Anamnese.

Th. im Kinderzimmer:
- Kardiopulmonale Reanimation (Ausnahme: Feststellung sicherer Todeszeichen).
- Venösen (oder intraossären) Zugang legen:
  - Adrenalin i. v./i. o.,
  - Volumengabe: 10 ml/kg in 10 min i. v., ggf. wiederholen,
  - bei Nichtansprechen auf Adrenalin → ggf. Puffern.
- Falls arterielle Hypotension mit MAD << 40–50 mmHg:
  - Legen eines ZVK und Gabe von Dopamin 5–20 µg/kg/min, Adrenalin (Suprarenin) 0,05–1 µg/kg/min oder Noradrenalin (Arterenol) 0,05–1 µg/kg/min;

 Notfalls muss Dopamin zunächst peripher laufen.

  - Alternativ: Dobutamin 5–20 µg/kg/min peripher- oder zentral-venös (cave: diastolischer BD, Tachykardie).
Monitoring: Pulsoxymeter (Hf, SaO_2), BD, EKG (falls möglich ausdrucken).
Proz. auf der NIPS:
- weitere Reanimation (ABCD) oder Einstellen der Maßnahmen bei fehlendem Ansprechen,
- bei Ansprechen:
  - Beatmung,
  - Kreislauftherapie,
  - Therapie der Folgeprobleme,
- ggf. Hirntoddiagnostik,
- bei letalem Ausgang: auf Todesbescheinigung bei Todesursache „ungeklärt" ankreuzen,
- Elterngespräche:
  - Aufklärung über die medizinischen Befunde bzw. die Obduktion,
  - Hilfestellung durch Kriseninterventionsteam anbieten,
  - Adresse der Gesellschaft zur Erforschung des Plötzlichen Säuglingstodes (GEPS, www.sids.de) weitergeben,
- weitere Diagnostik in Abhängigkeit von der Situation:
  - Labor: BB, BGA, BZ, Lactat, Ammoniak, Elektrolyte mit Calcium, Phosphat, Magnesium, Nieren- und Leberwerte,
  - toxikologisches Screening (Urin, Serum, Stuhl) zum Ausschluss einer Ingestion,
  - mikrobiologische Diagnostik: Blutkultur, Lumbalpunktion, Urinkultur,
  - Schädelsonographie, aEEG/EEG bzw. Polygraphie, Funduskopie,
  - ECHO, EKG mit der Frage nach Long-QT-Syndrom,
  - Stoffwechseldiagnostik: Aminosäurenanalyse, organische Säuren im Urin,
  - postmortale Entnahme einer Muskel- und Hautbiopsie,
  - Ausschluss einer Kindesmisshandlung,

– nach Überleben im Intervall: Polysomnographie (elektrophysiologische Untersuchung im Schlaf: nasaler Luftstrom, Thoraxbewegungen, EKG, SaO_2).

Besonderheiten/Vorgehensweise:

> ❗ Als verantwortlicher Notarzt zu einem plötzlichen Kindstod gerufen zu werden, stellt eine extrem belastende Situation dar. Dies wird bereits klar, wenn man dieses Szenario – z. B. in der Praxiswoche zur „Fachkunde Rettungsdienst" – simuliert.

Beim SIDS ist man als Notarzt/Notärztin schnell hin- und hergerissen zwischen:
- der eigenen Hilflosigkeit und dem Wunsch, den Ort des Geschehens zu verlassen,
- der per se aussichtslosen Situation bei sicheren Todeszeichen,
- der Aufforderung seitens der Eltern, die Reanimationsbemühungen nicht einzustellen,
- der extrem schwierigen Aufgabe, den Eltern klarzumachen, dass ihr gestern noch völlig gesundes Kind nicht wieder aufwachen wird,
- der ebenso schwierigen Aufgabe, den Eltern zu erklären, dass ihr Kind ggf. zur Obduktion mitgenommen werden muss (s unten).

> ❗ Psychologischen Notdienst, ggf. Kriseninterventionsdienst und/oder Seelsorger rufen und sich um die Angehörigen kümmern.

Den Eltern ist grundsätzlich eine Obduktion anzubieten/zu empfehlen, um (a) die Todesursache zu klären, (b) die Eltern von Fremdvorwürfen zu entlasten und (c) elterlichen Schuldgefühlen vorzubeugen. Dies muss durch qualifiziertes Personal (Notarzt, Kriseninterventionsteam) erfolgen und mit einer mündlichen und schriftlichen Aufklärung über die Obduktion einhergehen.

> ❗ • Auf der Todesbescheinigung unter Todesursache *„ungeklärt"* ankreuzen sowie Polizei/Kripo anfordern und informieren. Diese arbeitet meist mit einem bestimmten Bestattungsunternehmen zusammen. Der Staatsanwalt ordnet bei „ungeklärter" Todesursache eine rechtsmedizinische Obduktion an.
> • Den Eltern unbedingt die Möglichkeit geben, sich von ihrem Kind zu verabschieden.
> • Dem Trauerprozess entsprechendes Verhalten von allen am Einsatzort anwesenden Personen ist ggf. einzufordern!
> • Der Begriff „Kindsmisshandlung" darf auf keinen Fall in der Akutsituation fallen!

Präventionsempfehlung (138):
- Rückenlage als Schlafposition,
- Schlafsack statt Bettdecke, Vermeidung von Kopfkissen
  (s. a. www.schlafumgebung.de),
- Schlafplatz des Kindes im eigenen Bett im Zimmer der Eltern,
- Verzicht auf Nicotinkonsum beider Elternteile, rauchfreie Umgebung,
- Raumtemperatur im Schlafzimmer 16–18 °C,
- Stillen,
- falls Schnuller vom Kind genommen wird, diesen zum Schlafen geben.

Wiederholungsfragen

G. Hansmann, T. Humpl, A. Zimmermann

1. Was gehört zur Standardversorgung eines reifen, vitalen, gesunderscheinenden NG – und was nicht? → S. 163.
2. Wann müssen welche weiter reichenden Maßnahmen bei einer NG-Erstversorgung ergriffen werden? Stichwörter: Mekonium, Asphyxie, Frühgeburtlichkeit/Unreife, besondere Vorkommnisse. → S. 123 ff., Tab. 2.**9**, S. 133 ff., S. 161–185, S. 216–319, S. 328–339, S. 345–350.
3. Welche anatomischen Besonderheiten können die endotracheale Intubation sehr kleiner FG erschweren? → S. 175.
4. Bei welchem Schätzgewicht sollten FG mit einem 2,0-, 2,5- oder 3,0-ID-Tubus intubiert werden ? → Tab. 2.**2**, S. 80.
5. Welche gestationsalterbezogene Mortalität kann Eltern auf Anfrage mitgeteilt werden? → S. 181, S. 184–185.
6. Aus welchen Gründen können FG auch bei sicher intratracheal liegendem Tubus verfallen? → S. 181.
7. Unterhalb welcher SSW ist zum jetzigen Zeitpunkt von keiner Überlebensmöglichkeit des NG auszugehen? → S. 184.
8. Ist es gerechtfertigt, bei extremer Unreife die begonnenen, lebensrettenden Sofortmaßnahmen einzustellen? → S. 184 f.
9. Welche Komplikation kann bei monochorialer Geminigravidität eintreten? → S. 186 ff.
10. Was sollte unbedingt vor einer Notfalltransfusion zur Bestimmung asserviert werden? → S. Tab. 3.**1**, S. 188 ff.
11. Welche klinischen Hinweise auf ein fetofetales Transfusionssyndrom (FFTS) gibt es? → S. Tab. 3.**1**, S. 188 ff.
12. Woran sollte der NNAD/Pädiater bei einem NG mit Hautblässe und beschleunigter Atmung denken? → S. Tab. 3.**2**, S. 192 ff.
13. Welche Minimaluntersuchungen sollten bei Verdacht auf Infektion des NG unbedingt noch im Kinderzimmer durchgeführt werden? → S. Tab. 3.**2**, S. 192 ff.
14. Welche BGA kann bei schlecht perfundierten Extremitäten zur Beurteilung herangezogen werden? → S. 103.
15. Wozu sollte einen die Aussage der Schwester „das Kind gefällt mir nicht" veranlassen? → S. 191 ff.
16. Was unterscheidet eine Hausgeburt von einer stationären Geburt hinsichtlich der perinatalen Überwachung von Mutter und Kind? → S. 197 ff.
17. Welche Schwangeren sollten sicher keine Hausgeburt planen? Was sind Kontraindikationen für eine Hausgeburt? → S. 203.
18. Wann sollte eine intrauterine Verlegung in der frühen Phase der Wehentätigkeit erwogen werden? → S. 203 f., S. 411 f.
19. In welchen Situationen sollte ein Neonatologe unverzüglich zu einer Hausgeburt hinzugezogen werden? → S. 206 f.

20. Worauf ist bei einem Notfall während/nach einer Hausgeburt besonders zu achten? → S. 208.
21. Was sind praktikable (nicht evidenzbasierte) Blutzuckeruntergrenzen für reife NG? → S. 209 ff.
22. Bei welchen NG besteht ein erhöhtes Risiko für Hypoglykämie? → S. 209 ff.
23. Nenne typische Symptome einer Hypoglykämie bei NG und Säuglingen! → S. 209 ff.
24. Nenne Differenzialdiagnosen einer transienten, wiederkehrenden oder persistierenden Hypoglykämie eines NG! → S. 212 ff.
25. Wie sieht das Management bei grenzwertigem und erniedrigtem Blutzucker aus? → S. Abb. 3.**5**, S. 210 (Algorithmus).
26. Wie sollte das Management eines NG mit Mekonium auf der Haut oder im Fruchtwasser ablaufen? → S. 216 ff. (Algorithmus).
27. Wie unterscheidet sich das Prozedere bei „lediglich grünem Fruchtwasser und vital-aktivem NG", Mekoniumaspiration und Mekoniumaspirationssyndrom (MAS)? → S. Abb. 3.**6**, Tab. 3.**5**, S. 216 ff.
28. Was ist der entscheidende Schritt in der Erstversorgung eines deprimierten NG mit Verdacht auf Mekoniumaspiration? → S. 216 ff., S. 222.
29. Nenne die intensivmedizinischen Therapiesäulen bei Mekoniumaspirationssyndrom! → S. 224 ff.
30. Welche Faktoren erhöhen die Mortalität bei Mekoniumaspirationssyndrom besonders? → S. Tab. 3.**5**, S. 221.
31. Was unterscheidet die Erstversorgung/Reanimation bei sichtbarem Mekonium und deprimiertem NG von der Standarderstversorgung bei fehlendem Mekonium? → S. 123 ff., S. 166 ff., S. 216 ff.
32. Nenne mütterliche und kindliche Risikofaktoren für Amnioninfektionssyndrom und Frühform der neonatalen Sepsis! Wie sollten Prophylaxe und Therapie aussehen? → S. 227 ff., Abb. 3.**7**.
33. Wann sollten welche schwangeren Frauen eine antibiotische Chemoprophylaxe gegen eine neonatale Sepsis mit Gruppe-B-Streptokokken bekommen? Wie sieht das diagnostische und therapeutische Vorgehen bei den NG der so behandelten Mütter aus? → S. 231, Abb. 3.**7**, S. 238.
34. Nenne die Besonderheiten von Infektionen im Neugeborenenalter! → S. 228.
35. Trage die wichtigsten Prinzipien bei der antimikrobiellen Therapie zusammen! → S. 241.
36. Wie sollte die antibiotische Initialtherapie bei unbekanntem Erreger und Sepsisverdacht in der ersten Lebenswoche aussehen? → S. 241 ff.
37. Welche Ursachen können einer so genannten „weißen Asphyxie" (schwere perinatale Asphyxie) zugrunde liegen? → S. 247 ff., S. 253 ff.
38. Kann ein akuter Blutverlust beim NG zu einem Nichtansprechen auf Reanimationsmaßnahmen führen? → S. 247.
39. Was kennzeichnet eine Geburtsasphyxie (Definition nach [33])? → S. 253.
40. Was ist derzeit Mittel der 1. Wahl bei Neugeborenenkrämpfen? → S. 259.

41. Welches Medikament ist bei Neugeborenenkrämpfen selten diagnostisch und therapeutisch wirksam, aber einen Versuch unter EEG-Kontrolle wert? → S. 261.
42. An welche Komplikation ist bei der i.v Gabe von Phenytoin zu denken? → S. 261.
43. Wie ist die Naloxondosis, die laut AAP-/AHA-/ILCOR-Guidelines bei Opioid-überhang den NG gegeben werden sollte? Applikationswege? → S. 264.
44. Welche verlässlichen Möglichkeiten gibt es zur Diagnostik fetaler Rhythmusstörungen? → S. 266.
45. Was ist die häufigste Rhythmusstörung bei Säuglingen und wie die Therapie? → S. Abb. 3.**10**, S. 267, S. 272 ff.
46. Was sind Ursachen für Bradykardien bei Säuglingen? → S. 275 ff.
47. Welche 3 Ereignisse führen zu kardialer Notfällen im Neugeborenen- und frühen Säuglingsalter? → S. 283 ff.
48. Welche Herzfehler haben eine duktusabhängige Lungendurchblutung (Rechtsobstruktion), welche eine duktusabhängige Systemperfusion (Linksobstruktion)? → S. 281 ff.
49. Was muss man beim Einsatz von Sauerstoff bei diesen Herzfehlern beachtet werden? → S. 103 ff.
50. Wann sollte Prostaglandin E ex juvantibus als DTI gegeben werden? → S. Abb. 2.**13**, S. 280, S. 283–287, S. 299 ff.
51. Differenzialdiagnose der Zyanose? → S. 104, S. 285.
52. Erkläre die Pathophysiologie der persistierenden pulmonalen Hypertension des Neugeborenen (PPHN)! → S. 320.
53. Wo sollten bei Verdacht auf PPHN (und Herzfehlern mit Linksobstruktion → S. 281, S. 299–306) pulsoxymetrisch und arteriell SaO$_2$ und paO$_2$ gemessen werden? → S. 320.
54. Was sind die Kardinalsymptome und Therapieziele bei persistierender pulmonaler Hypertension des Neugeborenen? → S. 320 ff.
55. Nenne die wichtigsten Strategien bei der intensivmedizinischen Therapie einer manifesten PPHN! → S. 323 ff.
56. Welche (ultimative) Therapieoption sollte bei Versagen der konventionellen PPHN-Therapie rechtzeitig in Erwägung gezogen werden? → S. 327.
57. Warum ist die Maskenbeatmung bei der Erstversorgung Neugeborener mit Zwerchfelldefekt (Hernie, Prolaps) kontraindiziert? → S. 328 ff.
58. Welcher Zeitpunkt sollte für die Operation eines Zwerchfelldefekts gewählt werden? → S. 331.
59. Was bestimmt die Prognose von Patienten mit Zwerchfelldefekt? → S. 332.
60. Wie kann ein Spannungspneumothorax notfallmäßig entlastet werden? → S. 335 ff.
61. Ist zum Legen einer Pleuradrainage bei Pneumothorax eine Analgesie erforderlich? → S. 337.
62. Darf bei Verdacht auf Pneumothorax im Kreißsaal mit Maske beatmet werden? → S. 131, S. 335.
63. Wie kann sich eine zystisch-adenomatoide Malformation der Lunge (CAML) klinisch präsentieren? → S. 340.

64. Wie wird ein NG mit zystisch-adenomatoider Malformation der Lunge (CAML) im Kreißsaal erstversorgt? → S. 341.

65. Mit welchen Komplikationen muss bei einem NG mit pränatal bekanntem einseitigen Pleuraerguss gerechnet werden? → S. 342 ff.

66. Was sind die möglichen Ursachen eines Chylothorax? → S. 342 ff.

67. Sollte bei einem kongenitalen Chylothorax eine Chromosomenanalyse durchgeführt werden? → S. 344.

68. Wieso sind MCT-Fette zur oralen Ernährung eines NG mit Chylothorax geeignet? → S. 344.

69. Welche beiden Hydropsformen können aufgrund ihrer unterschiedlichen Pathogenese abgegrenzt werden? → S. 345 ff.

70. Welche Ursachen für einen Hydrops fetalis gibt es? → S. 345 ff.

71. Welche Faktoren wirken bei der Pathogenese des Hydrops fetalis (immunologisch und nichtimmunologisch) zusammen (Stichwörter: Sauerstoffangebot, Labor, Echokardiographie)? → S. 345 ff.

72. Auf welche Probleme bei der Intubation eines NG mit Hydrops sollte der NNAD/Pädiater vorbereitet sein? → S. 347.

73. Wann und durch welches Symptom fallen doppelseitige bzw. einseitige Choanalatresien auf? → S. 350.

74. Was sind die Differenzialdiagnosen einer doppelseitigen Choanalatresie? → S. 350.

75. Warum fällt eine beidseitige Choanalatresie beim schreienden Kind nicht auf? → S. 350.

76. Welche pränatalen sonographischen Befunde weisen auf eine Ösophagusatresie hin? → S. 351 f.

77. Mit welcher (für alle NG empfohlenen) diagnostischen Maßnahme kann eine Ösophagusatresie klinisch ausgeschlossen werden? → S. 351 f.

78. Welche Gefahr droht bei der maschinellen Beatmung von NG mit Ösophagusatresie? → S. 352.

79. Nenne häufige Ursachen für einen paralytischen (funktionellen) oder mechanischen Ileus! → S. 353.

80. Wann und wie kann man einen paralytischen und mechanischen Ileus voneinander unterscheiden? → S. 354.

81. Was sind die wichtigsten klinischen Zeichen eines (beginnenden) Ileus? → S. 353 f.

82. Welche Ileusformen/Krankheitsbilder gehen mit einer besonders foudroyanten (Ileus-)Symptomatik einher? → S. 354.

83. Inwiefern unterscheiden sich hoher und tiefer Ileus im klinischen Bild? Bei welchen Krankheitsbildern tritt galliges Erbrechen auf? → S. 353.

84. Was ist das typische röntgenologische Zeichen bei Duodenalatresie? → S. 355 f.

85. Was sollte ausgeschlossen werden, wenn > 24 h postnatal noch kein Mekoniumabgang erfolgt ist? → S. 351, S. 356.

86. Wofür steht VACTERL-Assoziation? Bei welchen Krankheitsbildern sollte dieses Syndrom (präoperativ) ausgeschlossen werden? → S. 351, S. 355–357.

87. Welche Erstmaßnahmen werden bei Verdacht auf NEC eingeleitet? → S. 361 ff.
88. Beschreibe klinische und röntgenologische Befunde bei nekrotisierender Enterokolitis (NEC) im zeitlichen Verlauf! → S. 351.
89. Inwiefern unterscheiden sich Omphalozele und Gastroschisis hinsichtlich Bruchpforte und assoziierten Fehlbildungen? → S. 363.
90. Was ist bei der Erstversorgung einer Gastroschisis bzw. (großen) Omphalozele zu beachten? → S. 363 ff.
91. Welche Probleme haben Kinder mit angeborenen Bauchwanddefekten nach Geburt? → S. 364 f.
92. Wann muss eine Gastroschisis operiert werden? → S. 365.
93. Welche ZNS-Fehlbildungen werden unter dem Begriff „Neuralrohrdefekte" zusammengefasst? → S. 366 f.
94. Was sollte bei der Erstversorgung von NG mit Neuralrohrdefekten (z. B. lumbosakrale Meningomyelozele) unbedingt beachtet werden? → S. 367.
95. Was ist nach Geburt eines Kindes mit Lippen-Kiefer-Gaumen-Spalte zu veranlassen ? → S. 368 f.
96. Welche Probleme können bei Vorliegen einer Pierre-Robin-Sequenz auftreten? → S. 368.
97. Welche Zusatzuntersuchungen sind bei Armplexusparese zu veranlassen? → S. 370 ff.
98. In welchem Alter sollte eine operative Rekonstruktion einer perinatal erworbenen Armplexusparese stattfinden? → S. 371 f.
99. Was ist bei einem Kephalhämatom zu beachten? → S. 371 f.
100. Wie ist die Prognose bei perinatal erworbener Armplexusparese, Fazialisparese, Klavikulafraktur oder Kephalhämatom? → S. 371 f.
101. Welche Empfehlungen werden zur Prävention des SIDS gegeben? → S. 376.
102. Was sollte bei Verdacht auf SIDS auf der Todesbescheinigung als Todesursache angekreuzt werden? → S. 375.

Literatur

1. Ackermann-Lieberich, U, Voegeli, T, Gunter-Witt K, Kunz I, Zullig M, Schindler C, Maurer M, Zurich Study Team (1996) Home verus hospital deliveries: follow up study of matched pairs for procedures and outcome. BMJ 313: 1213–1318

2. Adzick NS, Flake AW, Crombleholme TM (2003) Management of congenital lung lesions. Semin Pediatr Surg 12: 10–15

3. Allen MC, Donohue PK, Dusman AE (1993) The limit of viability – Neonatal outcome of infants born at 22–25 weeks gestation. N Engl J Med 329: 1597–1601

4. Allen HD, Gutgesell HP, Clark EB, Driscoll DJ (2000) Moss and Adam's heart disease in infants, childrens, and adolescents: including the fetus and the young adult. 6th edition Lippincott Williams & Wilkins, Baltimore

5. Al-Tawil K, Ahmed G, Al-Hathal M et al (2002) Congenital chylothorax. Am J Perinatol 17: 121–126

6. American Academy of Pediatrics (2000) Group B streptococcal infections. In: Pickering LK (ed.) 2000 Red Book: report on infectious diseases, 25th edition, Elk Grove Village, American Academy of Pediatrics, p. 542

7. American Academy of Pediatrics, Committee on Fetus and Newborn, American College of Obstetricians and Gynecologists, Committee on Obstetric Practice (1995) Perinatal care at the threshold of viability. Pediatrics 96: 974–976

8. Anand P, Birch R (2002) Restoration of sensory function and lack of longterm chronic pain syndromes aftrer brachial plexus injury in human neonates. Brain 125: 113–122

9. Antoniades G, Braun K, Richter H-P (1997) Operative Behandlung von geburtstraumatischen Läsionen des Plexus brachialis. Monatsschr Kinderheilkd 145: 1080–1085

10. Auten RL, Vozzelli M, Clark RH (2001) Volutrauma. What is it, and how do we avoid it? Clin Perinatol 28: 505–515

11. Bagolan P, Nahom A, Giorlandino C (1999) Cystic adenomatoid malformation of the lung: clinical evolution and management. Eur J Pediatr 158: 879–882

12. Bartmann P (2002) Geburtstraumatische Schädigungen. In: Sitzmann FC (Hrsg.) Pädiatrie. 2. Aufl. Duale Reihe/Georg Thieme Verlag Stuttgart, S. 91–95

13. Bartmann P, Roos R (2002) Erkrankungen in der Neugeborenenperiode. In: Sitzmann FC (Hrsg.) Pädiatrie. 2. Aufl. Duale Reihe/Georg Thieme Verlag, Stuttgart, S. 71–126

14. Bastian H, Keirse MJNC, Lancaster PAL (1998) Perinatal death associated with planned home birth in Australia: population based study. BMJ 317: 384–388

15. Bayerische Neonatalerhebung, Deskriptive Neonatalstatistik 2001 (Version 1.2) Bayerische Arbeitsgemeinschaft für Qualitätssicherung in der stationären Versorgung.

16. Behrman RE, Kliegman RM (2002) Nelson Essentials of Pediatrics. 4th edition W. B. Saunders Company, Philadelphia

17. Berger TM, Büttiker V, Fauchère J-C, Holzgreve W, Kind C, Largo R, Moessinger A, Zimmermann R für die Schweizerische Gesellschaft für Neonatologie (2001): Empfehlungen zur Betreuung von

Frühgeborenen an der Grenze der Lebensfähigkeit (Gestationsalter 22–26 SSW). http://www neonet.ch/gestationsalter-d.doc

18. Berner R (2002) Group B streptococci during pregnancy and infancy. Curr Opin Infect Dis 15: 307–313

19. Bernsau U mit dem Vorstand der Gesellschaft für Neonatologie und Pädiatrische Intensivmedizin (1997) Leitlinie (024/015): Diagnostik und Therapie des symptomatischen Ductus arteriosus des Früh- und Reifgeborenen: http://www.uni-duesseldorf.de/ WWW/AWMF/

20. Bittigau P, Sifringer M, Genz K, Reith E, Pspschil D, Govindarajalu S, Dzietko M, Pesditschek S, Mai I, Dikranian K, Olney JW, Ikonomidou C (2002) Antiepileptic drugs and apoptotic neurodegeneration in the developing brain. PNAS 99: 15089–15094

21. Boccia D, Stolfi I, Lana S et al (2000) Nosocomial necrotising enterocolitis outbreaks: epidemiology and control measures. Eur J Pediatr 160: 385–391

22. Bohn D (2002) Congenital diaphragmatic hernia Am J Respir Crit Med 196: 911–915

23. Boloker J, Bateman DA, Wung JT (2002) Congenital diaphragmatic hernia in 120 infants treated consecutively with permissive hyperkapnia/spontaneous respiration/elective repair. J Pediatr Surg 37: 357–366

24. Brzezinska R (1997) Intestinale Notfälle bei Neugeborenen. Radiologe 37: 432–438

25. Buck ML (2002) Naloxone for the reversal of opioid adverse effects. Pediatric Pharmacotherapy 8 (8) http://www.hsc.virginia.edu/ medicine/clinical/pediatrics/ CMC/pedpharm/v8n8.html

26. Bührer C, Obladen M (1996) Vasodilatantien in der Therapie von Oxygenierungsstörungen des Neugeborenen. Perinatal Medizin 8: 120–122

27. Büttiker V, Fanconi S, Burger R (1999) Chylothorax in children. Chest 116: 682–687

28. Burchfield DJ (1999) Medication use in neonatal resuscitation. Clin Perinatol 26: 683–691

29. Buyon JP (1996) Neonatal lupus: Bedside to bench and back. Scand J Rheumatol 25: 271–276

30. Buyon JP, Hiebert R, Copel J, Craft J, Friedman D, Katholi M, Lee LA, Provost TT, Reichlin M, Rider L, Rupel A Saleeb S, Weston WL, Skovron ML (1998) Autoimmune-associated congenital heart block: demographics, mortality, morbidity and recurrence rates obtained from a national neonatal lupus registry. J Am Coll Cardiol 31: 1653–66

31. Carlton DP, Cummings JJ, Scheerer RG, Poulain FR, Bland RD (1990) Lung overexpansion increases pulmonary microvascular protein permeability in young lambs. J Appl Physiol 69: 577–583

32. Carlton DP, Cho SC, Davis P, Bland RD (1994) Inflation pressure and lung vascular injury in preterm lambs. Chest 105: 115S–116S

33. Carter BS, Haverkamp AD, Merenstein GB (1993) The definition of acute perinatal asphyxia. Clin Perinatol 20: 287–304

34. Chahine AA, Ricketts RR (2000) Esophageal atresia in infants with very low birth weight. Semin Pediatr Surg 9: 73–78

35. Choudhury SR, Ashcraft KW, Sharp R (1999) Survival of patients with esophageal atresia: influence of birthweight, cardiac anomaly and late respiratory

complications. J Pediatr Surg 34: 70–73

36. Clyman RI (2000) Ibuprofen and patent ductus arteriosus. N Engl J Med 343: 728–730

37. Cordero L, Hon EH (1971) Neonatal bradycardia following nasopharyngeal stimulation. J Pediatr 78: 441–447

38. Cornblath M, Ichord R (2000) Hypoglycemia in the neonate. Semin Perinatol 24:136–149

39. Cornblath M, Hawdon JM, Williams AF, Aynsley-Green A, Ward-Platt MP, Schwartz R, Kalhan SC (2000) Controversies regarding definition of neonatal hypoglycemia: suggested operational thresholds. Pediatrics 105:1141–1145

40. Davenport M (1999) Diaphragmatic hernia. In Rennie JM and Roberton NRC (eds.) Neonatology 4th edition Churchill Livingstone Edinburgh London New York

41. Davis CF, Young DG (1999) Congenital defects and surgical problems. In: Rennie JM, Roberton NRC (eds.) Textbook of Neonatology. 3rd edition Churchill Livingstone, Edinburgh

42. Desfrere L, Jarreau PH, Dommergues M (2000) Impact of delayed repair and elective high-frequency oscillatory ventilation on survival of antenatally diagnosed congenital diaphragmatic hernia: first application of these strategies in the more "severe" subgroup of antenatally diagnosed newborns. Intensive Care Medicine 26: 934–941

43. Donnelly V, Foran A, Murphy J et al. (2002) Neonatal brachial plexus palsy: an unpredictable injury. Am J Obstet Gynecol 187: 1209–1212

44. Dürig P (1999) Fehlbildungen: Diagnostik und Management. In Schneider H, Husslein P, Schneider KTM (Hrg.) Geburtshilfe. Springer Verlag Berlin Heidelberg New York

45. Eason E, Labrecque M, Wells G, Feldman P (2000) Preventing perineal trauma during childbirth: a systematic review, Obstetrics and Gynecology 95: 464–471

46. Edwards JE, Burchell HB (1949) Congenital tricuspid atresia: A classification. Med Clin North Am 33: 1177–1196

47. Eichler F, Ipsiroglu O, Arif T (2001) Position dependent changes of cerebral blood flow velocities in premature infants 160: 633–639

48. Eronen M, Pohjavuori, Andersson S, Pesonen E, Raivio KO (1997) Prostacyclin treatment for persistent pulmonary hypertension of the newborn. Pediatr Cardiol 18: 3–7

49. Eschenbach DA (2002) Prevention of neonatal group B streptococcal infection. N Engl J Med 347: 280–281

50. Etches PC, Demianczuk NN, Okub NB Non-immune hydrops fetalis. In: Rennie JM, Roberton NRC (1999) Textbook of Neonatology. 3rd edition Churchill Livingstone, Edinburgh

51. Evans DJ, Levene MI (1999) Hypoxic-ischemic injury. In Rennie JM, Roberton NRC (eds.) Textbook of Neonatology. 3rd edition Churchill Livingstone, Edinburgh

52. Ferencz C, Rubin JD, McCarter RJ, Brenner JI, Neill CA, Perry LW, Hepner SI, Downing JW. (1985) Congenital heart disease: prevalence at livebirth. The Baltimore-Washington Infant Study. Am J Epidemiol: 121: 31–36

53. Findlay RD, Taeusch HW, Walther FJ (1996) Surfactant replacement

therapy for meconium aspiration syndrome. Pediatrics 97: 48–52

54. Finer NN, Barrington KJ (2001) Nitric oxide for respiratory failure in infants born at or near term. Cochrane Database Syst Rev (2): CD000399

55. Friedman NR, Mitchell RB, Bailey CM, Albert DM, Leighton SEJ (2000) Management and outcome of choanal atresia. Int J Pediatr Otorhinolaryngol 52: 45–51

56. Fyler, DC (1980) Report of the New England Regional Infant Cardiac Program. Pediatrics 65 Suppl: 376–461

57. Gervais HW (2001) Reanimation im Neugeborenen- und Kindesalter. Monatsschr Kinderheilkd 149: 452–458

58. Gesellschaft für Neonatologie und Pädiatrische Intensivmedizin (1999) Leitlinie (024/019): Frühgeburt an der Grenze der Lebensfähigkeit des Kindes. http://www.uni-duesseldorf.de/WWW/AWMF/

59. Gesellschaft für Neonatologie und Pädiatrische Intensivmedizin (GNPI) – Stellungnahme (2002) Behandlung von extrem unreifen Frühgeborenen. http://www.gnpi.de/wir/stellung/extremfrueh.htm

60. Gilbert DN, Moellering RC, Sande MA (2001) The Sanford guide to antimicrobial therapy. Antimicrobial Therapy, Hyde Park, VT

61. Gnirs J (1999) Intrapartale Aspyxie. In: Schneider H, Husslein P, Schneider KTM (Hrsg.) Geburtshilfe. Springer-Verlag, Berlin Heidelberg, S. 921–944

62. Gray RF; Evans RA (1999) Airway problems. In Rennie JM, Roberton NRC (1999) Textbook of Neonatology. 3rd edition Churchill Livingstone, Edinburgh

63. Greenough A, Roberton NRC (1999) Acute respiratory disease in the newborn. In Rennie JM, Roberton NRC Textbook of Neonatology. 3rd edition Churchill Livingstone, Edinburgh

64. Grifka RG (1999) Cyanotic congenital heart disease with increased pulmonary blood flow. Ped Clin North Am 46: 405–420

65. Hack M, Horbar JD, Malloy MH (1991) Very low birthweight outcomes of the National Institute of Child Health and Human Development Neonatal Network. Pediatrics 87: 587–597

66. Hagberg H, Wennerholm UB, Sävman K (2002) Sequelae of chorionamnionitis. Curr Opin Infect Dis 15: 301–306

67. Halliday HL (2001) Endotracheal intubation at birth for preventing morbidity and mortality in vigorous, meconium-stained infants born at term. Cochrane Database Syst Rev (1): CD000500

68. Harvey D, Holt DE, Bedford H (1999) Bacterial meningitis in the newborn: a prospective study of mortality and morbidity. Semin Perinatol 23: 218–225

69. Hausdorf G (2000) Intensivtherapie angeborener Herzfehler. Steinkopff Verlag, Darmstadt

70. Hawdon JM, Ward Platt MP, Aynsley-Green A. (1992) Patterns of metabolic adaptation for preterm and term infants in the first neonatal week. Arch Dis Child 67: 357–65

71. Hazinski MF, Zaritsky AL, Nadkarni VM et al. (2002) PALS Provider Manual. American Heart Associat on and American Academy of Pediatrics

72. Heck LJ, Erenberg A. (1987) Serum glucose levels in term neonates during the first 48 hours of life. J Pediatr 110: 119–122

73. Herschel M, Koshnood B, Lass NA (2000) Role of naloxone in newborn resuscitation. Pediatrics 106: 831–834

74. Van Heurn LW, Cheng W, de Vries B (2002) Anomalies associated with oesophageal atresia. Pediatr Surg 18: 241–243

75. Hillerdal G (1997) Chylothorax and pseudochylothorax. Eur Respir J 10: 1157–1162

76. Hoehn T, Krause MF (2001) Response to inhaled nitric oxide in premature and term neonates. Drugs 61: 27–39

77. Hoepper MM, Schwarze M, Ehlerding S et al. (2000) Long-term treatment of primary pulmonary hypertension with aerosolized iloprost, a prostacyclin analogue. N Engl J Med 342: 1866–1870

78. Hörmann M, Pumberger W et al (2000) Nekrotisierende Enterokolitis (NEC) beim Neugeborenen. Radiologe 40: 58–62

79. Hofmeyr GJ (2002) Amnioinfusion for meconium-stained liquor in labour. Cochrane Database Syst Rev (2): CD000014

80. Hsu TY, Hung FC, Lu YJ (2002) Neonatal clavicular fracture: clinical analysis of incidence, predisposing factors, diagnosis and outcome. Am J Perinatol 19: 17–21

81. Ichinose F, Erana-Garcia J, Hromi J et al. (2001) Nebulized sildenafil is a selective pulmonary vasodilator in lambs with acute pulmonary hypertension. Crit Care Med 29: 1000–1005

82. Illes P, Jurna I, Kaever V, Resch K (1998) Analgetika und Antiphlogistika. In: Forth W, Henschler D, Rummel W, Starke K (Hrsg) Allgemeine und spezielle Pharmakologie und Toxikologie. 7. Aufl. Spektrum Akademischer Verlag Heidelberg Berlin Oxford

83. Jobe AH (1999) The new BPD: An arrest of lung development. Pediatr Res 46: 641–643

84. Jobe AH, Bancalari E (2001) Bronchopulmonary Dysplasia. NICHD/NHLBI/ORD Workshop Summary. Am J Resp Crit Care Med 163: 1723–1729

85. Jones DC (1995) Nonimmune fetal hydrops: diagnosis and obstetrical management. Seminars in Perinatology 19: 447–461

86. Jorch G und der Vorstand der Gesellschaft für Neonatologie und Pädiatrische Intensivmedizin (1997) Leitlinie (024/011): Neugeborenenkrämpfe. http://www.uni-duesseldorf.de/WWW/AWMF

87. Jorch G, Schulte FJ (1998) Die Folgen der perinatalen Asphyxie. Gynäkologe 31: 690–696

88. Kaiser MM, Kahl F, v.Schwabe C, Halsband, H (2000) Omphalocele und Gastroschisis. Chirurg 71: 1256–1262

89. Kanegaye JT, Soliemanzadeh, Bradley JS (2001) Lumbar puncture in pediatric bacterial meningitis: defining the time interval for recovery of cerebrospinal fluid pathogens after parenteral antibiotic treatment. Pediatrics 108: 1169–1174

90. Kaplan B, Rabinerson D, Avrech OM, Carmi N, Steinberg DM, Merlob P (1998) Fracture of the clavicle in the newborn following normal labor and delivery. Int J Gynaecol Obstet 63: 15–20

91. Kattwinkel J (2000) Neonatal Resucitation. 4th edition American Academy of Pediatrics and American Heart Association, Elk Grove Village

92. Kattwinkel J (2002) Surfactant lavage for meconium aspiration: a word of caution. Pediatrics 109: 1167–1168

93. Kliegman RM (2002) Fetal and neonatal medicine. In: Behrman RE, Kliegman RM (eds.) Nelson Essentials of Pediatrics. 4th edition W. B. Saunders Company, Philadelphia, pp 179–249

94. Knight DB (2001) The treatment of patent ductus arteriosus in preterm infants. A review and overview of randomized trials. 6: 63–73

95. Kurz R (2002) Der plötzliche Kindstod. In: Sitzmann FC (Hrsg.) Pädiatrie. 2. Aufl. Duale Reihe/ Georg Thieme Verlag Stuttgart, S. 127–130

96. LeBlanc CM, Allen UD, Ventureya E (1995) Cephalhematomas revisited. When should a diagnostic tap be performed? Clin Pediatr (Phila) 43: 86–89

97. Letsky EA (1999) Polycythemia in the newborn. In: Rennie JM, Roberton NRC Textbook of Neonatology. 3rd edition Churchill Livingstone, Edinburgh

98. Lindemann R (1998) Respiratory muscle rigidity in a preterm infant after use of fentanyl during Caesarean section. Eur J Pediatr 157: 1012–3

99. Losty PD (2002) Clinical and research developments in congenital diaphragmatic hernia Paediatr Anaesth 12: 832–833

100. McBride MT, Hennrikus WL, Mologne TS (1998) Newborn clavicle fractures. Orthopedics 21: 317–319

101. McGuire W and Fowlie PW (2002) Naloxone for narcotic-exposed newborn infants (Cochrane review) Cochrane Database Syst Rev (4): CD003483

102. McLoneDG, Dias MS, Goossens W, Knepper PA (1997) Pathological changes in exposed neural tissue of fetal delayed splotch mice. Child's Nerv Syst 13: 1–7

103. McMahan M, Donovan EF (1995) The delivery room resuscitation of the hydropic neonate. Semin Perinatol 19: 474–482

104. Manganaro R, Mam C, Palmara A, Paolata A, Gemelli M (2001) Incidence of meconium aspiration syndrome in term meconium-stained babies managed at birth with selective tracheal intubation. J Perinatol Med 29: 465–468

105. Marcus C (2001) How to measure and interpret glucose in neonates. Acta Paediatr 90: 963–964

106. Martin LD, Wetzel RC (1995) Regulation of pulmonary vascular tone and blood flow. In: Nichols DG, Cameron DE, Greeley WJ, Lappe DG, Underleider RM, Wetzel RC (eds.) Cardiac intensive care in infants and children, 4th edition Mosby, St. Louis, pp 75–122

107. Martin RJ, Sosenko I, Bancalari E (2001) Respiratory problems. In: Klaus MH, Fanaroff AA (eds.) Care of the high-risk neonate. 5th edition WB Saunders Company, Philadelphia, pp 243–272

108. Martius J, Hoyme UB, Roos R, Jorch G – Deutsche Gesellschaft für Gynäkologie und Geburtshilfe, Gesellschaft für Pädiatrische Infektiologie, Gesellschaft für Neonatologie und Pädiatrische Intensivmedizin (2000) Leitlinie (024/020): Prophylaxe der Neugeborenen-Sepsis (frühe Form) durch Streptokokken der Gruppe B. http://www.uni-duesseldorf .de/WWW/AWMF/

109. Michaelsson M, Engle MA (1972) Congenital complete heart block: an international study of the natural history. Cardiovasc Clin 4: 85–101

110 Milner AD (1999) Malformations of the lower respiratory tract. In:

Rennie JM, Roberton NRC Textbook of Neonatology. 3rd edition Churchill Livingstone, Edinburgh

111. Miranda ME, Tatsuo ES, Giumaraes (1999) Use of a plastic hemoderivative bag in the treatment of gastroschisis. Pediatr Surg Int 15: 442–444

112. Mirzai H, Ersahin Y, Mutuer S, Kayahan A (1998) Outcome of patients with meningomyelocele. Child's Nerv Syst 14: 120–123

113. Mizrahi EM (1989) Consensus and controversy in the clinical management of neonatal seizures. Clin Perinatol 16: 485–500

114. Mizrahi EM, Clancy RR (2000) Neonatal seizure syndromes and their consequences for development. Ment Retard Dev Disabil Res Rev 6: 229–241

115. Moers M und der Vorstand der Gesellschaft für Neuropädiatrie (2003) Leitlinie (022/009): Meningomyelozele, Spina bifida aperta. http://www.uni-duesseldorf.de/WWW/AWMF/

116. Moya MP, Gow AJ, Califf RM, Goldberg RN, Stamler JS (2002) Inhaled ethyl nitrite gas for persistent pulmonary hypertension of the newborn. Lancet 360: 141–143

117. Muratore CS, Kharasch V, Lund DP (2001) Pulmonary morbidity in 100 survivors of congenital diaphragmatic hernia monitored in a multidiscplinary clinic. J Pediatr Surg 36: 133–140

118. Murphy PA, Fullerton J (1998) Outcomes of intended home births in nurse-midwifery practice: a prospective descriptive study. Obstet Gynecol 92: 461–470

119. Nehme A, Kany J, Sales-De-Gauzy J (2002) Obstetrical brachial plexus palsy: predictors of outcome in upper root injury. J Hand Surg (Br) 27: 3–8

120. Nelson KB, Emsy ES: Birth asphyxia and the neonatal brain: what do we know and when do we know it? Clin Perinatol 20: 327–344

121. Neuhäuser G (2002) Neuropädiatrie. In: Sitzmann FC (Hrsg.) Pädiatrie. 2. Aufl. Duale Reihe/ Georg Thieme Verlag, Stuttgart, S. 679–736

122. Ng E, Taddio A, Ohlsson A (2003) Intravenous midazolam infusion for sedation of infants in the neonatal intensive care unit. Cochrane Syst Rev (1): CD 002052

123. Ng S (2001) Necrotizing enterocolitis in the full-term neonate. J Paediatr Child Health 37: 1–4

124. Nichols DG, Cameron DE, Greeley WJ, Lappe DG, Underleider RM, Wetzel RC (eds., 1995) Cardiac intensive care in infants and children, 4th edition Mosby, St. Louis, pp 17–74

125. Niermeyer S, Kattwinkel J, Van Reempts P, Nadkarni V, Phillips B, Zideman D, Azzopardi D, Berg R, Boyle D, Boyle R, Burchfield D, Carlo W, Chameides L, Denson S, Fallat M, Gerardi M, Gunn A, Hazinski MF, Keenan W, Knaebel S, Milner A, Perlman J, Saugstad OD, Schleien C, Solimano A, Speer M, Toce S, Wiswell T, Zaritsky A (2000) International guidelines for neonatal resuscitation: An excerpt from the guidelines 2000 for cardiopulmonary resuscitation and emergency cardiovascular care: International consensus on Science. Pediatrics 106 (3). URL: http://www.pediatrics.org/cgi/content/full/106/3/e29/

126. Obladen M (2002) Neugeborenenintensivpflege. 6. Aufl. Springer Verlag, Berlin Heidelberg New York.

127. Oddie S, Embleton ND, on behalf of the Northern Neonatal Net-

work (2002) Risk factors for early onset group B streptococcal sepsis: case-control study. BMJ 325: 308–312

128. O'Shea TM, Preisser JS, Klinepeter KL, Dillard RG (1998) Trends in mortality and cerebral palsy in a geographically based cohort of very low birth weight neonates born between 1982 und 1994. Pediatrics 101: 642–647

129. Van Overmeire B, Smets K, Lecoutere D, Van de Broek H, Weyler J, Degroote K, Langhendries JP (2000) A comparison of ibuprofen and indomethacin for closure of patent ductus arteriosus. N Engl J Med 343: 674–681

130. Van Owerkerk WJR, van der Sluijs JA, Nollet F, Barkhof F, Sloof ACJ (2000) Management of obstetric brachial plexus lesions: state of the art and future developments. Childs Nerv Syst 16: 638–644

131. Park MK (2002) Pediatric Cardiology for practitioners. 4th edition Mosby, St. Louis

132. Parks D, Yetman RJ (2002) Neonatal polycythemia. J Ped Health Care. 16: 40–42

133. Pearson DL, Dawling S, Walsh WF, Haines JL, Christma BW, Bazyk A, Scott N, Summar ML (2001) Neonatal pulmonary hypertension. N Engl J Med 344: 1832–1838

134. Peitz HG (1997) Der Volvulus im Kindesalter. Radiologe 37: 439–445

135. Peleg D, Hasnin J, Shalev, E (1997) Fractured clavicle and Erb's palsy unrelated to birth trauma. Am J Obstet Gynecol 177: 1030–1040

136. Perlman JM (1996) Intrapartum hypoxic-ischemic cerebral injury and subsequent cerebral palsy: medicolegal issues. Pediatrics 99: 851–859

137. Peter CS, Feuerhahn M, Bohnhorst B, Schlaud M, Ziesing S, von der Hardt H, Poets CF (1997) Necrotising enterocolitis: is there a relationship to specific pathogens? Eur J Pediatr 158: 67–70

138. Poets CF (2001) Plötzlicher Säuglingstod. Pädiatrische Praxis 60: 285–292

139. Preut D, Reiter HL, Klingmüller V, Kühl G (1996) Auffällige Befunde bei der Neugeborenenbasisuntersuchung. Monatschr Kinderheilkd 144: 1092–1097

140. Queißer-Luft A, Wolf HG, Schlaefer K, von Kries R (1996) Häufigkeiten von Neuralrohrdefekten in Deutschland. Monatsschr Kinderheild 144: 136–140

141. Reich RF, Hillmann G (2001) Speicheldrüsen, Fehlbildungen im Kiefer- und Gesichtsbereich, Kiefergelenk, Zähne und Mund. In: Lentze MJ, Schaub J, Schulte FJ, Spranger J (Hrsg.) Pädiatrie. Springer Verlag Berlin Heidelberg New York

142. Rennie JM, Cooke RW (1991) Prolonged low dose indomethacin for persistent ductus arteriosus of prematurity. Arch Dis Child 66: 55–58

143. Rennie JM (1997) Neonatal seizures. Eur J Pediatr 156 : 83–87

144. Rennie JM, Roberton NRC (1999) Textbook of Neonatology. 3rd edition Churchill Livingstone, Edinburgh

145. Ringer SA, Stark AR (1989) Management of emergencies in the delivery room. Clin Perinatol 16: 23–41

146. Roggin KK, Breuer CK, Carr SR (2000) The unpredictable character of congenital cystic lung lesions. J Pediatr Surg 35: 801–804

147 Roithmeier A, Arlettaz R, Bauer K (1995) Randomized controlled trial of Ringer solution versus

serum for partial exchange transfusion in neonatal polycythemia. Eur J Pediatr 154: 53–56

148. Roos R und der Vorstand der Gesellschaft für Neonatologie und Pädiatrische Intensivmedizin (1999) Leitlinie (024/008): Bakterielle Infektionen bei Neugeborenen.http://www.uni-duesseldorf.de/WWW/AWMF/

149. Roos R, Proquitté H, Genzel-Boroviczény O (2000) Checkliste Neonatologie. Das Neo-ABC. Georg Thieme Verlag, Stuttgart New York

150. Rosenberg AA (2002) Outcome in term infants treated with inhaled nitric oxide. J Pediatr 140: 284–287

151. Roth P, Harris MC, Vega-Rich C, Marro P (2001) Neonatology. In: Polin RA, Ditmar MF (eds.) Pediatric Secrets. 3rd edition Hanley & Belfus, Philadelphia, pp 409–465

152. Sadeghi-Nejad A., Graeme-Cook FM (2001) Case 39-2001 – A newborn girl with seizures and persistent hypoglycemia. N Engl J Med 345:1833–1839

153. Saugstad OD, Rootwelt T, Aalen O (1998) Resuscitation of aspyxiated newborn infants with room air or oxygen: An international controlled trial: The Resair 2 study. Pediatrics 102 (1). URL: http://www.pediatrics.org/cgi/content/full/102/1/e1

154. Schellscheidt J, Franz C, Löser H, Jorch G (1998) QT-Syndrom und plötzlicher Säuglingstod. Monatsschr Kinderheilkd 146: 13–16

155. Schmidt B, Davis P, Moddemann D, Ohlsson A, Roberts RS, Saigal S, Solimano A, Vincer M, Wright LL; Trial of Indometacin Prophylasix in Preterm Investigators (2001) Long-term effects of indomethacin prophylaxis in extremely-low-birth-weight infants. N Engl J Med 344: 1966–1972

156. Schöber JG, Lemburg P (Hrsg., 1999) Erstversorgung von Risikoneugeborenen im Kreißsaal und auf dem Transport. 3. Aufl. Alete Wissenschaftlicher Dienst

157. Schrag SJ, Zywicki S, Farley MM, Reingold AL, Harrison LH, Lefkowitz LB, Hadler JL, Danila R, Cieslak PR, Schuchat A (2000) Group B streptococcal disease in the era of intrapartum antibiotic prophylaxis. N Engl J Med 342: 15–20

158. Schrag SJ, Zell ER, Lynfield R, Roome A, Arnold KE, Craig AS, Harrison LH, Reingold A, Stefonek K, Smith G, Gamble M, Schuchat A; Active Bacterial Core Surveillance Team (2002) A population-based comparison of strategies to prevent early-onset group B streptococcal disease in neonates. N Engl J Med 347: 233–239

159. Schranz D (1993) Pädiatrische Intensivpflege. 2. Aufl. Gustav Fischer Verlag Stuttgart New York Jena

160. Schumacher G, Hess J, Bühlmeyer K (2001) Klinische Kinderkardiologie. 3. Aufl. Springer-Verlag Berlin Heidelberg

161. Schwenzer T (2001) Schulterdystokie und Plexusparese. Gynäkologe 34: 752–757

162. Siberry GK, Iannone R (2000) The Harriet Lane Handbook. 15th edition Mosby, St. Louis

163. Siemes H, Bourgeois BF (2001) Nicht als fokal oder generalisiert bestimmbare Epilepsien und Epilepsiesyndrome. In: Anfälle bei Kindern und Jugendlichen. Georg Thieme Verlag Stuttgart New York, S. 151–156

164. Silverman ED, Laxer RM (1997) Neonatal lupus erythematosus. Rheum Dis Clin North Am 23: 599–618

165. Simbruner G (2002) Hypothermiebehandlung bei asphyktischen Neugeborenen. Monatsschr Kinderheilkd 150: 683–696

166. Sitzmann FC (2002) Erkrankungen der Mundhöhle. In: Sitzmann FC (Hrsg.) Pädiatrie. 2. Aufl. Duale Reihe/Georg Thieme Verlag Stuttgart, S. 237–239

167. Skinner J (2001) Diagnosis of patent ductus arteriosus. Semin Neonatol 6: 49–61

168. Soll RF, Dargaville P (2000) Surfactant for meconium aspiration syndrome in full term infants. Cochrane Database Syst Rev (2): CD002054

169. Soll RF & Morley CJ (2001) Prophylactic versus selective use of surfactant in preventing morbidity and mortality in preterm infants. Cochrane Database Syst Rev (2): CD 000510

170. Somaschini M, Locatelli G, Salvoni L, Bellan C, Colombo A (1999) Impact of new treatments for respiratory failure on outcome of infants with congenital diaphragmatic hernia. Eur J Pediatr 158 : 780–784

171. Sosa ME (1999) Nonimmune hydrops fetalis. J Perinat Neonat Nurs 13: 33–44

172. Speer CP (2001) Intestinale Krankheiten. In: Lentze MJ, Schaub J, Schulte FJ, Spranger J (Hrsg.) Pädiatrie. Springer Verlag Berlin Heidelberg New York, S. 422–423

173. Speer CP (2001) Lungenkrankheiten Früh- und Neugeborener. In: Lentze MJ, Schaub J, Schulte FJ, Spranger J (Hrsg.) Pädiatrie. Springer Verlag Berlin Heidelberg New York, S. 409–421

174. Speer CP (2002) Surfactantsubstitutionstherapie. Ein entscheidender Durchbruch in der Behandlung des Atemnotsyndroms Frühgeborener. Monatsschr Kinderheilkd 150: 659–668

175. Srinivasan G, Pildes RS, Cattamanchi G, Voora S, Lilien LD (1986) Plasma glucose values in normal neonates: a new look. J Pediatr 109:114–117

176. Stanley CA, Baker L (1999) The causes of neonatal hypoglycaemia. N Engl J Med 340:1200–1201

177. Stockhausen HB, Albrecht K und die Vorstände der Gesellschaft für Neonatologie und Pädiatrische Intensivmedizin, der Deutschen Gesellschaft für Perinatale Medizin und der Deutschen Gesellschaft für Gynäkologie und Geburtshilfe (2003) Leitlinie (024/005): Betreuung des gesunden Neugeborenen im Kreißsaal und während des Wochenbettes der Mutter: http://www.uni-duesseldorf.de/WWW/AWMF/

178. Stoll BJ, Hansen N, Fanaroff AA, Wright LL, Carlo WA, Ehrenkranz RA, Lemons JA, Donovan EF, Stark AR, Tyson JE, Oh W, Bauer CR, Korones SB, Shankaran S, Laptook AR, Stevenson DK, Papile LA, Poole WK (2002) Changes in the pathogens causing early-onset sepsis in very-low-birth-weight infants. N Engl J Med 347: 240–247

179. Strasburger JF (2000) Fetal arrhythmias. Prog Pediatr Cardiol 11: 1–17

180. Strobel-Schwarthoff K, Hirschfelder U (2002) Kieferorthopädische Versorgung von Lippen-Kiefer-Gaumenspalten. Pädiatrische Praxis 62:107–124

181. Strohmer H (1999) Mehrlinge. In: Schneider H, Husslein P, Schneider KTM (Hrsg.) Geburtshilfe. Springer-Verlag, Berlin Heidelberg, S. 921–944

182. Tahrp BR (2002) Neonatal Seizures and Syndromes. Epilepsia 43 (Suppl. 3): 2–10

183. Thieme V, Bremerich A, Albrecht K (2000) Klinische Manifestationen der CHARGE-Assoziation im Mund-, Kiefer- und Gesichtsbereich. Mund Kiefer Gesichtschir 4: 171–177

184. Tobin RT, Wetzel RC (1995) Cardiovascular Physiology and Shock. In: Nichols DG, Cameron DE, Greeley WJ, Lappe DG, Underleider RM, Wetzel RC (eds.) Cardiac intensive care in infants and children, 4th edition Mosby, St. Louis, pp 17–74

185. Tworetzky W, Bristow J, Moore P, Brook MM, Segal MR, Brasch RC, Hawgood S, Fineman JR (2001) Inhaled nitric oxide in neonates with persistent pulmonary hypertension. Lancet 357: 118–120

186. Upadhyay V, Hea CM, Matthews RD (2000) Oesophageal atresia: a handshake with malrotation. Eur J Pediatr Surg 11: 368–370

187. Vannucci RC, Perlman JM (1997) Interventions for perinatal hypoxic-ischemic encephalopathy. Pediatrics 100: 1004–1114

188. Volpe JJ (1995) Neonatal seizures. In: Volpe JJ (ed.): Neurology of the newborn. 3rd edition WB Saunders Company Philadelphia

189. Waldman JD, Wernly JA (1999) Cyanotic congenital heart disease with decreased pulmonary blood flow in children. Ped Clin North Am 46: 385–404

190. Walsh-Sukys MC, Tyson JE, Wright LL, Bauer CR, Korones SB, Stevenson DK, Verter J, Stoll BJ, Lemons JA, Papile LA, Shankaran S, Donovan EF, Oh W, Ehrenkranz RA, Fanaroff AA (2000) Persistent pulmonary hypertension of the newborn in the era before nitric oxide: practice variation and outcomes. Pediatrics 105: 14–20

191. Watkinson M, Tiron I (2001) Events before the diagnosis of a pneumothorax in ventilated neonates. Arch Dis Child Fetal Neonatal Ed 85: F201–3

192. Wedgwood S, McMullan DM, Bekker JM, Fineman JR, Black SM (2001) Role of Endothelin-1-induced superoxide and peroxynitrite production in rebound pulmonary hypertension associated with inhaled nitric oxide therapy. Circ Res 89: 357–364

193. Weinberger B, Weiss K, Heck DE, Laskin DL, Laskin JD (2001) Pharmacologic therapy of persistent pulmonary hypertension of the newborn. Pharmacol Ther 89: 67–79

194. Wessel DL (2001) Managing low cardiac output syndrome after congenital heart surgery. Crit Care Med 29: S220–S230

195. White LE (1999) Nonimmune hydrops fetalis. Neonatal Network 18: 25–30

196. Winters WD, Effmann EL, Nghiem HV (1997) Disappearing fetal lung masses: importance of postnatal imaging studies. Pediatr Radiol 27: 535–539

197. Wiswell TE, Baumgart S, Gannon CM, Spitzer AR (1995) No lumbar puncture in the evaluation for early neonatal sepsis: will meningitis be missed? Pediatrics 95: 803–806

198. Wiswell TE, Gannon CM, Jacob J, Goldsmith L, Szyld E, Weiss K, Schutzman D, Cleary GM, Filipov P, Kurlat I, Caballero CL, Abassi S, Sprague D, Oltorf C, Padula M (2000) Delivery room management of the apparently vigorous meconium-stained neonate: Results of the multicenter inter-

national collaborative trial. Pediatrics 105: 1–7

199. Wiswell TE (2001) Handling the meconium-stained infant. Semin Neonatol 6: 225–231

200. Wiswell TE, Knight GR, Finer NN, Donn SM, Desai H, Walsh WF, Sekar KC, Bernstein G, Keszler M, Visser VE, Merritt TA, Mannino FL, Mastrioianni L, Marcy B, Revak SD, Tsai H, Cochrane CG (2002) A multicenter, randomized, controlled trial comparing surfaxin (Lucinactant) lavage with standard care for treatment of meconium aspiration syndrome. Pediatrics 109: 1081–1087

201. Yamamoto T, Koeda T, Tamura A, Sawada H, Nagata I, Nagata N, Ito T, Mio Y (1996) Congenital chylothorax in a patient with 21 trisomy syndrome. Acta Paediatr Jpn 3: 689–691

202. Zhao L, Mason NA, Morrell NW, Kojonazarov B, Sadykov A, Maripov A, Mirrakhimov MM, Aldashev A, Wilkins MR (2001) Sildenafil inhibits hypoxia-induced pulmonary hypertension. Circulation 104: 424–428

203. Zimmermann A (1999) Primäre Reanimation. In: Schneider H, Husslein P, Schneider KTM (Hrsg.) Geburtshilfe. Springer-Verlag, Berlin Heidelberg, S. 921–944

4 Transport von Früh- und Neugeborenen

Allgemeines zum Transport von Früh- und Neugeborenen

T. Humpl

Geschichte und Qualität des Neugeborenen-Transports

Erste Ansätze zur Entwicklung von Transportinkubatoren gab es bereits Ende des 19. Jahrhunderts (9). Der Transport von Früh- und Neugeborenen hat durch die Fortschritte der neonatalen Intensivmedizin in den vergangen Jahren einen neuen Stellenwert erhalten. Bereits Mitte der 70er Jahre wurde gezeigt, dass ein kontrollierter Transport durch ein gut ausgebildetes Transportteam Grundvoraussetzung für hämodynamisch stabilere, wärmere und weniger azidotische Kinder bei Aufnahme auf der NIPS war (1). Portable Intensivpflegeeinheiten (Transportinkubator mit Absaugvorrichtung, Temperaturregulation, Perfusoren und Monitoring) zusammen mit einem mobilen Beatmungsgerät (z.B. Babylog 2000, Fa. Dräger) erlauben einen bodengebundenen Transport oder gegebenenfalls eine Verlegung im Hubschrauber bzw. Flugzeug. Dabei ist ein „Reanimationsdienst" einem reinen „Abhol- oder Verlegungsdienst" vorzuziehen: Ersterer fungiert im Sinne eines „verlängerten Armes" der NIPS und leitet bereits intensivmedizinische Maßnahmen in der Geburtsklinik ein. Die Qualität der Versorgung kann jedoch im NNAD nicht auf dem gleichen Niveau wie die einer neonatologischen Intensivstation sein, denn „im NNAD laufen Organisation, technische Ausstattung und Durchführung einer Intensivbehandlung sozusagen ‚ambulant' ab" (4).

Allgemeine Aspekte zum Transport von Neugeborenen

! Alle Komplikationen, die sich auf einer NIPS ereignen können, sind auch auf einem Transport denkbar!

Standardisierte Fragebögen:
Das Ausfüllen bereits während des 1. Anrufs aus einer anderen Klinik und Abfragen wichtiger Informationen vereinfachen die Kommunikation (S. 9 f.).

Zusammensetzung des Transportteams:
Im Falle eines Hubschraubertransports ist häufig ein RA eingeteilt, dessen Schwerpunktausbildung in der Versorgung kritisch kranker Erwachsener liegt. Hier sollte der zusätzliche Einsatz einer erfahrenen KS erfolgen. Ähnliches gilt für extreme FG (VLBW, ELBW). Die entsprechende Zusammensetzung des Teams muss allerdings auch den regionalen Voraussetzungen Rechnung tragen (Tab. 1.**1**, S. 6–7).

Auswahl des Transportmittels (zusätzlich zum Transportinkubator)

Rettungswagen (RTW)

Vorteile:
- rasche Verfügbarkeit,
- bei fast allen Wetterbedingungen verfügbar,
- adäquater Platz im Patientenkompartiment,
- direkter Transport zwischen den Kliniken ohne mehrmaliges Umladen,
- falls notwendig: Umleitung des Transports zur nächstgelegenen Klinik,
- kostengünstiges Transportmittel.

Nachteile:
- längere Transportzeit,
- Beweglichkeit limitiert durch Verkehrsaufkommen.

Rettungshubschrauber (RTH)

Vorteile:
- schnelle Transportzeit,
- Einsatz in anderweitig nicht zugänglichen Gebieten möglich.

Nachteile:
- häufig längere Vorbereitungszeit, da nicht überall verfügbar,
- Verfügbarkeit abhängig von Wetterbedingungen,
- Treibstoffvorrat limitiert den Einsatzbereich,
- unbehinderte Landezonen müssen gewährleistet sein,
- maximales Ladegewicht ist zu beachten,
- Anzahl der mitfliegenden Personen ist limitiert,
- evtl. mehrmaliges Umladen des Inkubators erforderlich (vorher abklären),
- begrenzte Platzverhältnisse und limitierter Zugang zum Inkubator/Patienten,
- kein Druckausgleich in der Kabine (insbesondere beim Transport von FG zu beachten),
- Lärmbelastung,

- Vibrationen (insbesondere beim Transport von FG zu beachten),
- hohe Kosten.

Flugzeug

Vorteile:
- schneller, schonender Transport über größere Distanz,
- kann Schlechtwetterzonen ausweichen,
- Druckausgleich in der Kabine,
- größere Kabine mit der Möglichkeit, mehr Ausrüstung bzw. Passagiere zu befördern.

Nachteile:
- häufig längere Vorbereitungszeit, da nicht überall verfügbar,
- längere Start- und Landebahnen/Flughafen notwendig,
- evtl. mehrmaliges Umladen des Inkubators erforderlich (vorher abklären),
- höhere Kosten im Vergleich zu RTW oder RTH.

Problembereiche bei Transporten

Temperaturregulation bzw. Wärmehaushalt:
- Zieltemperatur:
  - axillar oder rektal: 36.5–37.5 °C,
  - Haut: 36–37 °C (8).
- Insbesondere sehr kleine FG sind hypothermiegefährdet:
  - ungünstiges Verhältnis der Körperoberfläche zum Körpergewicht,
  - unterentwickeltes braunes Fettgewebe,
  - keine chemische Thermogenese.
- Darüber hinaus gefährdet sind:
  - NG mit Bauchdeckendefekten (Gastroschisis, Omphalozele): Einhüllen in sterilen Plastiksack. Falls nicht vorhanden: Abdecken mit steriler Folie. Keine feuchten Kompressen oder Tücher!

Kältestress

Ursachen

- Unzureichend eingestellte Inkubatortemperatur (Abb. 2.**9a u. b**, S. 39),
- vernachlässigter Wärmeschutz (feuchte Tücher, Kompressen, Kleidung, offene Inkubatorklappen, Zugluft).

Symptome

- Schlechte periphere Perfusion durch Vasokonstriktion (schwache Pulse, capillary refill > 2 s),
- Akrozyanose,
- Lethargie,
- Apnoeneigung,
- Bradykardie.

> ❗ Den möglicherweise protektiven Effekt der Hypothermie auf den Stoffwechsel (z. B. nach Geburtsasphyxie) nicht bereits auf dem Transport einleiten!

Folgen

- Hypoglykämie,
- RDS,
- persistierende Azidose,
- Hypoxämie,
- Schock,
- Tod.

> Rascher Wärmeverlust bei geöffneter Klappe des Inkubators – insbesondere außerhalb adäquat geheizter Räume (z. B. Flure, RTW etc.)! Daher: Irisblenden bzw. kleine Klappöffnungen nutzen!

> ❗ Die beste Möglichkeit eine Hypothermie zu beheben ist, Hypothermie zu vermeiden!

Wärmestress

Ursachen

- Überheizen des Transportinkubators (interne Heizung → Abb. 2.**9a** u. **b**, S. 39, Strahler, Sonne),
- bekleidetes Kind in inadäquat hoch beheiztem Inkubator.

Symptome

- Tachykardie,
- Tachypnoe,
- periphere Vasodilatation.

Folgen

- erhöhter Sauerstoffverbrauch,
- erhöhter Glucoseverbrauch,
- arterielle Hypotension,
- „insensible" Flüssigkeitsverluste (transkutan; durch Tachypnoe) → hypernatriämische Dehydratation.

Hämodynamik

Indirekte Zeichen einer beeinträchtigten Kreislaufsituation beachten (nichtinvasive Blutdruckmessung auf Transport häufig schwierig):
- reduzierte Hautperfusion mit marmoriertem Hautkolorit (schwache Pulse, capillary refill > 2 s),
- Tachykardie,
- Bradykardie.

> **!** Bei arterieller Hypotonie → vorsichtiger Volumenersatz, bei arterieller Hypertonie → vorsichtige Sedierung.

Atmung

Sicherstellung von suffizienter Oxygenierung und Ventilation zur Vermeidung von Hypoxämie und Hyperkapnie! Vermeidung einer Hyperventilation:
- *Monitoring mittels Pulsoxymeter*:
  - Vermeidung einer Hyperoxie!
  - Rückschlüsse auf paO_2 nur bedingt möglich.
  - Vorsicht bei FG mit $SaO_2 > 92\%$ → FiO_2 reduzieren.
- *Keine prophylaktische Sauerstofftherapie* – v. a. nicht bei FG.
- *Sauerstoffvorlage*:
  - Rechtzeitiges Fluten des Inkubators mit Sauerstoff (O_2-Sensor vorher kalibrieren).
  - Bei plötzlichem O_2-Bedarf ist die O_2-Vorlage mittels angeschlossenem Beutel-Masken-System schneller als die Flutung des Inkubators!
- Immer *Beutel-Masken-System* zusätzlich *an Sauerstoffzuleitung anschließen*!
- *Maschinelle Beatmung* (O_2-Sensor kalibrieren), falls erforderlich:
  - Zeitgesteuert/druckbegrenzt (z. B. Babylog 2000, Fa. Dräger): IMV, IPPV.

- *Rachen-CPAP*:
  - Unterschiedliche Erfahrungen. Bei relativ kurzem Transportweg mögliche Alternative zur trachealen Intubation (entweder R-CPAP oder Rachentubusbeatmung = R-CPAP mit eingestellter, meist niedriger Beatmungsfrequenz und PIP < 15 mbar).
  - Nachteile: Tendenz zur rascheren Tubusdislokation, Tubusobstruktion, keine gesicherten Atemwege, kein Aspirationsschutz, Magenüberblähung möglich.

> **!** Kein Rachen-CPAP, Rachentubus- oder Maskenbeatmung bei abdominalen Prozessen (z. B. Gastroschisis, Omphalozele, Zwerchfellhernie etc.)!

> Faustregel: Inspirationszeit (T_I) in s = abgeschlossene SSW : 100

Bsp.: FG der 30 + 0 SSW $\rightarrow T_I$ = 0,30 s

Abhängig von der individuellen Lungencompliance (Thoraxexkursionen? Atemgeräusch?), Eigenatmung, pulsoxymetrischer SaO_2 und BGA sind die Beatmungsparameter (PIP, PEEP, $T_I : T_E$ und damit Frequenz, FiO_2) entsprechend zu verstellen!

> Bei FG kann ein RDS auch mit einer Latenz, d. h. möglicherweise während des Transports auftreten $\rightarrow$ deshalb vor Transportbeginn Indikation zur Intubation eher großzügig stellen!

Metabolismus

Hypoglykämie vermeiden (S. 209 ff.):
- Auf Transport *Hypoglykämieprophylaxe* mittels Erhaltungs-DTI:
  - $\rightarrow$ Glucose 10 %, Laufgeschwindigkeit 3 ml/kg/h,
  - Glucose 5 % verwenden für Transport von FG/NG mit hoch normalem oder erhöhtem BZ, z. B. nach Reanimation/Adrenalingabe.
- Bei NG/FG mit *BZ-Werten < 45 mg/dl*:
  - 2–5 ml Glucose 10 %/kg i. v.,
  - BZ erneut kontrollieren und während des Transports das Doppelte des üblichen Erhaltungsbedarfs substituieren (d. h. 6 ml Glucose 10 %/kg/h i. v.). Letzteres gilt auch für makrosome NG mit Verdacht auf unerkannten Diabetes mellitus der Mutter!

> **!** Grundsätzlich sind Neugeborene durch die *5 „H"* gefährdet: Hypothermie, Hypotonie, Hypoxie, Hyperkapnie und Hypoglykämie (6).

ZNS

Transportbedingte Hirnblutungen vermeiden: Mechanische Belastung, Hypothermie, Hypoxämie, Blutdruckschwankungen, Azidose (u. a.) können Auslöser für Hirnblutungen bei FG (und auch reifen NG) sein:

- Anheben des Transportinkubators bei Dehnungsfugen oder anderen Bodenunebenheiten,
- behutsame Fortbewegung des Transportinkubators,
- schonendes Ein- und Ausladen des Transportinkubators,
- Hochfahren des Federtischs im RTW,
- adäquate Fahrweise: Vermeiden von Beschleunigungs- und Abbremsmanövern,
- Lagerung des NG auf einer mit flüssigem Silikon gefüllten Matratze (verhindert eine Verstärkung der während der Fahrt auftretenden Schwingungen); zusätzlich senkrecht gestelltes Kissen zum Kopfschutz (10).

Gerätewartung

- Regelmäßige (tägliche) Überprüfung der Transporteinheit (Batterie, Beatmungseinheit, Vollständigkeit des Zubehörs, Ersatzteile, Gasflaschen, Absaugvorrichtung, Monitoring etc.).
- Ggf. Aufrüstung nach jedem Transport!
- Transportinkubator immer vorwärmen!

> **!** Entscheidend für das Outcome eines zu verlegenden FG/NG ist eine ausreichende Stabilisierung des FG/NG vor dem Transport, ebenso wie die „Vorhersehen" von möglichen Problemen.

Da Transportinkubatoren üblicherweise sehr klein sind, sollten wichtige Maßnahmen (z. B. Intubation, Legen einer Magensonde) bereits in der Geburtsklinik durchgeführt werden.

Checkliste vor Transportbeginn

Wärmeversorgung adäquat?
- Aufheizen des Patientenkompartiments des RTW – insbesondere bei kühler Außentemperatur!
- Transportinkubator adäquat temperiert (Abb. 2.**9a u. b**, S. 39)?

Monitoring regelrecht?
- EKG-Elektroden haben guten Kontakt zur Haut?
- Transkutane SaO_2-Messung (Pulsoxymeter) leitet gut ab?
- Blutdruckmessung (invasiv bzw. nichtinvasiv) funktioniert?

Venöser Zugang und Therapie korrekt? (Nur dingend notwendige Infusionen mitnehmen).
- Peripher-venöser Zugang nicht gerötet, kein paravasales Ödem? Gegebenenfalls 2. Zugang legen!
- An welchem venösen Zugang laufen Katecholamine, PGE, Volumen etc.? Beschriftung der Leitungen!
- An welchem peripher-venösen Zugang können bei Bedarf Medikamente/Volumen gespritzt werden? 3-Wege-Hahn nach Umlagerung griffbereit in Sichtweite der Irisblenden bzw. kleinen Klappöffnungen positionieren!

Intubation notwendig? Wenn ja:
- Korrekte Tubuslage (wenn möglich → aktuelles Röntgenbild)?
- Tubus gut fixiert (häufige Transportkomplikation: akzidentielle Extubation)?
- Bronchialtoilette notwendig (während des Transports meist aufwendiger)?
- Korrekte Lage der Magensonde?
- Beutel-Masken-System zusätzlich an Sauerstoffzuleitung im Inkubator anschließen.
- Einstellen des Beatmungsgeräts am Transportinkubator – nach Möglichkeit Voreinstellungen des Klinikrespirators übernehmen! O_2-Konzentration, $T_I : T_E$ und damit Frequenz, PEEP und PIP an „Testlunge" überprüfen, erst dann Patienten an Respirator anschließen!

Umlagern:
- *Vorher:* Absprache zwischen KS, RA und Ärzten: Wer macht was?
  - Tubus? Beatmung?
  - Infusionen? Spritzen?
  - Monitoring?
- *Nachher:*
  - Tubus konnektieren – Atemgeräusch und Thoraxexkursionen seitengleich?
  - Infusionen anschließen.
  - Monitoring überprüfen.
  - Lage des Kindes adaptieren (keine Lagerung auf Kabel oder Infusionsleitung zur Vermeidung von Druckstellen, ggf. Seit- oder Bauchlage; FG zusätzlich mit Folie oder Molton zudecken [Kopf und Rumpf, falls nicht schon erfolgt] – unter Berücksichtigung einer weiterhin möglichen Beobachtung und Überwachung!).

Telefonische Rücksprache: Kurz vor Beginn des Transports mit Zielklinik bzw. Station:
- Intensivplatz vorhanden (diese Frage sollte schon früher z. B. durch die Hebamme abgeklärt werden?
- Aktueller klinischer Zustand des Kindes (Hämodynamik, Atmung, Therapie).
- Geschätzte Ankunftszeit.

Übernahme von Standards: Die Verwendung von Standards der aufnehmenden Klinik erleichtert die Übernahme und vermindert Risiken für den Patienten. Hierzu zählen u. a.:

- Mischung/Konzentration von PGE1 bzw. PGE2.
- Mischung/Konzentration der Katecholamine.
- Mischung/Konzentration der parenteralen Ernährung.
- (Antibiotikatherapie).

Telefonische Beratung und Unterstützung durch die aufnehmende Klinik können – soweit es die Gegebenheiten erlauben – von Vorteil sein. Wenn irgend möglich, sollte das NG/FG den Eltern nochmals gezeigt werden. Sie sind über den klinischen Zustand und das weitere Vorgehen zu informieren, die aufnehmende Klinik ist zu benennen (Anruf oder Besuch ca. 1–2 h später). Die Eltern sollen nach Möglichkeit Kontakt mit dem Kind aufnehmen können, es streicheln. Falls die Mutter nicht transport- oder gehfähig ist, kann der Transportinkubator zur Mutter gebracht werden. Ein Polaroidfoto vom Kind sollte den Eltern überlassen werden. Eine kurze telefonische Auskunft nach Aufnahme des Kindes in der Zielklinik trägt zur Beruhigung der Eltern bei.

> ▌ Keine Verlegung ohne i. v. Zugang! Ausnahme: (Noch) kreislaufstabiles NG
> ● mit katastrophalen Venenverhältnissen und einer Transportzeit unter 10 min. An Nabelvenenkatheter oder intraossären Zugang denken!

> Die Funktionsfähigkeit des Transportinkubators ist teilweise von der Batterie abhängig: Deshalb auf umgehenden Anschluss an 220 V in der Klinik bzw. 12 V im Transportfahrzeug achten!

Pitfalls auf einem NG-Transport

Plötzliche klinische Verschlechterung:
- Tubuslage?
- Tubusobstruktion (vermehrte Sekretfreisetzung durch Vibration)?
- Tubus abgeknickt?
- Pneumothorax (im Notfall: Punktion mit Braunüle 18–20 G und aspirieren)?
- Diskonnektion von DTI (PGE, Katecholamine etc.)?
- Monitoring und Symptomatik stimmen überein?

Wichtig: Lückenlose Dokumentation

- Datum und Uhrzeit des Anrufs der verlegenden Klinik, Ankunft am Zielort, Abfahrt und Patientenübergabe auf der NIPS.
- Anamnese (mütterliche Erkrankungen, Schwangerschaftsverlauf, Geburtsverlauf/-modus, Lungenreifung, intrapartale Antibiotikagabe, VBS, Infektionszeichen bei der Mutter), Apgar Score, Geburtsgewicht/-maße, etc.), BGA, BZ und Temperatur, Maßnahmen vor Ort und ggf. mangelhafte Ausstattung dokumentieren, BGA-Ausdruck, „gelbes U-Heft" und ggf. Kopie des Mutterpasses mitnehmen.
- Zustand des Patienten bei Übergabe an den weiterbehandelnden Arzt:
  - klinischer Zustand und aktuelle Probleme,
  - Beatmung (Tubusgröße und -lage, Beatmungsparameter),
  - Medikamente,
  - Röntgenbilder (falls Kopie vorhanden),
  - BGA,
  - Laborwerte (eventuell per Fax übermitteln lassen),
  - Körpertemperatur,
  - Vitamin K (und ggf. Credé-Prophylaxe) gegeben (?),
  - Blutgruppe, HB_S-Antigen- und HIV-Status der Mutter (bzw. 10 ml mütterliches Blut mitnehmen),
  - Blutgruppe des Kindes (Nabelschnurblut mitnehmen).
- Verlauf während des Transports:
  - Respiratoreinstellungen,
  - Vitalparameter,
  - Medikamente,
  - Reanimation etc.
- Stationäre Aufnahme (Wann? Vitalparameter?).
- Eventuell Einverständniserklärung der Eltern für geplante Maßnahmen einholen (z. B. bildgebende Verfahren mit oder ohne Kontrastmitteldarstellung, Herzkatheteruntersuchungen, BAS, Operationen, Studienteilnahme etc.). Dies kann schon vor Transportbeginn erfolgen, wenn damit kein Zeitverlust verbunden ist.

Spezifische Besonderheiten beim Transport von Früh- und Neugeborenen

Transport von Früh- und Neugeborenen unmittelbar nach deren Erstversorgung

T. Humpl

Absolute und relative Verlegungsindikationen

Siehe hierzu S. 145 f. (modifiziert nach 2).

Bei deutlicher Atemstörung empfiehlt sich die *großzügige Indikationsstellung zu Intubation und Beatmung* (der Rettungswagen mit Transportinkubator ist eng und kalt und stellt eine der schlechtesten Lokalisationen für eine elektive bzw. notfallmäßige Intubation dar!). Falls das Kind beatmet wird, *ggf. Sedierung und Analgesie* (Schaukeln und holprige Straßen fördern u. U. die Unruhe des beatmeten Kindes). Sehr *selten* ist ein *Muskelrelaxans* indiziert.

Die *BZ-Kontrolle* erfolgt *vor dem Transport* (bei Transportzeit über 1 h oder nachgewiesener Hypoglykämie auch en route).

Transport von Früh- und Neugeborenen aus dem Kinderzimmer

T. Humpl

Indikation

Plötzliche klinische Verschlechterung, z. B. infolge:
- Atemstörung (wet lung, RDS, Pneumonie),
- Infektion,
- ZNS-Störung (z. B. zerebraler Krampfanfall, Verdacht auf ICH),
- Zyanose (z. B. angeborener Herzfehler),
- Fehlbildung (z. B. Ösophagusatresie → Aspirationsgefahr).

Management

Je nach regionalen Gegebenheiten und Symptomen:
- Bei deutlicher *Distanz zur NIPS* (andere Klinik, anderes Gebäude):
  - ABCD-Maßnahmen und Stabilisierung entsprechend der zugrunde liegenden Erkrankung im Kinderzimmer durch Ärzte/KS vor Ort bzw. Transportteam,
  - Verlegung im Transportinkubator.
- Bei räumlicher *Nähe zur NIPS* (z. B. Nachbarstation) und relativ stabilem AZ:
  - ABCD- Maßnahmen (soweit unmittelbar erforderlich),
  - rasche notfallmäßige Verlegung unter supportiver Therapie (z. B. Sauerstoffvorlage, R-CPAP),
  - Weiterversorgung des NG/FG auf der aufnehmenden NIPS.

Transport von Früh- und Neugeborenen von Intensiv- zu Intensivstation

T. Humpl

Indikationen

- Fehlen einer adäquaten technischen Ausstattung (z. B. NIPS mit Möglichkeit der NO-Beatmung, HFOV, Dialyse etc.),
- Fehlbildungen (z. B. kinderchirurgische Versorgung notwendig),
- angeborene Herzfehler,
- PDA zum chirurgischen Verschluss.

Vor Transportbeginn

- Identifikation von Risiken, z. B.:
  - Sicherer venöser Zugang, Zuspritzmöglichkeit (3-Wege-Hahn) gegeben?
  - Sicher konnektierte arterielle Blutdruckmessung?
  - Sicher fixierter und auch nach Umlagern korrekt liegender Tubus?
  - Verlässliches Monitoring?
  - Abschätzung der Transportdauer (reichen die Infusionen? BZ-Monitoring erforderlich?)
  - Exakte Adresse der Zielklinik (Stadtteil, Station, Stockwerk) vorhanden?
- Einsetzen eines geeigneten Transportmittels (RTW, RTH, Flugzeug).
- Erkennen, dass Patientenversorgung ein kontinuierlicher Prozess ist.
- Bedürfnisse von Eltern und Kind bewusst machen.

> **!** Der Interhospitaltransport kritisch kranker Früh- und Neugeborener ist nicht ohne Risiko und sollte nur durchgeführt werden, wenn von einem Vorteil für den Patienten auszugehen ist!

Hubschraubertransport bzw. Flugzeugtransport von Früh- und Neugeborenen

T. Humpl

Indikationen

- Unwegsames Gelände,
- Langstreckentransport (ungefähre Richtlinien):
  - RTH bei Transporten zwischen 100 und 500 km sowie bei einem Notfall mit einer geschätzten Anfahrtszeit per RTW > 30 min,
  - Flugzeug: 400 km und mehr.

Management

Vor Aufbruch des Teams zur Zielklinik:

- *Landemöglichkeiten abklären lassen*: Mehrmaliges Umladen der Transporteinheit bei Landeplatz außerhalb der Klinik verzögert den Transport erheblich. Falls notwendig: Sicherstellen, dass RTW vor Ort ist! Davon abhängig machen, ob RTH-/ITH- oder Flugzeugtransport von Vorteil.
- Falls *Zeitfaktor* entscheidend (Notfallindikation und Anfahrtszeit > 30 min): NNA und RA/KS (und Notfallkoffer) per Hubschrauber zur Klinik:
  - Option 1: RTH/ITH mit Transportinkubator,
  - Option 2: Personaltransport in einem Hubschrauber ohne Inkubator (z. B. Polizeihubschrauber, RTH), RTW mit Transportinkubator nachkommen lassen,
  - dann vor Ort entscheiden, ob Transport im RTW oder RTH. RTW/RTH sollten, wenn irgend möglich die passende Ladeausrüstung für den Inkubator dabeihaben.
- *In Entscheidung einzubeziehen*:
  - Wetterverhältnisse?
  - Notwendige Zwischenlandungen (z. B. Tanken – eventuell Rücksprache mit dem Piloten)?
  - Ist RTH-/ITH-Transport unter diesen Bedingungen noch gerechtfertigt?

Nachteile des Hubschraubertransports

- Enge,
- Dunkelheit,
- verminderter Sauerstoffpartialdruck,
- Lärm,
- Vibration,
- Kälte,
- eingeschränkte Überwachungsmöglichkeit (Auskultation im Flugbetrieb unmöglich!), daher
  - visuelle Alarme,
  - $EtCO_2$ (falls verfügbar – Indikator für korrekte Tubuslage),
  - Thoraxbewegungen beachten,
- eingeschränkte Kommunikationsmöglichkeit (Kopfhörer, Mikrophon),
- eingeschränkte Reanimationsmöglichkeit (Intubation, venöser Zugang im Flugbetrieb sehr schwierig! Landung oft notwendig aber nicht immer sofort durchführbar!),
- Auswirkungen auf medizinisches Personal:
  - Reisekrankheit (mit Schwindel und Übelkeit),
  - Inhalation von Gasen (Kohlenmonoxid etc.),
  - erhöhtes Risiko (Absturz).

Problembereiche des Hubschrauber- oder Flugzeugtransports

Luftgefüllte Räume (Ausdehnung der Luft entsprechend Boyle-Gesetz):
- *Im Patienten:*
  - Pneumothorax,
  - Pneumomediastinum,
  - Pneumoperikard,
  - obstruktive Darmerkrankungen,
  - Luft in Ballons (z. B. Restluft im Blasenkatheter, selten: geblockter Tubus).
- *Außerhalb des Patienten:*
  - Blutdruckmanschetten.

> **!** Daher vor Hubschrauber- oder Flugzeugtransport immer Magensonde legen!

Hypoxämie:
Linearer Abfall des atmosphärisches pO_2 und damit Abfall des für den Gasaustausch verfügbaren Sauerstoffs. → Applikation von zusätzlichem Sauerstoff bzw. Druckausgleich in der Kabine.
Anämie:
Bei niederem Hämoglobinwert stehen nicht ausreichend Sauerstoffträger zur Verfügung (insbesondere bei reduziertem Sauerstoffangebot).

Antepartaler Transport von „Risikoschwangeren"

T. Humpl

> Der beste Inkubator ist der Uterus: Beatmungsgerät und Perfusor werden durch die Plazenta ersetzt! Der Neugeborenen-Notarzt darf nicht dazu missbraucht werden, die an sich erforderliche Verlegung einer Schwangeren in ein Krankenhaus mit perinatologischem Schwerpunkt/Perinatalzentrum zu umgehen (5).

In mehreren Studien konnte eine Verminderung der neonatalen Morbidität und Mortalität bei antepartalem Transport von „Risikoschwangeren" gezeigt werden (vermehrtes Auftreten von IVH III. und IV. Grades bei postnatal transportierten VLBW-FG [11]). Insbesondere eine gute Selektion der Patientinnen durch das Geburtshilfeteam kann diesen Trend weiter verbessern. Dazu zählt in 1. Linie die Verlegung der Mutter in einem (noch) stabilen Zustand, d.h. Abwarten, bis sich der Zustand von Mutter und/oder Fetus kritisch verschlechtert, sollte vermieden werden.

Vorteile

- Häufigkeit von Hirnblutungen vermindert,
- Häufigkeit von bleibenden Behinderungen reduziert,
- zeitliche und räumliche Trennung von Mutter und Kind geringer (beide in derselben Klinik).

Nachteile

- Mütterliche Komplikationen auf dem Transport (z.B. Blutung, Hypertension, zerebrale Krampfanfälle etc.),
- Angst und Schmerzen der Mutter während des Transports,
- eingeschränkte Überwachungsmöglichkeiten des Fetus,
- Verlängerung der geschätzten Transportzeit durch Stau oder Verwicklung des Transportfahrzeugs in einen Verkehrsunfall,
- Geburt im Transportfahrzeug möglich (aber nicht erstrebenswert).

Indikationen zur antepartalen Verlegung der Schwangeren in ein Perinatalzentrum
(modifiziert nach 3, 7)

- Geburtsbestrebungen bei einem Gestationsalter von < 32 SSW ohne weitere Komplikationen,
- Geburtsbestrebungen bei einem Gestationsalter von 32+0 bis 34+0 SSW mit zusätzlichem Risiko (z. B. Amnioninfektionssyndrom),
- intrauterine Infektion,
- Morbus hämolyticus fetalis,
- fetale Brady- und Tachyarrhythmien im CTG,
- schwere fetale Wachstumsretardierung,
- Oligohydramnion,
- fetale Fehlbildungen,
- Mehrlingsschwangerschaft,
- mütterliche Erkrankung bzw. mütterliche Risikofaktoren mit fetaler Gefährdung, u.a.:
  - Diabetes mellitus,
  - Herzfehler,
  - Präeklampsie/HELLP-Syndrom,
  - Infektionen: HIV, HSV, CMV, Toxoplasmose,
  - Drogenabhängigkeit,
  - potenziell kindgefährdende Medikamenteneinnahme während der Schwangerschaft,
  - Zustand nach Transplantation,
  - Hypo-/Hyperthyreose,
  - Phenylketonurie,
  - Autoimmunopathien.

Wiederholungsfragen

1. Was sind Vor- und Nachteile des RTW-Transports für FG/NG? → S. 397 ff.
2. Wiederhole die Checkliste vor Transportbeginn! → S. 403 ff.
3. Welche Problembereiche bestehen beim Transport von FG/NG? → S. 399 ff.
4. Welche Indikationen gibt es für eine Verlegung von Intensivstation zu Intensivstation (NIPS-NIPS)? → S. 408.
5. Was sind die Indikationen für einen Hubschrauber- oder Flugzeugtransport von FG/NG? → S. 409.
6. Was sind die Indikationen für einen antepartalen Transport von „Risikoschwangeren"? → S. 412.

Literatur

1. Chance GW, OBrien MJ, Swyer PR (1973) Transportation of sick neonates, 1972: an unsatisfactory aspect of medical care. Can Med Assoc J 109: 847–851

2. Grauel L und die Vorstände der Gesellschaft für Neonatologie und Pädiatrische Intensivmedizin und der Deutschen Gesellschaft für Perinatale Medizin (2003) Leitlinie (024/002): Verlegung Neugeborener aus Geburtskliniken in Kinderkliniken (Neonataler Transport) http://www.uni-duesseldorf.de/WWW/AWMF

3. Grauel L und die Vorstände der Gesellschaft für Neonatologie und Pädiatrische Intensivmedizin und der Deutschen Gesellschaft für Perinatale Medizin (2003) Leitlinie (024/001): Antepartaler Transport von Risiko-Schwangeren. http://www.uni-duesseldorf.de/WWW/AWMF/

4. Lemburg P (1999) Forensisches, Verantwortlichkeiten und Dokumentation. Empfehlungen für den Neugeborenen-Notarzt. In: Schöber JG, Lemburg P (Hrsg.) Erstversorgung von Risikoneugeborenen im Kreißsaal und auf dem Transport. 3. Aufl. Alete Wissenschaftlicher Dienst, S. 70–75

5. Lorenz HP (1995) Der Neugeborenen-Notarztdienst. In: Madler C, Jauch KW, Werdau K (Hrsg.) Das NAW-Buch. 1. Aufl. Urban Schwarzenberg, München Wien Baltimore, S. 672–685

6. Lorenz HP (1999) Apparative Ausrüstung für den Neugeborenen-Transport. In: Schöber JG, Lemburg P (Hrsg.) Erstversorgung von Risikoneugeborenen im Kreißsaal und auf dem Transport. 3. Aufl. Alete Wissenschaftlicher Dienst, S. 66–69

7. Obladen M (2002) Neugeborenenintensivpflege. 6. Aufl. Springer Verlag, Berlin Heidelberg New York

8. Ritzerfeld S, Singer D, Speer CP, Schiffmann H, Harms H (1997) Notfalltransporte von Früh- und Neugeborenen: Vorausschauende Versorgung schützt vor Komplikationen. Der Notarzt 13: 1–7

9. Rotch TM (1893) Description of a new incubator. Archives of Pediatrics 10: 661–665

10. Schöber JG (1999) Der sogenannte Baby-NAW. Notfall Rettungsmedizin 2: 29–30

11. Towers CV, Bonebrake R, Padilla G, Rumney P (2000) The effect of transport on the rate of severe intraventricular hemorrhage in very low birth weight infants. Obstet Gynecol 95: 291–295

5 Anhang

Ausbildung von Rettungsassistenten und Kinderkrankenschwestern im NNAD

G. Hansmann, T. Humpl

Während der Ausbildung von *Rettungsassistenten* (RA) kommt die Erstversorgung Neugeborener häufig zu kurz. Nicht nur deshalb sind mehrtägige Ausbildungsrotationen auf einer Neugeborenen-Intensivstation (NIPS) oder kinderanästhesiologischen Abteilung sowie eine effektive Anleitung durch erfahrene Kollegen *und* Neugeborenen-Notärzte (NNA) wünschenswert. In München z. B. werden RA in NNAD-Ausbildung zunächst je 6 Wachtage auf einer NIPS und im NNAD eingesetzt. Anschließend absolvieren sie ca. 20–30 NNAD-Einsätze als 2. RA, davon mindestens 2 mit Intubation/Reanimation. Bei Eignung und sehr guter Ortskenntnis können dann Dienste als 1. RA im NNAD übernommen werden.

Die Erstversorgung Neugeborener ist sowohl im Ausbildungskatalog von *Kinderkrankenschwestern* (KS) als auch für die Fachweiterbildung „Pädiatrische Intensivpflege" vorgesehen. Rotationen auf eine Neugeborenen-Intensivstation (NIPS) und in eine kinderanästhesiologische Abteilung sind sehr sinnvoll. Nach einem Gesetzentwurf (KrPflG) von 2002, der am 1. Januar 2004 in Kraft treten soll, wird die Berufsbezeichnung in „Gesundheits- und Krankenpfleger/-in" umgewandelt und die Mindeststundenzahl der 3-jährigen Ausbildung auf 4600 Stunden festgelegt. Von diesen sollen mindestens die Hälfte auf die praktische Ausbildung und nicht weniger als ein Drittel auf den theoretischen und praktischen Unterricht entfallen. In der optionalen *Fachweiterbildung „Pädiatrische Intensivpflege"* sollten ca. 25 % der Praxisstunden in der neonatologischen Intensivpflege und 5–10 % im Anästhesiedienst absolviert werden.

! Unter den „ambulanten", ohnehin erschwerten Bedingungen im *NNAD* müssen die folgenden Kenntnisse und Fertigkeiten während einer NG-Erstversorgung, -Intubation und -Reanimation sicher und zügig angewandt werden können:

Zur Ausbildung von RA und KS im NNAD gehören:
- sehr gute Kenntnis der Ausrüstung (inklusive möglicher Fehlerquellen), der Logistik im NNAD und des Ablaufs einer NG-Erstversorgung,
- manuelle Fertigkeiten wie Absaugen, Atmungsstimulation, O_2-Vorlage, Maskenbeatmung, CPAP (Maske, Rachentubus), Aufziehen von Medikamenten, Assistenz bei DTI-Anlage und Intubation einschließlich Tubusfixierung,
- Monitoring vor und während eines NG-Transports.

Bei einer Zwillingsgeburt übernehmen Kinderkrankenschwester oder Rettungs-assistent im NNAD häufig die Kopfposition und damit die Aufgabe, für eine adä-quate Ventilation und Oxygenierung des NG zu sorgen. Die Konsequenz sollte sein, dass bei jeder unkritischen Erstversorgung die weniger erfahrenen RA, KS oder Ärzte unter Anleitung selbst aktiv werden, damit später auch Zwillinge gut versorgt werden können.

Informationen zur Ausbildung im Internet

- Bundesministerium für Gesundheit, Entwurf eines Gesetzes über die Berufe in der Krankenpflege (KrPflG, 2002): http://www.bmgesundheit.de/down-loads-gesundheitsberufe/krankenpflege-gesetz/krpflg.html
- Geburtshilfewagen & NNAD-RTW, Berlin: http://www.berliner-feuer-wehr.de/index/html
- Kinderkrankenpflege-Netz: http://www.kinderkrankenpflege-netz.de
- Neugeborenen-Notarztdienst München: http://www.feuerwehr.muenchen.de/bd30nota/idx_30.htm
- Rettungswesen (links): http://www.rettungswesen-handbuch.de

Ausbildung von Ärzten in der Erstversorgung von Risiko-Neugeborenen

G. Hansmann

Die Deutsche Gesellschaft für Neonatologie und Pädiatrische Intensivmedizin (GNPI) gibt Richtzahlen für *manuelle Prozeduren* an, die Neugeborenen-Notärzte (NNA) sicher beherrschen sollten, bevor sie ihre ersten alleinverantwortlichen NNAD-Einsätze unternehmen (http://www.gnpi.de). Die Frage ist, wie Bereitschaftsärzte für den Kreißsaal und zukünftige NNA diese Zahlen erfüllen können und ob diese dann den tatsächlichen Erfordernissen entsprechen.

Die Erstversorgung kritisch kranker Neugeborener kann man an Plastikpuppen üben, *lernt* es aber nur mit erfahrenen Kollegen an unseren kleinen Patienten. Unserer Erfahrung nach brauchen Neugeborenen-Notärzte mehr als 10 elektive und 10 notfallmäßige *endotracheale Intubationen* von Früh- und Neugeborenen, um die nötige Sicherheit zu bekommen. Für Erstere bietet sich eine kinderanästhesiologische Abteilung, für Letztere eine Intensivstation sowie Kreißsaal- und NNAD-Einsätze unter Supervision durch versierte Kollegen an. Es ist die Aufgabe des ärztlichen Leiters dafür Sorge zu tragen, dass der zukünftige NNA diese essenzielle Ausbildung tatsächlich während der *mindestens 1-jährigen Tätigkeit auf einer Neugeborenen-Intensivstation* bekommt.

Wichtig ist auch, die unterschiedlichen NNAD- (Kinderkrankenschwestern, Rettungsassistenten) und Kreißsaal-Teams (Hebammen, Geburtshelfer) im Einsatzbereich und das *logistische Management* eines entsprechenden Einsatzes kennen zu lernen (S. 5–8). Darüber hinaus sollte man sowohl als NIPS-Arzt in Kreißsaalbereitschaft als auch als NNA mit der technischen Ausstattung bestens vertraut sein, denn es kommt vor, dass man ein Neugeborenes intubieren und beatmen muss und die transportierende RTW-Besatzung sonst nur unkritische Sekundärverlegungen von NG durchführt.

Der 1. Hubschraubertransport sollte noch nicht als Einsatz leitender Notarzt vorgenommen werden, auch wenn bereits 10 – *unter Anleitung durchgeführte – NNAD-Einsätze* absolviert wurden.

Die Teilnahme an einem „*Neugeborenen-Notarztseminar*", in dem perinatale Pathophysiologie und Besonderheiten bei NG-Erstversorgungen besprochen werden, ist für den Erwerb der Qualifikation „Neugeborenen-Notarzt" obligat (http://www.gnpi.de) und grundsätzlich jedem Arzt in Kreißsaal-Bereitschaft zu empfehlen.

Gesellschaften, Kliniken, Leitlinien und Lernprogramme

G. Hansmann

Auswahl im Internet

American Academy of Pediatrics (AAP homepage): http://www.aap.org

American Academy of Pediatrics (Neonatal Resuscitation Program)
http://www.aap.org/nrp/nrpmain.html

American Heart Association (CPR & ECC): http://www.americanheart.org

Beatmung von FG und NG (AKH Wien):
http://www.akh-wien.ac.at/kikli/neonat/popow/beat-skr.htm

Charité Campus Virchow-Klinikum, Klinik für Neonatologie:
http://www.charite.de/neonatologie/

Deutsche Gesellschaft für Kinderheilkunde und Jugendmedizin:
http://www.dgkj.de

Deutsche Gesellschaft für Pädiatrische Infektiologie: http://www.dgpi.de

Digital Library (Röntgenarchiv): http://www.pediatricradiology.com

Extracorporale Membranoxygenierung (ECMO), ECMO-Zentrum Mannheim:
http://www.ecmo.de

Gesellschaften, Leitlinien, Lernprogramme, Kinderkliniken:
http://www.detlef-schmitz.de/paedi.htm

Gesellschaft für Neonatologie und Pädiatrische Intensivmedizin (GNPI):
http://www.gnpi.de

GNPI-Leitlinien (Neonatologie):
http://www.uni-duesseldorf.de/WWW/AWMF/

Gesellschaft zur Erforschung des Plötzlichen Säuglingstodes (GEPS):
http://www.sids.de

Harriet Lane Links (Johns Hopkins University): http://derm.med.jhmi.edu/poi/

Kinderradiologie: http://www.kinderradiologie-online.de

Maternal and Child Health Library: http://www.mchlibrary.info

Neonatology on the web (Cedar Sinai Medical Center):
http://www.neonatology.org/syllabus/index.html

NICHD Cochrane Neonatal Homepage (reviews):
http://www.nichd.nih.gov/cochrane/cochrane.htm

Nitric oxide home page: http://www.apnet.com/no/

Radiology cases in Neonatology (University of Hawai.):
http://www.hawaii.edu/medicine/pediatrics/neoxray/neoxray.html

Pediatric Database (Krankheiten, Syndrome):
http://www.icondata.com/health/pedbase/pedlynx.htm

Pädiatrie-Links (u. a.: Neonatologie, Kinderkardiologie):
http://www.paediatrie-links.de/aerzte.htm

Pediatrics Center (Martindale's Health Science Guide 2003; *hervorragend*):
http://www.martindalecenter.com/MedicalPed.html

Pediatric Emergency Manual:
http://www.vnh.org/PediatricEmergencyManual/index.html

Pediatric Pharmacotherapy (University of Virginia): http://www.hsc.virginia.
edu/medicine/clinical/pediatrics/CMC/pedpharm/pedpharm.html

Radiology Education (Pediatric Radiology):
www.radiologyeducation.com

Royal Children's Hospital Melbourne (Clinical Practice Guidelines):
www.rch.org.au/clinicalguide/

Stoffwechsellabor (Kinderklinik München-Schwabing):
http://www.stoffwechselzentrum-muenchen.de

Stoffwechsellabor (Becker, Olgemöller & Partner, München):
http://www.labor-bo.de/flash.html

Teaching Resources (Pediatric Cardiology, University of Kansas Medical Center):
http://www.kumc.edu/kumcpeds

The Hospital for Sick Children, Toronto: http://www.sickkids.ca

The visible embryo: http://www.visembryo.com

Vermont Oxford Network: http://www.vtoxford.org

Perzentilenkurven (Abb. 5.**1a–c**)

Abb. 5.**1a–c** Perzentilenkurven für Geburtsgewicht (**a**), Länge (**b**) und Kopf- ▷
umfang (**c**) in Abhängigkeit vom Gestationsalter. Aus: Kattner E, Metze B, Keen
DV, Pearse RG, Dudenhausen JW (1992) Perzentilenkurven für Geburtsgewicht,
Länge und Kopfumfang unter besonderer Berücksichtigung sehr unreifer
Frühgeborener. Perinatal Medizin 4: 118–121.

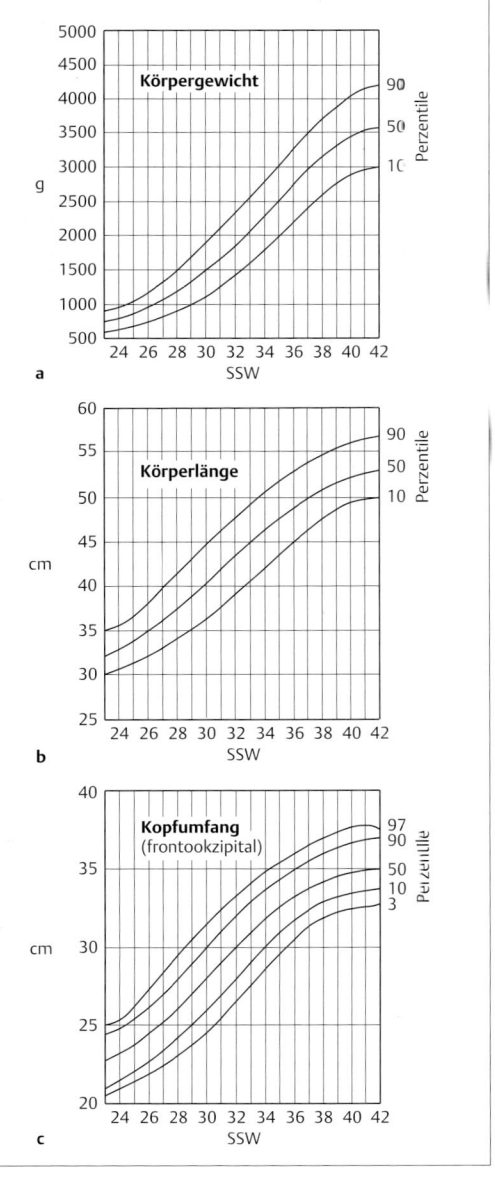

a Körpergewicht (g, SSW)

b Körperlänge (cm, SSW)

c Kopfumfang (frontookzipital) (cm, SSW)

Bilirubinkurven und Blutaustauschgrenzen (Tab. 5.1, Abb. 5. 2)

Tabelle 5.1 Therapeutisches Vorgehen bei Hyperbilirubinämie (2)

Alter (h)	Gesamtbilirubin mg/dl (µmol/l)			
	Phototherapie erwägen	Phototherapie	Phototherapie 4–6 h, falls erfolglos: Blutaustausch-transfusion*	Blutaustausch-transfusion
25–48	≥ 12 (170)	≥ 15 (260)	≥ 20 (340)	≥ 25 (430)
49–72	≥ 15 (260)	≥ 18 (310)	≥ 25 (430)	≥ 30 (510)
> 72	≥ 17 (290)	≥ 20 (340)	≥ 25 (430)	≥ 30 (510)

* Blutaustauschtransfusion, wenn Bilirubin in 4–6 Stunden nicht um 1–2 mg/dl (20–30 µmol/l) abfällt

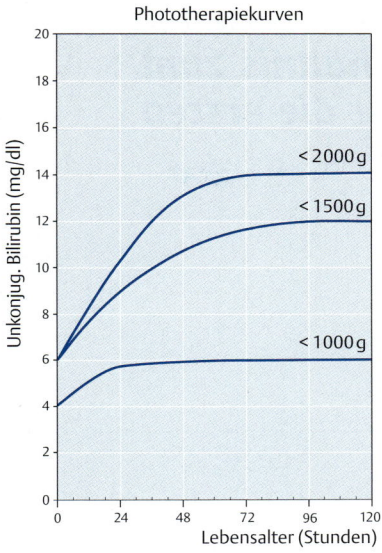

Phototherapiekurven

Unkonjug. Bilirubin (mg/dl)

< 2000 g

< 1500 g

< 1000 g

Lebensalter (Stunden)

Abb. 5.2 Phototherapiekurven für Frühgeborene und „kranke" Neugeborene. Aus: Roos R, Proquitté H, Genzel-Boroviczény O (2000) Neonatologie – Das Neo-ABC. Checkliste. Georg Thieme Verlag, Stuttgart New York.

Normogramme der arteriellen Blutdrücke im Verhältnis zum Geburtsgewicht für die ersten 12 Lebensstunden (Abb. 5.3)

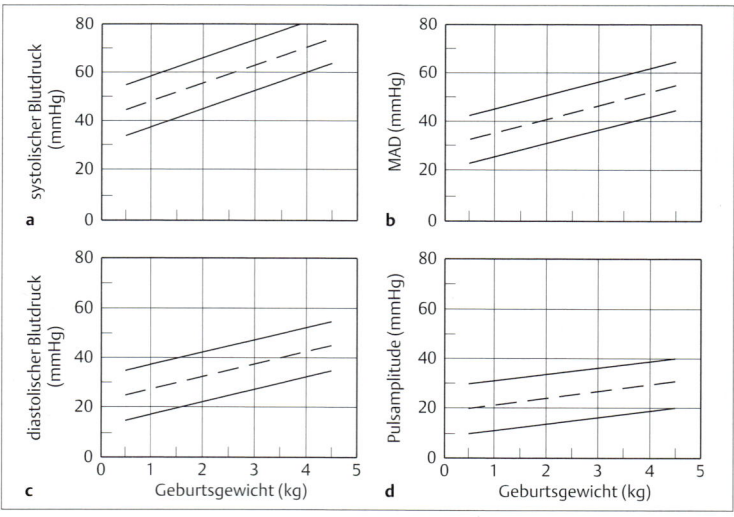

Abb. 5.3a–d Normogramme der arteriellen Blutdrücke (mmHg) im Verhältnis zum Geburtsgewicht für die ersten 12 Lebensstunden.
a systolischer Blutdruck
b Mitteldruck (MAD)
c diastolischer Blutdruck
d Pulsamplitude
Aus: Versmold HT, Kitterman JA, Phibbs RH, Gregory GA, Tooley WH (1981) Aortic blood pressure during the first 12 hours of life in infants with birth weight 610 to 4220 grams. Pediatrics 67: 607–613.

Labor-Normalwerte (Tab. 5.2)

Tabelle 5.2 Labor-Normalwerte in Blut, Urin und Liquor (modifiziert nach 1, 2)

Parameter	Altersstufe	SI-Einheiten	Konventionelle Einheit
Albumin		30–45 g/l	3,2–4,5 g/dl
Ammoniak		bis 150 µmol/l	bis 255 µg/dl
α-Amylase 37 °C			
Antithrombin III		ca. 0,6–0,9 U/ml	ca. 38–63 %
α_1Antitrypsin		0,9–2,2 g/l	90–220 mg/dl
Bilirubin, Gesamt-		Siehe S. 424 f.	
Blutungszeit		2–7 Min.	dito
Blutzucker (Glucose)		2,8–5,6 mmol/l	50–100 mg/dl
Calcium (gesamt)	reife NG 1,75–2,7 mmol/l FG (Ziel) 2,1–2,8 mmol/l	1,75–2,7 mmol/ 2,1–2,8 mmol/l	7,0–10,8 mg/dl
Calcium (ionisiert)	reife NG 1,0–1,3 mmol/l FG 0,9–1,3 mmol/l		
Chlorid		95–110 mmol/l	95–110 mval/l
Cholesterin		bis 5,0 mmol/l	bis 190 mg/dl
Cholinesterase, 37°C			
C-reaktives Protein (CRP)	1.–3. Tag danach	< 20 g/l < 5 g/l	< 2,0 mg/dl < 0,5 mg/dl
Eisen		7–33 µmol/l	40–184 µg/dl

Tabelle 5.2 Fortsetzung

Parameter	Altersstufe	SI-Einheiten	Konventionelle Einheit
Ferritin		0.– 7. LT 7.–14. LT 14.–21. LT	90–770 µg/dl 250–950 µg/dl 160–770 µg/dl
Eiweiß, Gesamt-		46–68 g/l	4,6–6,8 g/dl
Eiweißfraktionen **Albumin** α_1**-Globulin** α_2**-Globulin** β**-Globulin** γ**-Globulin**		57–68 % 1–6 % 5–11 % 7–13 % 10–18%	dito
α_1**-Fetoprotein**		< 100 mg/l	< 10 mg/dl
Fibrinogen		1,25–3,0 g/l	0,125–0,3 g/dl
Galactose		< 0,4 mmol/l	< 7,4 mg/dl
Gamma-Glutamyl-transpeptidase (γ-GT) 37 °C	1.–5. LT bis 6 Monate 7.–12. Monat	bis 194 U/l bis 215 U/l bis 35 U/l	
Hämoglobin, Gesamt-	1.–4. Tag 1.–2. Woche 3.–4. Woche 5.–12. Woche > 12 Wochen	10,2–13,2 mmol/l 9,6–12,2 mmol/l 7,8–10,7 mmol/l 6,5– 7,8 mmol/l 6,8– 8,9 mmol/l	16,2–21,2 g/dl 15,5–19,6 g/dl 12,6–17,2 g/dl 10,5–12,6 g/dl 11,0–14,4 g/dl
Hämoglobin, fetales (Hbf)	nach Geburt bis 2. Monat bis 12. Monat	70,0–95,0 % des Gesamt-Hb 11,0–33,0 % des Gesamt-Hb 0,2–12,0 % des Gesamt-Hb	
Haptoglobin		0–0,4 g/l	0–40 mg/dl
Harnsäure		120–350 µmol/l	2–6 mg/dl
Harnstoff-N (BUN)		bis 7,1 mmol/l	bis 20 mg/dl
17-Hydroxy-progesteron	2–10 Tage	0,7–12,4 µmol/l	0,13–2,8 µg/l

Tabelle 5.2 Fortsetzung

Parameter	Altersstufe	SI-Einheiten	Konventionelle Einheit
Immunglobuline		IgG (g/l) IgM (g/l)	IgA (g/l)
	Neugeborene	7,0–16 nicht nachweisbar	0,1–0,7
	1–3 Monate	2,5–7,5 0,05–0,5	0,1–0,7
Immunglobulin E	Neugeborene	bis 1,5 IU/ml	bis 3,6 ng/ml
Kalium		3,6–6,0 mmol/l	3,6–6,0 mval/l
Kreatinin		bis 106 µmol/l	bis 1,2 mg/dl
Kreatinkinase, 37 °C	1.–5. LT	bis 652 U/l	
	bis 6 Monate	bis 295 U/l	
	7.–36. Monat	bis 229 U/l	
Kupfer		2–10 µmol/l	12,7–63 µg/dl
Laktat (nüchtern)		0,6–2,4 mmol/l	5,7–22 mg/dl
Laktatdehydrogenase (LDH), 37 °C	1.–5. LT	bis 955 U/l	
	6.–30. LT	bis 538 U/l	
	2.–12. Monat	bis 606 U/l	
Lipase, 37 °C			
Magnesium		0,7–1,5 mmol	1,7–3,7 mg/dl
Natrium		135–145 mmol/l	130–145 mval/l
Osmolalität		260–295 mos-mol/kg	260–295 mos-mol/kg
Phenylalanin		< 121 µmol/l	< 2 mg/dl
Phosphat, anorganisches		1,6–3,1 mmol/l	4,8–9,5 mg/dl (inkl. FG)
Phosphatase, alkalische, 37 °C			
Phosphatase, gesamte, saure, 37 °C			
Pyruvat (nüchtern)		45–90 µmol/l	0,4–0,8 mg/dl

Tabelle 5.2 Fortsetzung

Parameter	Altersstufe	SI-Einheiten	Konventionelle Einheit
Renin		1,7–2,6 µg/l/h	
Thyroxin (T_4), Gesamt	Geburt	12,7 (5,9–19,5) µg/dl	163 (75–251) nmol/l
	24–48 h	16,5 (11,7–21,3) µg/dl	212 (150–274) nmol/l
	7 Tage	14,1 (8,1–20,1) µg/dl	181 (100–259) nmol/l
	1–12 Monate	10,8 (6,2–15,4) µg/dl	139 (78–199) nmol/l
	1–6 Jahre	9,3 (5,3–13,3) µg/dl	120 (68–172) nmol/l
	7–12 Jahre	8,6 (4,8–12,4) µg(dl	111 (63–159) nmol/l
	13–17 Jahre	8,0 (4,2–48,0) µg/dl	103 (55–150) nmol/l
TSH		< 15 mU/l	< 15 µU/ml
fT_3		2–8 pmol/l	dito
fT_4		9–23 pmol/l	dito
Transaminasen GOT (AST), 37 °C	1.–5. LT bis 12 Monate	bis 80 U/l bis 67 U/l	dito
GPT (ALT), 37 °C	1.–5. LT bis 12 Monate	bis 51 U/l bis 59 U/l	dito
Transferrin		1,0–2,5 g/l	100–250 mg/dl 200–400 mg/dl
Transferrinsättigung		30–100 %	dito
Triglyzeride	1. Woche	bis 3,0 mmol/l	bis 266 mg/dl
Vitamin A	bis 2 Jahre	0,3–2,0 µmol/l	8,6–57 µg/dl
Zink		9,8–16,8 µmol/l	64–110 µg/dl

Enzymaktivitäten werden seit 01.04.2003 bei 37 °C bestimmt. Die angegebenen Enzymaktivitäten beruhen lediglich auf einer Umrechnung der alten Normwerte. Bei fehlenden Normwerten wurde die entsprechende Zeile freigelassen.

Tabelle 5.2 Normalwert des roten Blutbilds

Alter	Erythro-zyten Mio l/µl	Retikulo-zyten ‰ Erys	Hämato-kritwert %	MCV μm^3(fl)	Hb_E = MCH pg	Hb_K = MCHC %
1. LT	5,5 (4,5–6,5)	42 (15–65)		106 (99–113)	35,5 (33–38)	33,5 (31,8–35,2)
5. LT	5,3 (4,4–6,1)	30 (10–50)	60 (58–62)			
7. LT	5,2 (4,4–5,9)	10 (5–15)		103 (96–119)	35,3 (96–110)	34,5 (32,8–36,2)
2. Woche	5,0 (3,0–5,5)	8 (3–13)	55 (53–58)			
4. Woche	4,7 (3,9–5,3)	8 (3–13)	44 (41–48)	100 (94–106)	33,5 (31,5–35,5)	34,2 (32,7–35,7)
2. Monat	4,5 (3,7–5,0)	8 (3–15)	37 (34–39)			

MCV = Mittleres Volumen der einzelnen Erythrozyten
Hb_E = MCH = mittlerer Hb-Gehalt der einzelnen Erythrozyten
Hb_K = MCHC = mittlere Hb-Konzentration der einzelnen Erythrozyten
LT = Lebenstag

Tabelle 5.2 Normalwert des weißen Blutbilds

Leukozyten $10^3/\mu l$ oder $10^9/l$		absolut
unmittelbar postnatal	18,1	(8,0–30,0)
12 Stunden	22,8	(13,0–38,0)
1 Woche	12,2	(9,4–34,0)
2 Wochen	11,4	(5,0–20,0)
4 Wochen	10,8	(5,0–19,5)
Granulozyten	%	
Neutrophile	25–65	2250–9750/μl
Stabkernige	0–10	0–1500/μl
Segmentkernige	22–65	2250–9750/μl
Eosinophile	1–7	90–1050/μl
Basophile	0–2	0–300/μl
Mononukleäre		
Monozyten	7–20	630–3000/μl
Lymphozyten	20–70	1800–10 500/μl
Thrombozyten		100 000–250 000/μl

Tabelle 5.2 Normalwerte im Urin

Erythrozyten	0–5/µl
Eiweiß	< 150 mg/m^{2}KO/d
Calcium[1]	1–2 mmol/l; Ca^{++}/Krea = $0{,}28 - 1{,}12 \frac{\text{mmol/l}}{\text{mmol/l}}$ bzw. $0{,}2 - 0{,}5 \frac{\text{mg/dl}}{\text{mg/dl}}$
Kupfer	5–120 µmol Cu/mol Kreatinin (= 3–67 µg Cu/g Kreatinin) im Morgenurin
Leukozyten Obere Normgrenze Verdachtsbereich	20/µl 20–50/µl
Natrium	0,5–4,9 mmol/kg/d
Kreatinin	8–15 mg/kg/d
Phosphat[2]	1–2 mmol/l; P/Krea = $0{,}3 - 8{,}03 \frac{\text{mmol/l}}{\text{mmol/l}}$ bzw. $0{,}3 - 2{,}2 \frac{\text{mg/dl}}{\text{mg/dl}}$
Osmolalität	bis 600 mosmol/l
pH-Wert	5,0–7,0

[1] Calcium Umrechnungsfaktor: mg/dl $\times$ 0,2495 =mmol/l
[2] Phosphat Umrechnungsfaktor: mg/dl $\times$ 0,3229 = mmol/l

Tabelle 5.2 Normalwerte im Liquor

Albumin	0,1–0,17 g/l	10–17 mg/dl
Eiweiß, Gesamt- nach Geburt 1. Monat ab 2. Monat	bis 1,0 g/l bis 0,9 g/l bis 0,4 g/l	bis 100 (150) mg/dl bis 90 mg/dl bis 40 mg/dl
Glucose	45–80 % der Blutglucose	
Immunglobuline	IgG 6–64 mg/l IgA 4–6mg/l IgM 0	0,8–6,4 mg/dl 0,4–0,6 mg/dl 0
Zellzahl (Leukozyten) Neugeborene älter Kinder	bis 9 (–22)/µl bis 5/µl	

Literatur

1. Bartmann P, Roos R (2002) Erkrankungen in der Neugeborenenperiode. In: Sitzmann FC (Hrsg.) Pädiatrie. 2. Aufl. Duale Reihe/Georg Thieme Verlag, Stuttgart, S. 71–126

2. Roos R, Proquitté H, Genzel-Boroviczény O (2000) Checkliste Neonatologie. Das Neo-ABC. Georg Thieme Verlag, Stuttgart New York

Notizen

Notizen

Notizen

Notizen

Sachverzeichnis

Halbfette Ziffern verweisen auf Hauptfundstellen, *kursive* Ziffern verweisen auf Tabellen und Abbildungen, ***halbfett-kursive*** Ziffern verweisen auf Hauptfundstellen in Tabellen.